JAMT技術教本シリーズ

第2版

血液検査技術教本

監修 一般社団法人 日本臨床衛生検査技師会

丸善出版

JAMT技術教本シリーズについて

　本シリーズは，臨床検査に携わる国家資格者が，医療現場や検査現場における標準的な必要知識をわかりやすく参照でき，実際の業務に活かせるように，との意図をもって発刊されるものです。

　今日，臨床検査技師の職能は，医学・医療の進歩に伴い高度化・専門化するだけでなく，担当すべき業務範囲の拡大により，新たな学習と習得を通じた多能化も求められています。

　"検査技師による検査技師のための実務教本"となるよう，私たちの諸先輩が検査現場で積み上げた「匠の技術・ノウハウ」と最新情報を盛り込みながら，第一線で働く臨床検査技師が中心になって編集と執筆を担当しました。

　卒前・卒後教育は言うに及ばず，職場内ローテーションにより新たな担当業務に携わる際にも，本シリーズが大きな支えとなることを願うとともに，ベテランの検査技師が後進の教育を担当する場合にも活用しやすい内容となるよう配慮しています。さらには，各種の認定制度における基礎テキストとしての役割も有しています。

一般社団法人　日本臨床衛生検査技師会

本書の内容と特徴について

　『血液検査技術教本 第2版』は，臨床検査技師を目指す学生から臨床現場で働く卒後5年程度までの臨床検査技師が，学内および臨地実習の場で実際に手に取って使える実践的な技術書を目指しました。執筆者は血液検査に長年従事しているベテラン検査技師の方々であり，現場視点のすぐにでも検査室で活用できる技術から，臨床症例の検査データの見方まで，実践で役立つ内容が盛り込まれています。

　本書は血液全般，各種血球（赤血球，白血球，血小板）検査，血球の形態観察，自動血球分析装置，フローサイトメトリー検査，染色体・遺伝子検査，血管・血小板機能検査，凝固・線溶系検査，精度管理の各章で構成され，それぞれ基礎知識，専門知識，実際の検査工程，検査結果の判定法について詳細に記載されています。また，なるべく多くの図表や写真を使用し，「Q&A」では日常検査で遭遇しやすい疑問の解説へのヒント，「検査室ノート」や「参考情報」では関連する幅広い知識を得ることができます。第2版では，WHO分類2017に則って造血器腫瘍分類の記述を更新しました。また，各種検査項目の見直しやISO 15189に準拠した精度管理の知識についても記述を加えました。

　したがって，臨地実習前の学生の実践的教科書として，検査室に配属された初級技師の実務書として，また新人教育のサブテキストとしても十分に活用できる1冊です。ぜひ，現場を知りつくしたベテラン著者陣から，血液検査のエッセンスを学び取ってください。

「血液検査技術教本 第2版」編集部会

※本書における単位表記について
　日本では白血球数，赤血球数，血小板数にさまざまな表記方法（$\times 10^3/\mu L$，$\times 10^4/\mu L$，×万$/\mu L$など）が用いられているが，本書では，国際単位系（SI）に準じた表示を採用した。L（リットル）はSIの7つの基本単位には属していないが，国際度量衡委員会（CIPM）がSIとの併用を認めた単位である。

編集委員および執筆者一覧

●編集委員

安藤　秀実	日本大学病院　臨床検査部	
常名　政弘	東京大学医学部附属病院　検査部	
新保　　敬	獨協医科大学病院　臨床検査センター	
野木岐実子	帝京大学医学部附属病院　中央検査部	
藤巻　慎一*	東北大学病院　診療技術部検査部門　検査部	
小澤　　優	日本臨床衛生検査技師会	
喜納　勝成	日本臨床衛生検査技師会	
西浦　明彦	日本臨床衛生検査技師会	

[*は委員長]

●執筆者

雨宮　憲彦	山梨大学医学部附属病院　検査部
安藤　秀実	日本大学病院　臨床検査部
池田　千秋	国立がん研究センター中央病院　臨床検査科
池本　敏行	滋賀医科大学医学部附属病院　検査部
大倉　　貢	川崎医科大学総合医療センター　中央検査部
小郷　正則	前 川崎医療短期大学　臨床検査科
久保田　浩	大阪市立大学医学部附属病院　中央臨床検査部
後藤　文彦	NTT東日本関東病院　臨床検査部
常名　政弘	東京大学医学部附属病院　検査部
新保　　敬	獨協医科大学病院　臨床検査センター
田中　秀磨	大阪はびきの医療センター　臨床検査科
内藤　澄悦	北海道医療大学病院　臨床検査部
野木岐実子	帝京大学医学部附属病院　中央検査部
坂場　幸治	(株)ビー・エム・エル　総合研究所　第四検査部
藤巻　慎一	東北大学病院　診療技術部検査部門　検査部
丸茂　美幸	山梨県立中央病院　検査部
三島　清司	島根大学医学部附属病院　検査部
山崎　家春	(株)ビー・エム・エル　総合研究所
山﨑　　哲	聖マリアンナ医科大学病院　臨床検査部
由木　洋一	京都府立医科大学附属病院　臨床検査技術課
横田　浩充	東邦大学理学部教育開発センター　臨床検査技師課程
渡部　俊幸	倉敷芸術科学大学　生命医科学科

[五十音順，所属は2019年11月現在]

初版 編集委員および執筆者一覧

●初版（2015年）

編集委員　[*は委員長]

安藤　秀実	常名　政弘	東　　克巳	藤巻　慎一*
小郷　正則	丸茂　美幸		

執筆者

雨宮　憲彦	安藤　秀実	池本　敏行	大倉　　貢
小郷　正則	久保田　浩	後藤　文彦	常名　政弘
新保　　敬	須永　　弘	田中　秀磨	内藤　澄悦
野木岐実子	坂場　幸治	東　　克巳	藤巻　慎一
丸茂　美幸	三島　清司	山崎　家春	山﨑　　哲
由木　洋一	横田　浩充	渡部　俊幸	

[五十音順]

目 次

1章 ● 血液の基礎知識 ─────────────────────────── 1
1.1 血液の基礎知識・・・・・・2

2章 ● 赤血球 ──────────────────────────────── 9
2.1 赤血球の基礎知識・・・・・・10
2.2 赤血球の検査・・・・・・18
2.3 赤血球系疾患の検査評価・・・・・・31

3章 ● 白血球 ──────────────────────────────── 43
3.1 白血球の基礎知識・・・・・・44
3.2 白血球の検査・・・・・・48
3.3 白血球系疾患の検査評価・・・・・・50

4章 ● 血小板 ──────────────────────────────── 53
4.1 血小板の基礎知識・・・・・・54
4.2 血小板数算定（視算法）・・・・・・59
4.3 血小板系疾患の検査評価・・・・・・64

5章 ● 血球の形態観察 ─────────────────────────── 71
5.1 標本作製と染色・・・・・・72
5.2 血球の形態観察の基礎知識・・・・・・89
5.3 末梢血液塗抹標本の観察方法・・・・・・105
5.4 骨髄塗抹標本の観察方法・・・・・・108
5.5 造血器腫瘍の検査評価・・・・・・112

6章 ● 自動血球分析装置による血球計数 ──────────────── 155
6.1 自動血球分析装置による血球計数・・・・・・156

7章 ● フローサイトメトリー検査 ──── 165
   7.1 フローサイトメトリー検査・・・・・・166

8章 ● 染色体・遺伝子検査 ──── 175
   8.1 造血器腫瘍の染色体・遺伝子検査・・・・・・176

9章 ● 血管・血小板機能 ──── 181
   9.1 止血機構の基礎知識・・・・・・182
   9.2 血管機能の基礎知識・・・・・・186
   9.3 血管・血小板機能の検査・・・・・・189
   9.4 血管・血小板機能異常の検査評価・・・・・・195

10章 ● 凝固・線溶系 ──── 197
   10.1 凝固の基礎知識・・・・・・198
   10.2 凝固系の検査・・・・・・204
   10.3 凝固異常・血栓性素因の検査評価・・・・・・225
   10.4 線溶系の基礎知識・・・・・・235
   10.5 線溶の検査・・・・・・239
   10.6 線溶異常の検査評価・・・・・・246

11章 ● 血液検査の精度管理 ──── 251
   11.1 自動血球分析装置・染色・鏡検・・・・・・252
   11.2 自動凝固測定装置・・・・・・256

付録　基準範囲一覧・・・・・・259
略語一覧・・・・・・266
査読者一覧・・・・・・273
初版　査読者一覧・・・・・・274
索　引・・・・・・275

Q&A, 検査室ノート一覧

Q&A　小球性低色素性貧血における鑑別のポイントは？…33／再生不良性貧血と汎血球減少を伴う疾患との鑑別ポイントは？…35／骨髄穿刺液での骨髄造血密度の評価法はどのようにすればよいのか？…35／DAT陰性ならAIHAは否定できるのか？…40／再生不良性貧血や骨髄異形成症候群（MDS）などの骨髄不全症においてPNHタイプ血球を検出する意義は何か？…40／破砕赤血球の定義は？…41／白血球数測定の誤測定のおもな原因は？…158／寒冷凝集素症が疑われた場合の対処法は？…160／ビリルビンや乳びがヘモグロビン濃度に影響を与えた場合の補正を行う目安は？　またMCHCが高値となる要因に赤血球凝集があるようだが，簡単な判別方法は？…163／リンパ球サブセット検査はどのように行われるのか？…168／CD34陽性細胞はどのように測定するのか？…172／造血器腫瘍細胞の表面マーカー解析ではどのようにして腫瘍細胞だけを解析するのか？…173／CMLの治療効果判定基準とは？…180／線溶異常による出血症状はどのような機序によるものか？…237／一次線溶と二次線溶の違いは？…238／線溶系の検査をどのように理解したらよいのか？…244

検査室ノート　末梢血液検査の基礎知識…27／遠心力gと回転数rpmの関係について…28／砂糖水試験，Ham試験の実際…30／偽性血小板減少…61／≪染色所見≫ALP（NAP）活性の表現法…82／血球の特殊染色結果について…87／赤血球数測定時の注意事項…161／血液疾患を見逃さないための工夫…162／ヘモグロビン濃度補正…164／PT測定における検体の取扱い…205／血液とクエン酸ナトリウム溶液の量比…205／凝固検査の検体処理条件…207／インヒビター保有例の注意点…212／リバーロキサバンによるAT測定への影響…213／クロスミキシング試験における問題点…219／Nijmegen法…220／内因系凝固因子活性測定への影響…220／クロスミキシング試験およびLA測定におけるサンプル調整の注意点…222／aCLとaCL/$β_2$GPIの違い…223／血友病保因者について…226／血友病，VWD以外の先天性凝固障害について…227／VWDの病型分類について…227／播種性血管内凝固（DIC）の基礎疾患と病型…229／肝臓で合成される凝固・線溶系因子…229／新生児，乳児のビタミンK欠乏症…229／後天性凝固異常症のインヒビター…230／血栓性素因検査における注意点…231／PS活性測定の問題点とPS欠損症の分類…232／ループスアンチコアグラント低プロトロンビン血症症候群（LAHPS）…234／著明な二次線溶亢進を伴った産科DIC症例…238／FDPとDDの標準化：ハーモナイゼーション（調和化）とは…244／線溶異常と検査値による評価（1）…249／線溶異常と検査値による評価（2）…249／凝固・線溶系の分子マーカーについて…250／精度管理法の種類…255／採血管と採血量の標準化…257／検査室の温度・湿度管理…258／凝固検査の遠心条件設定と管理…258

1章 血液の基礎知識

章目次

1.1：血液の基礎知識 …………………… 2
   1.1.1　血液の成分と性状
   1.1.2　血液の機能
   1.1.3　血球の産生と崩壊

SUMMARY

　血液は血液細胞（血球）と血漿からなる。血球には3系統の血球（赤血球，白血球，血小板）がある。赤血球は細胞内にヘモグロビンを含有し，おもに酸素を可逆的に結合して組織に運搬する。白血球は顆粒球（好中球，好酸球，好塩基球），単球，リンパ球に分類され，おもに感染防御の機能を有する。血小板は止血および血液凝固に重要である。血漿の約90％は水で，ほかに蛋白質，脂質，糖質，電解質などからなる。
　血液の役割は，酸素および二酸化炭素の運搬，生体防御，止血機構，栄養素および老廃物の運搬などであり，生体のホメオスタシスの維持に重要な役割を担っている。
　すべての血球は自己複製能と多分化能を併せもつ，造血幹細胞を起源とする。健常成人の血球産生の場は骨髄であり，ここに存在する造血幹細胞が周囲の支持細胞や種々の造血因子の影響を受けながら各系統の血球が産生される。
　造血器官とは血球をつくる臓器であり，骨髄，リンパ組織，脾臓，胸腺が含まれる。赤血球，顆粒球，血小板は骨髄でつくられる。リンパ球は骨髄と胸腺でつくられ，末梢リンパ組織で分化・成熟し，機能を有するリンパ球となる。

1.1 血液の基礎知識

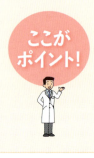

ここがポイント！

- 血液は酸素および二酸化炭素の運搬，生体防御，止血機構などの生体のホメオスタシス維持に重要である。
- 血液中には赤血球，白血球，血小板の3系統の血液細胞（血球）が存在する。
- これらの血球は，自分自身を複製する能力（自己複製能）と各系統の血球に分化する能力（多分化能）を併せもつ，造血幹細胞を起源とする。
- 健常成人の血球産生の場は骨髄であり，ここに存在する造血幹細胞が周囲の支持細胞や種々の造血因子の影響を受けながら増殖と分化を繰り返し，各系統の血球が産生される。

1.1.1 血液の成分と性状

1. はじめに

血液は，心臓から送り出されて心・血管系を循環する液体（流動性の組織）であり，生体のホメオスタシスの維持に重要な役割を担っている。そのおもな役割は，1) 物質の運搬（酸素および二酸化炭素，栄養および老廃物など），2) 生体防御，3) 止血，4) 体温調節，5) 体液量の維持，6) 酸塩基平衡の維持などである。したがって，種々の疾患や病態に伴って，血液成分の変化が生じる。

2. 有形成分（血球）

血液は，有形成分である血液細胞（血球）と無形成分である血漿からなり，両者は遠心操作で分離することができる（図1.1.1）。

血球には，3系統の血球（赤血球，白血球，血小板）があり，これらは，骨髄内で造血幹細胞から分化と成熟を経て，末梢血（PB）に流れ出る。

赤血球は細胞内にヘモグロビンを有する核のない血球で，おもに酸素を可逆的に結合して組織に運搬する。白血球は顆粒球（好中球，好酸球，好塩基球），単球，リンパ球に分類され，おもに感染防御の機能を有する。血小板は止血および血液凝固に重要な役割を有する。

3. 液体成分（血漿）

血漿は血液から血球を除いた液体成分であり，末梢血の

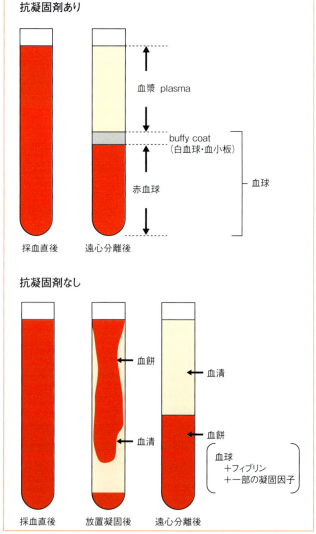

図1.1.1 血液の成分

用語 血球（blood cell），血漿（plasma），末梢血（peripheral blood；PB）

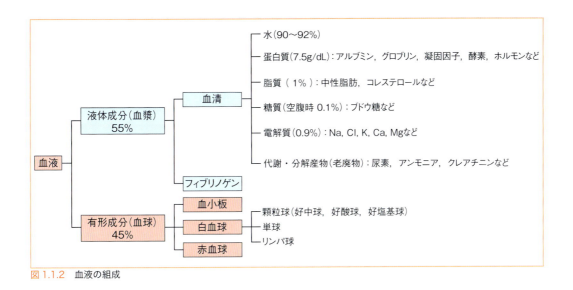
図 1.1.2　血液の組成

約55%を占める。血漿成分の約90%は水であるが，その他に蛋白質（凝固因子，アルブミン，グロブリン，酵素，ホルモンなど），脂質，糖質，電解質などが溶解しており，これらを全身に運ぶ。また，各組織で生じた代謝・分解産物（老廃物）なども溶解しており，排泄臓器に運ぶ（図1.1.2）。

● 4. 血漿と血清

血液は，抗凝固剤のない採血管で採血して放置すると凝固して血餅が形成される。血清は，凝固した血液を遠心分離した後の上清であり，血餅に取り込まれた凝固蛋白は含まない。血漿は，血液を抗凝固剤入り採血管で採血して遠心分離した後の上清であり，凝固蛋白（フィブリノゲンや凝固因子）が含まれるため，血液凝固検査にはクエン酸ナトリウムが抗凝固剤として用いられる。下層の血球成分は比重により赤血球成分とbuffy coat（白血球，血小板）の層に分かれる。

なお，臨床検査で使用されるおもな抗凝固剤の種類と特徴を表1.1.1に示す。

● 5. 血液量・比重・粘度

体内の総血液量（循環血液量）は体重の約1/13（7.7%）を占め，体重60kgの成人では約4.5〜5Lである。体重1kgあたり，成人男性では約80mL，女性では約75mLである。そのうちの約90%が全身の血管内を流れており，残りの約10%が肝臓や脾臓などの臓器内に蓄積されている。循環赤血球量と循環血液量の比を体ヘマトクリットとよび，これは日常検査で測定する静脈血ヘマトクリットよりも約10%低値を示す。その理由は，血球成分の大部分を占める

表1.1.1　抗凝固剤の種類と特徴

抗凝固剤	作用機序	検査項目	使用濃度
ヘパリン	抗トロンビン	染色体 動脈血ガス	0.01〜0.1mg/血液1mL
EDTA塩	脱カルシウム	血球計数 血液塗抹標本	1.5〜2.2mg/血液1mL
クエン酸Na	脱カルシウム	血液凝固 赤血球沈降速度	3.2%溶液：血液 = 1：9 3.8%溶液：血液 = 1：4
フッ化Na	解糖阻止 脱カルシウム	血糖	

赤血球は通常は血管外に出ることはないが，血漿成分は組織液との間で常に交換が行われており，両者の比率の変動を反映しているからである。

血液比重は，同じ体積の水の重さを1とした場合の血液の重さの比である。全血比重の基準範囲は成人男性1.055〜1.063，成人女性1.052〜1.060，血漿比重は1.024〜1.030，血清比重は1.022〜1.028である。全血比重はおもに赤血球のヘモグロビン量に相関するため，貧血で低下し，真性赤血球増加症で高値となる。血漿（血清）比重は血清蛋白量に依存するため，低蛋白血症で低下し，高蛋白血症で高値となる（わが国では2010年度まで献血前の簡易スクリーニング検査として，種々の比重の硫酸銅基準液に血液を滴下して検査する硫酸銅法が利用されていた）。

血液粘度は，血液に外圧を加えた場合の抵抗力の程度であり，水を基準とした相対値で表される。全血粘度の基準範囲は3.5〜5.4（男性の平均値5.0，女性の平均値4.5），血漿粘度の基準範囲は1.6〜2.2である。血液粘度はヘモグロビン濃度とヘマトクリット値に比例し，真性赤血球増加症などで高値となる。また，血漿粘度は血漿蛋白量と正相関し，形質細胞骨髄腫（多発性骨髄腫）やマクログロブリン血症などで高値となる。pHは7.35〜7.45である。

用語　血餅（blood clot），血清（serum），循環血液量（circulating blood volume），体ヘマトクリット（body hematocrit），エチレンジアミン四酢酸（ethylenediaminetetraacetic acid；EDTA）

1.1.2 血液の機能

1. 酸素（O$_2$）および二酸化炭素（CO$_2$）の運搬

大気中の酸素は呼吸によって肺（肺胞）で毛細血管に移行する。毛細血管内の酸素は赤血球のヘモグロビンと結合し，全身の組織に運搬される。末梢の毛細血管では酸素が組織内に放出される。ヘモグロビンは酸素分圧の高い肺胞では酸素と結合しやすく，酸素分圧の低い組織では酸素を解離しやすい特性を有する。一方，二酸化炭素は組織の代謝活動によって発生し，組織から肺胞に移行するが，その過程の中で赤血球内の炭酸脱水素酵素の働きで，炭酸に変換される。発生した炭酸水素イオンは血液中を運ばれ肺から二酸化炭素として大気に放出される。組織で発生する二酸化炭素の70％はこの機構で運搬される。

2. 生体防御（異物除去）

おもに白血球の機能である。好中球や単球は細菌などに向かって遊走し，それらを貪食する作用を有し，単球は組織でマクロファージとなりリンパ球への抗原提示を行う。リンパ球には免疫グロブリンによる液性免疫に関与するB細胞と細胞性免疫に関与するT細胞およびNK細胞が存在する。

3. 止血機構

おもに血小板や凝固因子の機能であり，血管損傷に際して，血液が血管外へ失われるのを防ぐ機能である。止血は，一次止血（血小板の粘着・凝集・放出）と二次止血（フィブリン血栓），線維素溶解（フィブリン血栓の溶解：線溶）のステップに分けられる。

4. 栄養素の運搬

消化管で吸収した水溶性栄養素を，毛細血管から門脈を経ていったん肝臓へ運んで有用物質に代謝し，それを全身の各臓器へ運搬する。脂溶性栄養素はリンパ管を経て血管に入り，全身の組織へ分配される。

5. ホルモンの輸送

内分泌臓器から分泌されたホルモンは血中に入り，遊離あるいは蛋白と結合した状態で受容体をもつ標的臓器に運ばれる。

6. 老廃物の運搬

全身の組織細胞の代謝により生じた不要な老廃物は，それらを処理する臓器（腎臓や肝臓）へと運搬され，最終的に体外へ排出される。

7. 体温の調整

血液は全身を循環することにより，体内の熱を均等に分散させ，体表面から熱を放散させて，体温を一定の範囲に調節する。

8. 体液量の調整

体内の水分量は，飲食による水分摂取や組織代謝による水分増加と，尿や不感蒸泄による水分排出が関与し，血漿蛋白（おもにアルブミン）による膠質浸透圧，血圧，毛細血管の透過性などにより調整される。

9. 酸・塩基平衡の調整

血液には各種緩衝作用（重炭酸およびリン酸緩衝系，蛋白緩衝系など）があり，pHは7.3～7.4の間に維持される。血液のpHは，おもに炭酸水素イオン（アルカリ性）と炭酸（酸性）の比によって決まる。炭酸水素イオンが減るか，もしくは炭酸が増えると血液は酸性に傾くことになる。

血液pHが7.35より低下した状態をアシドーシス，pHが7.45より大きくなった状態をアルカローシスといい，いずれも高度になると生命維持に危険が及ぶ。

用語 ナチュラルキラー（natural killer；NK）細胞，アシドーシス（acidosis），アルカローシス（alkalosis）

1.1.3 血球の産生と崩壊

1. 血球の個体発生（図1.1.3）

ヒトの発生過程での最初の造血は，胎生18日頃までに胚外の卵黄嚢で起こる．この時期の造血は赤芽球のみである（一次造血）．その後，成体型の造血（二次造血）の起源となる造血幹細胞（HSC）がAGM領域（大動脈-生殖巣原基-中腎の発生する胚領域）とよばれる組織で発生する．造血幹細胞はその後肝臓に移動し，妊娠40日頃から肝臓で3系統（赤血球，白血球，血小板）の造血が開始され，妊娠3〜6か月では肝臓が主要な造血器となる．しかし，しだいに産生能が低下し，出生時にはごくわずかとなる．妊娠後期に造血幹細胞は骨髄に移動し，出生以降の造血は骨髄で行われる．出生直後はほとんどすべての骨髄で造血が行われるが，造血部位はしだいに体幹部（胸骨，脊椎骨，骨盤など）の骨髄に限局されていく．

出生以降，加齢とともに血液性状には変動が見られる．新生児時期に最高値を示した赤血球数は生後8〜9週で最低となり，以後，しだいに増加して，成人の値に近づく．赤血球数の男女差が明らかになるのは13〜15歳以降である．白血球分類に関しては，生後5日頃から4〜5歳頃までの間，好中球よりもリンパ球が相対的に多い点が特徴的である．

2. 血球の分化と成熟（図1.1.4）

(1) 造血幹細胞

生体内のすべての血液細胞は造血幹細胞（HSC）を起源とする．造血幹細胞は全能性幹細胞ともよばれる．造血幹細胞は，①未分化な性質を維持しながら自己とまったく同じ細胞を生み出す能力（自己複製能）と，②あらゆる系統の血液細胞に分化していく能力（多分化能）を有する．ヒトの造血幹細胞は，臨床的にはCD34陽性細胞として算定され，通常は骨髄内に約1％，末梢血に約0.001％存在する．造血幹細胞には生涯にわたり幹細胞としての機能を維持する長期自己複製型幹細胞と，その分化により寿命が制限される短期自己複製型幹細胞といわれる多能性造血幹細胞に分けられる．造血幹細胞は分化により自己複製能をもたない多能性前駆細胞（MPP）を経て，各血球系統への分化が方向付けられた単能性前駆細胞となる．

(2) 造血微小環境と造血因子

造血微小環境は骨髄間質細胞（ストローマ細胞），骨芽細胞，脂肪細胞などからなる造血支持細胞とその周囲にあるフィブロネクチンやヘパラン硫酸などの，細胞外マトリックスから構成される造血の場である．造血支持細胞は種々の造血因子を産生・分泌し，また造血幹細胞との直接接触を介した双方向シグナル伝達により，血球の産生を調節する（図1.1.5）．

造血因子は免疫担当細胞や間質細胞などから産生される造血に関与するサイトカインであり，細胞表面の造血因子受容体により認識される．その刺激は種々のシグナル伝達分子により核内に伝えられ，生存や細胞分裂に関連する遺伝子の転写を調節する（表1.1.2）．

幹細胞因子（SCF）やインターロイキン-3（IL-3）は造血初期の前駆細胞の増殖，顆粒球コロニー刺激因子（G-CSF）は好中球への増殖と分化，エリスロポエチン（EPO）は赤芽球系前駆細胞の増殖と分化，トロンボポエチン（TPO）は巨核球の増殖・分化・成熟をそれぞれ促進させる．

(3) 血球の産生（図1.1.4）

- **顆粒球系**：MPPから産生される骨髄系共通前駆細胞（CMP）は好酸球前駆細胞（CFU-Eo），好塩基球前駆細胞（CFU-Ba）および顆粒球・マクロファージ前駆細胞（CFU-GM）に分化し，さらに，CFU-GMは好中球前駆細胞（CFU-G）と，単球前駆細胞（CFU-M）となる．
- **リンパ球**：MPPから産生されるリンパ球系共通前駆細

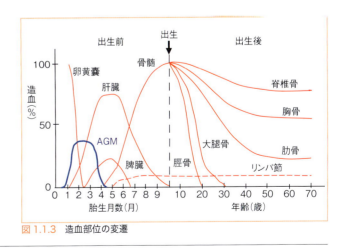

図1.1.3　造血部位の変遷

用語 卵黄嚢（yolk sac），造血幹細胞（hematopoietic stem cell；HSC），大動脈-生殖巣原基-中腎の発生する胚領域（aorta-gonad-mesonephros；AGM領域），全能性幹細胞（totipotent stem cell），多能性前駆細胞（multipotential progenitor；MPP），造血微小環境（bone marrow microenvironment），サイトカイン（cytokine），幹細胞因子（stem cell factor；SCF），インターロイキン（interleukine；IL），顆粒球コロニー刺激因子（granulocyte colony stimulating factor；G-CSF），エリスロポエチン（erythropoietin；EPO），トロンボポエチン（thrombopoietin；TPO），骨髄系共通前駆細胞（common myeloid progenitor；CMP），好酸球前駆細胞（colony-forming unit-eosinophil；CFU-Eo），好塩基球前駆細胞（colony-forming unit-basophil；CFU-Ba），顆粒球・マクロファージ前駆細胞（colony-forming unit-granulocyte-macrophage；CFU-GM），好中球前駆細胞（colony-forming unit-granulocyte；CFU-G），単球前駆細胞（colony-forming unit-monocyte；CFU-M），リンパ球系共通前駆細胞（common lymphoid progenitor；CLP）

1章 血液の基礎知識

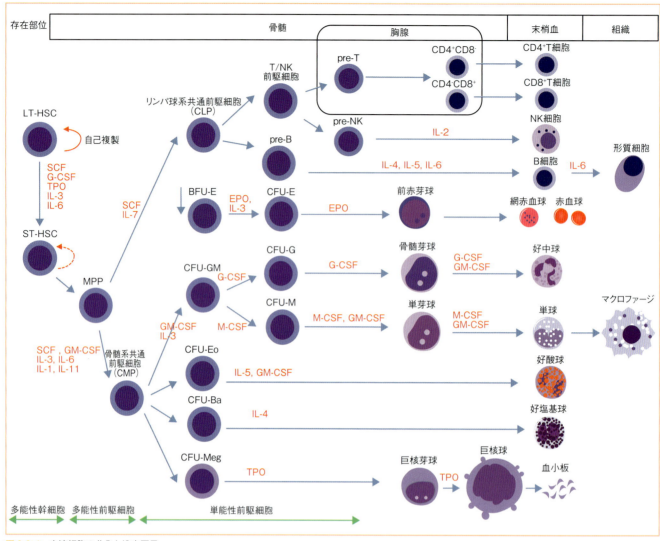

図1.1.4 血液細胞の分化と造血因子

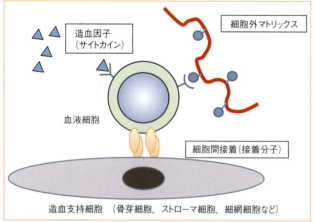

図1.1.5 造血微小環境における造血の調節
血液細胞は造血微小環境内の相互作用（細胞間接着，細胞外マトリックス，造血因子など）の調節を受けている。

胞（CLP）の一部は胸腺へ移動してT細胞に分化し，CD4⁺CD8⁻またはCD4⁻CD8⁺の成熟T細胞となる。この分化の過程で，抗原に反応するT細胞は増幅され（positive selection），自己抗原と反応するT細胞はアポトーシスにより排除され（negative selection），免疫学的寛容が成立する。NK細胞は，T/NK前駆細胞から分化する。骨髄内のCLPから発生したB細胞前駆細胞はpro-B細胞からpre-B細胞へと分化する。pro-B細胞の段階で免疫グロブリン（Ig）重鎖遺伝子の再構成が起こり，pre-B細胞の段階で軽鎖遺伝子の再構成が起こる。その後，細胞表面にIgM（sIgM）を発現する未熟B細胞となり，体細胞変異とクラススイッチにより，細胞表面免疫グロブリンがIgMからIgG，IgAに変化する。成熟B細胞は末梢血中や末梢リンパ組織に存在するが，IL-6により抗体産生細胞である形質細胞に分化すると骨髄へ戻る。

用語 長期自己複製型幹細胞（long-term hematopoietic stem cell；LT-HSC），短期自己複製型幹細胞（short-term hematopoietic stem cell；ST-HSC），顆粒球・単球・マクロファージコロニー刺激因子（granulocyte monocyte-macrophage colony stimulating factor；GM-CSF），赤芽球系バースト形成前駆細胞（burst-forming unit-erythroid；BFU-E），マクロファージコロニー刺激因子（macrophage colony stimulating factor；M-CSF），巨核球前駆細胞（colony-forming unit-megakaryocyte；CFU-Meg），T/NK前駆細胞（T/NK progenitor），赤芽球コロニー形成単位（colony-forming unit-erythroid；CFU-E），T細胞前駆細胞（pre-T），NK細胞前駆細胞（pre-NK），免疫グロブリン（immunoglobulin；Ig）

表1.1.2 造血因子と標的細胞

造血因子	産生細胞	標的細胞
エリスロポエチン（EPO）	腎傍尿細管細胞	赤血球前駆細胞
顆粒球コロニー刺激因子（G-CSF）	マクロファージ 骨髄間質細胞	好中球系前駆細胞～成熟好中球
顆粒球・単球・マクロファージコロニー刺激因子（GM-CSF）	Tリンパ球 マクロファージ 骨髄間質細胞	顆粒球・単球系前駆細胞 好中球，好酸球，単球
マクロファージコロニー刺激因子（M-CSF）	マクロファージ 骨髄間質細胞	単球系前駆細胞
インターロイキン-2（IL-2）	Tリンパ球	Tリンパ球，Bリンパ球
インターロイキン-3（IL-3）	Tリンパ球	多能性前駆細胞 造血幹細胞，肥満細胞
インターロイキン-4（IL-4）	Tリンパ球	Bリンパ球，肥満細胞
インターロイキン-5（IL-5）	Tリンパ球	Bリンパ球，好酸球
インターロイキン-6（IL-6）	Tリンパ球 マクロファージ	造血幹細胞 巨核球，形質細胞
インターロイキン-7（IL-7）	骨髄間質細胞	リンパ系前駆細胞
トロンボポエチン（TPO）	肝細胞	造血幹細胞 巨核球系前駆細胞
幹細胞因子（SCF）	骨髄間質細胞	造血幹細胞 骨髄系多能性前駆細胞

・**赤血球系**：MPPから芽球系前駆細胞（BFU-EおよびCFU-E）に分化し，前赤芽球となる。
・**血小板系**：MPPから巨核球前駆細胞（CFU-Meg）に分化し，巨核芽球となる。巨核芽球は細胞分裂を伴わないDNA合成を繰り返して巨核球となる。

● 3. 造血器官

造血器官とは血球をつくる臓器であり，骨髄，リンパ組織，脾臓，胸腺が含まれる。赤血球，顆粒球，血小板は骨髄でつくられる。リンパ球は骨髄と胸腺でつくられ，末梢リンパ組織で分化・成熟し，機能を有するリンパ球となる。

(1) 骨髄

骨髄（BM）は全身の骨内部に分布しており，骨梁に支えられた空洞に存在する組織である。成人では総重量が約2,600gにも達する最大の臓器である。骨梁の隙間には造血幹細胞に加え，造血幹細胞を支える支持組織，細網内皮系細胞および血管系などの骨髄構成細胞が充満している。骨髄で成熟する造血細胞は顆粒球系，赤血球系および巨核球系の3系統である。リンパ系細胞は前駆細胞まで分化し，胸腺や脾臓に送られる。出生後から幼少期にかけては全身の骨の骨髄は活発に血球を産生する細胞髄（赤色髄）である。一方，成長に伴い骨髄は脂肪組織に置き換えられ，脂肪髄（黄色髄）となる。成人では長管骨骨髄は脂肪化し，体幹部に近い胸骨，椎骨，腸骨などで造血が維持される。

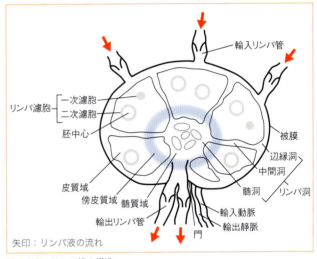

図1.1.6 リンパ節の構造
リンパ節は，表面側から皮質域，傍皮質域，髄質域に区分される。皮質は主としてB細胞から構成され，とくにB細胞が密集した領域をリンパ濾胞という。傍皮質はおもにT細胞，髄質は形質細胞やマクロファージが認められる。

(2) リンパ節（図1.1.6）

リンパ節は数mmから2～3cm程度の腎臓形をしたリンパ球系細胞の集合体で全身に分布しており，とくにリンパ管の合流部である腋窩，鼠径部，肺門などに集中して存在する。リンパ液は数本のリンパ管（輸入リンパ管）によりリンパ節の外側（凸側）から辺縁洞に流れ込み，リンパ節を還流した後，1～2本の輸出リンパ管を経て門部から出ていく。辺縁洞には多数のマクロファージが存在し，リンパ液中の異物を貪食し，局所の生体防御に関与するほか，抗原提示細胞として機能する。

リンパ節の血流は，門部から入り（輸入動脈），リンパ節内を還流後，再び門部から流出する（輸出静脈）。リン

用語 細胞分裂を伴わないDNA合成（endomitosis），造血器官（hematopoietic organ），骨髄（bone marrow；BM），細網内皮系（reticuloendothelial system；RES），リンパ節（lymph node）

パ節の実質は，外側から内側に向かって，皮質，傍皮質，髄質に区分される。皮質にはBリンパ球で構成される一次リンパ濾胞と，胚中心を有する二次リンパ濾胞を認める。二次リンパ濾胞は一次リンパ濾胞が抗原刺激を受けて生じ，胚中心は抗原刺激を受けたB細胞の活性化・増殖の旺盛な場である。傍皮質はおもにT細胞からなる領域，髄質はB細胞が最終成熟した形質細胞が集合している領域である。

組織に侵入した抗原（微生物）を補足・貪食・分解した抗原提示細胞は，末梢のリンパ管を経由し，リンパ節内の傍皮質領域でT細胞に抗原提示を行い，続けてB細胞が活性化される。このB細胞は皮質に移動してリンパ濾胞の胚中心で盛んに増殖し，その一部が形質細胞（抗体産生細胞）やメモリーB細胞となる。

(3) 脾臓 （図1.1.7）

脾臓は左横隔膜に接し，胃の後方外側にある臓器で，重さ約100～150gの最大のリンパ性組織臓器である。脾臓の実質は白脾髄，赤脾髄，辺縁帯からなる。白脾髄はB細胞からなる胚中心と多数のT細胞が動脈周囲に集まる動脈周囲リンパ球鞘からなる。赤脾髄は脾洞とこれを取り囲む脾索からなる。血流は，脾動脈として白脾髄から赤脾髄の脾洞を経由して脾静脈に向かう。その際，正常赤血球は脾洞の間隙をすり抜けるが，老化あるいは傷害された赤血球は脾洞でマクロファージに補足・処理されて，ヘモグロビン中の鉄が回収される。

(4) 胸腺

胸腺は胸骨の後方，心臓の前上部にあるリンパ性臓器で，

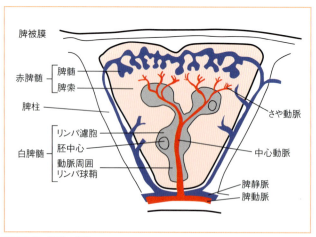

図1.1.7　脾臓の構造

T細胞の分化成熟の場となる。小児期に発達し，思春期に最大（30～40g）となり，以後は加齢に伴って萎縮するもののT細胞を供給し続ける。胸腺は左右の両葉からなり，それぞれ多数の小葉に分かれ，皮質と髄質からなる。被膜下の皮質には，骨髄中の造血幹細胞に由来する最も未熟なT細胞前駆細胞である$CD4^-CD8^-$細胞が存在する。この細胞は皮質内側，髄質に移動するとともに，$CD4^+CD8^+$細胞，さらに，$CD4^+CD8^-$細胞あるいは$CD4^-CD8^+$細胞へと成熟し，やがて胸腺から末梢のリンパ組織に送り出される。

(5) 髄外造血

出生後に脾臓，肝臓，リンパ組織などの胎生期に造血能があった臓器で，骨髄系（顆粒球系，赤血球系，巨核球系）の細胞が産生される状態を髄外造血という。発生学的に胎生期の状態への逆戻り現象であると考えられ，小児期では成人期よりも起こりやすい。一般に髄外造血では幼若白血球や有核赤血球が末梢血に出現しやすい。

骨髄癌腫症では比較的多く各種骨髄系細胞の髄外造血をみるが，骨髄線維症およびその類似疾患でも起こる。慢性出血性貧血，溶血性貧血などでは赤芽球系のみの髄外造血を認める。全身性重症感染症，顆粒球減少症の回復期などには顆粒球系の髄外造血をみることがある。

● 4. 血球の崩壊

骨髄から末梢血に出た成熟血球はそれぞれの役目を終えた後に生体から除去される。赤血球の寿命は約120日であり，老化した赤血球は脾臓のマクロファージに貪食される。好中球は通常，血管内から約10～12時間で組織に移行し，組織内で4～5日存在した後，アポトーシスに至る。炎症がある場合は炎症局所に動員され，寿命が延びる。単球は組織へ移行し，肺胞マクロファージや肝クッパー細胞として，数か月生存する。リンパ球の寿命は数日から数年，さらに数十年に至るものまで極めて幅が広い。血小板は血中を7～10日間循環し，脾臓のマクロファージにより破壊される。

［藤巻慎一］

用語 胚中心（germinal center），脾臓（spleen），胸腺（thymus），髄外造血（extramedullary hematopoiesis），クッパー細胞（Kupffer cell）

参考文献

1) 奈良信雄，他：臨床検査学講座 血液検査学 第3版，医歯薬出版，2010.
2) 矢冨 裕，通山 薫（編）：標準臨床検査学 血液検査学，医学書院，2012.
3) 日本検査血液学会（編）：スタンダード血液検査学 第3版，医歯薬出版，2014.
4) 平野正美（監）：ビジュアル臨床血液形態学 改訂第3版，南江堂，2011.
5) 木崎昌弘（編著）：カラーテキスト血液病学 第2版，中外医学社，2013.

2章 赤血球

章目次

2.1：赤血球の基礎知識 …………… 10
- 2.1.1 産生と崩壊
- 2.1.2 形態と機能
- 2.1.3 ヘモグロビンの構造・機能
- 2.1.4 エネルギー代謝
- 2.1.5 ヘモグロビンの合成
- 2.1.6 ヘモグロビンの分解
- 2.1.7 鉄代謝
- 2.1.8 ビタミンB_{12}, 葉酸の代謝

2.2：赤血球の検査 …………… 18
- 2.2.1 血球数算定に必要な基礎知識
- 2.2.2 計算盤の基礎知識
- 2.2.3 赤血球数算定（視算法）
- 2.2.4 ヘモグロビン濃度（ラウリル硫酸ナトリウム法）
- 2.2.5 ヘマトクリット値
- 2.2.6 赤血球指数（赤血球恒数）
- 2.2.7 網赤血球数算定
- 2.2.8 赤血球沈降速度（Westergren法）
- 2.2.9 溶血の検査

2.3：赤血球系疾患の検査評価 ………… 31
- 2.3.1 小球性低色素性貧血
- 2.3.2 正球性正色素性貧血
- 2.3.3 大球性正色素性貧血
- 2.3.4 溶血性貧血
- 2.3.5 赤血球増加症

SUMMARY

　人体は約37兆個の細胞からつくられている。その中で赤血球系細胞は約26兆個を占め，人体にとっていかに重要な細胞かを物語っている。末梢血赤血球の役割は肺と末端組織に関わる酸素と二酸化炭素の運搬だけであるが，しかし，一時としてこのガス交換をなおざりにはできない。

　赤血球は特殊な形態をしており自分の大きさより細い血管も自由に通過可能である。また，核もミトコンドリアも存在しない中でグルコースを分解してエネルギー産生ができる能力を有するなど特殊な血球である。

　赤血球系疾患では貧血が重要である。貧血の評価は末梢血ヘモグロビン量で行うが，その減少の種々原因のスクリーニングに赤血球形態から推察できる赤血球指数が用いられる。これは赤血球数，ヘモグロビン量，ヘマトクリット値の正確な測定が重要で，その結果解釈には赤血球の生理学的な知識も重要である。

　適切な貧血の治療には正確な診断が必要であり，正確な診断には正確な臨床検査結果が必須である。

2.1 赤血球の基礎知識

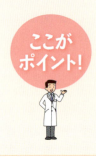

ここがポイント!

- 赤血球産生刺激因子は腎尿細管実質細胞で産生されるエリスロポエチンである。
- 赤血球は体内の種々組織に酸素を供給し，二酸化炭素を肺で放出する働きをもつ細胞である。
- 赤血球は中央が両方から凹んだ円盤状の形をしている。その理由は①一定容積あたり表面積が最大になること，②物理的圧力に強く弾力性に富むこと，③どんな細い血管でも通り抜けられる変形能に富むことである。
- 末梢血の網赤血球は骨髄での赤血球産生能を間接的に知ることができる。

2.1.1 産生と崩壊

● 1. 赤血球産生

赤血球は骨髄中で多能性幹細胞から産生される。多能性幹細胞から骨髄系幹細胞，さらに単能性幹細胞の赤芽球前駆細胞である赤芽球系バースト形成前駆細胞（BFU-E）が数回の分裂を繰り返し，赤芽球コロニー形成単位（CFU-E）を経て赤芽球となり，さらに分化成熟し赤血球となる。形態学的に肉眼で観察できる赤血球系幼若細胞は前赤芽球からであり，その後，好塩基性赤芽球，多染性赤芽球，正染性赤芽球と成熟し，骨髄中で脱核後網赤血球，そして成熟赤血球となり末梢血へ供給される。

赤血球系に作用する造血サイトカインはエリスロポエチン（EPO）とよばれ，腎臓の尿細管実質細胞で産生される。赤血球成熟過程の中で造血因子であるEPOの受容体はCFU-Eに最も多く存在し，赤血球産生の調節を行っている。透析患者ではEPO産生不良のため貧血が生じる。この貧血を腎性貧血という。

前赤芽球から多染性赤芽球まで数回の細胞分裂を行い成熟し1個の前赤芽球から8〜16個の赤血球が産生される。通常，生体内で何のイベントも起こらなければ多染性赤芽球は分裂しないで正染性赤芽球へ分化するが，生体内で赤血球の供給が高まれば多染性赤芽球も分裂する。

赤芽球系細胞は幼若細胞から成熟するに従って大きさが小さくなり，細胞質色調も好塩基性，多染性，正染性を呈する。核はどの成熟段階でも円形で核膜が厚い。核クロマチン構造は幼若な細胞ほど繊細・緻密であるが，骨髄芽球と異なり，クロマチンの粒が明瞭に観察される。成熟するにつれてクロマチン凝集が見られ，最終的には濃縮し均一無構造となる。細胞分裂の際に2個の細胞が細胞質物質の糸様でつながれている〔ブリッジ（橋）ともよばれる〕のも特徴の1つである。

> **参考情報**
> 赤血球の核クロマチン構造は，タケノコを輪切りにしたときの竹の肉の部分のツブツブ感やご飯が炊き上がり，蓋を開けると「お米が立っている」よう，と比喩されることもある。

(1) 前赤芽球

細胞の大きさは赤芽球の中で最も大きく，細胞辺縁に舌状様突起が見られ不整なことがある。核は円形で，青みを帯びた不整形な核小体が数個見られることがある。核クロマチン構造は繊細・緻密であるがツブツブ感が明瞭に観察される。N/C比は大きく，細胞質色調は塩基性で濃青色に染まる。細胞質はRNAを含むリボソームが大量に存在するため，ロマノフスキー染色（普通染色）ではこのリボソームがメチレン青色素と結合し塩基性に染まる。また，核周囲にゴルジ装置が存在する場合，核はやや偏在し核周明庭が見られる。

(2) 好塩基性赤芽球

細胞の大きさは前赤芽球に比較するとやや小さくなる。細胞はほとんどが円形のため細胞辺縁に不整はない。核は円形で，核小体はほとんど見られない。核クロマチン構造

用語 赤芽球系バースト形成前駆細胞（burst-forming unit-erythroid；BFU-E），赤芽球コロニー形成単位（colony-forming unit-erythroid；CFU-E），エリスロポエチン（erythropoietin；EPO），核/細胞質比（nuclear/cytoplasm ratio；N/C比），ロマノフスキー染色（Romanowsky stain），メチレン青（Methylene blue）

は繊細・緻密であるが一部に凝集が観察される。細胞質は前赤芽球同様，RNAを含むリボソームが大量に存在するため塩基性に染まる。前赤芽球より塩基性が強いものも見られる。

(3) 多染性赤芽球

細胞の大きさはさらに小さくなり，赤血球大かそれよりやや大きい程度となる。細胞はほとんどが円形のため細胞辺縁に不整はない。核はほぼ円形である。核クロマチン構造にツブツブ感は見られず大きな凝集塊が観察される。細胞質にはリボソームはもちろん存在するが，赤色のヘモグロビン（Hb）が産生され，染色液中のエオシン色素と結合し赤色を呈する。したがって，細胞質色調はこれら両者が混合されるために灰色となる。

> **参考情報**
> 多染性とは，いろいろな物質がいろいろな色に染め出され多くの色に染まるため，「多染」とよばれる。

(4) 正染性赤芽球

細胞の大きさはさらに小さくなり，赤血球大程度となる。細胞はほとんどが円形のため細胞辺縁に不整はない。核はほぼ円形である。核クロマチン構造はさらに凝集し，濃縮するため均一無構造となる。細胞質は，赤色のヘモグロビンが多くなるため，赤血球と同色を呈するようになる。核が濃縮すると脱核し，網赤血球となる。

(5) 網赤血球

網赤血球は成熟赤血球よりやや未熟な赤血球で，末梢血では0.8～2.0％存在する。網赤血球にはリボソームやミトコンドリアが存在し，塩基性の強いニューメチレン青やブリリアントクレシル青などの色素で超生体染色をすると赤血球内に網状構造物として検出することができる。この網状構造物が見られることから網赤血球との名称がつけられた。

網赤血球は骨髄中に1～2日存在し，その後末梢血へ放出されてさらに1～2日で成熟赤血球になる。網赤血球は成熟赤血球に比較すると容積が大きいため比重が小さくなる。

網赤血球は末梢血で測定することにより間接的ではあるが，骨髄での赤血球産生能を知ることができるので有意義である。したがって貧血で末梢血の網赤血球が低値の場合，赤血球造血に異常があることが推察される。一方，網赤血球が3％以上持続する場合は溶血性病態が疑われる。また，網赤血球は急性出血後や貧血の治療の後に一過性に増加する。このことを網赤血球分利という。

● 2. 赤血球崩壊

赤血球寿命は赤芽球から赤血球になり崩壊するまでの過程を指し，健常者では約120日である。赤血球は120日付近になるとATP産生酵素などの減少により本来の赤血球形態（中窪み円盤状）を維持できなくなり（老化赤血球），楕円から球状化して崩壊する。しかし，老化赤血球が破壊されるメカニズムは完全に解明されていないが，ほとんどが脾臓のマクロファージで処理されることが実験的にわかっている。したがって生理的な赤血球崩壊は血管外溶血である。赤血球は老化すると赤血球膜脂質二重層の内側に多いホスファチジルセリンが外側に露出してくることにより脾臓でのマクロファージの処理が高まることが推察されている。また，赤血球の蛋白や脂質が酸化的傷害を受けることにより，老化赤血球内に蓄積され，結果的に赤血球膜に存在する縦貫蛋白であるバンド3のクラスタリングが起こる。バンド3は赤血球が産生されたときは赤血球表面にまんべんなく分布しているが，老化赤血球ではクラスタリングが起こる。バンド3のクラスタリングが起こると，バンド3に対する自然抗体の結合性が高まり，この自然抗体を介して脾臓のマクロファージで処理される。バンド3がまんべんなく分布しているとバンド3の自然抗体は親和性を示さないので脾臓のマクロファージで処理されることはない。赤血球の大部分は脾臓で処理されるが，一部は肝臓，骨髄や血管内でも破壊される。

赤血球寿命が120日より短くなった病態を溶血性疾患として扱う。溶血性疾患では破壊される赤血球の量より骨髄での赤血球産生量が多ければ貧血にならない。溶血性疾患では骨髄での造血が正常造血の6～8倍あることが溶血性疾患で必ずしも貧血をみない理由である。しかし，造血が十分に代償されない病態では貧血が生じ，溶血性貧血と称される。

用語 ヘモグロビン（hemoglobin；Hb），エオシン（Eosin）色素，ニューメチレン青（New Methylene blue），ブリリアントクレシル青（Brilliant cresyl blue）

2.1.2 形態と機能

● 1. 正常赤血球の形態

正常赤血球は扁平な円盤状であるが，中央の両側が凹んでいる。この部分をセントラルパーラー（中央淡染部）とよぶ。直径は7～8μmで，厚さは厚い部分が2μm，中央の薄い部分が0.8μmである。容積は90fLである。

このような形状をしている理由は，①容積が90fLの場合，表面積が最も大きくなりガス交換効率がよい形状である，②外的な物理的刺激や浸透圧の変化に強い，③変形能に優れ，赤血球の大きさより小さい血管でも容易に通過できる，などがあげられる。

赤血球表面は厚さ6～8nmで，蛋白と脂質で構成されている膜で覆われている。膜の下には細胞骨格蛋白があり，赤血球の形状保持と変形能に関与している。膜の脂質部分はリン脂質二重層からなり，その間に遊離コレステロールが存在している。内外の両面には親水性基があり血漿脂質との間で出納が行われる。蛋白部分には構造蛋白といわれる膜糖蛋白としてグリコフォリンやバンド3とよばれる糖鎖をもち血液型物質などになっている。その中でもバンド3はグルコースや陰イオンの拡散通路となっている。また，細胞骨格蛋白とよばれるαスペクトリンやβスペクトリンが網目構造をつくり，赤血球の独特な形態を維持している。さらに，この構造蛋白と細胞骨格蛋白をつなぐ蛋白もあり，アンキリン，バンド4.1やバンド4.2などがある。これらの骨格蛋白が先天的に異常を示すと，赤血球の本来の形状を維持できなくなり赤血球膜異常症を示す。

赤血球成分の2/3は水分で1/3がヘモグロビンで占められている。水分の中には蛋白，脂質，糖質が3％くらい含まれている。

● 2. 赤血球の機能

赤血球の最も重要な機能は肺で酸素を受け取り，全身の組織へ運搬・供給し，末端の組織から二酸化炭素を回収するガス交換である。この機能を担っているのがヘモグロビンである。

ヘモグロビン分子は非ペプチド化合物のヘムとペプチド蛋白であるグロビンからなる。ヘムに2価の鉄イオンが含まれていることにより酸素と結合可能となる。ヘムの鉄が3価では酸素結合ができず，チアノーゼを呈する。代表的病態がヘモグロビンM症である。

> **参考情報**
> 血液が赤く見えるのは鉄に酸素が結合し錆びている状態（鉄が錆びると赤くなる）と考えればよい。エビ，タコなどの甲殻類は鉄でなく銅が使われているため，酸素が結合すると血液は青く（コバルトブルー）見える。

(1) 酸素の運搬

赤血球の中にあるヘモグロビンが酸素と結合する。ヘモグロビンには2価の鉄原子が4個含有されており，2価の鉄原子は1分子の酸素と結合できる。酸素と結合したヘモグロビンは酸素化ヘモグロビンと称され，酸素と結合していないヘモグロビンは還元型ヘモグロビン（脱酸素ヘモグロビン）とよばれる。また，ヘモグロビンは酸素と結合しやすく，かつ離れやすい性質がある。酸素が結合しやすくなる条件は以下のようである。

①酸素分圧

酸素分圧の高い肺胞では酸素と結合しやすく，末端組織のような酸素分圧の低い場所では酸素を離してしまう。動脈血の酸素分圧は約100mmHgで，末端組織の細胞周囲の酸素分圧は20～30mmHgである。このように動脈血と酸素分圧に差があるため，末梢の毛細血管では組織液と血液が平衡に達しようとして酸素が血液から組織液に移ることになる。

> **参考情報**
> 左心室から排出された血液は全身を回るのに遠いところで約1分，平均20秒といわれ，肺胞での酸素と二酸化炭素の交換は約0.8秒といわれている。

②血液pH

肺胞では赤血球が末端組織から運んできた二酸化炭素を放出するためpHはアルカリ性側に傾くとヘモグロビンの酸素親和性が上昇し酸素を解離しにくくなる。一方，末端組織では二酸化炭素が増加するためpHが酸性側に傾き，また酸素が欠乏することによりヘモグロビン構造に変化が生じ，酸素親和性が低下し酸素を解離しやすくなる。このようにヘモグロビンが周囲のpHにより酸素親和性が変化することをBohr（ボーア）効果という（図2.1.1）。

③赤血球内2,3-DPG

2,3-DPGは糖の中間代謝産物で，貧血では赤血球内で増加している。貧血状態では体組織での酸素要求が高くなり2,3-DPGが増加することにより，ヘモグロビンの酸素親和性は低下して酸素を解離しやすくなる。したがって，貧血

用語 セントラルパーラー（中央淡染部，central pallor），ボーア（Bohr）効果，2,3-ジホスホグリセリン酸（2,3-diphosphoglycerate；2,3-DPG）

状態では組織へ酸素を供給しやすくなる。一方，2,3-DPGが減少すると酸素親和性が上昇し，ヘモグロビンは酸素と結合しやすくなる。

(2) 二酸化炭素の運搬

末端組織で代謝の結果二酸化炭素を生じるが，このうち約10％は血液中に放出され，90％は赤血球内に取り込まれる。赤血球内に取り込まれた20％はヘモグロビンに結合してカルバミノヘモグロビン（二酸化炭素ヘモグロビン）となり赤血球内にとどまり運ばれるが，70％は炭酸脱水素により炭酸を経て炭酸水素イオン（重炭酸イオン；HCO_3^-）となり2/3は血漿中に放出され，血液pHの調節に重要な役割を果たす。

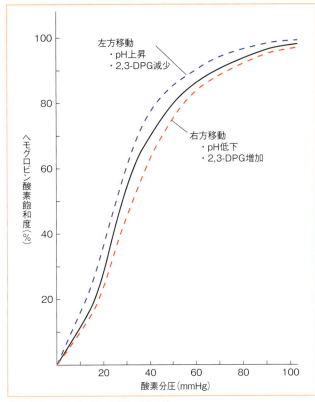

図2.1.1　ヘモグロビンの酸素解離曲線

2.1.3　ヘモグロビンの構造・機能

ヘモグロビンは骨髄の好塩基性赤芽球の後半から多染性赤芽球で合成が旺盛となり，網赤血球まで合成される。

ヘモグロビン1分子は4分子のヘムと1分子のグロビンよりなる。ヘムは赤芽球内のミトコンドリアでグロビンはリボソームで合成され，細胞質内で結合し合成される。

ヘムの構造は五角形のピロール核4個からなるプロトポルフィリンの中心に2価の鉄原子を1個含有する配置となっている。この鉄原子1個が1分子の酸素と結合可能となる。もし，この鉄原子が3価であれば酸素結合ができないためチアノーゼを呈する。

グロビンはα鎖，β鎖，γ鎖，δ鎖の4種類のポリペプチド鎖が関係し，1分子のヘモグロビンはα鎖2本と非α鎖2本のヘテロ4量体からなる。健常成人のヘモグロビンは単一ではなく，α鎖2本とβ鎖2本の組み合わせはヘモグロビンAとよばれ，健常成人では97％を占める。α鎖2本とδ鎖2本の組み合わせはヘモグロビンA_2で2％，α鎖2本とγ鎖2本の組み合わせはヘモグロビンFで1％の割合で存在する。

胎児期に産生される赤血球内ヘモグロビンはすべてヘモグロビンF（Fは胎児fetusのF）で，肺呼吸をしない胎児と母体とのガス代謝に重要な役割を担っている。

> **参考情報**
>
> ヘモグロビンFは酸素親和性が他のヘモグロビンより強い。出生時ではヘモグロビンFが55～95％を占めているため，血液は赤く，したがって皮膚も赤くなるため「赤ちゃん」とよばれるようになった。

2.1.4　エネルギー代謝

　特有な赤血球形態を120日間維持し，機能を発揮するためには，膨大なエネルギーとしてATPが必要である．しかしながら赤血球には核やミトコンドリアがないためにTCAサイクルでのATP産生はできない．成熟赤血球ATP産生の主経路は嫌気的に1分子のグルコースから2分子のATPを産生するエムデン-マイヤーホフ経路である．この経路では90％のATPが産生されるが，ここに必要な酵素としてピルビン酸キナーゼ（PK）がある．先天的にこの酵素に欠損あるいは活性低下があると120日の寿命を維持できなくなり溶血性貧血の病態となる．また，赤血球に取り込まれたグルコースの一部はペントースリン酸回路に入り，グルコース-6-リン酸脱水素酵素（G-6-PD）の働きで赤血球膜の抗酸化作用に関与し，赤血球膜を保護する働きを担っている．前者と同様，G-6-PDが先天的に欠損あるいは活性低下があると赤血球膜は酸化され120日の寿命が維持できなくなり，溶血性貧血の病態となる．

2.1.5　ヘモグロビンの合成 (図2.1.2)

　ヘモグロビン1分子は前述したようにヘム4分子，グロビン1分子からなる．ヘムは赤芽球のミトコンドリアで，グロビンはリボソームで合成される．

1. ヘム合成

　ヘムはミトコンドリア内のδ-アミノレブリン酸合成酵素の触媒作用によりグリシンとサクシニルCoAを材料に産生される．ミトコンドリア内でグリシンとサクシニルCoAが重合し，δ-アミノレブリン酸（δ-ALA）が合成される．この際，ピリドキシン（ビタミンB_6）が補酵素として必要である．合成されたδ-ALAは一度ミトコンドリアから細胞質に放出され，細胞質で縮合された後再びミトコンドリア内に取り込まれコプロポルフィリノゲンからプロトポルフィリンとなる．これにミトコンドリア内に蓄積されている鉄イオンが組み込まれてヘムが合成される．

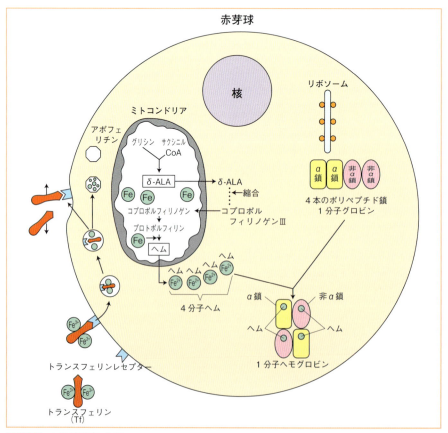

図2.1.2　ヘモグロビン合成

用語　TCAサイクル（tricarboxylic acid cycle），エムデン-マイヤーホフ経路（Embden-Meyerhof pathway；EMP），ピルビン酸キナーゼ（pyruvate kinase；PK），グルコース-6-リン酸脱水素酵素（glucose-6-phosphate dehydrogenase；G-6-PD），δ-アミノレブリン酸（δ-amino-levulinic acid；δ-ALA）

● 2. グロビン合成

赤芽球の細胞質内に4分子のヘムが放出されるとリボソームでのグロビン合成にスイッチが入る。リボソームではグロビン蛋白であるポリペプチド鎖が4本つくられ，それぞれのポリペプチド鎖に1分子のヘムが結合する。

ポリペプチド鎖は一対のα鎖と異なるアミノ酸組成をもつ他の一対の非α鎖（β鎖，δ鎖，γ鎖）からなり，非α鎖の種類によりヘモグロビンの種類が異なる。組み合わせとそれぞれのヘモグロビンについては前述を参照されたい。

ヘモグロビンA1cはβ鎖のN末端のバリンに1分子のグルコースが結合したもので，健常成人では2～6%存在する。ヘモグロビンA1cは過去1～2か月前の血糖状態を反映するので糖尿病患者の血糖モニタリングに使用されている。

> **参考情報**
> 健常成人では食後血糖は140mg/dL以上にはならないが，これ以上の血糖値が長時間持続するとグルコースと結合するヘモグロビンが多くなりヘモグロビンA1cの値が6.5%以上になる。したがって，糖尿病の血糖コントロールを判断するのに有用となる。

2.1.6　ヘモグロビンの分解 (図2.1.3)

赤血球は120日の寿命を終えると脾臓のマクロファージで処理される。このことは処理のメカニズムを含め解説した。

ヘモグロビンは脾臓のマクロファージに取り込まれ処理されるとまずヘムとグロビンに分解される。

ヘムのポルフィリン環はヘム酸化酵素により鉄とプロトポルフィリンに分解され，さらにプロトポルフィリンは環状構造が開環し直鎖のビリベルジンとなる。グロビンはアミノ酸に分解され，ヘムの鉄と同様，体内で再利用される。

ビリベルジンは還元酵素の作用で間接ビリルビンとなりアルブミンと結合して肝臓に運ばれる。肝臓に運ばれた間接ビリルビンはグルクロン酸抱合を受けると直接ビリルビンとなる。

直接ビリルビンは肝内胆管に集められ，細胆管から総胆管へ集められ，途中，胆嚢で50～100倍濃縮され腸管へ排出される。腸管へ排出された直接ビリルビンは腸内細菌により還元されウロビリノゲンとなる。

ウロビリノゲンは腸管を肛門へ移動する間に小腸で吸収され門脈に集められ肝臓へ移動する。このようにビリルビンが総胆管から腸管を経てウロビリノゲンとして門脈から肝臓へ戻ることをビリルビンの腸管循環という。また，ウロビリノゲンは大循環を回っている間に腎の糸球体で濾過されるため，尿ウロビリノゲン定性試験では（±）が正常となる。

一方，腸管に吸収されなかったウロビリノゲンは途中で酸化されウロビリン体となり糞便の着色に関わる。したがって総胆管が閉塞する病態では糞便には着色がなく，白っぽい糞便の色となる。

> **参考情報**
> 新生児の最初の排便は緑色である。これは新生児の場合，腸管に細菌が常在していないので総胆管から腸管に排泄された直接ビリルビンはそのまま肛門へ移動する間に酸化され，ビリベルジン（緑色）となるためである。決して病的ではない。

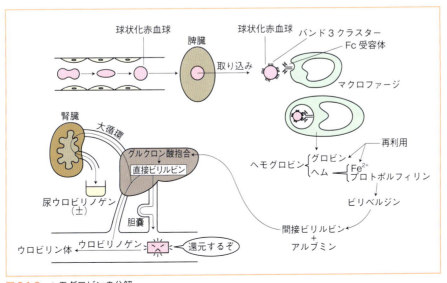

図2.1.3　ヘモグロビンの分解

2.1.7 鉄代謝 (図2.1.4)

鉄は生体にとって重要な金属元素である。鉄の2/3はヘモグロビンと関連して酸素運搬に使用されているが、その他にも細胞増殖、エネルギー代謝や細胞呼吸など生命維持に必須である。

健常成人男性の体内総鉄量は3～4gである。鉄は食物から供給される。通常の食事では1日に10～20mg供給されるが、健常成人男性の1日の摂取供給量は最低でも10mg必要である。その理由は、鉄は供給された量の1/10しか吸収されず、1日に腸粘膜脱落や汗などから1mg失われるためである。ヘモグロビン産生に使用される鉄は老化赤血球で処理された鉄で、ほとんどが再利用されている。

1. 鉄の吸収・利用・貯蔵

鉄は食物中では3価であるが、胃で還元されて2価となり上部小腸から吸収される。この還元には胃からの塩酸の分泌が必須で、胃切除や萎縮性胃炎では鉄吸収が低下する[*1]。また、十二指腸膜を通過した鉄はフェロポルチンによって血管腔へ放出され、トランスフェリンと結合して赤芽球に運ばれる。運ばれた鉄は、赤芽球のトランスフェリン受容体に結合して赤芽球内のミトコンドリア内に蓄えられ、ヘム合成に使用される。フリーの鉄は細胞にも組織にも有害であるため、ヘムの合成に利用されない鉄は細胞内の貯蔵庫に隔離され、必要なときに再利用される。したがって、鉄は芽球内のミトコンドリアが満たされると骨髄のマクロファージ、さらに肝臓などにフェリチンとして貯蔵される。フェリチンは水酸化鉄を取り囲む24個のサブユニットからなり、1つで鉄原子を最大2,500個蓄えることができ、その産生は細胞内鉄の状態で調整（細胞内鉄高値で合成、細胞内鉄低値で減少）される。また、細胞内に鉄がたまりすぎると、一部のフェリチンはヘモジデリンとなり、鉄がいっそう離れにくい状態となる。

鉄代謝は吸収、造血、貯蔵とそれぞれ異なる臓器が関与している。その鉄吸収や赤血球鉄の再利用などの調節は厳密に行われ、この調節に関与している物質が肝臓から分泌されるヘプシジンであることが明らかとなった。ヘプシジンの産生は鉄過剰になると亢進し、増加したヘプシジンがフェロポルチンと結合し代謝されるためにフェロポルチン発現が減少し鉄の取り込みや再利用を抑制する。

> **参考情報**
> *1：*Helicobacter pylori*感染では萎縮性胃炎となり塩酸の分泌が悪くなり鉄吸収障害の1つとなる。*Helicobacter pylori*感染がある頑固な鉄欠乏性貧血患者が*Helicobacter pylori*の除菌でよくなる症例がある。

2. 鉄欠乏と検査値

健康状態での鉄の1日必要量は1mgであるが、鉄が体内から失われると当然失われた量だけ必要となる。消化管潰瘍による慢性出血、月経過多、子宮筋腫などでは体外に鉄が失われ鉄欠乏状態となる。

鉄欠乏では鉄貯蔵と逆の順序で消費されていく。体内で鉄不足になるとまず貯蔵鉄が減少し、血漿鉄が減少しそれでも鉄不足になるとやがて貧血が出てくる。さらに鉄欠乏になると組織内鉄が減少すると爪（スプーンネイル）や舌（舌炎）に障害が出てくる。

検査値では貯蔵鉄を反映するフェリチンが減少する。フェリチンサブユニットの一部はマクロファージや肝臓内の貯蔵鉄から、鉄と結合しない状態で血漿中に放出されるため、生体内の貯蔵鉄状態を知るよい指標となる。

また、血漿鉄（基準範囲 男性：40～180μg/dL, 女性：60～120μg/dL）も減少する。

血漿鉄が減少すると代謝作用として総鉄結合能（TIBC）が増加する。実際は不飽和鉄結合能（UIBC）が増加するため、結果的にTIBCが増加する。体内の鉄過剰状態では血漿鉄は増加するがUIBCは低値となる。

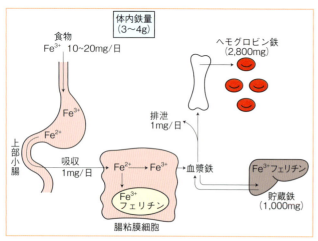

図2.1.4　鉄の吸収と排泄

用語 総鉄結合能（total iron-binding capacity；TIBC），不飽和鉄結合能（unsaturated iron-binding capacity；UIBC）

2.1.8　ビタミンB_{12}，葉酸の代謝

1. ビタミンB_{12}の代謝（図2.1.5）

血球の分化増殖では核と細胞質のバランスのとれた成熟が必要である。核の分裂にはDNAが2Cから4Cに増加しなければ分裂はできない（p.55参考情報「DNA量表記について」を参照）。このDNA合成に必要なビタミンがビタミンB_{12}（VB_{12}）と葉酸である。

VB_{12}は動物性食品にのみ含まれており，植物性食品には含まれていないためベジタリアンでは不足する。1日の食事では10～30μgが含まれているが，1日に必要な量は約3μgで，体内には2～5mgが貯蔵されている（血清VB_{12}基準範囲：200～1,000pg/mL）。VB_{12}は食物の経口摂取で唾液や胃液に含まれるR-結合因子と結合して上部小腸まで運ばれ，膵液によってR-結合因子から切り離される。さらにVB_{12}は胃壁細胞から分泌される内因子と結合し回腸で吸収される。VB_{12}は単独では回腸粘膜から吸収されない。回腸粘膜には内因子受容体が存在するためVB_{12}と内因子が結合したものが吸収される。したがって胃切除や内因子が分泌されない病態ではVB_{12}欠乏となる。しかし，胃全摘後，VB_{12}がまったく吸収されない場合，約5年で巨赤芽球性貧血を発症する。吸収されたVB_{12}はトランスコバラミンと結合し組織に運ばれ，トランスコバラミン受容体を介して細胞内に取り込まれるほか，肝臓に貯蔵される。

VB_{12}は補酵素としてホモシステインからメチオニンへと転換し，同時にメチルテトラヒドロ葉酸をテトラヒドロ葉酸に転換してデオキシチミジン一リン酸の合成に関与する。

2. 葉酸の代謝

葉酸は緑黄色野菜，果物，動物性食品に含まれ，十二指腸から空腸で吸収される。

1日に必要な量は約50μgで，体内には約50mgが貯蔵されている（血清総葉酸基準範囲：6.0～20ng/mL）。

葉酸はVB_{12}と同様，テトラヒドロ葉酸からデオキシチミジン一リン酸の合成に関与し，DNA合成に必須となる。

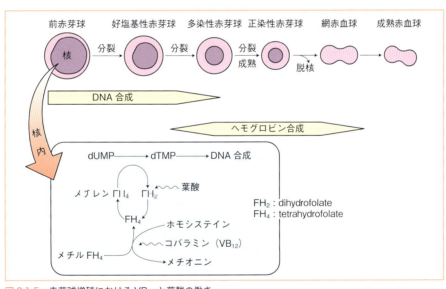

図2.1.5　赤芽球増殖におけるVB_{12}と葉酸の働き

[藤巻慎一]

用語　ビタミン（vitamin；V）

参考文献

1) 奈良信雄，他：「血球」，臨床検査学講座 血液検査学 第3版，17-30，医歯薬出版，2010.
2) 通山　薫，他：「血球の動態と機能」，標準臨床検査学 血液検査学，11-18，矢冨　裕，通山　薫（編），医学書院，2012.
3) 服部幸夫，山城安啓：「血液検査に必要な専門知識」，スタンダード検査血液学 第3版，27-34，日本検査血液学会（編），医歯薬出版，2014.

2.2 赤血球の検査

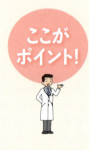

ここがポイント!

- 赤血球の病気は，数量的に減少した貧血と，逆に増加した赤血球増加症（多血症ともよばれる）に大別される。
- 赤血球の増減を知る日常的な検査として，赤血球数（RBC），ヘモグロビン濃度（Hb）およびヘマトクリット値（Ht）がある。
- 検査値の増減により貧血または赤血球増加症と診断している。
- 赤血球の形態学的分類として用いられている赤血球指数を計算により求めている。
- 網赤血球数（RET）の増減は赤血球産生能をよく反映し，増加はその亢進，減少はその低下を意味する。
- 溶血検査には溶血の存在を確認する検査，代償性造血を確認する検査，溶血の原因を確定する検査がある。
- 溶血の存在を確認する検査には血中のヘモグロビン，間接ビリルビン，LD，ハプトグロビン，尿中・便中ウロビリン体などがある。
- 代償性造血を確認する検査には網赤血球，骨髄検査などがある。
- 溶血の原因を確定する検査には直接・間接抗グロブリン（クームス）試験，赤血球抵抗試験，Ham試験，砂糖水試験，赤血球酵素活性測定，異常ヘモグロビン検出などがある。

2.2.1 血球数算定に必要な基礎知識

● 採血法

日本臨床検査標準協議会（JCCLS）標準採血法ガイドライン（GP4-A3）および米国臨床・検査標準協会（CLSI）ガイドラインを参考にしていただきたい。
- 静脈採血法（真空採血管法，翼状針シリンジ法を用いた採血法）
- 毛細血管採血法（指頭採血法，耳朶採血法，足蹠採血法）
- 末梢血液検査における静脈血と毛細血管血（p.27 表2.2.1を参照）
- 抗凝固剤：EDTA-2K（1.5～2.2mg/血液1.0mL）（p.27 表2.2.2を参照）〔赤血球の膜を保護し，血小板の粘着・凝集を阻止（血小板数の減少が起こりにくい）し，白血球の変性が少ない〕

2.2.2 計算盤の基礎知識

- 計算盤にはBürker-Türk計算盤，改良Neubauer計算盤などがある。
- 白血球，赤血球，血小板および骨髄有核細胞を算定する。
- 図2.2.1を参照し，算定区画を理解する。
- ニュートンリング（虹の環）は，計算室の容積（1×1×0.1mm）を一定にするために必要（図2.2.2）。

● 1. 計算盤の洗浄方法（図2.2.3）

1) 計算盤よりカバーガラスをはずす。
2) 計算盤およびカバーガラスを水洗する。
3) 水分をガーゼできれいに拭き取る。
4) エーテル：エタノール等量混合液の中に5～10分放置する（脱水・脱脂をしている）。
5) 計算盤とカバーガラスを取り出して，ガーゼなどできれいに液を拭き取る。

用語 貧血（anemia），赤血球増加症（erythrocytosis），多血症（polycythemia），赤血球（red blood cell；RBC），ヘモグロビン（hemoglobin；Hb），ヘマトクリット（hematocrit；Ht），網赤血球（reticulocyte；RET），乳酸脱水素酵素（lactate dehydrogenase；LD），日本臨床検査標準協議会（Japanese Committee for Clinical Laboratory Standards；JCCLS），臨床・検査標準協会（Clinical and Laboratory Standards Institute；CLSI），ビュルケル・チュルク（Bürker-Türk）計算盤，ノイバウエル（Neubauer）計算盤

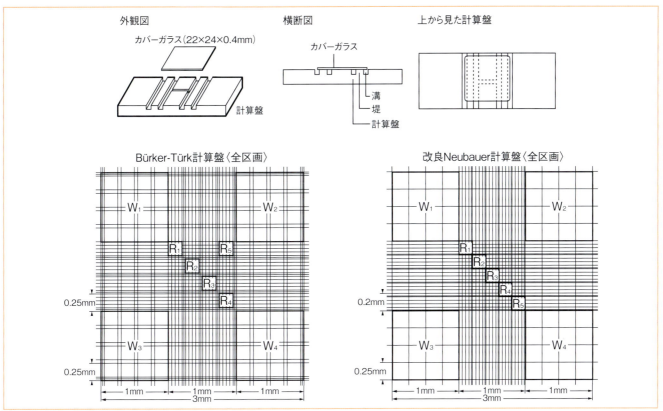

図 2.2.1　血球計算盤の概略

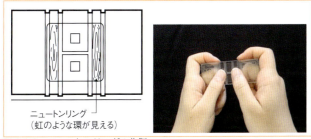

図 2.2.2　ニュートンリングの作製

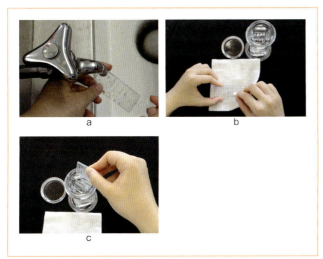

図 2.2.3　計算盤の洗浄法
1. 水洗：計算室およびカバーガラスについている希釈液を洗い流す（a）。
2. 拭き取り：ガーゼで水分を拭き取る（b）。
3. 脱水・脱脂：エーテル：エタノール溶液に5〜10分漬ける（c）。

● **2. マイクロピペットの各種ピペッティング法**

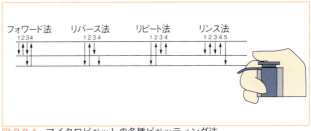

図 2.2.4　マイクロピペットの各種ピペッティング法

● **3. 血液の混和方法**

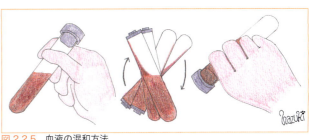

図 2.2.5　血液の混和方法

2.2.3 赤血球数算定（視算法） (図 2.2.6, 2.2.7)

● 1. 原理

血液を希釈液〔ガワーズ（Gowers）液〕で一定の割合に希釈し，一定容積中（1μL）の赤血球数を顕微鏡を用いて目で算定（視算）する。希釈液の成分である酢酸でヘモグロビンを酢酸ヘマチン（褐色）に変えるので見やすく，また硫酸ナトリウムによる赤血球の収縮を防いでいるため算定しやすくしている。

● 2. 準備

(1) 器具

マイクロピペット（50μL, 5mL），フィンチップ，ガーゼ，改良Neubauer計算盤（Bürker-Türk計算盤），カバーガラス，顕微鏡，数取り器，試験管（15×105mm），試験管立て。

(2) 試薬

ガワーズ液
- ①無水硫酸ナトリウム　5.9g
  精製水を加えて溶解する。
- ②酢酸3.1mLを①液に加える。
  精製水を加えて，100mLとする。
  ＊調整後，ろ過して保管する。

● 3. 操作法（マイクロピペット法）

(1) 前準備

希釈液4mLをマイクロピペットで採量し，2本の試験管に分注する。

(2) 採取①

1) 検体血液を転倒混和でよく混和する。
2) マイクロピペットで血液を20μL採取する。

(3) 分注

希釈液の中にリンス法で血液を排出する。

(4) 採取②

チップを交換して，もう1本の試験管に検体血液を20μL採取する。

(5) 混和・分注

試料をミキサーで2～3分間混和後，直ちにマイクロピペットで採量し，血球計算盤の上下2個の計算室に入れる。

(6) 放置

血球計算盤を湿潤室に入れて，約10分間静置する（赤血球の静止を待つ）。

(7) 鏡検

1) 顕微鏡のステージにのせ，安定（2～3分間）してから鏡検する（できれば写真撮影またはテレビモニターにより数える）。
2) 決められた区間内の赤血球の数をカウントする。

● 4. 注意事項

1) 希釈液を吸う速度があまり速いと気泡が生じやすい。
2) 計算室AとBがつながらないようにすること。
3) ニュートンリングが見えなくなる（壊れる）。
4) 顕微鏡の倍率は最初×100（対物レンズ10×）を用い，コンデンサーの絞りは十分に絞り込む。次に倍率を×400（対物レンズ40×）にして赤血球をカウントする。このときコンデンサーの絞りは少し開ける。

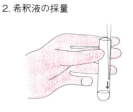
1. 器具の準備　2. 希釈液の採量

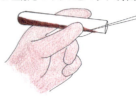
3. 血液をマイクロピペットで採取

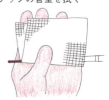
4. チップの管壁を拭く

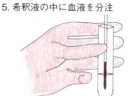
5. 希釈液の中に血液を分注

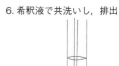
6. 希釈液で共洗いし，排出

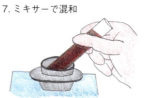
7. ミキサーで混和

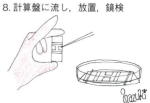
8. 計算盤に流し，放置，鏡検

図 2.2.6　赤血球数算定（マイクロピペット法）

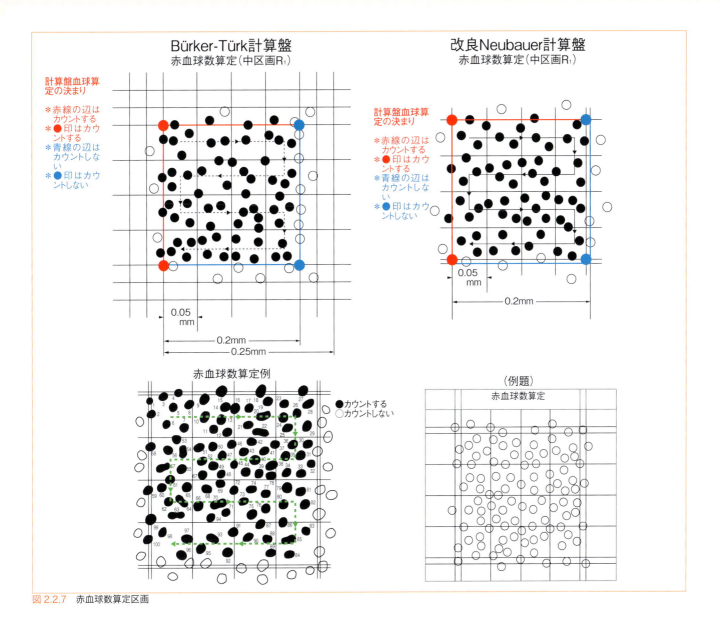

図 2.2.7　赤血球数算定区画

5. 算定方法（計算例）

R1〜R5の中区画の赤血球数は以下のようであった。

R1 = 89, R2 = 90, R3 = 95, R4 = 98, R5 = 87
R = (89 + 90 + 95 + 98 + 87) × 50 × 201
　= 461 × 10^4/μL = 4.61 × 10^{12}/L

2.2.4　ヘモグロビン濃度（ラウリル硫酸ナトリウム法）

シアンメトヘモグロビン法は国際標準法であるが，シアンの廃液処理が問題となるため，これに変わり現在は，ラウリル硫酸ナトリウム（SLS）溶液を用いるヘモグロビンの測定方法が用いられている。

1. 原理

血液にSLSを含むヘモグロビン発色試薬を加えると赤血球の膜が溶解し，完全に溶血する。溶出したヘモグロビンにSLSが作用すると安定な赤色の物質に変化する。この赤色を540nmで吸光度を測定することにより，試料中のヘモグロビン濃度を求める。

用語　ラウリル硫酸ナトリウム（sodium lauryl sulfate；SLS）

2. 準備

(1) 器具
マイクロピペット（50μL、5mL），フィンチップ，ガーゼ，試験管（15×105mm），試験管立て，分光光度計。

(2) 試薬
① SLS原液の作製
1) SLS 60g を 1/30mol/L リン酸緩衝液（pH7.2）に溶解。
2) 低温における沈殿を防止するためにトリトンX-100 を 70mL加えて溶解。
3) 緩衝液で1Lにする。
4) 使用時に100倍希釈して使用する。

② ヘモグロビン標準液：ヘモグロビン（ウマ赤血球）
ヘモグロビン濃度はラベルに表示してある。

3. 操作法（マイクロピペット法）（図2.2.8）

(1) 前準備
試験管立てに試験管を6本準備し，それぞれの試験管にマジックで番号を書く。

(2) 採量
ヘモグロビン測定用試薬 5.0mL をマイクロピペットで採量し，それぞれの試験管に分注する。

(3) 採取①
1) ヘモグロビン標準液を転倒混和でよく混和する。
2) マイクロピペットでヘモグロビン標準液を 20μL 採取する。

(4) 分注
希釈液の中にリンス法でヘモグロビン標準液を排出する。

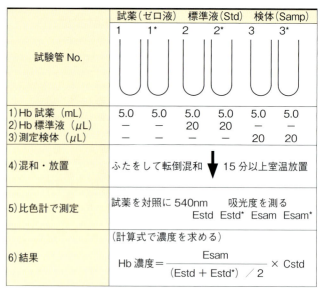

図2.2.8 ヘモグロビン濃度測定（マイクロピペット法）

(5) 採取②
1) チップを交換して，もう1本の試験管にヘモグロビン標準液を 20μL 分注する。
2) 検体用血液も同じ方法で採取し，2本の試験管に分注する。

(6) 混和
試験管にパラフィルムでふたをして，転倒混和する。

(7) 放置
混和後，室温に15分間放置する。

(8) 比色
1) 波長540nmで比色測定を行う。
2) ヘモグロビン測定用試薬液（試験管No.1）で吸光度のゼロ合わせを行い，標準液，検体を測定する。
3) ヘモグロビン標準液の表示濃度を用いて，計算でヘモグロビン濃度を求める（図2.2.8「6)結果」を参照）。

2.2.5 ヘマトクリット値（図2.2.9, 2.2.10）

1. 原理
内径1.1～1.2mm，長さ75mmのガラス製毛細管に少量の血液を入れ，一端をパテで封じ，専用の高速遠心機 15,000g（11,000～12,000rpm）で遠心し，遠心によって赤血球が一定容積に「詰め込まれた」ときの値を専用の読み取り器で読む。

2. 準備

(1) 器具
ヘマトクリット毛細管（抗凝固剤非処理）〔プレイン（plain；青色）〕，パテ，ヘマトクリット計測器，ガーゼ，ヘマトクリット遠心機。

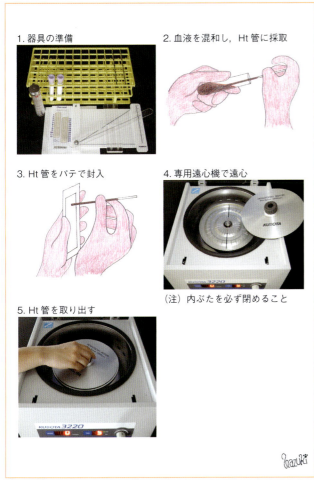

図 2.2.9　ヘマトクリット値測定（ミクロヘマトクリット法）

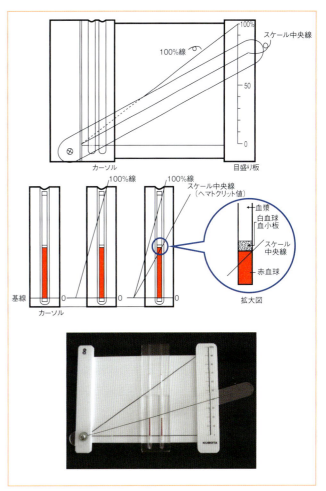

図 2.2.10　ヘマトクリット計測器による測定

● 3. 操作法（ミクロヘマトクリット法）

(1) 採取
1) 抗凝固剤入り静脈血の採血管を転倒混和でよく混和する。
2) 混和した採血管をほぼ水平に近い角度まで傾ける。
3) ヘマトクリット毛細管を血液の中に入れる。
4) 血液を管の約2/3まで入れる（ヘマトクリット毛細管2本に取る）。
5) ヘマトクリット毛細管の外壁をガーゼできれいに拭き取る。

(2) 封入
1) パテを垂直に持つ。
2) ヘマトクリット毛細管を水平に保ち血液吸引の反対側をパテに突き刺す。
3) ヘマトクリット毛細管の先がパテの底に届いたら、ヘマトクリット毛細管を数回回転させる。
4) パテが平らに3～5mm入るまで繰り返す。

(3) 遠心
1) ヘマトクリット毛細管の封入した端（パテをした方）が、遠心機の中の溝の外縁（ゴム帯）に接するように入れる。
2) 遠心機の内ぶたをしっかり閉じ、次に外ぶたを閉じる。
3) 回転数15,000g（11,000～12,000rpm）、5分間遠心する。

(4) 計測
ヘマトクリット毛細管を取り出し、ヘマトクリット計測器で値を読み取る。
1) カーソルの溝の中に、ヘマトクリット毛細管の血漿層を上にして入れる。
2) 血球層の下端（パテとの境界）を計測器の基線（0）に一致させる。
3) カーソルごとヘマトクリット毛細管を移動して血漿層の上端右肩に正確に100%線を合わせる。
4) スケールを移動させて、スケール中央線を赤血球層上端右肩に正確に一致させる。
5) スケール中央線と目盛り板との交点の値を読む。

● 4. 注意事項

1) 毛細管血を採取するヘマトクリット毛細管の内壁は抗凝固剤としてヘパリンアンモニウム塩（2U.S.P.units）

でコーティングしているものを使用する。
2) ヘマトクリット毛細管の封入面は平らになるようにする。
3) 遠心機には2本のヘマトクリット毛細管を左右対称に入れること。
4) 遠心機の**内ぶた**を閉め忘れて遠心すると，ヘマトクリット毛細管が破損する。
5) 遠心後，直ちに赤血球層長と全血液層長を測定し，ヘマトクリット値とする。trapped plasmaの補正は行わない。

2.2.6 赤血球指数（赤血球恒数）

貧血の診断には，赤血球数，ヘモグロビン濃度，ヘマトクリット値のみならず，赤血球指数〔平均赤血球容積（MCV），平均赤血球ヘモグロビン量（MCH），平均赤血球ヘモグロビン濃度（MCHC）〕などを用いることにより，即座に確定することができる。

貧血の有無はWHOのヘモグロビン濃度判定基準（成人男子13.0g/dL，女子12.0g/dL）によって決定される。次に赤血球指数により貧血の形態学的分類をする。MCVの値によって小球性と正球性および大球性に，MCHCの値によって低色素性と正色素性に分類される。

● 1. 赤血球指数（赤血球恒数）の求め方

赤血球数，ヘモグロビン濃度およびヘマトクリット値の3者の値からウィントローブの赤血球指数を計算して，それぞれの測定値を吟味する。また貧血の形態学的分類をし，貧血の成因の診断にいかに役立つかを理解できるようにする。

● 2. 計算式

(1) 平均赤血球容積（MCV）

$$MCV = \frac{Ht(\%) \times 10}{RBC(\times 10^{12}/L)} (fL)$$

MCV：赤血球1個の平均容積

(2) 平均赤血球ヘモグロビン量（MCH）

$$MCH = \frac{Hb(g/dL) \times 10}{RBC(\times 10^{12}/L)} (pg)$$

MCH：赤血球1個に含まれるヘモグロビン量

(3) 平均赤血球ヘモグロビン濃度（MCHC）

$$MCHC = \frac{Hb(g/dL) \times 100}{Ht(\%)} (g/dL)$$

MCHC：単位容積赤血球あたりのヘモグロビンの濃度

● 3. 計算例

下記のデータからMCV，MCH，MCHCを求める。
- RBC　　4.50 × 10^{12}/L
- Hb　　　12.5 g/dL
- Ht　　　42.0 %

$$MCV = \frac{42.0 \times 10}{4.5} = 93.33 \fallingdotseq 93.3 (fL)$$

$$MCH = \frac{12.5 \times 10}{4.5} = 27.78 \fallingdotseq 27.8 (pg)$$

$$MCHC = \frac{12.5 \times 100}{42.0} = 29.76 \fallingdotseq 29.8 (g/dL)$$

2.2.7 網赤血球数算定 (図2.2.11～2.2.13)

● 1. 原理

網赤血球は幼若赤血球で，細胞質内のRNAを含むリボソームやミクロソームがニューメチレン青などの色素で網状顆粒状構造が染め出された赤血球である。Brecher法は，少量の血液と好塩基性の色素液（ニューメチレン青液）とを混ぜ合わせて数分間染色する方法である。

● 2. 準備

(1) 器具

トレイ，スライドガラス，引きガラス，顕微鏡，数取り器，ガーゼ，マイクロピペット（50μL），フィンチップ，マイクロプレート。

用語　平均赤血球容積（mean corpuscular volume；MCV），平均赤血球ヘモグロビン量（mean corpuscular hemoglobin；MCH），平均赤血球ヘモグロビン濃度（mean corpuscular hemoglobin concentration；MCHC），ブレッカー（Brecher）法

2.2｜赤血球の検査

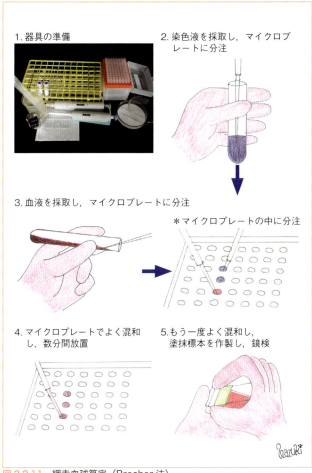

図 2.2.11　網赤血球算定（Brecher 法）

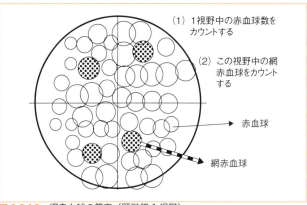

図 2.2.12　網赤血球の算定（顕微鏡 1 視野）

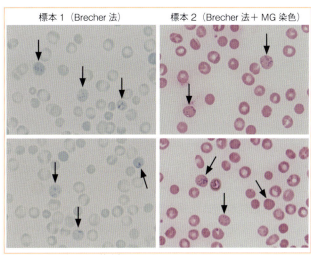

図 2.2.13　網赤血球の算定視野

(2) 試薬

Brecher液
1) ニューメチレン青　0.5g
2) シュウ酸カリウム　1.6g

精製水を加えて100mLとする（溶解後，ろ過し褐色瓶に保存）。

● 3. 操作法（マイクロピペット法）

(1) 分注

Brecher液をマイクロピペットで50μL採取し，マイクロプレート内に入れる。

(2) 採取

1) 抗凝固剤入り静脈血の採血管を転倒混和でよく混和する。
2) 混和した採血管をほぼ水平に近い角度まで傾ける。
3) マイクロピペットで50μL採取する。

(3) 混和・放置

1) 染色液を分注しているマイクロプレート内に血液を入れ，染色液とよく混ぜ合わせる。
2) 数分間，そのまま放置する。

(4) 塗抹

1) 時間がきたら，マイクロプレート内を混和する。
2) その一部で，血液薄層塗抹標本を引く要領で塗抹標本を作製する。

(5) 鏡検

顕微鏡×1,000（油浸レンズ100×）で鏡検する。

● 4. 算定（図2.2.12）

1) 数取り器を2個用意する。
2) 赤血球が均一に分布している視野を数視野見る。その間，1つの数取り器で赤血球を1,000個数えて，その間に見える網赤血球をもう1つの数取り器で数える。つまり，赤血球100個に対する網赤血球数を％で表す。

用語　メイ・グリュンワルド・ギムザ（May-Grünwald Giemsa；MG）染色

5. 注意事項

1) 退色しやすいので，1日以内にカウントする。
2) 塗抹標本は厚めに作製する。
3) マイクロピペットの代わりにヘマトクリット毛細管で操作してもよい。

2.2.8 赤血球沈降速度（Westergren法）（図2.2.14）

1. 原理

血液に抗凝固剤を加えて血沈管に採取し，その管を固定台に垂直に静置すると徐々に赤血球が沈降して血漿部分が分離してくる。一定時間（1時間）の赤血球の沈降する距離，すなわち血漿部分の高さを赤血球沈降速度という。

2. 準備

(1) 器具

血沈 Westergren 管（内径 2.55mm，長さ 300mm，目盛 200mm），血沈台，ストップウォッチ，ガーゼ。

(2) 試薬：血沈専用真空採血管

0.129 M（3.8％）クエン酸ナトリウム緩衝液 0.4mL
または，3.8％クエン酸ナトリウム液 0.4mL

3. 操作法

(1) 前準備

血沈用採血管と血沈管を各1本準備する。

(2) 採血

1) 血沈専用真空採血管に採血する（必ず指定の印線まで採血すること）。
2) 血沈専用真空採血管を転倒混和でよく混和する。

(3) 採取

1) よく混和した血液を血沈管（血沈チューブ）に吸い上げる。
2) 血液の量を正確に上端の0の目盛りに合わせる。

(4) 放置

1) 血沈管を固定台（血沈スタンド）に垂直に立てる。
2) そのまま1時間放置する。

(5) 読み取り

1時間後に血漿メニスカス（0）から赤血球層の上部までの距離（mm）を読み取る（Xmm/時間）。

4. 注意事項

1) 血液を血沈管に採取するとき空泡が入らないように注意すること。
2) 抗凝固剤と血液との混和比を正しく1：4とし，速やかに，十分に混和すること。
3) 測定時の室温は18～25℃（国際標準法による）とすること。
4) 振動のない場所で検査すること。
5) 109mmol/L（3.2％）クエン酸ナトリウムも採血管に用いられる。

5. 基準範囲

成人男子：2～10 mm/hr，成人女子：3～15 mm/hr
（『臨床検査法提要 改訂第34版』，金原出版，2015）

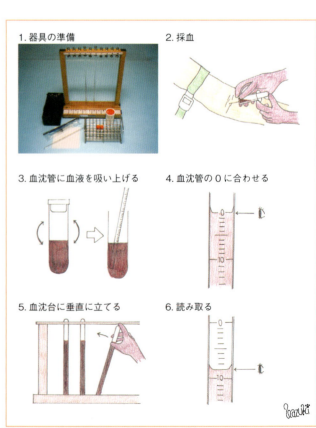

図 2.2.14　赤血球沈降速度（Westergren法）

参考情報

*1：血沈用クエン酸ナトリウムについて（Westergren法：国際標準法）
- 109mmol/Lクエン酸ナトリウム（3.28% $Na_3C_6H_5O_7 \cdot 2H_2O$）液0.4mLの入った専用採血管に採血した血液1.6mLを加え，十分に混和する。

*2：ベノジェクトII血沈システム（テルモ）参照
- http://www.terumo.co.jp/medical/equipment/me77.html

*3：赤血球沈降速度測定装置（Techno Medica製）参照
- http://www.lms.co.jp/products/medical/medical02/post_42.html

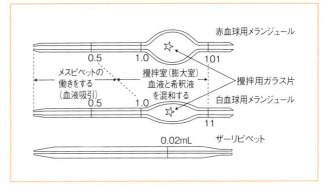

図2.2.15　視算法に使用する採量器具

検査室ノート　末梢血液検査の基礎知識

表2.2.1　末梢血液検査における静脈血と毛細血管血

	静脈血	毛細血管血
長所	・多数項目の検査ができる ・再検ができる ・検査手技が容易	・抗凝固剤が不要 ・採血手技が簡単 ・微量ですむ
短所	・採血困難な場合がある ・保存の影響がある	・多数項目に適しない ・採血中に凝固することがある ・組織液の混入 ・測定誤差が大きい
検査値の差	Hb，Ht，赤血球数，白血球数（耳朶血，静脈血，指頭血），血小板数（静脈血，毛細血管血）	

表2.2.2　抗凝固剤の作用機序と使用目的

作用機序	試薬名	使用目的（検査項目）
①抗トロンビン作用	ヘパリン	各種化学検査用 （0.01〜0.1mg/血液1mL）
②脱カルシウム作用	EDTA-2K	血球算定，血小板算定 （約1.5〜2.2mg/血液1mL）
	クエン酸ナトリウム	赤血球沈降速度，凝固系検査 血液凝固検査（3.2%溶液：血液=1:9）* 赤血球沈降速度（3.8%溶液：血液=1:4）
③解糖阻止剤	フッ化物（NaF）	血糖検査

*国際血液学標準化協議会（ICSH）109mmol/L（3.2%）

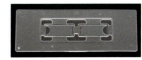

図2.2.16　使い捨て計算盤
C-Chip（NI Grid 0.1mm）（フィンガルリンク（株）製）
【品目仕様】
・格子タイプ：NI（Neubauer血球計算盤）
・サイズ：75×25mm（3×1 inch），厚さ：1.6mm，部屋の深さ：0.1mm

表2.2.3　末梢血液の基準範囲（成人）

項目：単位	男性	女性	備考
赤血球数（RBC）：×10^{12}/L *×$10^6/\mu L$	4.35〜5.55 *4.35〜5.55	3.86〜4.92 *3.86〜4.92	SI単位
ヘモグロビン（Hb）：g/L *g/dL	137〜168 *13.7〜16.8	116〜148 *11.6〜14.8	SI単位
ヘマトクリット（Ht）：L/L *%	0.41〜0.50 *40.7〜50.1	0.35〜0.44 *35.1〜44.4	SI単位
平均赤血球容積（MCV）：fL *fL	83.6〜98.2 *83.6〜98.2		SI単位
平均赤血球ヘモグロビン量（MCH）：pg *pg	27.5〜33.2 *27.5〜33.2		SI単位
平均赤血球ヘモグロビン濃度（MCHC）：g/L *g/dL	317〜353 *31.7〜35.3		SI単位
網赤血球数（RET）：% *絶対数（$10^4/\mu L$）	0.8〜2.2 *4〜8		臨床検査法提要34版 Brecher法

末梢血液の基準値（出典：日本における主要な臨床検査項目の共用基準範囲（SI単位）を参照）
*：日本臨床検査標準協議会（JCCLS）基準範囲共用化委員会

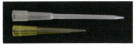

図2.2.17　フィンチップ200 Ext（Thermo）
このフィンチップ200 Ext（上側）は普通のチップより長く，血液および血漿を採量し，分注するのに便利でよい。

［小郷正則］

検査室ノート　遠心力 g と回転数 rpm の関係について

(1) 遠心力とは

　遠心分離を行う場合には遠心加速度の単位として，相対遠心加速度（RCF）を用いる。通常，「G」または「g」をつけて表す。1分間あたりの回転数（rpm）での表記では，遠心機のロータやバケットにより回転半径が異なるため，遠心力表示に誤差が生じる。RCFは次の式から求められる。

$$RCF = 1,118 \times r \times N^2 \times 10^{-8} (g)$$

　r：回転半径　　N：1分間あたりの回転数（rpm）

(2) 回転数 rpm が同じでも遠心機の大きさ（半径 R）によって遠心力 g が異なるため，各遠心機の回転数を以下の式の式により算出する。

$$g = 11.18 \times (rpm/1000)^2 \times R$$

　rpm：1分間の回転数　　R：半径，中心から遠心管管底までの距離（cm）

(3) 遠心力の算出方法は下記のウェブサイトで R〔ロータの半径（cm）〕と N〔毎分の回転数（rpm）〕または遠心力（g）を入力すると自動計算される。

　　　　http://www.kubotacorp.co.jp/calc/

2.2.9 溶血の検査

　溶血性貧血は臨床所見と溶血の存在を確認する検査，代償性造血を確認する検査によって溶血性貧血を疑い，貧血と黄疸を伴うが溶血を主因としないほかの疾患を除外し，診断の確実性を高める。さらに溶血の原因を確定する検査によって病型を診断する。

　溶血性貧血の病型診断には直接クームス試験および赤血球形態の結果から可能性のある病型に特異性の高い検査を選択する（図2.2.18）。

1. 発作性夜間ヘモグロビン尿症に関する検査

　発作性夜間ヘモグロビン尿症（PNH）の診断に用いる検査として砂糖水（sugar-water）試験，Ham（酸性化血清溶血）試験，PNH血球の検出がある。

(1) 砂糖水試験

　PNHのスクリーニング試験である。イオン強度の低い砂糖（ショ糖）水中では赤血球膜への補体や免疫グロブリ

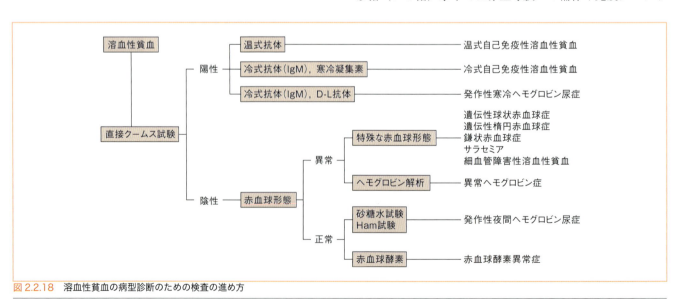

図2.2.18　溶血性貧血の病型診断のための検査の進め方

用語　相対遠心加速度（relative centrifugal force；RCF），回転数（rotations per minute；rpm），クームス（Coombs）試験，発作性夜間ヘモグロビン尿症（paroxysmal nocturnal hemoglobinuria；PNH），砂糖水（sugar-water）試験，酸性化血清溶血（Ham）試験，Donath-Landsteiner（D-L）抗体

ンの結合が増加する．それにより補体感受性の高いPNH赤血球では溶血が起こる．

(2) Ham試験

PNHの診断に用いる．塩酸を添加し血清を酸性（pH6.5〜7.0）にすることにより，おもに補体第二経路が活性化されるため，補体感受性の亢進したPNH赤血球は溶血する．

(3) PNH血球の検出

PNH血球の検出と定量には，顆粒球と赤血球を対象とし，抗CD55および抗CD59モノクローナル抗体を用いて抗CD55および抗CD59陰性血球（PNH血球）を0.001％程度の感度で検出できる高感度フローサイトメトリー法が推奨される．一般に赤血球では0.005％以上，顆粒球では0.003％以上を陽性と判断する．偽陽性を軽減するために顆粒球では抗CD55および抗CD59抗体の代わりにFLAERを使用する方法もある[5]．

● 2. 赤血球抵抗試験

赤血球抵抗試験は赤血球の表面積/体積比を調べる検査である．表面積/体積比の低い遺伝性球状赤血球症（HS）や，表面積/体積比の高いサラセミアなどの診断，スクリーニングに有用である．

赤血球は中央が凹んだ円盤状の形態であり，食塩濃度を徐々に下げた食塩水溶液の中では，赤血球内に水が入り赤血球は徐々に膨らみ球状となる．さらに食塩濃度が低くなると赤血球膜が破裂し，溶血する．表面積/体積比の低い球状赤血球では正常赤血球より濃い食塩濃度で溶血が起こる．一方，表面積/体積比の高い標的赤血球ではより薄い食塩濃度で溶血する．

1) 検体にはヘパリン血または脱フィブリン血を使用する．クエン酸ナトリウムやEDTAは塩濃度の変化に伴い浸透圧が変わり，誤差の原因となるので適さない．37℃24時間孵置する場合は無菌的脱フィブリン血を使用する．
2) 検体を2本の滅菌試験管に2mLずつ分注する．
3) 1本はそのまま，もう1本は37℃，24時間孵置後に下記4)〜9)の手順で検査を行う．
4) 1％リン酸緩衝食塩水（pH7.4）をもとに0.10〜0.85％の希釈系列を作製する（表2.2.4）．
5) 小試験管に0.10〜0.85％のリン酸緩衝食塩水を5.0mLずつ入れる．
6) 各試験管に血液50μL加え，3回転倒混和する．室温で60分静置する．
7) 700g（2,000rpm，R：15.7cm），5分遠心後，上清を分離する．
8) 各上清を540（または545）nmの吸光度で測定する．
9) 各試料の溶血率を計算する．

溶血率(％) ＝（各試料の吸光度／0.00％の吸光度）×100
37℃24時間孵置でより顕著になる（図2.2.19）．

表2.2.4 リン酸緩衝食塩水希釈系列作製方法

最終食塩濃度 (％)	1％リン酸緩衝食塩水 (mL)	蒸留水 (mL)
0.85	42.5	7.5
0.75	37.5	12.5
0.65	32.5	17.5
0.60	30.0	20.0
0.55	27.5	22.5
0.50	25.0	25.0
0.45	22.5	27.5
0.40	20.0	30.0
0.35	17.5	32.5
0.30	15.0	35.0
0.20	10.0	40.0
0.10	5.0	45.0

〔新谷松知子：「溶血に関する検査」，慶大病院血液検査マニュアル，渡辺清明（編），140，医学書院，1991より〕

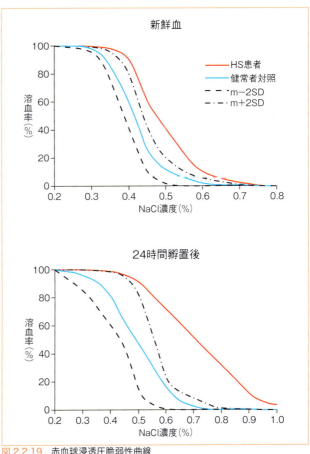

図2.2.19 赤血球浸透圧脆弱性曲線

✎ 用語　fluorescent-labeled inactive toxin aerolysin（FLAER），遺伝性球状赤血球症（hereditary spherocytosis；HS）

2章 赤血球

検査室ノート　砂糖水試験，Ham試験の実際

(1) 砂糖水試験

1) 凝固検査用クエン酸ナトリウム（またはシュウ酸）加血1容とショ糖液9容を混和する。対照としてショ糖液の代わりに生理食塩水を用いて同様に行う。
2) 37℃，30分間孵置する。
3) 混和後，$700g$（2,000rpm，$R:15.7cm$），5分間遠心し，上清の溶血度を肉眼で観察する。
4) 対照と比較し，溶血を認めたら陽性とする。
5) 溶血率を測定した場合には5%以下を陰性，10%以上を陽性と判定する。

(2) Ham試験

1) 被検者とABO血液型同型またはAB型健常者より12mL採血し，10mLは血清用，2mLはヘパリンまたはEDTA抗凝固剤入り採血管に入れる。
2) 被検者より2mL採血し，ヘパリンまたはEDTA抗凝固剤入り採血管に入れる。
3) 健常者および被検者の抗凝固剤入り血液を生理食塩水で2回洗浄後，50%赤血球浮遊液とする。
4) 健常者血清を表2.2.5に従い分注する。
5) No.3と6の試験管は血清中の補体機能を阻止するために56℃，30分静置して非働化する。他の4本は室温に放置する。
6) 0.2N塩酸，健常者赤血球浮遊液，被検者赤血球浮遊液を加え，混和する。
7) 37℃，1時間孵置する。
8) 上清の溶血を肉眼的に観察する。
9) 溶血率を算出する場合には，0.55mLの蒸留水に被検者および健常者赤血球浮遊液を0.05mL加えたものを作製し，これを100%溶血とする。また健常者血清を0%溶血（ブランク）とし540nmにて上清の吸光度を測定する。

表2.2.5　Ham試験の実施手順

		被検者			健常者		
		1	2	3	4	5	6
新鮮健常者血清（mL）		0.5	0.5		0.5	0.5	
非働化健常者血清（mL）				0.5			0.5
0.2N HCl（mL）			0.05	0.05		0.05	0.05
50% 被検者赤血球浮遊液（mL）		0.05	0.05	0.05			
50% 健常者赤血球浮遊液（mL）					0.05	0.05	0.05
37℃，1時間孵置後，2,000rpm，5分遠心							
判定	正常（溶血率%）	− 0	− 0	− 0	− 0	− 0	− 0
	PNH（溶血率%）	痕跡 0〜2	+ 10〜80	− 0	− 0	− 0	− 0

〔新谷松知子：「溶血に関する検査」，慶大病院血液検査マニュアル，渡辺清明（編），146，医学書院，1991より改変〕

[三島清司]

▶参考情報

各種溶液の調整法

10%リン酸緩衝食塩水（pH7.4）[7]
- 塩化ナトリウム NaCl 180g
- リン酸二ナトリウム（無水）Na_2HPO_4 27.31g
- リン酸一ナトリウム $NaH_2PO_4 \cdot 2H_2O$ 4.86g

蒸留水に溶解し，全量を2Lとする（密閉保存，数か月保存可能）。使用時蒸留水で10倍希釈して使用。

ショ糖液
特級ショ糖9.24gを50mmol/Lリン酸緩衝液（pH6.1）10mLに溶解し，蒸留水を加え100mLとする。

50mmol/Lリン酸緩衝液（pH6.1）[6]
- A液：$NaH_2PO_4 \cdot 2H_2O$ 0.78gに蒸留水を加え，100mLにする。
- B液：Na_2HPO_4 0.705gに蒸留水を加え，100mLにする。

A液91mLとB液9mLを加え，pH6.1に調整する。

参考文献

1) 小郷正則（編著）：実践人体血液検査 改訂第4版（オンデマンド），ふくろう出版，2018.
2) 日本検査血液学会（編）：スタンダード検査血液学 第3版，医歯薬出版，2014.
3) 金井正光（監）：臨床検査法提要 改訂第34版，金原出版，2015.
4) 日本臨床検査標準協議会・JCCLS 標準採血法検討委員会（編）：標準採血法ガイドライン（JCCLS GP4-A3），日本臨床検査標準協議会，2019.
5) 厚労省特発性造血障害に関する調査研究班：「8. 検査，1）フローサイトメトリー，（1）PNHタイプ血球の検出法」，発作性夜間ヘモグロビン尿症診療の参照ガイド平成28年度改訂版厚労省特発性造血障害に関する調査研究班 HP（http://zoketsushogaihan.com/download.html），発作性夜間ヘモグロビン尿症（PNH）の診断基準と診療の参照ガイド改訂版作成のためのワーキンググループ（編），14-16，2017.
6) 新谷松知子：「溶血に関する検査」，慶大病院血液検査マニュアル，渡辺清明（編），136-147，医学書院，1991.
7) 小池由佳子：「溶血液貧血に関する検査」，臨床検査法提要 第34版，335-346，金井正光（監），金原出版，2015.

2.3 赤血球系疾患の検査評価

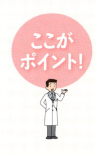

ここがポイント！

- MCV が 80fL 以下，MCHC が 30g/dL 以下の貧血を小球性低色素性貧血という。
- 小球性貧血は，鉄代謝，グロビン合成障害，ヘム合成障害などで起こり，その多くは鉄欠乏が原因である。
- MCV が 81～100 fL，MCHC が 30～35g/dL の貧血を正球性正色素性貧血という。
- 正球性貧血は，造血幹細胞の障害，赤血球の破壊亢進，赤血球生成促進因子の産生障害などで起こる。
- MCV が 101fL 以上，MCHC が 30～35g/dL の貧血を大球性正色素性貧血という。
- 大球性正色素性貧血をきたす要因は，DNA 合成障害とそれ以外によるものに分けられる。
- 溶血性貧血は，先天性（遺伝性）と後天性に分けられる。先天性は赤血球自体の異常が溶血の原因であるが，後天性はおもに赤血球以外の異常によって起こる。
- 溶血性貧血の約 50％は温式抗体による自己免疫性溶血性貧血である。発作性夜間ヘモグロビン尿症と先天性溶血性貧血を加えると，全体の約 90％になる。
- 赤血球増加症は，末梢血の血球計数値がおおむね，男性で赤血球数 $6.0 \times 10^{12}/L$，Hb 18.0g/dL，Ht 51％，女性で赤血球数 $5.5 \times 10^{12}/L$，Hb 16.0g/dL，Ht 48.0％ のいずれかを超えた状態である。
- 赤血球増加症には，循環赤血球量の増加の有無により相対的赤血球増加症と絶対的赤血球増加症がある。

2.3.1　小球性低色素性貧血

1. 定義と分類法

貧血の形態学的スクリーニングは，赤血球の大きさの指標である平均赤血球容積（MCV）に基づき大きく3つのグループに分けて考える。その中で，MCV が 80fL，MCHC が 30g/dL 以下のものが小球性低色素性貧血とされる。小球性貧血は，鉄代謝，グロビン合成障害，ヘム合成障害などで起こる。そのうち鉄欠乏によるヘムの合成障害による鉄欠乏性貧血が，最も日常的に見られる。また，慢性炎症性疾患において鉄の利用障害による小球性貧血も日常的に認められる。その他，ヘムの合成障害である鉄芽球性貧血（先天性および後天性）やグロビン合成障害として遺伝性疾患であるサラセミアが代表例としてあげられる。

小球性低色素性貧血の鑑別法を図2.3.1に示した。MCVから小球性貧血を確認し，次に平均赤血球ヘモグロビン濃度（MCHC）に着眼する。これは低色素性の指標となり，低下を認めた場合には鉄欠乏性貧血を強く疑う。次いで血清鉄，血清フェリチンを測定し，両者ともに低下と総鉄結合能（TIBC）が高値であれば鉄欠乏性貧血として診断される。血清フェリチンが正常または増加，TIBC が正常または低値であれば，慢性炎症性疾患に伴う貧血と考えられる。その際，鉄欠乏性貧血より赤血球形態変化が乏しい。一方，血清鉄が正常または増加している場合は，サラセミアのようなグロビン異常症や鉄芽球性貧血を考慮し，検査を進める必要がある。

2. 鉄欠乏性貧血

鉄欠乏性貧血の初期には，MCV，MCHC も正常であるが，貧血の進行とともに MCV，MCHC ともに低下していく。

赤血球の変化は，最初に赤血球大小不同を表す赤血球分布幅（RDW）の上昇として見られる。さらに，近年自動血球計数器から網赤血球内ヘモグロビン量を表すパラメータを測定できる機種があり，このパラメータの低下は，非

用語　赤血球分布幅（red cell distribution width；RDW）

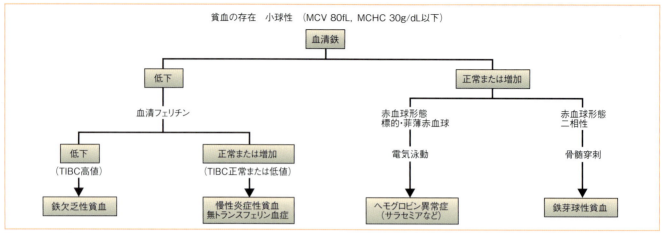

図 2.3.1　小球性低色素性貧血の鑑別診断の進め方

常に初期の鉄欠乏性貧血の状態をとらえることができる[1]。末梢血液像は，赤血球の厚みが減り，セントラルパーラー（中央淡染部）が著しく拡大し淡く染まり，リング状に見られる菲薄赤血球が認められるようになる。さらに，貧血が進行すると変形した奇形赤血球や標的赤血球などが見られるようになる。白血球数は正常であるが，血小板数は，しばしば基準値の2倍程度まで増加することがある。血清フェリチン，血清鉄は減少し，TIBCは上昇する。このように鉄欠乏性貧血の診断は容易であるが，中高齢者における鉄欠乏性貧血は消化器悪性腫瘍が原因のこともあり注意を要する。

3. 慢性炎症性疾患の貧血（ACD）

慢性炎症に伴う貧血は，貯蔵鉄の減少が見られないにもかかわらず血清鉄の減少が見られる特異的な鉄代謝異常により，赤芽球系の鉄利用が低下し小球性低色素性貧血を発症する。これは，腸上皮細胞やマクロファージから鉄を血液中に排出するための蛋白質フェロポルチンと炎症性サイトカインであるIL-6の刺激により肝臓での産生が亢進したヘプシジンが結合することによりフェルポルチンが分解される。結果的に細胞からの血液中へ鉄の排出が抑制され，鉄利用が抑えられ，造血に使用する鉄が欠乏することがおもな原因であると考えられている。鉄欠乏性貧血との違いは，ACDでは血清フェリチンが正常または増加，TIBCの低下を示す。さらに末梢血液像で赤血球の形態異常は乏しいことにより見分けられる。

4. 鉄芽球性貧血

鉄芽球性貧血には，赤血球におけるヘム合成の酵素であるδアミノレブリン酸合成酵素の変異により発症する遺伝性鉄芽球性貧血があるが，一般的には，ほとんど後天性の骨髄異形成症候群の一部である。RDWの上昇を伴う正球性正色素性貧血または小球性低色素性貧血を生じる。末梢血液像では，低色素と正色素の二相性の赤血球分布を示すのが特徴であり，赤血球にパッペンハイマー小体を見ることもある。骨髄像では赤芽球の過形成と環状鉄芽球（15%以上）を認める。血清鉄，血清フェリチンは，鉄過剰状態を反映し高値を示す。

5. サラセミア

正常ヘモグロビンはαグロビン鎖とβグロビン鎖が2量体ずつの4量体からなるが，サラセミアは，αグロビン鎖またはβグロビン鎖の産生低下，または消失による産生不均衡による遺伝性疾患であり，合成が障害されたグロビン鎖によってαサラセミア，βサラセミアと命名される。また，その障害度合により軽症型から重症型と表現される。末梢血液検査では，小球性低色素性貧血で，赤血球大小不同と標的赤血球などの奇形赤血球が見られる。また，異常なヘモグロビンをもつ赤血球が脾臓で次々と破壊されることにより血管外溶血を呈することから，溶血性貧血で見られる網赤血球増加などの所見や血清鉄や血清フェリチンが正常であることからサラセミアを疑うことができる。ヘモグロビン解析では，ヘモグロビンA2，ヘモグロビンFなどの増加が見られるなど，ヘモグロビン組成に異常が見られる。確定診断では，遺伝子解析がなされグロビン鎖遺伝子の欠失，塩基置換，塩基欠失，塩基挿入などが見られる。

用語　慢性炎症疾患の貧血（anemia of chronic disorders；ACD），二相性の赤血球分布（dimorphism），パッペンハイマー小体（Pappenheimer body），環状鉄芽球（ringed sideroblast）

Q&A 小球性低色素性貧血における鑑別のポイントは？

ヘモグロビン合成不全からなる小球性低色素性貧血には、鉄不足やグロビン異常がある。これらは血液生化学検査の血清鉄，TIBC，血清フェリチンなどの鉄に関する所見から鑑別ができる（表2.3.1）。たとえば末梢血液像で図2.3.2のように菲薄赤血球が多数を占め，奇形赤血球も見られる場合，鉄に関する所見が鉄過剰状態を示すデータであれば，鉄欠乏性貧血ではなくサラセミアなどのグロビン異常が考えられる。また，図2.3.3のような正色素性赤血球に混じって，低色素性赤血球の見られる二相性赤血球を呈している場合は，鉄欠乏性貧血患者の回復期でも観察されるが，赤血球の形態異常も併せて観察されれば鉄芽球性貧血を疑う。

表2.3.1 小球性貧血の鑑別ポイント

疾患	MCV	血清鉄	TIBC	血清フェリチン	その他
鉄欠乏性貧血	↓	↓	↑	↓	
慢性炎症性疾患の貧血	↓〜→	↓	↓	↑	
鉄芽球性貧血	↓〜→	↑	↓	↑	二相性赤血球
サラセミア	↓	↑	↓	↑	網赤血球の増加

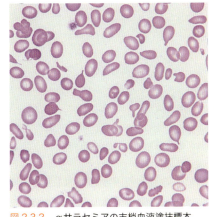

図2.3.2 αサラセミアの末梢血液塗抹標本

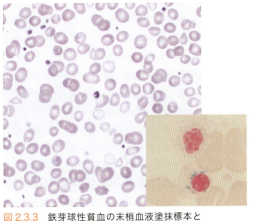

図2.3.3 鉄芽球性貧血の末梢血液塗抹標本と骨髄塗抹鉄染色標本

▶参考情報
網赤血球内ヘモグロビン量を表すパラメータとは？

赤血球の成熟過程にある網赤血球の平均網赤血球ヘモグロビン量を表す。これは骨髄中の鉄動態を赤血球レベルで鋭敏に反映することから，鉄欠乏性貧血の初期像をとらえることが可能である。このパラメータは，網赤血球ヘモグロビン含量・網赤血球ヘモグロビン等量という名称でよばれている。

▶参考情報
ringed sideroblastsの判定

ringed sideroblastsは赤芽球の核周にあるミトコンドリア内に異常鉄沈着したものであり，核周囲の1/3以上に，核に沿った鉄顆粒を認める。または核に沿った5個以上の明瞭な鉄顆粒を認める。

▶参考情報
後天性の鉄芽球性貧血に見られる遺伝子変異

環状鉄芽球を伴うMDS（MDS-RS-SLDあるいはMDS-RS-MLD）では*SF3B1*の遺伝子変異が高頻度に認められる[2]。

▶参考情報
血算値からわかるサラセミアと鉄欠乏性貧血の鑑別

Mentzer index ＝MCV/RBC（×10^9/L）≦13のときにサラセミアが考えられ，鉄欠乏性貧血との鑑別に有効である。

2.3.2 正球性正色素性貧血

1. 定義と分類法

貧血の形態学的スクリーニングは，赤血球の大きさの指標であるMCVに基づき大きく3つのグループに分けて考える。その中でMCVが81〜100fL，MCHCが30〜35g/dLにある貧血が正球性正色素性貧血である。正球性正色素性貧血をきたす病態にはさまざまなものが含まれる。骨髄に異常をきたす病態として，赤芽球癆，再生不良性貧血など赤血球前駆細胞の減少や白血病などの腫瘍の骨髄占拠による赤血球産生低下による貧血，腎疾患によるエリスロポエチン（EPO）の産生障害や甲状腺機能低下などの内分泌疾患による二次性貧血がある。さらに，急性出血や溶血性貧血においても正球性正色素性貧血を示すが，ときに網赤血球の増加により大球性を示すことがある。

正球性正色素性貧血の鑑別法を図2.3.4に示した。正球性正色素性貧血の病態は多岐にわたることから，骨髄での赤血球産生の指標となる網赤血球数を測定する。増加している場合は，直接クームス試験を行う。陽性であれば自己免疫性溶血性貧血を考える。陰性で末梢血液像に赤血球形態異常が見られるようであれば赤血球の機械的損傷，赤血

用語 骨髄異形成症候群（myelodysplastic syndromes；MDS），単一血球系統の異形成と環状鉄芽球を伴う骨髄異形成症候群（MDS with ring sideroblasts and single lineage dysplasia；MDS-RS-SLD），多血球系統の異形成と環状鉄芽球を伴う骨髄異形成症候群（MDS with ring sideroblasts and multilineage dysplasia；MDS-RS-MLD）

2章 赤血球

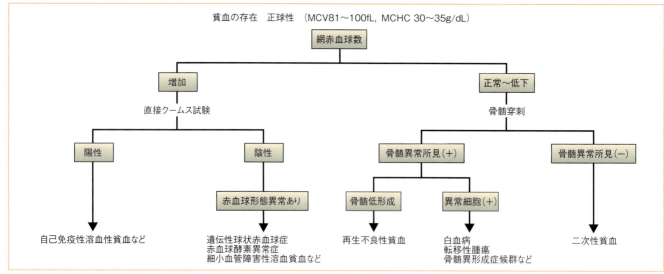

図 2.3.4 正球性正色素性貧血の鑑別診断の進め方

球膜異常，赤血球代謝障害，異常ヘモグロビン症などが考えられる．異常所見が見られない場合は，急性出血を考える．網赤血球数が正常から低下の場合は，骨髄での異常所見有無により鑑別する．異常所見があるときは，白血病，骨髄異形成症候群，腫瘍細胞の骨髄占拠，または著しい骨髄低形成による再生不良性貧血などが考えられる．骨髄異常所見がないときは，腎性貧血，内分泌機能低下などの二次性貧血が考えられる．

● 2. 再生不良性貧血

再生不良性貧血は，Fanconi 貧血，先天性角化不全症などの先天性と，何らかのウイルス感染，薬剤，環境因子などが引き金になり造血幹細胞自体の異常や造血幹細胞に対する免疫反応による造血幹細胞の減少などの後天性に分けられる．末梢血液では，正球性貧血を示すが汎血球減少の進行が遅い慢性型ではしばしば大球性となる．白血球分画で顆粒球系細胞が減少し，血小板も減少する．血球形態は，骨髄異形成症候群などで認められる著明な形態異常は認めない．骨髄では，造血細胞の減少と脂肪髄の増加が見られる著しい低形成骨髄となる．芽球の増加は見られず，造血細胞の減少と，リンパ球，網内系細胞の相対的な増加が見られる．著明な形態異常も認めないが，軽微な異形成が確認されることがあり低形成の骨髄異形成症候群との鑑別が難しい症例もあることから染色体検査なども必須である．

● 3. 赤芽球癆

赤芽球癆は，赤血球系造血前駆細胞の分化・増殖が障害されることによって発生する．その要因としてヒトパルボ

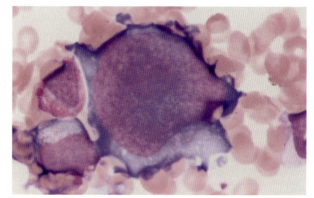

図 2.3.5 パルボウイルス B19 感染による巨大前赤芽球

ウイルス B19 や薬剤による外的要因と赤芽球系前駆細胞に対する抗体，あるいは自己を障害するリンパ球の存在（悪性リンパ腫など）によって起こる内的要因がある．その結果，末梢血液は，正球性正色素性貧血で網赤血球の著減が見られるが，白血球，血小板は正常である．骨髄は赤芽球のみの著減を特徴とする．ヒトパルボウイルス B19 では，骨髄において巨大な前赤芽球が見られる特徴がある[3]（図2.3.5）．

● 4. 二次性貧血

二次性貧血は，血液疾患以外の基礎疾患が原因で起こる貧血の総称であり，悪性腫瘍，腎疾患（EPO 産生低下），内分泌疾患などが含まれ，日常検査の中でしばしば遭遇する．末梢血液は，正球性貧血であるが，鉄欠乏を合併すると小球性へ傾く．赤血球形態は，基礎疾患や病状によりさまざまな形態異常を示す場合がある．また，白血球数，血小板数も基礎疾患により異なる．骨髄検査において異常所見は見られない．

✎ 用語　先天性角化不全症（Dyskeratosis congenita）

2.3 赤血球系疾患の検査評価

Q 再生不良性貧血と汎血球減少を伴う疾患との鑑別ポイントは？

A 再生不良性貧血は，骨髄有核細胞の減少，幼若顆粒球・赤芽球・巨核球の著しい減少が見られ，骨髄生検にて脂肪細胞の割合が増加している。芽球の増加はなく，少数の細胞に形態異常は見られるが，その割合が10％を超えることはない。しかし，他の原因を否定することによって診断できる除外診断的な症候群でもある。とくに鑑別を有するのが骨髄異形成症候群である。この疾患の多くは，骨髄が正形成から過形成であるが，低形成の骨髄異形成症候群との鑑別に苦慮する場合がある。3血球系のいずれか，もしくは複数の血球系に10％以上の形態異常を認める点が鑑別ポイントである。

Q 骨髄穿刺液での骨髄造血密度の評価法はどのようにすればよいのか？

A 骨髄造血密度の正確な評価は，腸骨からの骨髄生検がなされなければならない。しかし，骨髄有核細胞数で代用されていることが多く，これは末梢血液の混入の影響を受けやすく正確さに欠ける。簡便な方法として骨髄塗抹標本上にある組織小片を弱拡大にて観察し，成人では，脂肪と細胞の比率（F/C比）が1：1を目安にしながら分布状態（正・低・過形成）を評価する（図2.3.6）。また，薄層塗抹標本より骨髄造血密度の評価に優れた圧挫伸展標本を骨髄塗抹標本作製時に同時に作製することが望ましい。その評価方法は，組織小片の観察評価と同じである。

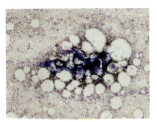 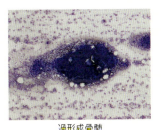

低形成骨髄　　正形成骨髄　　過形成骨髄

図2.3.6　薄層塗抹標本による骨髄造血密度の評価

▶参考情報
網赤血球測定の意義
網赤血球は，骨髄内の造血能をおおよそ知る重要な指標である。網赤血球絶対数の減少は，骨髄内での赤血球産生低下を表し，造血幹細胞・赤血球前駆細胞の異常，EPOの低下で見られる。一方，その増加は，末梢での赤血球の破壊・喪失を表し，溶血性貧血・急性出血がある。さらに，化学療法後の造血回復の判断する重要な指標でもある。

▶参考情報
各血球の形態異常
👉 5.5.4項　骨髄異形成症候群

▶参考情報
ヒトパルボウイルスB19
ヒトパルボウイルスB19は，小児における伝染性紅斑の原因ウイルスであるが，その他にウイルス直接の障害として，赤血球系造血前駆細胞に感染し破壊する。とくに溶血性貧血患者が感染すると一過性の骨髄無形成クリーゼを発症する。また，妊婦が感染すると胎児水腫の原因となる。

2.3.3　大球性正色素性貧血

1. 定義と分類

貧血の分類においてMCVが101fL以上，MCHCが30〜35g/dLにある貧血を大球性正色素性貧血とされる。大球性貧血をきたす病態には，いくつかの原因がある。それは，DNA合成障害とそれ以外によるものとに分けることができる。DNA合成障害は，ほとんどが葉酸欠乏またはVB$_{12}$欠乏によるが，その他，抗がん剤や葉酸代謝拮抗薬を用いた治療時において見られる。DNA合成障害以外では，アルコール依存症，慢性肝疾患などにおいて見られる。その際，MCVは軽度に大きくなる程度である。また，骨髄異形成症候群においても大球性正色素性貧血を示す。

さらに溶血性貧血では，網赤血球の増加により大球性になることがある。

用語　脂肪/細胞（fat/cell；F/C）比，骨髄無形成クリーゼ（aplastic crisis）

大球性正色素性貧血の鑑別法を図2.3.7に示す。網赤血球の増加が見られた場合は，溶血性貧血や急性出血を考える。増加が認められない場合は，末梢血液像にて過分葉核好中球，卵円形の大赤血球などの異常所見が見られれば巨赤芽球性貧血を疑う。骨髄にて巨赤芽球を認めればVB$_{12}$・葉酸を測定し，どちらかの低下を認めれば診断できる。両者ともに低下していない場合は，骨髄異形成症候群を疑う。巨赤芽球を認めない場合は，アルコール依存症，慢性肝疾患などが考えられる。

2. 巨赤芽球性貧血

巨赤芽球性貧血は，DNA合成に必須であるVB$_{12}$・葉酸の欠乏した場合や葉酸代謝と拮抗する薬物を用いられたときに起こる。これらにより，DNA合成が障害されることにより骨髄の造血細胞の核の成熟が障害され，核の分化が抑制される。細胞質のRNA合成は障害を受けないことから，細胞質のRNAは倍増するが，核の成熟の遅れから分裂できずに巨大化（大型化）し，細胞質の成熟と比較してクロマチン構造が未熟な核をもつ赤芽球が見られるようになる。これを巨赤芽球という。この核と細胞質の成熟が乖離している現象を核-細胞質成熟乖離という。DNA合成障害は骨髄系の細胞でも見られる。とくに後骨髄球以降は分裂しないため細胞の大きさは通常の2〜3倍になり，核のクロマチン構造の濃縮が乏しくなっている。巨核球においてもサイズが大きく，核の過分葉が見られ，分離多核を示すものが見られるなど，成熟障害は骨髄中の3血球系すべてにおいて認められる。成熟障害の結果，骨髄内でアポトーシスが起こる。そのため，過形成骨髄（とくに赤芽球系）でありながら，無効造血のため，末梢血液は3血球いずれも減少し，汎血球減少を呈する。血清鉄，間接ビリルビン，LDの上昇が見られるが，網赤血球の増加が見られない。この点が，溶血性貧血とは異なる。末梢血液像では，赤血球大小不同が著しく，奇形赤血球，大きな卵形の赤血球が観察される。そして，赤血球の核酸合成障害に伴って見られる有核赤血球やハウエル・ジョリー小体，カボット環，好中球系は6分葉核以上の過分葉核好中球が特徴的な所見である。

3. VB$_{12}$欠乏性貧血

巨赤芽球性貧血の1つであるVB$_{12}$欠乏性貧血の原因は，ほとんどが吸収不良である。食品に含まれるVB$_{12}$は，唾液の中にあるハプトコリンと結合し，胃の壁細胞から分泌された内因子（IF）と結合する。そして，回腸部粘膜にある内因子の受容体を介して吸収される。この過程において萎縮性胃炎などにより内因子の分泌障害や抗内因子抗体などの産生により吸収不良となり発症する。これを悪性貧血という。また，胃切除術で胃の壁細胞の消滅よりVB$_{12}$が吸収できなくなり，手術時の体内貯蔵量により異なるが大多数が無治療であれば胃切除後約4〜5年で発症する[4]。検査所見は，巨赤芽球性貧血と同様である。

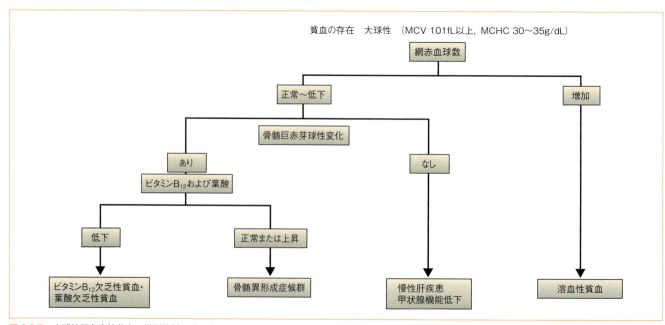

図2.3.7　大球性正色素性貧血の鑑別診断の進め方

✎ **用語**　ハウエル・ジョリー小体（Howell-Jolly body），カボット環（Cabot ring），内因子（intrinsic factor；IF）

4. 葉酸欠乏性貧血

葉酸は，DNA合成の補酵素として作用する。その欠乏がDNA合成を障害し，巨赤芽球性貧血の1つである葉酸欠乏性貧血を引き起こす。その原因は，摂取不足，需要増大，吸収，利用障害である。しかし，実際にはこれらが複合的に組み合わさって欠乏に至ることが多い。たとえば，摂取不足と妊娠，アルコール多飲者の偏食，非経口栄養に依存している人に葉酸補充のないときなどがある。検査所見は，巨赤芽球性貧血と同様である。

［渡部俊幸］

2.3.4 溶血性貧血

1. 定義と分類法

溶血とは赤血球の崩壊が病的に亢進し，赤血球の生理的寿命（約120日）が短くなった状態である。溶血による赤血球減少が代償性赤血球産生を上回った状態が溶血性貧血である。溶血が進行すると，息切れや倦怠感などの貧血症状に加え，赤血球破壊により間接ビリルビンが増加し黄疸が現れる。また脾臓での赤血球処理量が増えることから，脾腫を伴うことも多く，ビリルビン結石という胆石もしばしば見られるのが特徴である。

溶血性貧血の診断は，貧血の有無，骨髄の造血能（網赤血球）や血清中のビリルビン濃度などを調べて判断する（表2.3.2）。診断基準にある便中ウロビリン体は省略されることが多い。診断基準以外ではLD上昇（1-2型優位）も有用な所見である。

病因により先天性（遺伝性）と後天性に分けられる。先天性は赤血球自体の異常で，発症原因によって赤血球膜異常，赤血球酵素異常，ヘモグロビン異常，ポルフィリン異常に分けられる。後天性は，免疫異常，機械的破砕，造血幹細胞異常，その他に分けられる（表2.3.3）。

2. 自己免疫性溶血性貧血

溶血性貧血の診断基準を満たし，直接クームス試験（DAT）が陽性であればほぼ自己免疫性溶血性貧血（AIHA）と診断できる。AIHAとは赤血球膜上の抗原に対して何らかの機序で自己抗体が産生され，これが赤血球膜抗原と結合する結果，おもに脾臓で捕捉され溶血を起こす貧血である。自己抗体の反応様式により温式と冷式に分けられる（表2.3.4）。

末梢血液像で小型球状赤血球と多染性大赤血球の混在を認める。骨髄は赤芽球過形成像を呈する。特異抗体を用いたDATではIgG成分が陽性である。

表2.3.2 溶血性貧血の診断基準

1. 臨床所見として，通常，貧血と黄疸を認め，しばしば脾腫を触知する。ヘモグロビン尿や胆石を伴うことがある。
2. 以下の検査所見がみられる。 　1）ヘモグロビン濃度低下 　2）網赤血球増加 　3）血清間接ビリルビン値上昇 　4）尿中・便中ウロビリン体増加 　5）血清ハプトグロビン値低下 　6）骨髄赤芽球増加
3. 貧血と黄疸を伴うが，溶血を主因としない他の疾患（巨赤芽球性貧血，骨髄異形成症候群，赤白血病，congenital dyserythropoietic anemia，肝胆道疾患，体質性黄疸など）を除外する。
4. 1.，2.によって溶血性貧血を疑い，3.によって他疾患を除外し，診断の確実性を増す。しかし，溶血性貧血の診断だけでは不十分であり，特異性の高い検査によって病型を確定する。

〔厚生労働省 特発性造血障害に関する調査研究班（平成16年度改訂）より〕

表2.3.3 おもな溶血性疾患の病因的分類

原因		おもな疾患
先天性	赤血球膜異常	球状赤血球症，楕円赤血球症
	赤血球酵素異常	ピルビン酸キナーゼ欠損症，グルコース-6-リン酸脱水素酵素欠損症
	ヘモグロビン異常	サラセミア，不安定ヘモグロビン症，鎌状赤血球症
	ポルフィリン異常	骨髄性ポルフィリン症
後天性	免疫異常	自己免疫性溶血性貧血，発作性寒冷ヘモグロビン尿症，寒冷凝集素症，新生児溶血性貧血，不適合輸血，薬剤性溶血性貧血
	機械的破砕	血栓性血小板減少性紫斑病，溶血性尿毒症症候群，播種性血管内凝固症候群，行軍ヘモグロビン尿症，全身性がん転移
	造血幹細胞異常	発作性夜間ヘモグロビン尿症（PNH）
	その他	脾機能亢進症，蛇毒，鉛，マラリア，火傷

用語 乳酸脱水素酵素（lactate dehydrogenase；LD），直接クームス試験（直接抗グロブリン試験，direct antiglobulin test；DAT），自己免疫性溶血性貧血（autoimmune hemolytic anemia；AIHA），先天性赤血球系異形成性貧血（congenital dyserythropoietic anemia；CDA）

表 2.3.4　自己免疫性溶血性貧血（AIHA）の診断基準

1. 溶血性貧血の診断基準を満たす。
2. 広スペクトル抗血清による直接クームス試験が陽性である。
3. 同種免疫性溶血性貧血（不適合輸血，新生児溶血性疾患）および薬剤起因性免疫性溶血性貧血を除外する。
4. 1.〜3.によって診断するが，さらに抗赤血球自己抗体の反応至適温度によって，温式（37℃）の1）と，冷式（4℃）の2）および3）に区分する。
   1) 温式自己免疫性溶血性貧血
      臨床像は症例差が大きい。特異抗血清による直接クームス試験でIgGのみ，またはIgGと補体成分が検出されるのが原則であるが，抗補体または広スペクトル抗血清でのみ陽性のこともある。診断は2），3）の除外によってもよい。
   2) 寒冷凝集素症（CAD）
      血清中に寒冷凝集素価の上昇があり，寒冷曝露による溶血の悪化や慢性溶血がみられる。直接クームス試験では補体成分が検出される。
   3) 発作性寒冷ヘモグロビン尿症（PCH）
      ヘモグロビン尿を特徴とし，血清中に二相性溶血素（Donath-Landsteiner抗体）が検出される。
5. 以下によって経過分類と病因分類を行う。
   急性　：推定発病または診断から6か月までに治癒する。
   慢性　：推定発病または診断から6か月以上遷延する。
   特発性：基礎疾患を認めない。
   続発性：先行または随伴する基礎疾患を認める。
6. 参考
   1) 診断には赤血球の形態所見（球状赤血球，赤血球凝集など）も参考になる。
   2) 温式AIHAでは，常用法による直接クームス試験が陰性のことがある（クームス陰性AIHA）。この場合，患者赤血球結合IgGの定量が有用である。
   3) 特発性温式AIHAに特発性血小板減少性紫斑病（ITP）が合併することがある（Evans症候群）。また，寒冷凝集素価の上昇を伴う混合型もみられる。
   4) 寒冷凝集素症での溶血は寒冷凝集素価と平行するとは限らず，低力価でも溶血症状を示すことがある（低力価寒冷凝集素症）。
   5) 自己抗体の性状の判定には抗体遊出法などを行う。
   6) 基礎疾患には自己免疫疾患，リウマチ性疾患，リンパ増殖性疾患，免疫不全症，腫瘍，感染症（マイコプラズマ，ウイルス）などが含まれる。特発性で経過中にこれらの疾患が顕在化することがある。
   7) 薬剤起因性免疫性溶血性貧血でも広スペクトル抗血清による直接クームス試験が陽性となるので留意する。診断には臨床経過，薬剤中止の影響，薬剤特異性抗体の検出などが参考になる。

〔出典：厚生労働省 特発性造血障害に関する調査研究班（平成22年度一部改訂）より一部改変〕

3. 発作性夜間ヘモグロビン尿症

DAT陰性の場合には赤血球形態やHam試験，砂糖水試験などにより貧血の原因を特定する。Ham試験や砂糖水試験陽性で，好中球アルカリホスファターゼスコア低下があれば発作性夜間ヘモグロビン尿症（PNH）と診断できる。しかし，砂糖水試験はPNHに対する感度は高いが特異性はやや低く，Ham試験は特異性は高いがcongenital dyserythropoietic anemia typeⅡの赤血球で偽陽性を呈するので注意が必要である。溶血所見を認める臨床的PNHと溶血所見が明らかでないPNHタイプ血球陽性の骨髄不全症に病型分類される（表2.3.5）。

PNHは造血幹細胞レベルでのPIG-A遺伝子の突然変異により，各血液系でGPIアンカーの欠損ないし減少をきたす後天的クローン性疾患である。GPIアンカーはそれに結合する蛋白質（GPIアンカー型蛋白）の細胞膜表面への局在に必要であり，PNHではGPIアンカーに結合する補体制御因子であるCD55およびCD59を含むGPIアンカー型蛋白が欠損する。CD55はC3変換酵素の崩壊促進，CD59は終末補体複合体の形成阻害により細胞膜上での補体反応の進行を抑制的に制御しているが，これらの因子が欠損したPNHタイプ赤血球は補体活性化に伴い容易に破壊される。夜間睡眠時や感染時などに血管内溶血を起こす。しばしば汎血球減少を呈する。骨髄は一般に代償性の赤芽球過形成を示すが，骨髄低形成を呈する場合もある。

PNHは就寝中の血液のpH低下によって補体が活性化され，溶血を起こすと考えられているが，詳細なメカニズムはわかっていない。

4. 遺伝性球状赤血球症

末梢血液像で球状や楕円赤血球を認め，赤血球抵抗試験にて家族性に脆弱性が亢進していれば，遺伝性球状赤血球症（HS）や遺伝性楕円赤血球症と診断できる。これらは赤血球膜の細胞骨格蛋白（αおよびβスペクトリン，蛋白4.1，Fアクチン，アンキリン）の量的および機能的異常により赤血球寿命が短縮し，溶血性貧血を呈する。

5. ヘモグロビン異常症

ヒトヘモグロビンはαグロビンと非αグロビンの各2分子からなる4量体で，このヘモグロビンの質的・量的異常による疾患をヘモグロビン異常症といい，ほとんどが遺伝性疾患である。ヘモグロビンの質的異常が異常ヘモグロビン症，量的異常がサラセミアである。

標的赤血球やハインツ小体などの赤血球形態異常が認められれば異常ヘモグロビン症を疑い検査を進める。異常ヘモグロビン症はグロビン遺伝子の変異に基づくヘモグロビ

用語　特発性血小板減少性紫斑病（idiopathic thrombocytopenic purpura；ITP），発作性夜間ヘモグロビン尿症（paroxysmal nocturnal hemoglobinuria；PNH），グリコシルホスファチジルイノシトール（glycosylphosphatidylinositol；GPI），遺伝性球状赤血球症（hereditary spherocytosis；HS），ハインツ小体（Heinz body）

2.3 | 赤血球系疾患の検査評価

表 2.3.5　発作性夜間ヘモグロビン尿症の診断基準

1. 臨床所見として，貧血，黄疸のほか肉眼的ヘモグロビン尿（淡赤色尿〜暗褐色尿）を認めることが多い．ときに静脈血栓，出血傾向，易感染性を認める．先天発症はないが，青壮年を中心に広い年齢層で発症する．
2. 以下の検査所見がしばしばみられる．
   1) 貧血および白血球，血小板の減少
   2) 血清間接ビリルビン値上昇，LD 値上昇，ハプトグロビン値低下
   3) 尿上清のヘモグロビン陽性，尿沈渣のヘモジデリン陽性
   4) 好中球アルカリホスファターゼスコア低下，赤血球アセチルコリンエステラーゼ低下
   5) 骨髄赤芽球増加（骨髄は過形成が多いが低形成もある）
   6) Ham 試験陽性または砂糖水試験陽性
3. 上記臨床試験，検査所見より PNH を疑い，以下の検査所見により診断を確定する．
   1) 直接クームス試験が陰性
   2) グリコシルホスファチジルイノシトール（GPI）アンカー型膜蛋白の欠損血球（PNH タイプ赤血球）の検出と定量
4. 骨髄穿刺，骨髄生検，染色体検査等によって下記病型分類を行うが，必ずしもいずれかに分類する必要はない．
   1) 臨床的 PNH（溶血所見がみられる）
      (1) 古典的 PNH
      (2) 骨髄不全型 PNH
      (3) 混合型 PNH
   2) 溶血所見が明らかでない PNH タイプ血球陽性の骨髄不全症（臨床的 PNH とは区別する）
5. 参考
   1) 確定診断のための溶血所見としては，血清 LD 値上昇，網赤血球増加，間接ビリルビン値上昇，血清ハプトグロビン値低下が参考になる．PNH タイプ赤血球（III型）が 1% 以上で，血清 LD 値が正常上限の 1.5 倍以上であれば，臨床的 PNH と診断してよい．
   2) 直接クームス試験は，エクリズマブ投与中の患者や自己免疫性溶血性貧血を合併した PNH 患者では陽性となることがある．
   3) 混合型 PNH とは，古典的 PNH と骨髄不全型 PNH の両者の特徴を兼ね備えたり，いずれの特徴も不十分で，いずれかの分類に苦慮する場合に便宜的に用いる．

〔厚生労働省 特発性造血障害に関する調査研究班（平成 28 年度改訂）より一部改変〕

ンの構造異常が原因であり，鎌状赤血球症や不安定ヘモグロビン症などがある．異常ヘモグロビン症は，①Hb の構造変化により赤血球形態が変化し，溶血を起こす異常（ヘモグロビンS症），②ヘモグロビンが変性し，沈殿物を生成し析出する異常（不安定ヘモグロビン症），③酸素親和性の異常による赤血球増多症（Hb Hiroshima）やチアノーゼを呈する異常症（Hb Kansas，Hb Iwate）などに分類できる．不安定ヘモグロビン症では，不安定になったヘモグロビンは容易にメトヘモグロビンへと酸化される．するとヘムが解離して，残余のグロビン鎖がハインツ小体を形成する．

α鎖または非α鎖の量的不均衡（量的異常）が生じたものがサラセミアであり，骨髄での無効造血および末梢での溶血を認める．鉄欠乏性貧血が否定された小球性貧血に遭遇した場合は，サラセミアを疑う必要がある．末梢血液像では有核赤血球，標的赤血球などの奇形赤血球，塩基性斑点などを認め，骨髄は赤芽球系過形成を示す．

● 6. 酵素異常症

いずれの検査にも異常を認めない場合には赤血球酵素異常を疑い，ピルビン酸キナーゼやグルコース-6-リン酸脱水素酵素（G-6-PD）欠損などについて精査する．赤血球はブドウ糖を基質としたエムデン-マイヤーホフ経路やペントースリン酸回路によりエネルギーを産生している．これらの系に関与する酵素に異常があるとエネルギーを十分に補充できず，溶血を惹起する．

ピルビン酸キナーゼ欠乏症では，解糖系において ATP を産生する酵素であるピルビン酸キナーゼが先天的に機能不全に陥っているため，ATP の産生が低下してエネルギー代謝に破綻をきたす．

G-6-PD 欠乏症はペントースリン酸回路において NADP を NADPH へ還元し，還元型グルタチオン量を一定に保つ G-6-PD の欠乏により赤血球内のヘモグロビンが酸化（メト化）され，さらに変性してハインツ小体となる．

● 7. 寒冷凝集素症

寒冷凝集素症（CAD）の自己抗体の 88.5% は I 抗原，8.2% は i 抗原と大部分は Ii 血液型特異性を示す．末梢血液像で赤血球凝集が観察されるが，加温した検体では凝集は消失する．DAT は補体成分のみ陽性で，IgM は通常認めない．寒冷凝集素価は上昇する．

● 8. 発作性寒冷ヘモグロビン尿症

発作性寒冷ヘモグロビン尿症（PCH）は Donath-Landsteiner（D-L）抗体とよばれる冷式 IgG 型自己抗体が原因で起こる溶血性貧血である．D-L 抗体は血液型 P 特異性を示し，赤血球と低温で結合し，補体 C1q 成分も結合する．躯幹部で加温されると古典的経路が活性化され血管内溶血が起こる．DAT は補体成分が陽性となる．D-L 試験で D-L 抗体を検出することによって診断される．

📝 **用語**　グルコース-6-リン酸脱水素酵素（glucose-6-phosphate dehydrogenase；G-6-PD），エムデン-マイヤーホフ経路（Embden-Meyerhof pathway；EMP），寒冷凝集素症（cold agglutinin disease；CAD），発作性寒冷ヘモグロビン尿症（paroxysmal cold hemoglobinuria；PCH）

表 2.3.6　血栓性微小血管障害（TMA）の分類

	後天性特発性 TTP	HUS		TA-TMA
		STEC	atypical	
病因	ADAMTS-13 の低下	志賀毒への暴露	補体活性化抑制因子の異常	不明
病状	全身性血小板血栓	主として腎の血小板－フィブリン血栓		腎または全身の血栓
治療	血漿交換	支持療法	血漿交換	カルシニューリンインヒビターの減量・変更
死亡率	15〜20%	3〜5%	25%	0〜100%（median 75%）

STEC：志賀毒素産生腸管出血性大腸菌，TA-TMA：移植後血栓性微小血管障害，ADAMTS-13：von Willebrand 因子切断酵素

9. 細血管障害性溶血性貧血

細血管内に微小血栓が形成され，狭い血管内を赤血球が通過する際に機械的損傷を受け赤血球破砕が起こる病態を細血管障害性溶血性貧血（MAHA）という。末梢血液像で破砕赤血球を認める。播種性血管内凝固（DIC），血栓性血小板減少性紫斑病（TTP），溶血性尿毒症症候群（HUS）などがこれに該当する。フィブリン血栓を主体とするDICから血小板血栓を主体とするTTPやHUSまで病態分類は多岐で広範囲となる。これに対し，血栓性微小血管障害（TMA）は，クームス試験陰性のMAHA，消耗性血小板減少，微小循環障害による臓器障害を3主徴とする疾患の総称である（表2.3.6）。

Q　DAT陰性ならAIHAは否定できるのか？

A　AIHAの一部にはDAT陰性AIHAとよばれるものがある。従来の試験管法によるDATでは赤血球1個あたり約200分子以上のIgGが結合していないと陽性にならないが，輸血検査の自動化とともに普及してきたカラム凝集法では約70分子で陽性となる。DAT陰性AIHAといわれた症例の多くはカラム凝集法ではDAT陽性となる。また，赤血球結合IgGを定量することによりDAT陰性AIHAの診断が可能である。

Q　再生不良性貧血や骨髄異形成症候群（MDS）などの骨髄不全症においてPNHタイプ血球を検出する意義は何か？

A　PNHタイプ血球は健常者末梢血中の顆粒球で0.002%，赤血球で0.003%程度認められる。一方，再生不良性貧血の約50%，MDSの不応性貧血の約20%にPNHタイプ血球の増加が認められる。さらにPNHタイプ血球増加が認められる症例は抗ヒト胸腺細胞免疫グロブリンやシクロスポリンによる免疫抑制療法に対する奏効率が高い。したがってPNHタイプ血球の増加は骨髄不全の免疫病態を反映していると考えられ，その検出は治療法選択上重要である。

▶参考情報

ヒト血球におけるGPIアンカー型膜蛋白にはCD55，CD59などの補体制御蛋白のほかにアルカリホスファターゼ（好中球）やアセチルコリンエステラーゼ（赤血球）などの酵素，CD14（単球）やCD16（好中球）などの受容体，CD48（T，Bリンパ球，単球，活性化血小板）やCD58（赤血球，顆粒球，リンパ球）などの接着因子などがある。したがってPNHではGPIアンカー型膜蛋白が発現する場となるGPIアンカーを欠損するため，好中球アルカリホスファターゼ活性も低下する。

用語　細血管障害性溶血性貧血（microangiopathic hemolytic anemia；MAHA），播種性血管内凝固（disseminated intravascular coagulation；DIC），血栓性血小板減少性紫斑病（thrombotic thrombocytopenic purpura；TTP），溶血性尿毒症症候群（hemolytic uremic syndrome；HUS），血栓性微小血管障害（thrombotic microangiopathy；TMA），志賀毒素産生腸管出血性大腸菌（Shiga toxin-producing *Escherichia coli*；STEC），移植後血栓性微小血管障害（transplantation associated thrombotic microangiopathy；TA-TMA），von Willebrand 因子切断酵素（a disinteglin-like and metalloprotease with thrombospondin type 1 motifs-13；ADAMTS-13）

Q 破砕赤血球の定義は？

A 物理的な力で引き裂かれて断片化した赤血球で正常赤血球よりも小さい。形態は三角型，つの型，ヘルメット型，小球状型など多彩である。DIC，TTP，HUS，移植後TMA，がんの骨髄転移，人工弁置換術後，Kasabach-Merritt症候群，熱傷，サラセミア，不安定ヘモグロビン症，巨赤芽球性貧血などで出現する。

厚生省特定疾患特発性造血障害調査研究班の赤血球破砕症候群の診断基準（試案）[5]では「三日月型」「三角形」「つの型」「不規則変形型」「ヘルメット型」「いがぐり型」「小球状型」「赤血球ゴースト」を破砕赤血球と定義している（表2.3.7）。ICSHガイドライン[6]ではTMAの診断的意義をもつ破砕赤血球をschistocytesとし，正常赤血球より小型で，鋭角で直線的な境界線を有する型，ヘルメット型，小型三角型，三日月型，つの型，または微小球状型の赤血球が該当，とくに微小球状型については，他のschistocyte形態の赤血球が存在する場合にschistocytesに含めるとしている。

▶参考情報

厚生省特定疾患特発性造血障害調査研究班の赤血球破砕症候群の診断基準（試案）[5]では破砕赤血球は0.6％以上と定義されている。ICSHガイドライン[6]では赤血球1000個を数え，schistocytesが1％以上の場合にTMAを疑う。その他，日本検査血液学会標準化案[7]では破砕赤血球は1.0％以上あれば1+として報告するとしている。塗抹標本での破砕赤血球のカウントは誤差が大きい。一部の自動血球分析装置では，破砕赤血球を定量的に測定する機能が搭載されているが，その有用性は確立されていない。

表2.3.7 破砕赤血球の基本型

三角形		三日月型	
つの型		不規則変形型	
ヘルメット型		いがぐり型	
小球状型		赤血球ゴースト	

ゴースト以外はいずれも小型で濃染する

（厚生省 特発性造血障害に関する調査研究班（1990年）より）

［三島清司］

2.3.5 赤血球増加症

1. 定義と分類

赤血球増加症は，末梢血液がおおむね，男性で赤血球数$6.0×10^{12}$/L，ヘモグロビン18.0g/dL，ヘマトクリット55％，女性で赤血球数$5.5×10^{12}$/L，ヘモグロビン16.0g/dL，ヘマトクリット50％のいずれかを超えた状態である。

赤血球増加症には大きく分けて，循環赤血球量が増加していない状態で，循環血漿量が減少していることにより赤血球量が相対的に増加している病態である相対的赤血球増加症と，循環赤血球量の増加する絶対的赤血球増加症がある。前者には，脱水や喫煙・高血圧などのストレス赤血球増加症がある。後者には，他の疾患に合併してEPOの産生が増加する二次性赤血球増加症と，真性赤血球増加症などの造血細胞の腫瘍性増加によるものに分けられる。

2. 相対的赤血球増加症

相対的赤血球増加症には，脱水や嘔吐，下痢，発汗など急性に体液が喪失されることによる原因のはっきりしているものと，生活習慣（喫煙など）や慢性的な疾患（高血圧，高脂血症，心肺疾患など）に起因するものがある。しかし，原因不明の場合も多い。

検査所見は，循環赤血球量は正常であり，白血球数・血小板数，好中球アルカリホスファターゼ（NAP）スコア，VB_{12}・葉酸，末梢血液像・骨髄像，血清EPO濃度は基本的に正常であるが，ときに異常を示す検査項目も見られる。

用語 国際血液学標準化協議会（International Council for Standardization Haematology；ICSH），好中球アルカリホスファターゼ（neutrophil alkaline phosphatase；NAP）

絶対的赤血球増加症との鑑別が重要となるため赤血球増加症の鑑別点を表2.3.8に示す。鑑別点の特徴として，骨髄増殖性腫瘍である真性赤血球増加症では，骨髄3系統の過形成を反映し，白血球数・血小板数ともに増加と血清EPO濃度の低下を特徴とする。さらに*JAK2* V617F遺伝子変異が95％以上の真性赤血球増加症の患者に認められることから診断に役立つ[8]。二次性赤血球増加症では，血清EPO濃度の増加が特徴であり重要な鑑別点である。

表2.3.8　赤血球増加症の鑑別

検査項目	絶対的赤血球増加症		相対的赤血球増加症
	真性赤血球増加症	二次性赤血球増加症	ストレス赤血球増加症
循環赤血球量	増加	増加	正常
白血球数	増加	正常	正常
血小板数	増加	正常	正常
血清VB$_{12}$	増加	正常	正常
NAP指数	増加	正常	正常
骨髄像	3血球系統過形成	赤芽球過形成	正常
血清EPO濃度	低下	増加	正常
遺伝子変異	*JAK2* V617F	なし	なし

3. 二次性赤血球増加症

　二次性赤血球増加症は，何らかの要因によりEPOの産生亢進が起こり，結果的に赤血球増加をきたす疾患である。その要因として組織の低酸素状態が腎臓に作用し，EPO産生を高める病態にある赤血球増加症と，EPOの産生腫瘍や腎動脈狭窄などによる腎血流量の低下によりEPOの産生亢進が起こす赤血球増加症がある。前者は，高地に滞在している人，動脈血酸素飽和度の低下が見られる慢性肺疾患，チアノーゼを認める先天性心疾患などがある。後者には，腎腫瘍，肝がん，小脳血管芽細胞腫などにEPO産生腫瘍が見られ，腎血流障害では水腎症，嚢胞腎症，腎移植後などがある。検査では，相対的赤血球増加症と類似しており，白血球数，血小板数の増加は見られず，血清EPO濃度が増加している。骨髄像は，EPOの増加を反映し赤芽球の過形成が見られるが形態学的異常は見られない。

［渡部俊幸］

参考文献

1) 澤田朝寛，他：「網赤血球ヘモグロビン等量（RET-He）を用いた鉄欠乏症検出の比較」，Sysmex Journal，2005；28：51-58.
2) Luca Malcovati *et al*.："Clinical significance of SF3B/mutations in myelodysplastic syndromes and myelodysplastic/myeloproliferative neoplasms"，Blood，2011；118：6239-6246.
3) 山下孝之：「赤芽球癆」，三輪血液病学，960-964，浅野茂隆，他（監），文光堂，東京，2006.
4) 小峰光博：「ビタミンB$_{12}$欠乏症」，血液病学 第3版，78-83，高久史麿（編），医学書院，1993.
5) 前川　正：「4. 溶血性貧血分科会」，厚生省特定疾患特発性造血障害調査研究班報告書，64-70，1990.
6) Zini G, *et al*.："ICSH recommendations for identification, diagnostic value, and quantitation of schistocytes"，Int J Lab Hematol，2012；34：107-116.
7) 日本検査血液学会ホームページ標準化委員会血液形態検査標準化小委員会　http://www.jslh-sc.com/
8) Campbell PJ, Green AR："The myeloproliferative disorders"，N Engl J Med，2006；355：2452-2466.

3章 白血球

章目次

3.1：白血球の基礎知識 …………………… 44
    3.1.1　産生と崩壊
    3.1.2　形態と機能

3.2：白血球の検査 ………………………… 48
    3.2.1　白血球数・体腔液検査

3.3：白血球系疾患の検査評価 …………… 50
    3.3.1　白血球増加症
    3.3.2　白血球減少症
    3.3.3　白血球機能異常症

SUMMARY

　白血球は赤血球や血小板と同じく血液細胞（血球）の1つであり，血液成分を分離すると白血球層が白色に見えることから白血球とよばれる。白血球は骨髄で産生され，必要な機能や物質が付与されるまで骨髄で成熟し，成熟した白血球は末梢血中に流出した後に末梢血や組織でその機能を果たし崩壊する。末梢血中の白血球はその機能や血球形態の違いから5つに分画できる。白血球は，骨髄や末梢血だけでなく髄液や胸水などの体腔液においても，その数や形態観察が病態の把握や疾患の診断に重要である。近年では自動血液分析装置の進歩により，計算盤を使用した細胞数算定による白血球数報告は少なくなったが，計算盤が必要な場合もあるため，使い方を知っている必要がある。そして，白血球数に異常がある場合はどの細胞分画に異常があるか，または白血病細胞の有無や疾患の診断や経過を確認するために塗抹標本を作製し，細胞の詳細所見を観察することが必要とされる。

3章 白血球

3.1 白血球の基礎知識

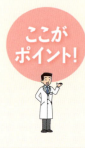

ここがポイント！

- 白血球は赤血球や血小板よりも大きく，核をもった細胞である。
- 白血球数は血液 1L 中に約 4～9 億個（$4.0～9.0 \times 10^9$/L）存在する。
- 白血球は好中球，好酸球，好塩基球からなる顆粒球と単球およびリンパ球に大別される。
- 白血球には，異物の貪食，殺菌，消化，免疫応答などの作用があり，感染などに対する生体防御に中心的な役割を果たしている。

3.1.1 産生と崩壊

白血球は骨髄で産生され，そのうちの顆粒球と単球は多能性幹細胞から骨髄系幹細胞を経て分化・成熟し産生される。リンパ球は多能性幹細胞からリンパ球系幹細胞を経て分化・成熟し産生される。白血球は骨髄から末梢血に流出し，最終的に組織などに出て機能を果たした後に崩壊する。この動態を細胞回転（カイネティクス）という。

● 1. 好中球の細胞回転

骨髄中の好中球は，骨髄系幹細胞がサイトカインの作用により好中球・単球系前駆細胞，好中球系前駆細胞を経て，幼若な細胞から順に骨髄芽球，前骨髄球，骨髄球，後骨髄球，好中球桿状核球，好中球分葉核球に分化・成熟する。

一般的に好中球桿状核球以降を成熟好中球という。骨髄芽球から骨髄球にかけては有糸分裂により増殖し，これらの細胞群を分裂プールとよぶ。その後，後骨髄球からは分裂能を失い好中球桿状核球，好中球分葉核球へと成熟するのみであり，これらの細胞群を分裂後プールとよぶ。骨髄芽球から後骨髄球までに 4～5 回細胞分裂を行い，骨髄芽球が成熟好中球となって末梢血に流出するまでに約 7～14 日かかる。末梢血での滞在時間は約 10～12 時間である。成熟好中球は，その約半数が貯蔵プールとして骨髄にとどまり，半数は末梢血に流出する。血管内の好中球は血流に乗って移動する循環プールと血管内皮細胞に沿って緩やかに移動する辺縁プールに分布し（図 3.1.1），その量的比率は通常 1：1 とされている。さまざまな生体の条件によって，

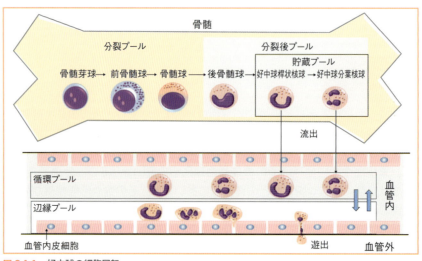

図 3.1.1　好中球の細胞回転

用語　分裂プール（mitotic pool），分裂後プール（postmitotic pool），貯蔵プール（storage pool），循環プール（circulating pool），辺縁プール（marginal pool）

循環プールと辺縁プールの好中球は相互に移動し，必要に応じて血管外の組織に遊出する。その好中球は血管内に戻ることなく炎症部位などで機能を果たした後に崩壊する（図3.1.1）。

2. 好酸球の細胞回転

好酸球は好酸球系前駆細胞から好中球と同様に分化・成熟し成熟好酸球となる。好酸球の骨髄芽球と前骨髄球は形態の判別が困難であるが，骨髄球以降は特殊顆粒が出現するため各成熟段階では形態の判別が可能である。

3. 好塩基球の細胞回転

好塩基球は好塩基球系前駆細胞から好中球と同様に分化・成熟し成熟好塩基球となる。好塩基球の各成熟段階の細胞は，核の輪郭が不鮮明なことが多く形態の判別は困難である。

4. 単球の細胞回転

単球は，単球系前駆細胞がサイトカインの作用により単芽球，前単球，単球へ2～3回細胞分裂を行い分化する。単球は末梢血へ流出した後，血管内で循環プールと辺縁プールとに分かれ，組織に遊出した後にマクロファージと名称が変わり機能を発揮する。

5. リンパ球の細胞回転

リンパ球は，リンパ系幹細胞からT/NK前駆細胞系とB前駆細胞系に分かれ，T細胞系は胸腺で，NK細胞系，B細胞は骨髄でそれぞれの前リンパ球・リンパ球に分化・成熟する。B細胞は抗原刺激を受け最終分化段階である形質細胞となる。リンパ球は骨髄から循環血液中へ流出し，組織，リンパ管，リンパ節，胸管，脾臓などのリンパ組織を循環し血液中に戻る（再循環プール）ため，複雑な細胞回転を示す。寿命は一定でなく3～4日のものから，半年～数年に及ぶものまである。

3.1.2 形態と機能

1. 好中球

直径は12～15μmで，核の長径と短径の比率が3：1以上かつ核の最小幅部分が最大幅部分の1/3を超える長い曲がった核をもつ好中球桿状核球（図3.1.2a）と，核が2～5個に分葉し，分葉した核の間はクロマチン構造が見えない核糸でつながる好中球分葉核球（図3.1.2b）とがある。核の最小幅部分が最大幅部分の1/3未満，あるいは赤血球径の1/4（約2μm）未満であれば核糸形成とみなす。核クロマチンは濃縮・結節状に見られ粗剛である。細胞質は淡橙赤色を呈し，橙褐色の小さな二次顆粒が多数散在する。

好中球は，病原微生物などの異物が体内に侵入すると，粘着能，遊走能，貪食能，殺菌能の機能が発揮され，それらを貪食・殺菌処理する役割をもっている。

炎症部位から発せられる走化因子を感知して活性化した好中球は炎症部位に近い血管壁に粘着し，偽足を伸ばして内皮細胞の間を通り抜け，組織を遊走し炎症局所へ向かう。微生物に遭遇すると，細胞膜で包み込み貪食して食胞が形成される。食胞はリゾチーム顆粒と融合してファゴリソソームとなり，微生物などの異物は食胞の中で酸化的機序と非酸化的機序により殺菌処理される。

最近，好中球の新たな抗菌機構として好中球細胞外トラップ（NETs）が注目されており，好中球は血小板と複合体を形成することで，自体のDNAを主成分とする粘性の網状構造物を細胞外に放出し，細菌や真菌を封じ込める作用を有することがわかってきた。

> **参考情報**
> 日本臨床衛生検査技師会・日本検査血液学会（合同）形態標準化ワーキンググループでは好中球桿状核球と分葉核球を以下のように定義した。桿状核球，分葉核球の目視鑑別は適切な塗抹染色標本を用いて原則として倍率400倍の鏡検で判定する。なお，核クロマチンはいずれも粗剛である。桿状核球：直径12～15μm，核の長径と短径の比率が3：1以上，かつ，核の最小幅部分が最大幅部分の1/3以上で長い曲がった核をもつ。分葉核球：直径12～15μm，核は2～5個に分葉する。分葉した核の間は核糸でつながるが，核の最小幅部分が十分に狭小化した場合は核糸形成が進行したとみなして分葉核球と判定する。実用上400倍にて，核の最小幅部分が最大幅部分の1/3未満，あるいは，赤血球直径の1/4（約2μm）未満であれば核糸形成とみなす。また，核が重なり合って分葉核球か桿状核球か明確でないときは分葉核球と判定する。

2. 好酸球

直径は13～15μmで，核は通常2分葉をしており，細胞質にはエオシンで橙赤色に染まる丸く大きな好酸性顆粒が充満し，原則として核を被うことはない（図3.1.2c）。

用語 ナチュラルキラー（natural killer；NK）細胞，好中球細胞外トラップ（neutrophil extracellular traps；NETs）

3章 白血球

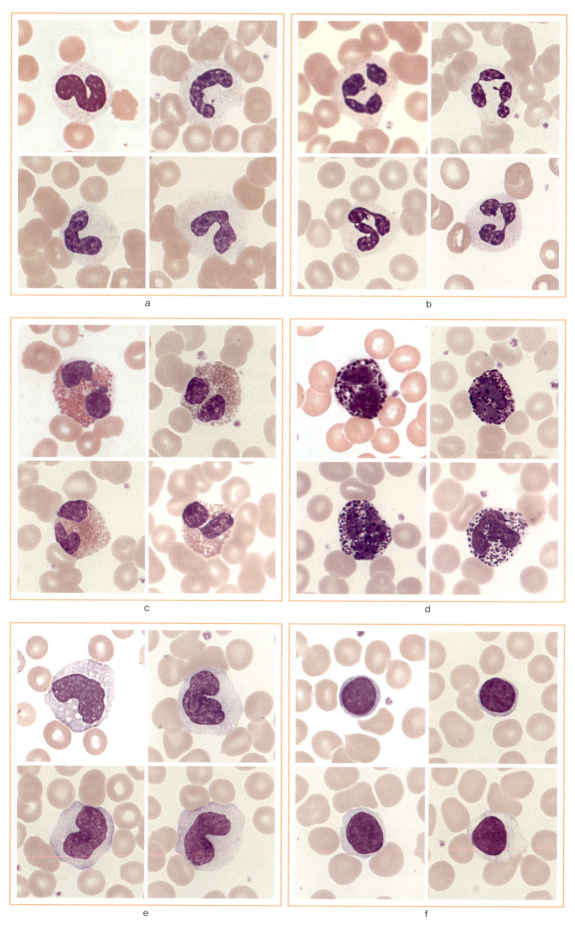

図 3.1.2 白血球の種類　MG染色　100×
a：好中球桿状核球, b：好中球分葉核球, c：好酸球, d：好塩基球, e：単球, f：リンパ球

用語　メイ・グリュンワルド・ギムザ（May-Grünwald Giemsa；MG）染色

好酸球は，貪食能や殺菌能を有しているが好中球に比べて弱く，アレルギー疾患や寄生虫感染の際に増加する。細胞膜上にはIgEに対する受容体や顆粒中には主要塩基性蛋白質（MBP）が含まれており，アレルギー反応の緩和や寄生虫を傷害する作用があると考えられている。

● 3. 好塩基球

直径は10～13μmで，核の輪郭が不鮮明なことが多い。細胞質には塩基性色素（メチレン青など）の本来の色調である青色ではなく，暗紫色に染まる異染性（メタクロマジー）を示す大きな好塩基性顆粒を多数もっている。この顆粒は核を被って存在する傾向があり，好酸性顆粒と違い細胞質に充満することはない（図3.1.2d）。また，この顆粒は水溶性で染色や水洗時に溶出し，空胞のように見えることがあるため，観察には注意が必要である。

好塩基球の細胞上にはIgEに対する受容体があり，IgEが結合することによってヒスタミンを放出し，気管支喘息やⅠ型アレルギー反応（アナフィラキシーショック）などの多くの病態形成に関与している。

● 4. 単球

直径は15～20μmで，細胞質の色調は灰青色を呈する。細胞質には微細なアズール顆粒と空胞を認めることがある。核は通常馬蹄形ないし腎臓形で切れ込みをもった核形不整が特徴であり，核クロマチンは微細網状（レース状）である（図3.1.2e）。

単球は，遊走能，貪食能，殺菌能，抗原提示，サイトカインの分泌などの機能を有しており，血管から組織へ移行する過程で活性化してマクロファージとなる。

● 5. リンパ球

直径は9～16μmと大小さまざまで，細胞質は比較的広いものから狭いものまである。色調は淡青色から青色を呈する。核は類円形で，核クロマチンは集塊を形成しクロマチン構造が明らかでない（図3.1.2f）。顆粒は見られないものが多いが，細胞の大きさが赤血球より大きく，細胞質に赤紫色の明瞭なアズール顆粒を3個以上もつリンパ球は大型顆粒リンパ球（LGL）とよばれる。

リンパ球は，T細胞，B細胞，NK細胞に大別され，さらにT細胞はその機能によって亜型（サブセット）に区分される。おもなサブセットはヘルパーT細胞，サプレッサーT細胞，キラーT細胞などがある。B細胞は細胞表面に免疫グロブリンを発現している細胞で，液性免疫に主要な役割を果たしている。NK細胞は明らかな抗原感作なしに標的細胞を非自己として認識して攻撃するキラー細胞であり，NK細胞特有の表面分子から同定される。

［新保　敬］

用語　主要塩基性蛋白質（major basic protein；MBP），大型顆粒リンパ球（large granular lymphocyte；LGL）

参考文献

1) 平位秀世：「好中球分化異常と疾患」，第75回日本血液学会学術集会，造血システム/造血幹細胞 EL-5 トピックス，臨床血液，2013；54：1573-1584.
2) 日本検査血液学会（編）：スタンダード検査血液学 第3版，医歯薬出版，2014.
3) 日本検査血液学会，日本検査血液学会標準化小委員会・血球形態標準化小委員会　http://www.jslh-sc.com
4) 日本臨床衛生検査技師会血液形態検査標準化ワーキンググループ：血液形態に関する勧告法，1996.
5) 羽藤高明：「Neutrophil extracellular traps（NETs）と血小板血栓形成」，Annual Review 血液〈2012〉，192-197，高久史麿，他（編），中外医学社，2012.

3.2 白血球の検査

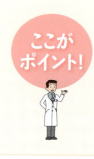

ここがポイント!
- 血液は粘性があるため，マイクロピペットのチップ中の血液を2～3回試験管内のチュルク液で洗い流すように希釈すると，手技の誤差が少ない。
- よく混和してからゆっくりと均一に計算盤に流すことで，4区画のばらつきが少なくなる。
- 計算盤に希釈血液を流しすぎない。
- 顕微鏡の倍率（対物レンズ10×）でゲンチアナ紫に染まった核をもつ白血球が，計算室にほぼ均一に分布していることを確認した後，大区画中の数を数える。
- 顕微鏡のコンデンサを適度に絞ることで，コントラストが明瞭になり観察しやすくなる。

3.2.1 白血球数・体腔液検査

白血球の検査において白血球数は，炎症性疾患の診断・経過観察の指標や白血病などの血液疾患の診断に重要である。また，薬剤の副作用を監視するにも重要な検査である。

● 1. 白血球数算定（視算法）

白血球数算定は，マイクロピペットにて血液をチュルク（Türk）液で10倍希釈し混和後，Bürker-Türk計算盤または改良Neubauer計算盤を用いて血液1μL中の白血球数を算定する。

算定方法は，計算盤の4隅（W1～W4）の大区画中の白血球数を合計し，大区画1個あたりの平均白血球数を求めNとする。大区画の容積は1mm×1mm×0.1mm（深さ）= 0.1（mm³）で0.1μL分しか数えていないので，容積を補正するために10倍し，血液も10倍に希釈されていることから1μLあたりの白血球数はN×100（/μL）となる。つまり，大区画1個あたりの平均白血球数を求め，それを100倍することで血液1μL中の白血球数が求められる。

例：W1～W4の大区画の白血球数は以下であった。
W1 = 59, W2 = 60, W3 = 61, W4 = 60
W = (59 + 60 + 61 + 60) ÷ 4 × 100
= 60 × 100 = $6.0 × 10^3$/μL

この数値を国際単位系に準じた1L中の白血球数に変換すると，$6.0 × 10^9$/Lとなる。

基準範囲は下限$3.3 × 10^9$/L，上限は$8.6 × 10^9$/Lとされる。

チュルク液の作製方法は，1%ゲンチアナ紫水溶液1.0mLに氷酢酸1.0mLを加え，精製水にて全量100mLにし，濾過した後に遮光して暗所保存する。自製は可能だが市販品も購入できる。

有核赤血球が出現している場合は，計算盤上で白血球との区別は困難なため白血球として数える。末梢血塗抹標本で，白血球を100（または200）個数える間に出現した有核赤血球を数え，次式にて白血球数の補正を行う。

補正式

補正白血球数（$× 10^9$/L） = ［白血球100（または200）個 ÷ {有核赤血球数＋白血球100（または200）個}］× 白血球数（$× 10^9$/L）

● 2. 好酸球数算定（視算法）

好酸球数算定は，希釈操作は白血球数算定と同様で，希釈液にはヒンケルマン液を使う。細胞数が少ないためFuchs-Rosenthal計算盤を用いて血液1μL中の好酸球数を算定する（図3.2.1）。

算定方法は，計算盤の全16区画にある好酸球を数える（4回行う）。計算盤の容積は4mm×4mm×0.2mm（深さ）であり，4回計算盤を使用することで12.8μL中の好酸球を数えたことになる。血液は10倍希釈されているため，全区画の好酸球数を1.28で割ることで血液1μL中の好酸球数が求められる。

ヒンケルマン液の作製方法は，エオシンY0.05gに95%石炭酸0.5mLを加え，精製水にて全量100mLにする。自製は可能だが市販品も購入できる。

用語 ヒンケルマン（Hinkelman）液，エオシン（eosin）

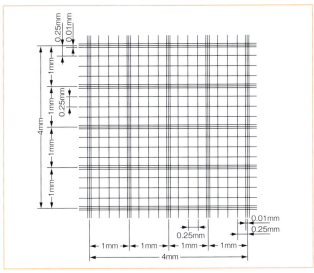

図 3.2.1　Fuchs-Rosenthal 計算盤（全区画）

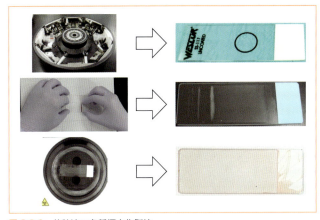

図 3.2.2　体腔液の各種標本作製法
上段：細胞収集装置，中段：ウエッジ法，下段：スピナー法

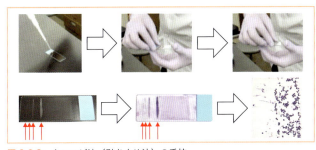

図 3.2.3　ウエッジ法（引き止め法）の手技
マイクロピペットでスライドガラスに沈渣を載せ，引き終わりを引ききらずに止める。写真（矢印）のようにスライドガラスに付着させ，引き止める方法もある。普通染色後，観察の際に引き止めた箇所に巨大な細胞や集塊状の細胞の有無を注意深く観察する。

3. 体腔液検査

　体腔液は，胸膜腔，腹膜腔，心膜腔の貯留液であり，それぞれ胸水，腹水，心嚢液を指し，その他には脳脊髄液（髄液）などがある。髄液検査は，中枢神経系の病態などの早急な治療を必要とする髄膜炎・脳炎の診断や治療経過の観察のために欠くことのできない検査である。また，胸水，腹水，心嚢液検査は，その性状から漏出液と滲出液に分けられ，それらの貯留亢進は，炎症，循環障害および腫瘍などの存在が強く疑われる所見となる。とくに滲出液の場合は腫瘍細胞（異型細胞）などが見られることがある。現在，体腔液の細胞数算定は自動血液分析装置の進歩により，一部の機種では精度よく測定可能となってきている。しかし，巨大な細胞や集塊状の腫瘍細胞が存在する場合には正確な結果が得られないこともあり，視算法による細胞数算定も必要である。また，標本を作製し普通染色（メイ・ギムザ染色，またはライト・ギムザ染色）を行い顕微鏡で観察することで，造血器腫瘍細胞や上皮細胞系腫瘍細胞の出現を疑うことも可能である。

(1) 細胞数算定

　髄液の細胞数は基準範囲が $5/\mu L$ 以下と少ないため，計算盤はFuchs-Rosenthal計算盤を用いる。胸水，腹水，心嚢液の細胞数は髄液よりも多いため，末梢血の白血球数と同様に，Bürker-Türk計算盤か改良Neubauer計算盤を用いて細胞数算定を行うことが多い。

(2) 標本の作製方法

　細胞数の少ない髄液では遠心と塗抹を同時に行うことができる細胞収集装置を使用することで，より多くの細胞が観察可能である。引きガラスによる薄層塗抹標本の作製（ウエッジ法）では，$500g$（1,500rpm，$R:19.9cm$）・5分間遠心後上清を別に採り沈渣を使用する。沈渣をスライドガラスに5〜10μL程度載せ，引きガラスで塗抹する。このときに引き終わりを引ききらずに止め，さらに引きガラスに残った検体を2〜3か所引き止めた以降のスライドガラスに付着させ引き止め，速やかに送風乾燥する。髄液は末梢血に比べアルブミンが少ないため塗抹の際に細胞が壊れやすく，標本観察の際に裸核の細胞が多数見られる場合は，沈渣にヒトAB型血清や患者血清または市販のウシ血清アルブミンを等量加え，静かに混和してから塗抹することで裸核の細胞が少なくなる場合もある。遠心法（スピナー法）による塗抹標本の作製は，沈渣を機器のホイール台に載せたスライドガラスに250μL程度載せ，スタートボタンを押し，下のホイール台が4,700rpm，1.3秒間回転しスライドガラスへ均等に塗抹される。この方法は細胞が壊れることが少ないため個々の詳細な細胞観察が可能な方法である（図3.2.2，3.2.3）。

［新保　敬］

参考文献

1) 日本検査血液学会（編）：スタンダード検査血液学 第3版，医歯薬出版，2014.
2) 矢冨　裕，通山　薫（編）：標準臨床検査学 血液検査学，医学書院，2012.

3.3 白血球系疾患の検査評価

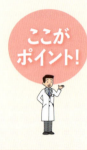

ここがポイント！

- 白血球数の基準範囲は下限 3.3×10^9/L，上限は 8.6×10^9/L であり，一般的に成人の白血球数が 10.0×10^9/L 以上を白血球増加症とし，3.0×10^9/L 以下を白血球減少症とみなしている。
- 末梢血の白血球は好中球，好酸球，好塩基球，単球およびリンパ球の5つに分画され，それぞれが末梢血または組織で役割を果している。
- 白血球数に異常がある場合は各細胞分画のどの細胞に異常があるかを確認し，評価する必要がある。
- 好中球とリンパ球は白血球の中でも割合が高いことから白血球数の増減に大きな影響を及ぼす。

3.3.1 白血球増加症 (表3.3.1)

● 1. 好中球増加症

一般に成人の場合，7.5×10^9/L 以上を好中球増加症とし，$10.0 \sim 20.0 \times 10^9$/L までを軽度，$20.0 \sim 50.0 \times 10^9$/L までを中等度，$50.0 \times 10^9$/L 以上を高度増加とみなしている。

● 2. 好酸球増加症

好酸球が 0.5×10^9/L 以上を好酸球増加症とし，$0.5 \sim 1.0 \times 10^9$/L までを軽度，$1.0 \sim 4.0 \times 10^9$/L までを中等度，4.0×10^9/L 以上を高度増加とみなしている。

● 3. 好塩基球増加症

好塩基球数が 0.05×10^9/L 以上になった場合に好塩基球増加症とみなしている。

● 4. 単球増加症

単球数が 0.8×10^9/L 以上になった場合に単球増加症とみなしている。慢性骨髄単球性白血病の診断基準の1つに，持続的な末梢血単球増加（1.0×10^9/L 以上）が含まれている。

表 3.3.1　白血球増加症のおもな原因

1. 好中球増加症（7.5×10^9/L 以上）
①感染症：急性細菌感染症，真菌，粟粒結核など
②炎症性疾患：関節リウマチ，痛風，血管炎，大腸炎など
③組織壊死：心筋梗塞，火傷，外傷，骨折など
④悪性腫瘍：肺がん，腎がん，胃がん，乳がん，G-CSF 産生腫瘍など
⑤血液疾患：慢性骨髄性白血病，その他の慢性骨髄増殖性腫瘍など
⑥薬物反応・中毒：副腎皮質ホルモン，G-CSF，鉛，ヒ素など
⑦代謝・内分泌：尿毒症，糖尿病性アシドーシス，甲状腺クリーゼなど
⑧その他：急性出血，脳出血，喫煙者など
2. 好酸球増加症（0.5×10^9/L 以上）
①アレルギー性疾患：気管支喘息，じん麻疹，薬剤アレルギーなど
②皮膚疾患：湿疹，アトピー性皮膚炎，ヘルペス性皮膚炎など
③寄生虫：回虫症，鉤虫症，日本住血吸虫症，マラリアなど
④膠原病：多発性動脈炎，皮膚筋炎，壊死性血管炎など
⑤肉芽性疾患：サルコイドーシス，好酸球肉芽腫など
⑥消化器疾患：好酸性胃腸炎，潰瘍性大腸炎など
⑦血液疾患：Hodgkin リンパ腫，好酸性白血病，慢性骨髄性白血病など
3. 好塩基球増加症（0.05×10^9/L 以上）
①アレルギー性疾患：慢性のアトピー性疾患，薬剤アレルギーなど
②炎症性疾患：関節リウマチ，潰瘍性大腸炎など
③内分泌疾患：甲状腺機能低下症（粘液水腫），糖尿病など
④血液疾患：慢性骨髄性白血病，急性好塩基球性白血病など
4. 単球増加症（0.8×10^9/L 以上）
①感染症：急性感染症の回復期，結核，CMV 感染症など
②膠原病：全身性エリテマトーデス，多発性動脈炎，皮膚筋炎など
③血液疾患：急性単球性白血病，急性骨髄単球性白血病など
5. リンパ球増加症（4.0×10^9/L 以上）
①感染症：百日咳，伝染性単核症，風疹，麻疹，結核など
②血液疾患：急性リンパ性白血病，慢性リンパ性白血病など
③その他：甲状腺機能亢進症，サルコイドーシスなど

用語　白血球増加症（leukocytosis），好中球増加症（neutrophilia），好酸球増加症（eosinophilia），好塩基球増加症（basophilia），単球増加症（monocytosis），顆粒球コロニー刺激因子（granulocyte-colony stimulating factor；G-CSF），サイトメガロウイルス（cytomegalovirus；CMV）

5. リンパ球増加症

小児の末梢血リンパ球数は，リンパ組織の発達により成人より多いことが知られている。成人の場合，通常 $4.0 \times 10^9/L$ 以上をリンパ球増加症とみなしている。

6. 類白血病反応

末梢血で白血病と類似した幼若細胞（芽球や幼若顆粒球など）の出現を認めるが，白血病での腫瘍としての出現ではなく反応性に起こっている状態を類白血病反応としている。この反応は，白血球数の増加による量的な状態と，白血球数とは関連しない質的な状態とがある。

量的類白血病反応は，通常白血球数が $50.0 \times 10^9/L$ 以上の高度の白血球数増加を認める。細菌感染や顆粒球コロニー刺激因子（G-CSF）産生腫瘍の場合などでは好中球数増加が見られ，慢性骨髄性白血病との鑑別が重要となる。慢性骨髄性白血病では好酸球や好塩基球数の軽度増加が見られ，好中球アルカリホスファターゼ（NAP）スコアが低値を示すことで類白血病反応と鑑別が可能である。百日咳や伝染性単核症の場合ではリンパ球数増加が見られ，とくに伝染性単核症の場合は大型の反応性リンパ球が多数出現する。

質的類白血病反応には，末梢血に幼若細胞や赤芽球が出現する白赤芽球症があり，がんの骨髄転移に多く見られる。

3.3.2 白血球減少症（表3.3.2）

1. 好中球減少症

好中球数が $1.5 \times 10^9/L$ 以下になった場合に好中球減少症とし，$1.0 \sim 1.5 \times 10^9/L$ までが軽度ないし中等度，$0.5 \sim 1.0 \times 10^9/L$ までが高度減少とみなしている。さらに，$0.5 \times 10^9/L$ 以下になった場合に無顆粒球症とされている。

無顆粒球症は，おもに抗菌薬，鎮痛解熱剤，抗甲状腺薬，抗がん剤などの投薬によってなることが最も多い。顆粒球減少の機序としては，中毒作用による骨髄抑制と免疫機序による破壊とがある。

2. 好酸球減少症，好塩基球減少症および単球減少症

末梢血中の好酸球，好塩基球，単球は好中球やリンパ球に比べて少ない細胞集団であり，それらの減少を正確に判断するのは一般的に難しいことが多い。一応それらの減少の原因になるとされる疾患や病態があることから，それぞれの減少症を好酸球減少症，好塩基球減少症，単球減少症としている。

3. リンパ球減少症

一般に成人の場合，$1.0 \times 10^9/L$ 以下をリンパ球減少症とみなしている。

表3.3.2　白血球減少症のおもな原因

1. 好中球減少症（$1.5 \times 10^9/L$ 以下）
①血液疾患：無顆粒球症，再生不良性貧血，骨髄異形成症候群など
②感染症：重症感染症（粟粒結核，重症肺炎），ウイルス感染症など
③骨髄抑制（血液疾患を除く）：放射線照射，抗がん剤など
④膠原病：全身性エリテマトーデス，シェーグレン症候群など
⑤脾機能亢進：肝硬変，特発性門脈亢進症など
⑥内分泌疾患：副腎皮質機能低下症，甲状腺機能亢進症など
⑦遺伝性先天性疾患：家族性好中球減少症，周期性好中球減少症など
⑧その他：原発性免疫不全症候群，人工透析など
2. 好酸球減少症
①感染症：猩紅熱，急性感染症の初期（一部を除く），腸チフスなど
②血液疾患：無顆粒球症，再生不良性貧血，悪性貧血など
③内分泌疾患：副腎皮質機能亢進症など
④その他：ストレス，尿毒症など
3. 好塩基球減少症
①アレルギー性疾患：アナフィラキシーショック，蕁麻疹など
②内分泌疾患：甲状腺機能亢進症など
③その他：排卵時，妊娠時，種々ホルモン投与時など
4. 単球減少症
①血液疾患：再生不良性貧血，急性骨髄性白血病など
②その他：副腎皮質ステロイド投与，放射線照射など
5. リンパ球減少症（$1.0 \times 10^9/L$ 以下）
①免疫不全症：原発性免疫不全症，後天性免疫不全症候群など
②感染症：インフルエンザ，粟粒結核など
③血液疾患：再生不良性貧血末期，Hodgkinリンパ腫など
④体外喪失：胸管ドレナージ，蛋白漏出性胃腸症など
⑤その他：放射線照射，抗がん剤投与，副腎皮質ステロイド投与など

用語　リンパ球増加症（lymphocytosis），類白血病反応（leukemoid reaction），好中球アルカリホスファターゼ（neutrophil alkaline phosphatase；NAP），白赤芽球症（leukoerythroblastosis），白血球減少症（leukopenia），好中球減少症（neutropenia），無顆粒球症（agranulocytosis），好酸球減少症（eosinopenia），好塩基球減少症（basopenia），単球減少症（monocytopenia），リンパ球減少症（lymphopenia）

3.3.3　白血球機能異常症

白血球機能異常症は好中球の機能異常に代表され，好中球のおもな機能は，粘着能・遊走能・貪食能・殺菌能であり，生体防御に重要な役割を果たしている。

● 1. 好中球の機能低下

(1) 粘着能・遊走能の低下

好中球が炎症部位へと遊走するためには，粘着と変形が必要で，これらの低下や欠損は好中球の運動障害となり，感染症につながる。

①Chédiak-Higashi（チェディアック・東）症候群

好中球，単球，リンパ球の細胞質内に巨大リソソーム顆粒が存在する常染色体劣性の遺伝形式を示す疾患である。好中球の粘着能・遊走能の低下を生じる。一方，好中球の巨大リソソームはファゴソームと融合できず，それに続く脱顆粒障害を生じることから殺菌能も低下する。白子症，易感染性を示し予後不良である。

②なまけもの白血球症候群

好中球の動きが緩慢なため，骨髄から末梢血への流出が減少し，末梢血中の好中球減少と組織への遊走能が低下していることから反復性感染症が見られる症候群である。貪食能・殺菌能は正常とされ，好中球に形態異常は見られない。

③白血球粘着不全症

白血球膜表面上の接着性糖蛋白の欠損により，好中球の血管内皮細胞への粘着不全が生じ，生後まもなくから重症細菌感染症を反復する常染色体劣性の遺伝形式を示す極めて稀な疾患である。粘着能の低下によって遊走能と貪食能の低下をきたすが殺菌能は正常とされ，組織への遊走能が不十分なため末梢血中に著明な好中球増加を認める。

④高IgE症候群

乳児期からの①慢性湿疹，②血清IgE高値，③黄色ブドウ球菌を中心とする反復性感染症の3主徴を認める先天性疾患であり，Job症候群ともよばれる。好中球の遊走能低下が認められ，この低下は高IgE血症による二次的な作用とされている。

(2) 殺菌能の低下

好中球は微生物などの異物を食胞の中で酸化的機序と非酸化的機序により殺菌処理，または好中球細胞外トラップの機構により処理するが，殺菌能の低下により感染症につながる。

①慢性肉芽腫症

好中球などの食細胞の膜関連酵素であるニコチンアミドアデニンジヌクレオチドリン酸（NADPH）オキシダーゼ構成蛋白の遺伝子欠損により活性酸素を産生できないため，乳児期より反復感染症が見られる先天性免疫不全疾患である。X染色体劣性の遺伝形式が多いため男児に多く，一部常染色体劣性の遺伝形式を示す。

②ミエロペルオキシダーゼ欠損症

好中球のミエロペルオキシダーゼ（MPO）が欠損しているため，$MPO-H_2O_2-$ハロゲン殺菌系が作用できないが，MPO非依存性の殺菌系が代償するため殺菌能の低下は軽度で，カンジダに対して易感染性の報告があるが，無症状で経過することもあるとされる先天性疾患である。好中球のMPO染色は陰性で，好中球機能異常症の中で最も多い疾患である。

● 2. 好中球の機能亢進

好中球自体の異常や好中球の機能を制御する機構の異常が考えられ，好中球の機能亢進が組織障害へつながる。そのため，炎症を主体とする所見がありながらも病態が不明のときには好中球の機能亢進を疑う必要があり，好中球機能検査とともにサイトカインの測定が有用である。

> **好中球の機能亢進によるおもな疾患**
> 家族性地中海熱，ベーチェット病，好中球性皮膚症（Sweet症候群，壊疽性膿皮症），成人呼吸窮迫症候群，全身性炎症反応症候群，阻血再灌流障害，敗血症性症候群，G-CSF症候群など

［新保　敬］

✏ **用語**　白血球機能異常症（disorders of leukocyte functions），チェディアック・東症候群（Chédiak-Higashi症候群），なまけもの白血球症候群（lazy leukocyte syndrome），白血球粘着不全症（leukocyte adhesion deficiency），高IgE症候群（hyper-IgE syndrome），ヨブ症候群（Job's syndrome），慢性肉芽腫症（chronic granulomatous disease），ミエロペルオキシダーゼ欠損症（myeloperoxidase deficiency），ミエロペルオキシダーゼ（myeloperoxidase；MPO），ベーチェット（Behçet's）病

📖 **参考文献**

1) 野村武夫，古沢新平，長尾　大（編）：図解血球－生理・病態・臨床，白血球，中外医学社，1994．
2) 日本検査血液学会（編）：スタンダード検査血液学　第3版，医歯薬出版，2014．
3) 矢冨　裕，通山　薫（編）：標準臨床検査学　血液検査学，医学書院，2012．

4章 血小板

章目次

4.1：血小板の基礎知識 …………… 54
 4.1.1 産生と代謝
 4.1.2 形態と機能

4.2：血小板数算定（視算法）………… 59
 4.2.1 Brecher-Cronkite 法（直接法）
 4.2.2 Fonio 法（間接法）
 4.2.3 血小板数

4.3：血小板系疾患の検査評価 ………… 64
 4.3.1 血小板減少
 4.3.2 血小板増加
 4.3.3 血小板機能異常

SUMMARY

　血小板では，①基礎知識として産生と崩壊，形態と機能，②検査法として視算法と自動分析法による血小板数算定，③血小板系疾患の検査評価では個々の疾患について必要な検査等も解説する。血小板の大きさは他の血液細胞と比べ小さく，大小ばらつきがあり，量的にも基準範囲に広がりがある。そのため，自動分析法による測定結果の評価が重要である。血小板は産生機序から形態的には核をもたない細胞であるが，細胞内に存在する顆粒成分や小器官は特徴的な構造を形成している。血小板が活性化されると止血機序への関与，凝集促進そして血餅収縮まで進行し，凝固や止血に重要な働きをしている。自動分析法による検査結果を報告する前に，検査評価をする必要がある。とくに血小板凝集に起因する偽性血小板減少があり，血液塗抹標本で凝集の有無を確認する必要がある。どの疾患も血小板数だけでは情報が不十分であり，患者病歴，薬剤服用歴なども必要な情報である。確定診断には抗体，抑制物質や遺伝子異常の確認が必要である。

4章 血小板

4.1 血小板の基礎知識

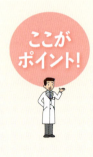

ここがポイント！

- 血小板は骨髄中の骨髄系幹細胞から分化した，成熟巨核球の細胞質の辺縁部に迷路状の特徴的な分離膜構造が形成され，断片化して分離したものである。
- 循環血液中では大きさが最も小さい細胞である。
- 骨髄から血管に移動した血小板量の約2/3は，循環プールとして末梢血液中を循環しており，約1/3は脾内プールとして脾臓内に蓄積している。
- 血小板には3種類の顆粒があり，なかでも特殊顆粒（α顆粒）と濃染顆粒は血小板凝集に必要な種々の物質を含有している。
- 重要な機能は粘着・凝集・放出であり，血栓形成時には大切な役割を担っている。
- 寿命がきた血小板はおもに脾臓のマクロファージにより貪食され処理される。

4.1.1 産生と代謝

1. 巨核芽球以降の分化段階について（図4.1.1）

骨髄において骨髄系幹細胞から巨核球へ分化した後，血小板が産生される。

血小板の産生過程で最も重要な造血因子はトロンボポエチンである。その増殖と成熟過程は，*in vitro*の実験系から図4.1.1のように多能性幹細胞→巨核球系前駆細胞→巨核芽球→前巨核球→成熟巨核球へと分化して血小板を分離する。通常の細胞分裂では核と細胞質がともに成熟して2つの細胞に分裂する。しかし巨核球の場合，DNA量*は

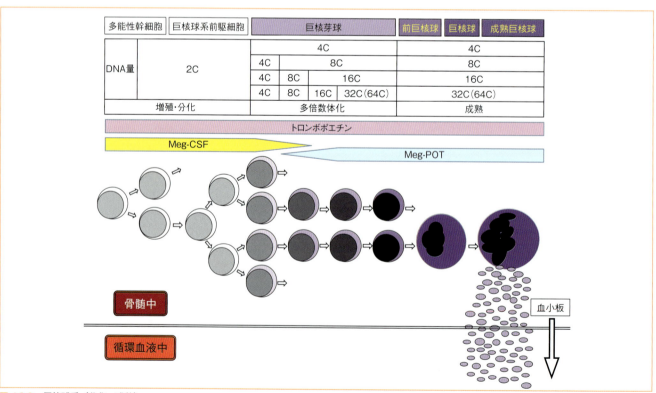

図4.1.1 巨核球系（分化・成熟）

用語 トロンボポエチン（thrombopoietin），Meg-CSF（megakaryocyte colony-stimulating factor），Meg-POT（megakaryocyte potentiator）

倍々で増え多核状に見えるが，核そのものは分裂はせずつながった状態である（核内分裂）。また，骨髄内には核内分裂した8C，16C，32C，64Cのそれぞれの芽球が成熟巨核球まで分化し血小板を産生する。一方，分化成熟に伴い細胞質の量も増加するが細胞自体は分裂しないため，巨核芽球では直径6～25μm，前巨核球は直径14～30μm，成熟巨核球では直径40～55μmの大きさになる。

血小板は骨髄で成熟巨核球から分離した後，循環血液中に移行する。血液中での血小板の寿命は8～12日（平均10日）といわれている。

> **参考情報**
> **＊DNA量表記について**[8]
> DNAは細胞核内とミトコンドリア内に存在しているが，通常DNAと表現する場合は核内DNAのことであり染色体に存在している。そのため，「染色体数」と「DNA量」を同意語のように使われていることが多い。
> 多くの場合，染色体数が正常の細胞1個の染色体DNA総量のことをDNA量であるとされる。哺乳類では体細胞のほとんどのDNAは2倍数性（diploidy）であるが，成熟精子や卵子は半数性（haploidy）である。また，巨核球はDNAが倍加を繰り返しても核分裂しないため多倍数性（polyploidy）を示している。このようなこともあり「染色体数」と「DNA量」は必ずしも一致しているとは限らないため，それぞれを表記する場合の単位を分けている。
> 遺伝学分野では大部分がDNA量ではなく，染色体の数の増減，欠失，挿入や転座など構造異常を研究している。
> 基本的な染色体数についてヒト細胞では常染色体22種類と性染色体1種類の23種類で1組であり，この1組における「染色体数」を表記する場合は「N」の単位，一方，「DNA量」を表記する場合は「C」の単位を用いている。ヒトの正常細胞1個には基本的染色体数は対で存在しているので，染色体数は「2N」であり，DNA量は「2C」と表記している。

● **2. 代謝**

血小板の約2/3は血液中を循環しており，残りの約1/3は脾臓に蓄積されている。血液中の血小板数が減少した場合，脾臓に蓄積されている血小板から補充される。何らかの原因により脾臓での蓄積量が過剰になると，血液中の血小板数は減少する。

寿命がきた血小板はおもに脾臓の貪食細胞（単球/マクロファージ）により捕食され処理される。数は少ないが肝臓や骨髄の貪食細胞によっても処理される。貪食細胞に捕食される要因としては，血小板膜上に存在するシアル酸の増加や付着する免疫グロブリンの増加があげられる。

4.1.2　形態と機能

● **1. 形態**（図4.1.2，4.1.3）

成熟巨核球を図4.1.2に示す。ライト・ギムザ（WG）染色の光学顕微鏡（図4.1.2a）の所見は細胞質全体が網目状であるが，透過型電子顕微鏡（TEM）（図4.1.2 b,c）では特殊顆粒（α顆粒），濃染顆粒や血小板分離膜が細胞質に認められる。図4.1.2cは図4.1.2bの拡大であり，細胞質の辺縁は血小板分離膜により小さい大きさに分けられ血小板と類似した形態を認める。分離膜の部分から分離したものが血小板である。

循環血液中を流れている刺激を受けていない血小板は円盤状を呈しており，その大きさは直径2～4μmである。何らかの刺激により活性化されると形態は球状に変化し，かつ互いに絡みやすくなるような突起（偽足）を形成する。

末梢血液のギムザ染色標本を光学顕微鏡で観察すると，アズール顆粒が淡紫赤色に染色され，顆粒のない部分は無色～淡青色を呈する。

一方，電子顕微鏡で観察すると，種々の細胞内小器官の構造が確認できる。血小板の細胞膜の表面には糖蛋白（GP）が発現しており，粘着，凝集や外部からの刺激を受け取る役割を担っている。未刺激の場合，円盤状を保持するため細胞膜直下に微小管が束状に存在する。ほかの小器官は微小管の内側に存在している。顆粒は特殊顆粒（α顆粒），濃染顆粒，リソソーム顆粒の3種類が認められる。特殊顆粒（α顆粒）の数が最も多く，顆粒内容の構造は均一ではなく濃く見える構造が偏在しているのが特徴で，β-トロンボグロブリン，血小板第4因子（PF4），フォン・ヴィレブランド因子（VWF），フィブリノゲンなどを含んでいる。濃染顆粒の数は少なく顆粒全体が均一に濃く見える構造で，ADP，ATP，セロトニン，カルシウムなどを含んでいる。リソソーム顆粒には，β-glucuronidaseなどの酵素を含んでいる。

血小板には特徴的な構造がいくつか認められる。①細胞表面と通じるトンネルのような開放小管系（OCS）が存在しており，顆粒内容物の放出に利用している。②細胞内を網羅するように暗調小管系（DTS）が発達しており，内部にはカルシウムが貯蔵されている。

その他の小器官としてはATP産生などエネルギー代謝

用語　ライト・ギムザ（Wright Giemsa；WG）染色，透過型電子顕微鏡（transmission electron microscope；TEM），糖蛋白（glycoprotein；GP），血小板第4因子（platelet factor 4；PF4），フォン・ヴィレブランド因子（von Willebrand factor；VWF），アデノシンニリン酸（adenosine diphosphate；ADP），アデノシン三リン酸（adenosine triphosphate；ATP），開放小管系（open canalicular system；OCS），暗調小管系（dense tubular system；DTS）

4章 血小板

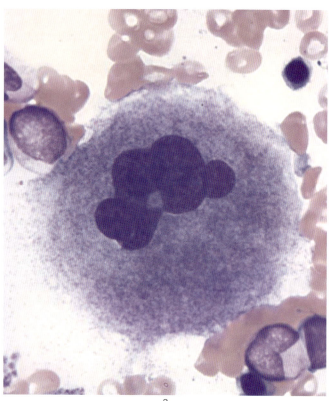

図 4.1.2　巨核球の形態
a：WG 染色（対物 100×）
b：透過型電子顕微鏡（TEM）像
c：ほぼ血小板形態を示す b の□部分の拡大

に重要な役割を担うミトコンドリアや生成物の蓄積・濃縮を担うゴルジ装置などが存在する。

2. 機能

血小板は止血機構に重要な役割を担っている。血小板の関与する止血を一次血栓（血小板血栓）という。その結果，コラーゲン依存性に血小板が活性化されて凝集を起こす。同時にトロンボキサン A_2 の生成を通じて顆粒内容物が細胞外へ放出される。ADPやセロトニンは血小板膜上の受容体に結合して，さらに凝集を増強させ血小板血栓を形成することで一次止血が成立する。このように血小板には粘着，凝集，放出反応が機能的に連動している。

また，血栓症の発症，動脈硬化の進展，気管支喘息などのアレルギー疾患やがんの転移などの病態にも関与している。

（1）粘着・凝集・放出
①粘着

血管の内側は1層の血管内皮細胞で覆われており，内皮細胞を支持している組織の主要成分はコラーゲンである。外傷などにより血管内皮細胞が傷害されると，内皮下組織のコラーゲンが露出し，血漿蛋白であるVWFがコラーゲンと結合する。血小板はGPIb/IX/V複合体を介して内皮下組織に粘着して活性化を引き起こす。これをきっかけとして凝集，放出反応へと血小板の活性化が進行する。

②凝集（図4.1.4）

GPIIb/IIIa（CD41/CD61）複合体はフィブリノゲンの受容体であり活性化されるとカルシウム依存性にフィブリノゲンが結合する。フィブリノゲンは異なる3本鎖がジスルフィド（S-S）結合により相互に連絡して2量体を形成しており，1分子中に血小板に対する結合部位を2か所有する。そのため，フィブリノゲンを介して血小板同士を架橋することができ血小板が複数集まった状態を血小板凝集と

用語　特殊顆粒（specific granule；SG），濃染顆粒（dense granule；DG），血小板分離膜（platelet demarcation membrane；PDM）

4.1 血小板の基礎知識

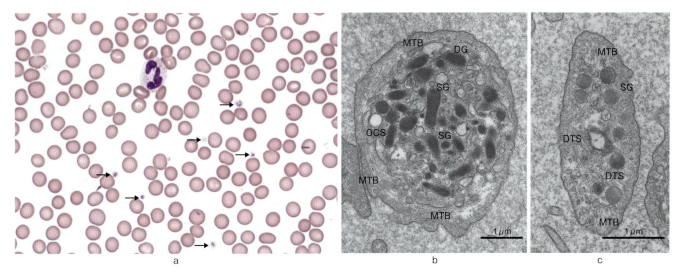

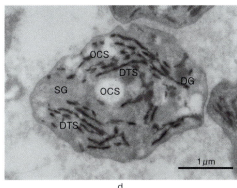

図 4.1.3　血小板の形態
a：WG染色（対物 40×）（矢印：血小板）
b：横断面：非活性血小板の TEM 像
c：縦断面：非活性血小板の TEM 像
d：血小板ペルオキシダーゼ活性の局在の TEM 像（DTS が黒色に反応している）

よぶ。この凝集が複雑に絡み合い血小板凝集塊が形成される。血小板を活性化させて凝集を惹起する物質にはADP，アドレナリン（エピネフリン），コラーゲン，トロンビンなどがある。

血管壁が傷害を受けると壁組織のコラーゲンと接触することや，壁組織からのADPが血小板を活性化させる。活性化した血小板は細胞内の濃染顆粒からADPを開放小管系などへ放出することで血小板の活性化が連鎖的に進む。このように血小板の活性化には複数の経路が関与している。

③放出

血小板は活性化すると微小管やアクチンフィラメントの構築に変化が起こり，表面形態は円盤状から偽足を形成した状態となる。一方，細胞質内では顆粒は開放小管系と近接して集積を起こし，一部では開放小管系膜と顆粒膜が融合して顆粒内容物質は開放小管系を介して細胞外へ放出され，ADPやセロトニンが周辺の血小板を活性化させる。

(2) 血小板の凝固促進作用

多くの凝固因子は活性中心にセリン残基が存在するセリンプロテアーゼである。

血小板が活性化すると血小板膜のリン脂質組成にも変化が起こり，ホスファチジルセリンが膜の細胞質側から表面に露出する。膜表面に表出したホスファチジルセリンに循環血液中の活性化凝固因子である活性化第Ⅷ因子，活性化第Ⅸ因子がカルシウムと複合体を形成してプロトロンビンを活性化し，トロンビンを生成する。血小板はトロンビンによる血小板活性化作用により，さらに血小板が活性化して血小板膜表面での凝固反応が促進される。

(3) 血餅収縮

止血血栓の形成は血小板の粘着・凝集・放出により血小板凝集塊を形成する血小板血栓（一次止血）と，血液凝固反応による線維状のフィブリン塊を形成して安定したフィブリン（凝固）血栓（二次止血）ができることで完成する。

凝固反応過程のトロンビンにより活性化された活性化第ⅩⅢ因子によってフィブリン同士の架橋結合，プラスミンインヒビターとフィブリンとの架橋結合の形成により凝固は安定する。

抗凝固剤を含まない採血管に血液を採取して放置すると，血液中のフィブリノゲンはトロンビンによりフィブリンに

用語　微小管束（microtubular bundle；MTB）

4章 血小板

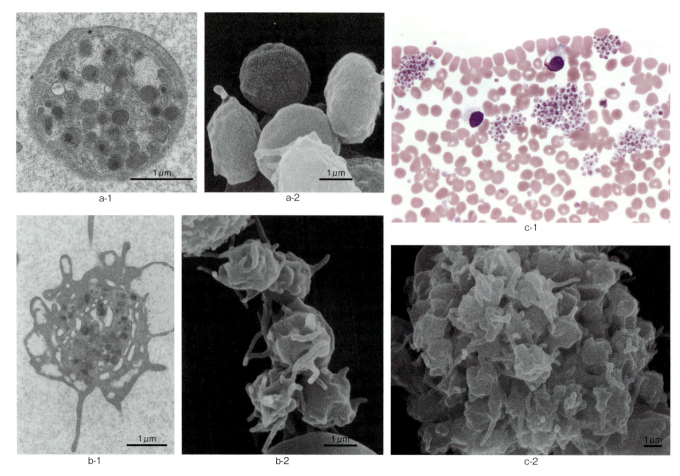

図 4.1.4 血小板の形態
a. 非活性に近い血小板の電顕像〔a-1：TEM 像，a-2：走査型電子顕微鏡（SEM）像〕
b. 活性血小板の電顕像（b-1：TEM 像，b-2：SEM 像）
c. 血小板凝集像〔c-1：WG 染色（対物 40×），c-2：SEM 像〕

変換され，線維状のフィブリンが血球成分に絡みつき凝固して血餅を形成する。凝血塊中の血小板は細胞内に含まれる収縮性蛋白により，偽足で絡み合った血小板が収縮してしっかりとした血栓となり，この現象を血餅収縮とよぶ。

［山崎家春］

用語 走査型電子顕微鏡（scanning electron microscope；SEM）

参考文献

1) 鈴木英紀：「正常血小板の構造と機能，血小板」，30-40，山中　學，山崎博男（編），医学書院，1991．
2) 服部　晃：「巨核球・血小板」，血液病学 第 2 版，291-309，三輪史朗，他（編），文光堂，1995．
3) 亀井喜恵子：「骨髄巨核球」，血液カラーアトラス，23-26，安達真二，他（編），武藤化学，2001．
4) 浜田恭子：「巨核球（megakaryocyte）系」，新血液細胞アトラス─細胞分類の基礎と特殊染色，15-16，日本臨床衛生検査技師会 血液検査研究班（編），日本臨床衛生検査技師会，2002．
5) 三輪史郎，渡辺陽之輔：「血小板・巨核球系細胞」，血液細胞アトラス 第 5 版，410-424，文光堂，2004．
6) 奈良信雄，他：「血小板（platelet）」，臨床検査学講座 血液検査学 第 3 版，41-43，医歯薬出版，2010．
7) 尾崎由基男：「血小板」，スタンダード検査血液学 第 3 版，44-50，日本検査血液学会（編），医歯薬出版，2014．
8) 村上知之：「細胞核 DNA 量」，スタンダード フローサイトメトリー，79-89，日本サイトメトリー技術者認定協議会（編），医歯薬出版，2009．

4.2 血小板数算定（視算法）

血小板数算定は視算法と自動分析法があり，視算法には直接法と間接法がある。直接法は血液を希釈して染色はせず血球計算盤に流し込み，位相差顕微鏡で観察し血小板数を数える方法である。間接法は通常の血液塗抹染色標本を顕微鏡で観察して血小板数と赤血球数の比率を求め，ほかの方法で算定した赤血球数を用いて血小板数を算定する方法である。

自動分析法は電気抵抗法を原理とする自動血球計数（分析）装置による分析法と血小板膜抗原に対する蛍光標識した特異抗体で免疫染色後，フローサイトメーターで数える免疫学的血小板数算定法がある。

4.2.1 Brecher-Cronkite法（直接法）

● 1. 測定原理

視算法によるリファレンス法はBrecher-Cronkite法に準じており，直接法の中でも最も精度の高い代表的な方法である。

血液を試薬で希釈した後，ニュートンリングを作製した血球計算盤に流し込み，1μL中の血小板数を算出する。試薬は低張液に調整され，希釈操作により赤血球を溶血させることができる。位相差顕微鏡を使用して一定区画の容積あたりの血小板数を算定する。

● 2. 準備

(1) 器具

- Bürker-Türk計算盤（図4.2.1）もしくは改良型Neubauer計算盤
- ノック式マイクロピペット
- 計算盤用カバーガラス（22 × 24 × 0.4mm）
- 位相差顕微鏡
- 数取り器，試験管立て，プラスチック小試験管，ペーパーワイプ，アルコール綿

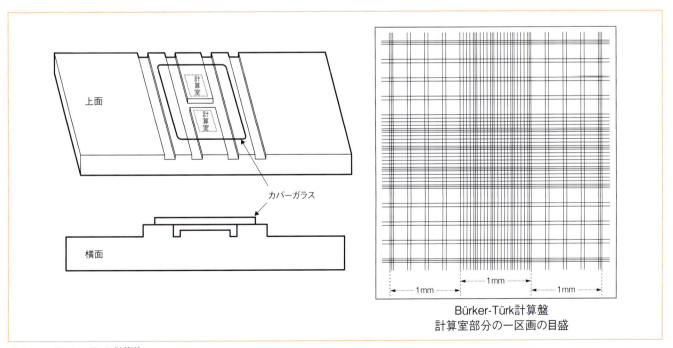

図 4.2.1　Bürker-Türk 計算盤

用語　ブレッカー・クロンカイト（Brecher-Cronkite）法，ビュルケル・チュルク（Bürker-Türk）計算盤，ノイバウエル（Neubauer）計算盤

(2) 試薬

- 1％シュウ酸アンモニウム溶液（調整後，0.22μm滅菌フィルターでろ過，4℃保存。濁りを認めたら新しく調製）

● 3. 操作

1) 血球計算盤と計算盤用カバーガラスをアルコール綿で十分に清拭，ペーパーワイプで清拭後，ニュートンリングを作製する*1。
2) 小試験管にマイクロピペットで1％シュウ酸アンモニウム溶液990μLを分注し，十分転倒混和した血液10μLを加えてよく混和（100倍希釈）する。
3) 希釈検体を計算盤に流し込み，湿潤箱に入れ20分程度静置する*2。
4) 位相差顕微鏡のステージに丁寧にセット後，×200（対物レンズ20×）で血小板が均一に分布していることを確認。×400（対物レンズ40×）に替えて計算盤の中央の大区画（1mm×1mm）範囲の中区画（0.2mm×0.2mm）5か所の血小板数の合計を算出する*3。

● 4. 血小板数の計算

中区画5か所の容積式
$[0.2mm × 0.2mm × 5 × 0.1mm = 0.02(mm^3)]$

- 0.1mm：計算盤の深さ

血小板数式（1μLあたり）
$[N × 1 ÷ 0.02 × 100 = N × 5 × 10^3/μL]$

- N：中区画5か所の血小板数の合計
- 100：希釈倍数

> **参考情報**
> *1：血球計算盤とカバーガラスをアルコール綿で清拭後，乾燥させニュートンリングを作製した場合，希釈検体を計算盤に流し込みにくくなることがある。
> *2：湿潤箱に静置する時間は20分間以上30分間以内にする。
> *3：血小板はキラキラと輝きがありゴミとの鑑別が容易である。

4.2.2　Fonio法（間接法）

● 1. 測定原理

Fonio法では，血液塗抹染色標本を鏡検して赤血球数に対する血小板数の比率を算定する。これとは別に測定した赤血球数を乗じて血小板数を算出する。

● 2. 準備

① 器具
- 血液塗抹染色標本作製の器具一式
- 穿刺器具一式，先端が球状の滅菌ガラス棒，滅菌ガーゼ，アルコール綿

② 試薬
- 14％硫酸マグネシウム溶液（調整後，0.22μm滅菌フィルターでろ過滅菌）

● 3. 操作

1) 耳朶などの皮膚をアルコール綿で消毒，乾燥後，穿刺する。湧出した血液を3〜4滴拭き取る。
2) 穿刺した部位に先端が球状のガラス棒を用いて14％硫酸マグネシウム溶液を滴状になるように約3容乗せ，穿刺部位の周囲を押して約1容の血液を湧出させ，先端が球状のガラス棒でよく混和して混合液とする。
3) 混合液を用いて血液塗抹標本を作製，乾燥後，普通染色を施行する。
4) 赤血球を1,000個数え，その間に認める血小板数（P）を数える。
5) これとは別に測定した赤血球数（R）を算定する。

● 4. 血小板数の計算

血小板数（$×10^9/L$）＝ R（$×10^{12}/L$）× P/1,000
R：上述5)の赤血球数，P：4)の血小板数

用語　フォニオ（Fonio）法

4.2.3 血小板数

1. 血小板数の基準範囲

血小板数の基準範囲は158〜348×10^9/Lである。

2. 自動測定法

血小板計数法には2つの方式がある。
1) 電気抵抗方式は自動血球計数（分析）装置で用いている。電流を通した小孔に血球を通過させると血球の容積に比例して、電気抵抗の増加が見られることから、血球を分類して血小板数を算定する。
2) 光学的方式は細い流路に希釈した全血を一定の流速で流し、測光部位を通過する細胞にレーザー光を照射し、反射する光線を複数個のレーザー探知機により鑑別し血小板数を算定する。

3. リファレンス法

従来、血小板数測定のリファレンス法としてBrecher-Cronkite法が用いられていたが、用手法であるため技術力が要求されることが難点であった。現在、フローサイトメトリー（FCM）法がリファレンス法として提案されている。

[山崎家春]

検査室ノート　偽性血小板減少

(1) 概念

生体内では血小板数は減少していないが、自動血球分析装置の結果が、見かけ上（偽性）減少していることを偽性血小板減少という。偽性減少の多くは採血困難などによる凝固、血算で使用する抗凝固剤EDTA-2Kによる血小板凝集が原因である。本項ではEDTA依存性偽性血小板減少について解説する。

(2) 原因

EDTAの存在下で免疫グロブリンが血小板のGPⅡb/Ⅲa（CD41/CD61）やGPⅠbと反応し、血小板を凝集させると考えられている[5]。凝集塊はサイズが大きいため分析装置では血小板と認識されず、測定値が偽性低値となる。血小板を凝集させる免疫グロブリンの産生機序については明らかではない。

(3) 出現頻度

血算の測定件数の0.03〜0.1%といわれている。

(4) 検査のポイント

自動血球分析装置の血小板粒度分布やスキャッター・サイトグラムで血小板凝集が疑われる所見が見られる（図4.2.2）。また、初診時で血小板数が100×10^9/L未満、または前回値より100×10^9/L減少、あるいは前回値も100×10^9/L未満で前回値の半分以下の場合は偽性血小板減少の可能性が高いため、標本観察により血小板凝集の有無を確認する（図4.2.3）。採血から測定までの時間が長くなると凝集が進み、血小板数は経時的に減少するものが多いが、その程度はさまざまで中にはいったん乖離して血小板数が増加するものもある。分析装置によっては凝集した血小板を白血球と算定し偽性白血球増加となる場合があるので注意が必要である。

▶参考情報

EDTA依存性偽性血小板減少や凝固が疑われ、迅速に確認するには、塗抹標本を作製し、無染色で顕微鏡のコンデンサーを下げて、観察を行う。

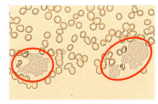

EDTA依存性偽性血小板凝集（未染色標本）

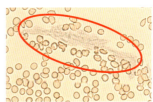

フィブリン糸（未染色標本）

用語　フローサイトメトリー（flow cytometry；FCM）、エチレンジアミン四酢酸（ethylenediaminetetraacetic acid；EDTA）

(5) 鑑別

EDTA依存性では大きいものから小さいものまでさまざまな血小板凝集が観察されるが，標本の辺縁で散見することが多いので辺縁を観察することが発見の近道である。症例によっては，好中球などの周りに血小板が衛星のように付着する血小板衛星現象が見られることがある（図4.2.4）。採血困難などで凝固した検体の標本では，血小板凝集に加えてフィブリン糸も観察される（図4.2.5）。

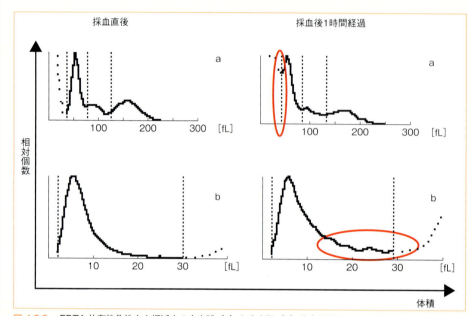

図4.2.2 EDTA依存性偽性血小板減少の白血球（a）と血小板（b）粒度分布図
◯：採血1時間後の所見。aの粒度分布ではリンパ球領域とそれより小さい領域の間に血小板凝集による盛り上がりが見られる。bの粒度分布では20fLあたりから血小板凝集による盛り上がりが見られる。

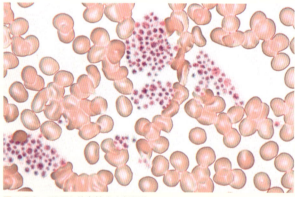

図4.2.3 EDTA依存性血小板凝集

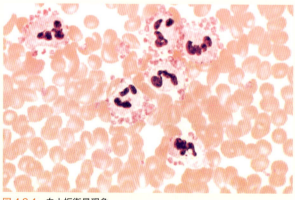

図4.2.4 血小板衛星現象

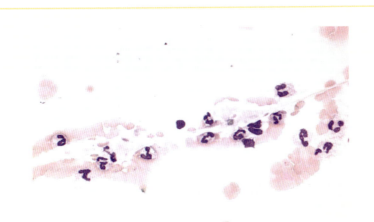

図4.2.5　凝固した検体に見られるフィブリン糸（MG染色）

(6) 採血時の対処法

①抗凝固剤を用いず，採血後即座に測定するか希釈後測定する。②他の抗凝固剤として，凝固検査用採血管（クエン酸ナトリウム）や血糖検査用採血管であるFC管（フッ化ナトリウム，クエン酸，クエン酸ナトリウム，EDTA-2Na）を使用する。もしくは飽和硫酸マグネシウム（硫酸マグネシウム1gを精製水3mLで溶解し，その20μLを添加し乾燥させた試験管に全血1mLを加える）などを用いる。ヘパリンは血小板凝集を起こしやすいのですすめない。液状の抗凝固剤を使用する場合はMCV，MCH，MCHC以外の項目に希釈係数を乗じる必要がある。③カナマイシンをEDTA-2Kに添加して採血する。

(7) EDTA-2K採血後の対処法

①EDTA-2K採血後の早い時間（30分以内）にカナマイシン（終濃度で20mg/mL）を添加する[6]。②クロロキンを添加すると凝集が乖離することが多い（血液に等量加え室温で10分放置し分析装置で測定後，結果に2倍を乗じた血小板数を用いる）。③EDTA-2Kを規定量（全血1mLに1.5～2.2mg）の20～40倍量を添加する。④2分間ボルテックスミキサーで撹拌する[7]。⑤抗GPⅡb/Ⅲaモノクローナル抗体を添加する。

［久保田　浩］

用語　平均赤血球容積（mean corpuscular volume；MCV），平均赤血球ヘモグロビン量（mean corpuscular hemoglobin；MCH），平均赤血球ヘモグロビン濃度（mean corpuscular hemoglobin concentration；MCHC）

参考文献

1) 東　克巳：「血小板数算定(platelet count)」，臨床検査法提要 改訂第33版，197-199，奥村伸生，他（編），金井正光（監），金原出版，2010.
2) 東　克巳：「血小板数算定(platelet count)」，臨床検査学講座 血液検査学 第3版，85-87，奈良信雄，他，医歯薬出版，2010.
3) 近藤　弘：「血小板数算定（視算法）」，標準臨床検査学 血液検査学，57-59，矢冨　裕，遠山　薫（編），医学書院，2012.
4) 川田　勉：「血小板数（Brecher-Cronkite法）」，スタンダード検査血液学 第3版，79-83，日本検査血液学会（編），医歯薬出版，2014.
5) 西郷勝康，他：EDTA依存性偽性血小板減少症の臨床と検査，臨床病理，2005；53：646-653.
6) 櫻井　進，他：抗生物質添加による偽性血小板減少における血小板集塊の乖離効果，臨床病理，1992；40：1275-1280.
7) 荒木美三子，他：EDTA依存性偽性血小板減少症等におけるvortex撹拌の有用性についての実証，日本検査血液学会雑誌，2011；12：346-355.

4.3 血小板系疾患の検査評価

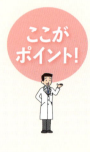

ここがポイント！
- 自動血球分析装置の血小板数の計測が正しいかどうかを標本などで確認する。
- 血小板数の減少は 100×10^9/L 未満，増加は 450×10^9/L 以上に注意する。
- 特発性血小板減少性紫斑病は自己免疫性疾患で血小板の破壊が原因である。
- 血栓性血小板減少性紫斑病の診断にはADAMTS-13活性およびインヒビターの測定が必要である。
- 特発性血小板減少性紫斑病，Bernard-Soulier症候群，MYH9異常症では巨大血小板，血栓性血小板減少性紫斑病と溶血性尿毒症症候群では破砕赤血球が出現し，自動血球分析装置の血小板数が不正確になる。
- ヘパリン起因性血小板減少症はPF4・ヘパリン複合体に対する抗体により血栓症が起こる。
- 血小板数が基準範囲内にもかかわらず出血傾向があり，血小板機能異常症が疑われたときは既往歴や家族歴および薬剤服用歴が非常に参考になる。

4.3.1 血小板減少

自動血球分析装置で血小板減少を認めた場合，まず分析装置で血小板に関連したメッセージや所見が出ていないかを調べる。また，標本などで血小板数が分析装置の結果と一致しているかを確認し，偽性血小板減少である場合は4.2節の検査室ノート「偽性血小板減少」を参照し，正しい血小板数を報告する必要がある。血小板の減少は産生低下，消費・破壊の亢進，分布異常により起こる(表4.3.1)。

● 1. 特発性血小板減少性紫斑病

(1) 概念

特発性血小板減少性紫斑病（ITP）は免疫学的機序により血小板の破壊が亢進する後天性の自己免疫性疾患である。急性型は6か月以内に自然寛解し，小児に多く，ウイルス感染後などに発症する。慢性型は血小板減少が6か月以上持続し，女性に多く，近年は高齢者で増加している。

(2) 病因

発症のメカニズムについては十分に解明されていない部分も多いが，血小板減少の原因は血小板膜に反応する抗血小板抗体であると考えられている。また，作用メカニズムはよくわかっていないが，*Helicobacter pylori* の関与も考えられている。

(3) 診断基準[1]

1) 血小板減少（100×10^9/L 以下）
2) 末梢血塗抹標本で3系統すべてに明らかな形態異常を認めない。
3) 以下のa～fの3つ以上を満たす。
   a. 貧血がない
   b. 白血球数が正常
   c. 末梢血中の抗GPⅡb/Ⅲa抗体産生B細胞の増加
   d. 抗GPⅡb/Ⅲa抗体の増加
   e. 網血小板比率の増加
   f. 血漿トロンボポエチン[*1]は軽度上昇にとどまる
4) 他の免疫性血小板減少性紫斑病（SLE，リンパ増殖性疾患，HIV感染症，肝硬変，薬剤性など）を除外できる。

ITPの診断には1)～4)すべてを満たすこと。ただし，4項目を満たしてもITPに非典型的な所見を認める場合は骨髄検査を行うことが望ましい[1]。

注意点として小児のITPとして診断された症例で，成人になってから先天性TTPであるUpshaw-Shulman症候群（USS）と診断される症例があり，ADAMTS-13活性などの測定も考慮する。

用語 特発性血小板減少性紫斑病（idiopathic thrombocytopenic purpura；ITP），全身性エリテマトーデス（systemic lupus erythematosus；SLE），ヒト免疫不全ウイルス（human immunodeficiency virus；HIV），Upshaw-Shulman症候群（USS），フォン・ヴィレブランド因子切断酵素（a disintegrin-like and metalloprotease with thrombospondin type 1 motifs-13；ADAMTS-13）

4.3 | 血小板系疾患の検査評価

表 4.3.1 血小板減少症の成因

成因		疾患	特記事項
先天性		先天性無巨核球性血小板減少症，Fanconi 症候群	巨核球の減少
		Bernard-Soulier 症候群	巨大血小板を伴う
		MYH9 異常症（May-Hegglin 異常，Fechtner 症候群，Epstein 症候群，Sebastian 症候群）	巨大血小板，好中球にデーレ小体様の封入体が見られる（Epstein 症候群は封入体が微小で検出困難）
		家族性血小板減少症	
		Wiskott-Aldrich 症候群	小型血小板を伴う
		血小板型 von Willebrand 病	GPIb の分子異常で VWF が結合しクリアランスされる
		タイプ 2B von Willebrand 病	VWF の分子異常で VWF が結合しクリアランスされる
		Upshaw-Shulman 症候群	先天性 TTP（ADAMTS-13 産生低下）
後天性	血小板産生低下	再生不良性貧血，白血病，MDS，骨髄線維症，がんの浸潤，抗がん剤治療，放射線障害，ウイルス感染症	骨髄障害
		無巨核球性血小板減少症，ビタミン B_{12} 欠乏，葉酸欠乏，アルコール	
	末梢血での破壊・消費の亢進	特発性血小板減少性紫斑病（ITP），血栓性血小板減少性紫斑病（TTP），膠原病，抗リン脂質抗体症候群，周期性血小板減少症，新生児同種免疫性血小板減少症，輸血後血小板減少性紫斑病，ヘパリン起因性血小板減少症，HIV 感染症	免疫学的機序
		溶血性尿毒症症候群（HUS），播種性血管内凝固（DIC），妊娠，HELLP 症候群，感染症，重症火傷，人工弁，人工血管，Kasabach-Merritt 症候群	非免疫学的機序
	末梢での分布異常	門脈圧亢進，脾機能亢進，脾腫瘍，悪性リンパ腫	
偽性血小板減少		凝固検体，EDTA 依存性血小板減少	

〔村田 満：「血小板減少症」，スタンダード検査血液学 第3版，355，日本検査血液学会（編），2014 より改変〕

参考情報

＊1：トロンボポエチン（TPO）

おもに肝臓で産生され，巨核球コロニー刺激因子活性と成熟促進活性を併せもつ。血中 TPO は末梢血小板，および骨髄や脾臓中の巨核球細胞表面に発現している c-Mpl（TPO 受容体）の総量により制御されている。

(4) 検査

①血小板結合 IgG（PAIgG）

血小板表面に結合している IgG を ELISA 法で測定するもので，保険適用が認められるようになったが，特異性に欠けるため診断的意義は否定的な意見も多い。

②特異的抗血小板自己抗体測定

可溶化した被検血小板を用いて，GPIIb/IIIa や GPIb/IX に対する自己抗体を抗 GP モノクローナル抗体を用いた ELISA 法で測定する。PAIgG と比較し，使用しているモノクローナル抗体に対する特定の抗原しか検出できない点や，自己抗体と競合関係となる場合があるため感度はやや劣るが，特異性は圧倒的に高い[2]。

③ELISPOT 法

抗 GPIIb/IIIa 抗体産生 B 細胞が存在する部位を膜上のスポットとして検出する[3]。

④網血小板[＊2]・幼若血小板比率

血小板の産生指標として用いられており，それらは ITP において増加している。

⑤トロンボポエチン

おもに肝臓で産生され，血小板と巨核球に発現した TPO 受容体との結合により血中濃度が規定される。血小板が減少すれば血中の TPO 濃度は上昇し，血小板産生促進に働く。そのため再生不良性貧血などでは血中 TPO 濃度は上昇している。しかし ITP では骨髄中の巨核球数が正常〜増加の傾向にあり，そのため TPO 濃度が正常もしくは軽度増加に留まると考えられている。

参考情報

＊2：網血小板

巨核球から新生した幼若な血小板で，この比率および絶対数は骨髄の血小板造血の指標となる。測定法はチアゾールオレンジを用いて血小板の RNA を染色し，フローサイトメトリーにより計測する。ITP で比率は増加し，再生不良性貧血では絶対数が減少している。自動血球分析装置では幼若血小板比率（IPF）を測定している機種があり，血小板造血の指標として有用であるという報告がある一方で，網血小板と乖離する症例もみられる。

(5) 自動血球分析装置での注意点

ITP では巨大血小板（赤血球より大きな 8μm 以上のサイズの血小板）が出現することが多く，分析装置では血小板として認識されず，偽性低値となる場合がある。その場合は他法〔Brecher-Cronkite 法やフローサイトメトリー法による免疫学的計測（CD41/CD61），Fonio 法など〕によ

用語 骨髄異形成症候群（myelodysplastic syndrome；MDS），血栓性血小板減少性紫斑病（thrombotic thrombocytopenic purpura；TTP），溶血性尿毒症症候群（hemolytic uremic syndrome；HUS），播種性血管内凝固（disseminated intravascular coagulation；DIC），HELLP 症候群〔溶血（hemolysis），肝酵素の上昇（elevated liver enzyme），血小板減少（low platelet）の 3 症状の頭文字〕，トロンボポエチン（thrombopoietin；TPO），血小板結合 IgG（platelet-associated IgG；PAIgG），酵素免疫測定法（enzyme-linked immunosorbent assay；ELISA），enzyme-linked immunospot（ELISPOT 法），幼若血小板比率（immature platelet fraction；IPF）

4章 血小板

り血小板数を計測する必要がある。

(6) 治療

*Helicobacter pylori*陽性ITP患者は除菌療法を行う。*Helicobacter pylori*陰性および除菌無効症例の第一選択は副腎皮質ステロイド（おもにプレドニゾロン），第二選択は脾摘である。現在注目されているのはTPO受容体作動薬で，エルトロンボパグやロミプロスチムなどがある。また，ヒト型抗CD20抗体であるリツキシマブなどの有効性が報告されている。

● 2. 血栓性血小板減少性紫斑病

(1) 概念

血栓性血小板減少性紫斑病（TTP）は血小板減少，微小血管性溶血性貧血，腎障害，動揺性の精神神経症状，発熱の5徴候を有し，血栓性微小血管障害（TMA）に包括されている。5徴候がすべて揃うことは稀で，原因不明の血小板減少と溶血性貧血を認めればTTPを疑い，ADAMTS-13の活性を測定する必要がある。ADAMTS-13はVWFの超高分子マルチマーを適度に切断するメタロプロテアーゼで，その活性が低下すると超高分子マルチマーが増加し，全身に微小血栓を引き起こすと考えられている。

(2) 病因

先天性TTPでは常染色体性劣性遺伝様式を示すADAMTS-13の遺伝子異常により活性低下が生じ，USSともよばれている。確定診断にはADAMTS-13活性の著減，自己抗体が存在しない，遺伝子解析などの所見が必要である。後天性のTTPでは，ADAMTS-13に対する自己抗体が出現し活性低下を認める。ADAMTS-13活性の著減例は定型TTP，正常から軽度低下で自己抗体陰性の場合は，非定型TTPと診断されHUSとの区別は困難である。

(3) 検査

①破砕赤血球

微小血管の血栓による溶血で破砕赤血球が出現するため塗抹標本で確認する。ICSHはTMAの診断には1,000個の赤血球に対して1%を超える破砕赤血球の出現が見られるとしている[4]。自動血球分析装置ではこの破砕赤血球が血小板として計測され偽性高値となる場合があるので，前述の他法により血小板数を計測する必要がある。

②クームス試験

陰性により自己免疫性溶血性貧血の除外を行う。

③凝固検査

PT，APTT，フィブリノゲンは正常のことが多く，DICとの鑑別点となることがある[5]。

④ADAMTS-13活性の測定：

1) FRETS-VWF73蛍光測定法はVWF-A2ドメイン内の73アミノ酸残基を基質として，蛍光基と消光基を導入し，ADAMTS-13により切断されて発する蛍光を測定する[6]。ビリルビン，カイロミクロン，ヘモグロビンなどに干渉を受けるので注意が必要である。

2) chromogenic ADAMTS-13 act-ELISAは，マイクロプレートに固相されている抗GSTマウスモノクローナル抗体にVWF73基質（GST-VWF73-His）を反応させ，検体中のADAMTS-13によりVWF73基質を切断させる。さらにペルオキシダーゼ結合マウスモノクローナル抗N10抗体（酵素標識抗体）と反応させると，切断生成物をはさんだ三者のサンドイッチ複合体が形成される。ペルオキシダーゼの発色反応を比色することでADAMTS-13活性を測定する。測定範囲が0.5～100%と感度が鋭敏である。被検検体は10%クエン酸全血を4℃3,000rpm（1,880*g*）15分遠心後の血漿を用いる。希釈には非働化血漿を使用する。ADAMTS-13はメタロプロテアーゼであるためEDTA検体は使用できない。

⑤ADAMTS-13インヒビター測定

ADAMTS-13活性が低値（<10%）でないと陽性となることは少ない。測定方法は非働化した被検血漿（A）と正常血漿（B）を非働化していない正常血漿と等量混合し，37℃ 1時間反応させ，Aの活性がBの50%である場合を1Bethesda単位（BU）とする。ADAMTS-13の自己抗体陽性は0.5BU以上をいう。一次性やチクロピジンなどでは定型TTP，悪性腫瘍や造血幹細胞移植などでは非定型TTP，膠原病や妊娠などでは両型のTTPが見られる。TTPの確定診断後は血小板数，ADAMTS-13活性，インヒビター力価を測定し病態を把握することが重要である。

(4) 治療

血漿交換，自己抗体産生に対しては副腎皮質ステロイド，免疫抑制剤，リツキシマブなどが用いられる。USSでは新鮮凍結血漿の輸注によるADAMTS-13に対する自己抗体の出現に注意する。血小板輸注は血栓形成を促進するため，生命を脅かす出血の回避以外は禁忌である。

用語 血栓性微小血管障害（thrombotic microangiopathy；TMA），国際血液学標準化協議会（International Council for Standardization Haematology；ICSH），プロトロンビン時間（prothrombin time；PT），活性化部分トロンボプラスチン時間（activated partial thromboplastin time；APTT），glutathione S-transferase（GST），Bethesda単位（Bethesda unit；BU）

3. 溶血性尿毒症症候群

(1) 概念

TMAは血管内皮細胞の障害・活性化による消費性の血小板減少，微小血管での破砕赤血球を伴う溶血性貧血，微小血管血栓症による臓器障害の3徴候で診断される。溶血性尿毒症症候群（HUS）はTMAに包括され，臓器障害は急性腎障害を呈する。同様にTMAに包括されているTTPとの鑑別は，ADAMTS-13活性が著減（5%未満）していないことである。HUSの90%以上は志賀毒素産生腸管出血性大腸菌（STEC）の志賀毒素が原因で起こり，便培養によるSTECの証明が診断には重要であるが，検出率は60〜70%である。便中の志賀毒素やO157抗原の検出などでも診断される。STEC-HUSとADAMTS-13活性著減のTTP以外のTMAで，微小血管症性溶血性貧血，血小板減少，急性腎障害の3主徴を認めるものは非典型溶血性尿毒症症候群（aHUS）と定義されている[7]。

(2) aHUSの診断基準[8]

① 微小血管症性溶血性貧血（Hb 10.0g/dL未満，血清LDの上昇，血清ハプトグロビンの著減，末梢血スメアで破砕赤血球の存在）
② 血小板減少（150×10^9/L未満）
③ 急性腎障害（小児例は年齢，性別によるクレアチニン基準値の1.5倍以上の上昇，成人例は急性腎障害の診断基準に準じる）

確定例は3項目すべて，疑い例は2項目を満たす。aHUSの50〜70%はCFH，CFI，MCP，TMなどの補体調節因子の遺伝子異常である。これらの異常により補体第二経路が過剰に活性化され，C5b-9による血管内皮細胞の障害・活性化が生じaHUSを発症する。STEC-HUSよりはるかに予後不良である。

(3) 検査における注意点

自動血球分析装置では，多数出現している破砕赤血球を血小板としてカウントする場合（血小板偽高値）があるので，前述の他法により血小板数を計測する必要がある。

(4) 治療

STEC-HUSでは対症療法を中心に行う。止瀉薬は禁忌とされ，抗菌薬の使用は賛否が分かれている。aHUSでは血漿輸血や血漿交換が試みられるが，予後不良である。最近，発作性夜間ヘモグロビン尿症の治療に用いられる抗C5モノクローナル抗体エクリズマブが保険適用となり効果が期待されている。

4. ヘパリン起因性血小板減少症

(1) 概念

ヘパリン起因性血小板減少症（HIT）は，抗凝固剤であるヘパリンの投与により，血小板第4因子（PF4）とヘパリンの複合体に対する抗体（HIT抗体）が産生され，PF4・ヘパリンとHIT抗体が複合体を形成し，血小板膜上のFcγRⅡA受容体に結合して血小板を活性化し，血小板減少を引き起こす。さらにその活性化した血小板からPF4が放出され，免疫反応の促進とともにマイクロパーティクル[*3]の放出によりトロンビン産生が促進される。免疫複合体は単球に組織因子を発現させる。内皮細胞上ではヘパラン硫酸とPF4の複合体を抗原として免疫複合体が形成され，内皮細胞を活性化する。活性化した内皮細胞は組織因子を発現し，トロンビンが産生され血栓症を合併する。

(2) 検査

血小板数をヘパリン投与前から定期的に測定する。HITの多くはヘパリン投与後5〜14日後に血小板減少（投与前の30%以上または，150×10^9/L未満）が出現する。Dダイマー，トロンビン・アンチトロンビン複合体（TAT）などによる新生血栓の検出。HITの抗体検査法は免疫学的測定法と機能測定法がある。免疫学的測定法には，総抗体（IgG, IgA, IgM）を検出するラテックス凝集法とIgGのみを検出する化学発光免疫測定法があり，保険適用となっている。IgGがHITには重要とされている。測定感度は高いが特異度は低いため，陰性の場合はHITを否定できるが，陽性の場合は過剰診断にならないように注意が必要となる。特異度が高い機能的測定法として^{14}C-セロトニン放出試験（SRA）があるが，わが国では実施されていない[9]。HITの臨床診断は，4T'sスコアリングシステム[10]が試みられている。4T'sスコア≧4の場合，抗体検査法の結果と併せて診断することが必要である。

(3) 治療

すべてのヘパリン投与を中止し，抗トロンビン薬（アルガトロバンなど）の投与が推奨されている。抗体は通常3か月程度で消失するため，100日以内にヘパリン投与を再開する場合は，HIT抗体の確認が望ましい。

用語 志賀毒素産生腸管出血性大腸菌（Shiga toxin-producing *Escherichia coli*；STEC），非典型溶血性尿毒症症候群（atypical hemolytic uremic syndrome；aHUS），ヘモグロビン（hemoglobin；Hb），乳酸脱水素酵素（lactate dehydrogenase；LD），complement factor H（CFH），complement factor I（CFI），membrane cofactor protein；MCP，トロンボモジュリン（thrombomodulin；TM），ヘパリン起因性血小板減少症（heparin induced thrombocytopenia；HIT），血小板第4因子（platelet factor4；PF4），トロンビン・アンチトロンビン複合体（thrombin-antithrombin complex；TAT），免疫グロブリン（immunoglobulin；Ig），セロトニン放出試験（serotonin release assay；SRA）

参考情報

＊3：マイクロパーティクル（MP）
　すべての細胞でアポトーシスや活性化により細胞膜から生じる微小膜粒子で，血小板由来MP，単球由来MP，血管内皮細胞由来MPなどが注目されている。血小板由来MPは単球や血管内皮細胞を活性化し，接着分子の発現を増強したり，凝固活性（第Ⅸ因子，第Ⅷ因子，第Ⅹ因子，第Ⅴ因子が結合し，血小板表面で濃縮して凝固反応を加速させるのと同様なprocoagulant活性）を有する。

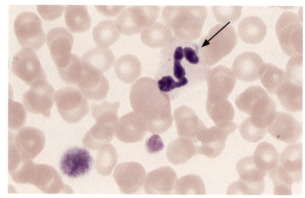

図4.3.1　May-Hegglin異常で見られるデーレ小体様封入体

5. May-Hegglin 異常

　巨大血小板，血小板減少，デーレ小体様の白血球封入体を特徴とし，非筋ミオシン重鎖ⅡA蛋白（NMMHC-ⅡA）をコードする*MYH9*遺伝子異常を認める出血性疾患である。類縁疾患とされていたFechtner症候群，Sebastian症候群およびEpstein症候群にも*MYH9*遺伝子異常が確認された。自動血球分析装置では巨大血小板を血小板と計測しないことがあるため，他法による確認が必要である。血小板機能については異常がないという報告がされている。白血球封入体は光顕的には好中球，好酸球，好塩基球，単球に認められ，*MYH9* mRNA，リボソーム，およびNMMHC-ⅡAから構成されている。感染症などで見られるデーレ小体とは電子顕微鏡所見が異なるため，*MYH9*遺伝子異常で見られる封入体はデーレ小体様封入体と表現され，感染症に見られるデーレ小体よりも辺縁が明瞭である（図4.3.1）。

4.3.2　血小板増加

　血中の血小板が増加する原因は，産生増加，脾臓プールから血中への移行，寿命（8〜10日）延長などが考えられるが，寿命延長は実際には証明されていない。産生増加は腫瘍性（一次性）と反応性（二次性）に大別できる（表4.3.2）。血小板の基準範囲は158〜348×10^9/Lで450×10^9/L以上の増加にとくに注意が必要である。

表4.3.2　血小板増加の成因

一次性血小板増加症
骨髄増殖性腫瘍
慢性骨髄性白血病，本態性血小板血症， 　真性赤血球増加症，原発性骨髄線維症
骨髄異形成症候群
5q-症候群，環状鉄芽球と血小板増加を伴う骨髄異形成／骨髄増殖性腫瘍（MDS/MPN-RS-T）
家族性血小板血症（TPO遺伝子異常）
二次性血小板増加症
感染症，骨髄抑制からのリバウンド現象， 組織損傷（手術を含む），非感染性炎症性疾患， 悪性腫瘍，脾摘，鉄欠乏性貧血，溶血性貧血，薬剤
偽性血小板増加
破砕赤血球，小赤血球，クリオグロブリン症， 腫瘍細胞の断片，細菌

（① Bleeker JS and Hogan WJ："Thrombocytosis：Diagnostic Evaluation, Thrombotic Risk Stratification, and Risk-Based Management Strategies", Thrombocytosis, 2011；2011：2，②村井一範，他：「反応性血小板増加症」，別冊日本臨牀 新領域別症候群シリーズ 血液症候群（第2版）Ⅱ，335，日本臨牀社，2013より改変）

1. 腫瘍性増加

　血小板の腫瘍性増加は，WHO分類では骨髄増殖性腫瘍（MPN）や骨髄異形成症候群（MDS）で見られる。MPNは慢性骨髄性白血病（CML），真性赤血球増加症（PV），原発性骨髄線維症（PMF），本態性血小板血症（ET）などの疾患で血小板増加が見られる。CMLでは疾患に必須な*BCR-ABL1*融合遺伝子が見られ，PVやPMFおよびETでは*JAK2*遺伝子変異が高率に検出される。WHO分類ではETでの血小板増加を450×10^9/L以上と定義している。ETでは*JAK2*遺伝子に異常がない症例でTPO受容体をコードする*MPL*遺伝子の変異が報告されている。臨床的に血管運動発作，出血傾向や脾腫があれば，ETを疑う。ETでは血小板由来の血清カリウムの偽性高値を認める場合があり，血漿検体での測定が必要となることがある。

　家族性血小板血症の遺伝形式は多様で，多くはTPO遺伝子の変異によりTPO産生が亢進し，血小板増加をきたす。TPO，*c-Mpl*遺伝子に異常を認めず血清TPO濃度が正常な家系も報告されている[11]。

📝 **用語**　マイクロパーティクル（microparticle；MP），デーレ小体（Döhle body），非筋ミオシン重鎖ⅡA蛋白（nonmuscle myosin heavy chain ⅡA；NMMHC-ⅡA），環状鉄芽球と血小板増加を伴う骨髄異形成／骨髄増殖性腫瘍（myelodysplastic/myeloproliferative neoplasms with ring sideroblasts and thrombocytosis；MDS/MPN-RS-T），骨髄増殖性腫瘍（myeloproliferative neoplasms；MPN），骨髄異形成症候群（myelodysplastic syndromes；MDS），慢性骨髄性白血病（chronic myeloid leukemia；CML），真性赤血球増加症（polycythemia vera；PV），原発性骨髄線維症（primary myelofibrosis；PMF），本態性血小板血症（essential thrombocythemia；ET）

2. 反応性増加

血小板は巨核球から産生されるが，巨核球系細胞の増殖・分化には，TPO，エリスロポエチン（EPO），stroma cell-derived factor，インターロイキン3，4，6，11，インターフェロンγ，TNFα，オンコスタチンM，fibroblast growth factor，エストラジオールなどが関与している。反応性増加症には表4.3.2に示すものがある[12]。炎症性疾患では，活性化されたT細胞やNK細胞から産生されたインターフェロンγが，TPO非依存性に成熟した巨核球前駆細胞の増殖や成熟に関与すると考えられている[13]。脾摘では手術直後から血小板が増加し，数週間から数か月後に正常化する。鉄欠乏性貧血では血小板増加をみることがあるが，それはEPOの増加と関係している。その理由は，鉄欠乏性貧血でもEPOの増加が見られ，血小板増加はTPO受容体とEPO受容体にアミノ酸シーケンスのホモロジーがあるため，EPOがTPO受容体を介して血小板造血を促進すると考えられている。薬剤による血小板増加はアドレナリン（エピネフリン）などが知られ，脾臓プールからの流出による。

3. 偽性血小板増加

自動血球分析装置より得られた血小板数が真の測定値より高値の場合を偽性血小板増加として本項では表現する。その原因はおもに，血小板と同程度の大きさの細胞やその他のものが血中に存在する場合で，破砕赤血球，小赤血球，クリオグロブリン，腫瘍細胞の断片，細菌などがある。破砕赤血球は前項のTTPやHUS，DICなどで見られる。薄層塗抹標本で破砕赤血球の存在を確認し，前述の他法により血小板数を計測する必要がある。クリオグロブリンについては，37℃10分以上の加温後に冷やさずに自動血球分析装置で計測すれば測定できる場合が多い。

4.3.3　血小板機能異常

血小板数が基準値以上であるにもかかわらず，出血（皮膚の点状出血）症状が見られる場合，血小板の機能異常が疑われる。広義には血小板そのものの機能異常に加え，機能を補助する因子の異常も含む（表4.3.3）。本項では前者の代表的なものについて述べる。成人の点状出血などにより血小板機能異常が疑われた場合，問診による過去の出血歴や家族歴は先天性か後天性かの判断に役立つ。後天性の場合，薬剤服用歴を詳細に聞き取ることが重要である[14]。

1. 先天性

(1) Bernard-Soulier症候群

常染色体劣性遺伝性疾患で，重篤な出血傾向，巨大血小板，血小板減少，リストセチン凝集欠如を特徴とする。GPIb/IX/V複合体欠損により一次止血障害を呈する。100万人に1人の頻度で，たいへん稀な疾患である[15]。自動血球分析装置では巨大血小板を血小板と計測しないことがあるため，他法による確認が必要である。

表4.3.3　血小板機能異常症

	疾患	成因
先天性	Bernard-Soulier症候群	GPIb/IX/V複合体の欠損による粘着障害
	von Willebrand病	von Willebrand因子の量的・質的異常による血小板の粘着障害
	コラーゲン受容体異常症	GPIa/IIa，GPVI異常による粘着障害
	血小板無力症	GPIIb/IIIaの欠損による凝集障害
	無，異常フィブリノゲン血症	フィブリノゲンの欠如や質的異常による血小板の凝集障害
	アラキドン酸代謝異常症	血小板の放出機構異常
	トロンボキサンA₂不応症	血小板の放出機構異常
	α-storage pool病（gray platelet症候群）	α顆粒の減少ないし欠損による放出障害。灰色〜濃灰青色の大型血小板を認める
	δ-storage pool病	濃染顆粒欠損による放出障害
後天性	慢性腎不全，肝疾患，膠原病，慢性骨髄増殖性疾患，骨髄異形成症候群，多発性骨髄腫，マクログロブリン血症	
	薬剤性	抗血小板剤（アスピリン，チエノピリジン系），非ステロイド性消炎鎮痛剤，その他

用語　エリスロポエチン（erythropoietin；EPO），腫瘍壊死因子（tumor necrosis factor；TNF），ナチュラルキラー（natural killer；NK）細胞

(2) 血小板無力症

常染色体劣性遺伝性疾患で，先天性血小板機能異常症の中で最も頻度が高い．血小板膜上のGPⅡb/Ⅲaの量的または質的異常によって出血傾向を呈する．GPⅡb/Ⅲaの発現レベルにより，5％以下がタイプⅠ，6〜20％がタイプⅡ，50％以上の発現があるが血小板凝集の減弱あるいは欠如を認めるバリアントタイプの3つに分類される[16]．

【検査所見】

ADPやコラーゲンによる血小板凝集が欠如するがリストセチン凝集は保たれる．ウエスタンブロットやフローサイトメトリーにより血小板膜のGPⅡb/Ⅲaの低下あるいは欠如が認められる．

2. 後天性

血小板産生に関わる血液疾患だけでなく，さまざまな基礎疾患により血小板機能が低下し，その程度も基礎疾患の状態により変動する．さらに薬剤が血小板の産生や機能に影響するものがあり，薬剤性の血小板機能異常は後天性の中では頻度が高い．

薬剤性血小板機能異常症

血小板機能を低下させる薬剤は抗血小板薬としてアスピリン，チエノピリジン系（クロピドグレル，チクロピジン）があり，それ以外には非ステロイド性消炎鎮痛剤，その他がある．

［久保田　浩］

参考文献

1) 野村昌作，藤田真也：「慢性特発性減少性紫斑病」，別冊日本臨牀 新領域別症候群シリーズ 血液症候群（第2版）Ⅱ，341-345，日本臨牀社，2013.
2) Fabis F et al.: "Platelet-associated autoantibodies as detected by a solid-phase modified antigen capture ELISA test(MACE) are a useful prognostic factor in idiopathic thrombocytopenic purpura", Blood, 2004；103：4562-4564.
3) Kuwana M et al.: "Detection of circulating B cells secreting platelet-specific autoantibody is useful in the diagnosis of autoimmune thrombocytopenia", Am J Med, 2003；114：322-325.
4) Zini G et al.: "ICSH recommendations for identification, diagnostic value, and quantitation of schistocytes", Int J Lab Hematol, 2012；34：107-116.
5) 高山信之：「血栓性血小板減少性紫斑病（TTP）」，別冊日本臨牀 新領域別症候群シリーズ 血液症候群（第2版）Ⅱ，368-371，日本臨牀社，2013.
6) Kokame K et al.: " FRETS-VWF73, a first fluorogenic substrate for ADAMTS13 assay", Br J Haematol, 2005；129：93-100.
7) Noris M, Remuzzi G : "Atypical hemolytic–uremic Syndrome", N Engl J Med, 2009；361：1676-1687.
8) 日本腎臓学会・日本小児科学会合同 非典型溶血性尿毒症症候群診断基準作成委員会：「非典型溶血性尿毒症症候群診断基準」，日腎会誌，2013；55：91-93.
9) 阪田敏幸：「血小板第4因子／ヘパリン複合体抗体測定の新しい流れ」，臨床病理，2013；61：137-143.
10) Lo GK et al.: "Evaluation of pretest clinical score(4T's) for the diagnosis of heparin-induced thrombocytopenia in two clinical setting", J Thromb Haemost, 2006；4：759-765.
11) 桑名正隆：「血小板増加症」，三輪血液病学 第3版，1648-1650，浅野茂隆，他（監），文光堂，2006.
12) 村井一範，他：「反応性血小板増加症」，別冊日本臨牀 新領域別症候群シリーズ 血液症候群（第2版）Ⅱ，334-337，日本臨牀社，2013.
13) Tsuji K et al.: "Interferon-gamma and human megakaryopoiesis", Leuk lymphoma, 1998；31：107-113.
14) 金子　誠，矢冨　裕：「血小板機能異常症の診断と対応」，わかりやすい血栓と止血の臨床，48-54，日本血栓止血学会編集委員会，南江堂，2011.
15) 國島伸治：「Bernard Soulier症候群」，別冊日本臨牀 新領域別症候群シリーズ 血液症候群（第2版）Ⅱ，399-402，日本臨牀社，2013.
16) 土居岳彦，大賀正一：「Glanzmann型血小板無力症」，別冊日本臨牀 新領域別症候群シリーズ 血液症候群（第2版）Ⅱ，420-423，日本臨牀社，2013.

5章 血球の形態観察

章目次

5.1：標本作製と染色 …………………… 72
    5.1.1　良い塗抹標本の条件
    5.1.2　血液薄層塗抹標本の作製法
    5.1.3　普通染色法
    5.1.4　特殊染色

5.2：血球の形態観察の基礎知識 ……… 89
    5.2.1　血球の基本構造
    5.2.2　赤血球系細胞
    5.2.3　白血球系細胞
    5.2.4　血小板系細胞

5.3：末梢血液塗抹標本の観察方法 …… 105

5.4：骨髄塗抹標本の観察方法 ………… 108

5.5：造血器腫瘍の検査評価 …………… 112
    5.5.1　造血器腫瘍の分類と概念
    5.5.2　急性白血病
    5.5.3　骨髄増殖性腫瘍と類縁疾患
    5.5.4　骨髄異形成症候群
    5.5.5　骨髄腫および類縁疾患
    5.5.6　悪性リンパ腫

SUMMARY

　白血病の分類は，細胞形態を中心としたFAB分類から，現在では染色体・遺伝子検査を中心とした分子生物学的検査結果に基づいたWHO分類が主流となっている。しかし，染色体・遺伝子検査の結果の報告には日数を要し，実際の診療には細胞形態を用いた分類が行われている。一方で，正しい分類が行われるためには，正しい染色，正確な細胞分類が行われることが必須である。たとえば，染色においては染色の原理やさまざまな染色に及ぼす影響を把握して染色を行うことが必要である。また，細胞分類においては正常細胞や異常細胞の特徴，骨髄異形成症候群における異形成の特徴を把握し鏡検することが重要である。

5.1 標本作製と染色

ここがポイント！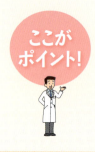
- 1滴の末梢血液から血液薄層塗抹標本を作製し，その標本を用いて普通染色や特殊染色を行うことで，血球形態の観察を容易に行うことができる。
- 末梢血液の普通染色標本を観察することにより，白血球系細胞，赤血球系細胞および血小板系細胞の大きさ，形，細胞の量的（細胞数，割合）異常や質的（形態）異常から血液疾患の診断に必要な情報が得られる。
- 初期診断のスクリーニング検査や貧血，造血器腫瘍，炎症性疾患やアレルギー性疾患などの診断，病態の経過観察に用いられる。

5.1.1 良い塗抹標本の条件

以下の条件を満たし，見やすい塗抹標本を常に作製できるようにする。

1. なぜ良い塗抹標本をつくるのか

1枚の良い塗抹標本から，多くの生体情報を得ることができる。熟練すれば，白血球，赤血球，血小板などの数的異常および形態学的変化を見つけることができる。

2. 良い塗抹標本の条件（図 5.1.1）

1) 長さ：スライドガラスの長辺の約 1/2～2/3 くらいの長さであること。
2) 厚さ：標本の引き終わりから 1/5～1/3 くらいの部位を顕微鏡で観察すると，赤血球が比較的密で，かつほとんど重ならずほぼ1層をなしていること。
3) 引き終わりがほぼ直線であること。
4) 標本の辺縁が直線であること。
5) 塗抹面に穴がないこと。
6) 塗抹面に不規則な縞模様ができないこと。

3. 良い塗抹標本を作るための注意

1) 引きガラスとスライドガラスの角度は一般に30°が望ましいが，血液量により角度の調整をする必要がある。
　①30°より鋭角→薄く長い塗抹標本ができる。
　②30°より鈍角→厚く短い塗抹標本ができる。
2) 血液量により引きガラスの速度を変える。
　①速い→厚く短い塗抹標本ができる。
　②遅い→薄く長い塗抹標本ができる。
3) 途中で引きガラスの速度を変えると標本にムラ（縞）ができる。
4) スライドガラスと引きガラスの固定保持が悪いと塗抹面が曲がる。
5) 血液と引きガラスの接点が均一でないと引き終わりが斜めになる。
6) 塗抹の途中で引きガラスがスライドガラスより浮いた場合，塗抹末端部が厚くなる。

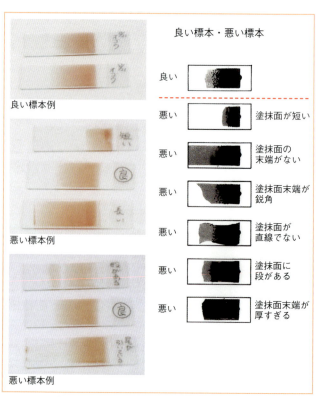

図 5.1.1　血液薄層塗抹標本の良否

5.1.2 血液薄層塗抹標本の作製法 (図5.1.2〜5.1.5)

1枚の末梢血液塗抹標本から，白血球・赤血球・血小板の大きさ，形，色調，概数，形態異常および白血球の種類などの情報が得られる。信頼される情報を得るには良い塗抹標本の作製が必要である[*1]。

現在，塗抹標本の作製方法には引きガラスを用いて，スライドガラス上に塗抹するウエッジ法とスライドガラス（☞『血液細胞症例集』p.4図1.1.1参照)[*2]を遠心機で回転させながら塗抹標本をつくるスピナー法（4,700rpm 1.3秒)[*3]とがある。ウエッジ法はスライドガラスの端に血球計数用カバーガラス（18×24mm，厚さ0.4mm）をテープで固定したものである。

> **参考情報**
>
> *1 塗抹標本で裸核白血球が多く見られたときの対処法
> 三枝明加, 他：ウシアルブミン液を添加した血液標本作製の検討, 埼玉県医学検査学会抄録 2014；12：p131.
>
> *2 血液塗抹用スライド「松浪硝子スミア」(松浪硝子工業(株))
>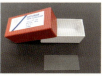
> 両端面を平面研磨加工し，安定した塗抹ができる。両端面24mmで引きやすく，安定した塗抹角度に引ける。
>
> *3 卓上遠心塗抹装置「とまつくん」(ライオンパワー(株))
>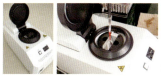
> （写真提供：ライオンパワー株式会社）
> 採取された血液を少量滴下し，スタートボタンを押すだけで簡単に美しい均一な塗抹標本を作製可能。回転数4,700rpm，回転時間は0.1〜9.9秒（1.3秒が標準推奨値）まで設定でき，特別な技術は必要としない。

● 血液塗抹標本（ウエッジ法）のつくり方

①準備
　a.器具：スライドガラス，引きガラス（スプレッター），
　　　　　マイクロピペット（または毛細管＋ゴム帽），
　　　　　ガーゼ，鉛筆，70％エタノール綿，ドライヤー。
②操作法1　毛細血管採血での塗抹標本のつくり方（図5.1.4）

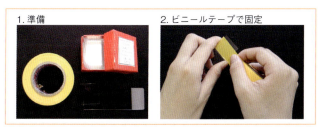

図5.1.2　ウエッジ法（引きガラス）のつくり方

a.前準備：引きガラスの先端を70％エタノール綿で拭く（必ず手袋をすること）。
b.採　取：1）指頭採血法または耳朶採血法で採取した血液で以下の操作を実施する。

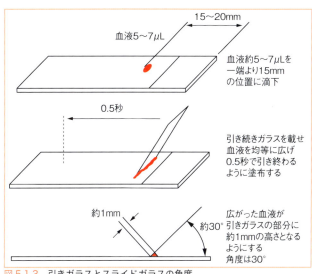

図5.1.3　引きガラスとスライドガラスの角度

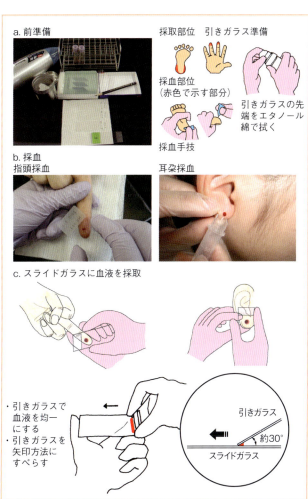

図5.1.4　毛細血管採血での血液塗抹標本のつくり方

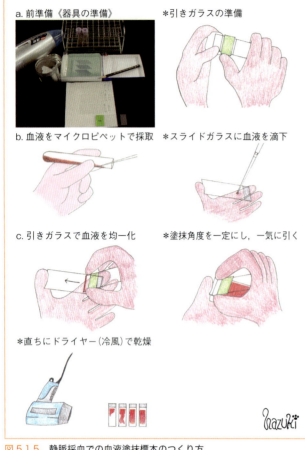

図 5.1.5 静脈採血での血液塗抹標本のつくり方

  2)スライドガラスを左手の母指と人差し指と中指の3本ではさんで持つ。
  3)スライドガラスのすりガラス部分のやや左に，血液を約5〜7μL採取する。
 c.塗　抹：1)引きガラスを右手の母指と人差し指で持つ。
  2)引きガラスでスライドガラス上の血液の小滴を少し引き戻す。
  3)引きガラスとスライドガラスの接点に血液が均一になるようにする。
  4)矢印の方向に一定のスピード（約0.5秒）で引ききること。

  5)ドライヤーの冷風で強制乾燥させる。
  6)すりガラス部分に月/日，必要情報を鉛筆で書き込む。
③操作法2　静脈採血での塗抹標本のつくり方（図5.1.5）
 a.前準備：引きガラスの先端を70%エタノール綿で拭き，乾かす。
 b.採　取：1)抗凝固剤入り真空採血管で採血した静脈血液を転倒混和でよく混和する。
  2)血液の中層からマイクロピペット（またはゴム帽付き毛細管）で血液を必要量5〜7μL採る。
  3)スライドガラスを左手の母指と人差し指と中指の3本ではさんで持つ。
  4)スライドガラスのすりガラス部分のやや左（スライドガラス末端から約15mm）に血液を約5〜7μL滴下する。
 c.塗　抹：1)引きガラスを右手の母指と人差し指で持つ（塗抹角度約30°に保つ）。
  2)引きガラスでスライドガラス上の血液の小滴を少し引き戻す。
  3)引きガラスとスライドガラスの接点に血液が均一になるようにする。
  4)矢印の方向に一定のスピード（約0.5秒）で塗抹する。
  5)ドライヤー（冷風）で素早く（約10秒）乾燥させる。
  6)すりガラス部分に月/日および患者名を鉛筆で書き込む。
④注意事項
 1)引きガラスで血液の均一化ができていないと良い塗抹標本はつくれない。
 2)塗抹面の長さはスライドガラス面全体の1/2〜2/3とする。
 3)鏡検部位の乾燥は，素早く行うこと。

5.1.3　普通染色法（図5.1.6）

1. はじめに

ロマノフスキー染色では，メチレン青（塩基性色素）とエオシン（酸性色素），メチレン青エオシン酸塩（中性色素）のほかにメチレンアズール，メチレン紫などのアズール性色素を含んでいる。この色素液と細胞内蛋白成分との結合によって細胞内構造を種々の色調に染め分けることができる（🔖普通染色の定義は『血液細胞症例集』p.6参照）。

 メチレン青は蛋白と結合してメチレン青・蛋白化合物（methylene blue+ protein−）を生成し，エオシンは蛋白

📝用語　ロマノフスキー染色（Romanowsky stain），メチレン青（methylene blue），エオシン（eosin），メチレン青エオシン酸塩（methylene blue eosinate），メチレンアズール（methylene azure），メチレン紫（methylene violet），メチレン青・蛋白化合物（methylene blue proteinate），蛋白質エオシン酸塩（protein eosinate）

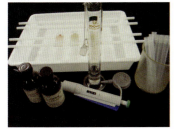
a. 器具の準備と染色液の調整

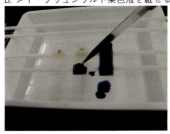
b. メイ・グリュンワルド染色液を載せる

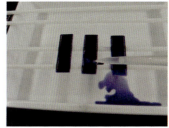
c. リン酸緩衝液を載せる

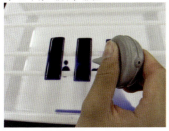
d, e. 十分に混和，放置

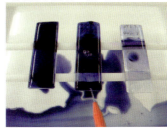
＊染色液を精製水で洗い流す

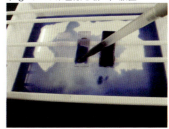
f, g. ギムザ染色液を載せ，放置

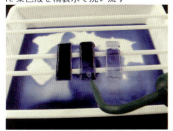
h. 染色液を精製水で洗い流す

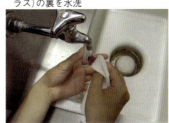
＊精製水をかけながら標本（スライドガラス）の裏を水洗

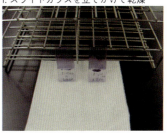
i. スライドガラスを立てかけて乾燥

図 5.1.6　メイ・グリュンワルド・ギムザ二重染色

質エオシン酸塩（protein＋ eosin－）を生成する。この反応で重要な条件として①水が加えられること，②適切なpHであることが必要である。

ロマノフスキー染色液はpH変化の影響を受けやすい。良好な染色結果を得るためには使用する緩衝液や精製水はpHを含め十分管理されたものを用いることが大切である。

ロマノフスキー染色で用いる色素は水に溶けにくいためメタノールなどで溶かして使用する。この染色液は塗抹標本を染色液中のメタノールで固定して血球の形を保つ。メタノール溶液である染色液に水（緩衝液）が加えられるとメチレン青（塩基性色素）は正に荷電し，細胞内の酸性物質（おもに細胞内のRNA）と結合して青色に染まる。一方エオシン（酸性色素）は負に荷電し，赤血球のヘモグロビン，好酸球の好酸性顆粒などの細胞の塩基性物質と結合して赤く染まる。

アズールBなどのメチレン青の酸化物も正に荷電し，負に荷電している核のクロマチン（DNA），細胞質のアズール顆粒と結合し紫赤色（あずき色）の色調に染まる。

メチレン青エオシン酸塩（中性色素）は水溶液中でメチレン青およびエオシンに解離するが，好中性顆粒などの特殊顆粒を赤褐色ないし紫紅色に染める。

● 2. メイ・グリュンワルド・ギムザ二重染色法——

①染色液について
1) メイ・グリュンワルド染色液は細胞の核染よりも細胞質，顆粒をよく染める性質を有する。また，染色と同時に細胞の固定を行う。
2) Pappenheimはメイ・グリュンワルド液とギムザ液を併用することにより両者の特徴を生かした二重染色法を考案した。

②準備
a. 器　具：マイクロピペット（1,000μL, 5mL），フィンチップ，駒込ピペット（3mL），ゴム帽，噴射ビン，乾燥台，染色バット，ガラス棒，有栓メスシリンダー（100mL），ガーゼ，試験管（15×105mm），試験管立て
b. 試　薬：1) メイ・グリュンワルド染色液

用語　アズールB（Azure B），メイ・グリュンワルド（May-Grünwald）染色液，ギムザ（Giemsa）液

5章 血球の形態観察

2) ギムザ染色液
3) 1/15mol/Lリン酸緩衝液（pH6.4）*¹
　※使用時に精製水で10倍希釈する。

③操作法
　a. 前準備：1) リン酸緩衝液を精製水で10倍希釈する。
　　　　　　2) ギムザ希釈液を調整する。1/150mol/Lリン酸緩衝液（pH6.4）1.0mLにギムザ染色液を1〜1.5滴の割合で混合する。
　　　　　　3) 染色台の上に血液薄層塗抹標本を置く。
　b. 染色液：1) メイ・グリュンワルド染色液2.0mLを標本塗抹面全体に広がるように滴下する。
　　　　　　2) 2〜3分間放置して細胞を固定する。
　c. 緩衝液：リン酸緩衝液約2.0mLを同様に滴下する。
　d. 混　和：液をこぼさないように空気を吹きかけて、よく混和する。
　e. 放置①：室温で1〜2分間染色する。
　f. 後染色：水洗後、ギムザ染色液を満載する。
　g. 放置②：室温で10〜15分間放置して染色をする。
　h. 洗　浄：1) 塗抹標本の引き終わり部分より精製水で染色液を洗い流す。
　　　　　　2) 標本の裏から水道水をかけながら標本を水洗する。
　　　　　　3) 裏面をガーゼなどでよく拭く。
　i. 乾　燥：塗抹標本の引き始めを下にし、裏返しにして立てて乾燥させる。

④注意事項
1) メイ・グリュンワルド染色液と緩衝液の混合が十分でないと染色ムラができる。
2) 染色性が悪いとき考えられること。
　＊標本が青色調の場合
　　・過染状態……染色時間が長い
　　・pHがアルカリ側になっている
　　・標本作製後2か月以上経過したもの
　　・病的状態（白血球数が多いとき、高γ-グロブリン血症のとき）

　＊標本が赤色調の場合
　　・淡染状態……染色時間が短い
　　・pHが酸性側になっている
3) 水洗時の精製水のpHにも気を付ける。
4) 室温の影響を受けやすいので染色時間を調節する。
　・高温（夏期）では短めに染色する
　・低温（冬期）では長めに染色する
5) 染色枚数が多い場合は、染色バットを用いると、同時に複数枚の標本を染めることができる。

> **参考情報**
> ＊1：リン酸緩衝液
> リン酸緩衝液は調整済の溶液を使用する。
> [調整] 緩衝液1瓶をH_2Oで希釈して全量1Lとし、使用する。
> ・濃度：1/15mol/L
> ・pH：6.4
> 　この液を使用時に10倍に希釈し、1/150mol/Lをつくる。
> ＊2：マラリア原虫（図5.1.7）
> 　マラリアの確定診断は血液塗抹染色標本中にマラリア原虫を検出し同定する。
> 　・ギムザ染色
> 　・シュフナー斑点を染めるにはギムザ染色液を希釈する緩衝液のpHを7.2〜7.4に調整するとよい。

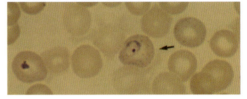

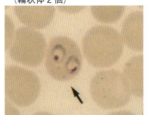 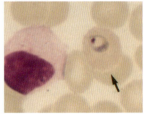

図5.1.7　ギムザ染色によるマラリア原虫*²

5.1.4　特殊染色

1. 特殊染色の特徴

(1) 血球の細胞化学染色（特殊染色）（図5.1.8）
①細胞化学染色（特殊染色）とは
　メイ・グリュンワルド・ギムザ（メイ・ギムザ）二重染色（MG染色）で鑑別、同定がつかない場合、細胞の形態を保ったまま酵素反応、非酵素反応を行って反応物質の存在の有無と局在を知る染色法をいう（p.87 表5.1.2参照）。
i）酵素反応
　・ミエロペルオキシダーゼ（MPO）染色
　・エステラーゼ染色
　・アルカリホスファターゼ（ALP）染色

用語　シュフナー斑点（Schüffner's dots）、ミエロペルオキシダーゼ（myeloperoxidase；MPO）、アルカリホスファターゼ（alkaline phosphatase；ALP）

5.1 | 標本作製と染色

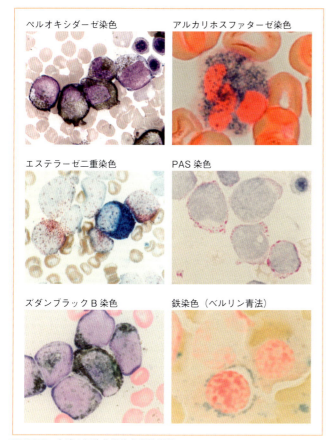

図 5.1.8　血球の細胞化学染色陽性所見

・酸性ホスファターゼ（ACP）染色

ⅱ）非酵素物質

・多糖類（PAS）染色

・脂肪 ズダンブラックB（SBB）染色，
　　　 オイルレッド染色

・鉄 ベルリン青染色

②白血病の診断での意義

1）FAB分類における骨髄性白血病とリンパ性白血病の鑑別（MPO染色，SBB染色）（電顕ペルオキシダーゼ染色）

2）FAB分類における単球性白血病と骨髄性白血病の鑑別（エステラーゼ染色，エステラーゼ二重染色）

3）白血病慢性骨髄性白血病とそれ以外の白血球増多症や類白血病反応との鑑別（ALP染色）

4）赤白血病の診断（PAS染色）

5）骨髄異形成症候群（MDS）の病態鑑別（ベルリン青染色）

③標準化

1984年国際血液学標準化協議会（ICSH）から特殊染色法についての標準法が提唱された。

(2) 電顕ミエロペルオキシダーゼ（MPO）染色

　ペルオキシダーゼ（酵素；POD）の生成・成熟過程は電子顕微鏡ペルオキシダーゼで解明されている。ペルオキシダーゼは粗面小胞体に付着しているリボソームで合成され，小胞体の中に蓄積，さらにゴルジ装置に移行し，一次顆粒（未熟アズール顆粒）内に見出されている。したがって核周囲腔，粗面小胞体，ゴルジ装置，そして前骨髄球に出現してくる一次顆粒（アズール顆粒）はペルオキシダーゼ染色陽性である。

【急性骨髄性白血病のAML-M0，M5a，M7の診断】

①AML-M0：急性骨髄芽球性白血病最未分化型

　光顕において芽球は小型で，顆粒がなく，急性リンパ性白血病〔ALL-L2（ALL-L1）〕芽球様もしくは類似形態を呈し，光顕ペルオキシダーゼ染色，ズダンブラックB染色陰性の場合，電顕ペルオキシダーゼ反応を施行すると陽性を示す（Graham-karnovsky法）。

②AML-M5a：急性単球性白血病未分化型

　芽球は大型で，広い細胞質を示し小さい顆粒を認め，単芽球が80％以上を占める。ナフトールAS-Dクロロアセテートエステラーゼ（特異的エステラーゼ）染色で顆粒球系細胞は青色，αナフチルブチレートエステラーゼ（非特異的エステラーゼ）染色で単球系細胞は茶褐色に染め分けられる。単球系細胞はフッ化ナトリウムにてαナフチルブチレートエステラーゼの染色性を阻害されることを確認する。電顕MPO染色または電顕PPO染色（次項参照）により，顆粒の存在とMPO陽性を示すことを確認する。

③AML-M7：急性巨核芽球性白血病

　光顕ペルオキシダーゼ染色，ズダンブラックB染色陰性の場合，電顕血小板ペルオキシダーゼ染色を施行し証明する必要がある。

(3) 電顕血小板ペルオキシダーゼ（PPO）染色

1）電顕PPO染色専用の固定液を使用し反応基質濃度を高めることにより，血小板，巨核球系の細胞にペルオキシダーゼ活性が認められるようになる。ミエロペルオキシダーゼとは区別される（Andersonの方法，Roelsの方法）。

2）電顕PPO染色によりペルオキシダーゼ活性を示す細胞質内小器官の部位により，AML-M0，M5a，M6，M7，ALLの診断に必要な方法である（表5.1.1）。

用語　酸性ホスファターゼ（acid phosphatase；ACP），過ヨウ素酸シッフ（Periodic acid-Schiff；PAS）染色，ズダンブラックB（sudan black B；SBB）染色，オイルレッド（oil red O）染色，ベルリン青（Berlin blue）染色，French-American-British Classification（FAB分類），骨髄異形成症候群（myelodysplastic syndrome；MDS），国際血液学標準化協議会（International Council for Standardization in Haematology；ICSH），ペルオキシダーゼ（peroxidase；POD），ゴルジ（Golgi）装置，急性骨髄芽球性白血病最未分化型（minimally differentiated acute myeloblastic leukemia；AML-M0（FAB分類）），急性リンパ性白血病（acute lymphoblastic leukemia；ALL），急性単球性白血病未分化型（acute monoblastic leukemia；AML-M5a（FAB分類）），急性巨核芽球性白血病（acute megakaryoblastic leukemia；AML-M7），血小板ペルオキシダーゼ（platelet peroxidase；PPO）染色

表 5.1.1　電顕 POD 反応による評価方法

細胞種	電顕 MPO 反応			電顕 PPO 反応 （専用固定液使用）		
	顆粒球系	巨核球系	リンパ球系	顆粒球系	巨核球系	リンパ球系
核周囲腔	+	−	−	+	+	−
粗面 小胞体	+	−	−	+	+	−
ゴルジ 装置	+	−	−	+	−	−
顆粒	+	−	−	+	−	−
ミトコン ドリア	(±)	(±)	(±)	(±)	(±)	(±)
赤血球 （Hb）	(+)	(+)	(+)	(+)	(+)	(+)
備考	反応陽性部位は固定液のオスミウム酸と反応して，オスミウムブラックを形成し暗黒色を呈する。顆粒球系細胞の鑑別は電顕 MPO，電顕 PPO ともに，POD 活性の局在部位と電顕形態的特徴を加味して分類が可能である。ミトコンドリアは POD ではなくチトクロム c が，また赤血球は Hb が DAB に反応する。細胞内小器官の判定はその存在が形態的に確認できる細胞で行う。					

3) PPO 活性は巨核球系細胞以外にも赤芽球コロニー形成単位（CFU-E）レベルの未熟赤芽球にも陽性である。

(4) 仮性ペルオキシダーゼ

　赤血球のペルオキシダーゼ反応は陰性であるが，酸性領域（pH5.0 以下）でペルオキシダーゼ反応を施行した場合に陽性を示し，これを仮性ペルオキシダーゼという。

　これはヘモグロビン，オキシヘモグロビン，メトヘモグロビンが反応するためであり，120℃熱処理によって消失しないことからミエロペルオキシダーゼとは区別される。

2. ペルオキシダーゼ染色 （図 5.1.9，図 5.1.10）

(1) ジアミノベンチジン（DAB）法（ICSH 推奨法）
①原理

　ペルオキシダーゼは，水素供与体の水素を水素受容体である過酸化物に転移させる過程に作用する酸化還元酵素の一種である。水素受容体に過酸化水素 H_2O_2 を用い，ペルオキシダーゼの作用により水素供与体は酸化・重合を起こし，発色した細胞を陽性とする。染色原理は以下のように表される。

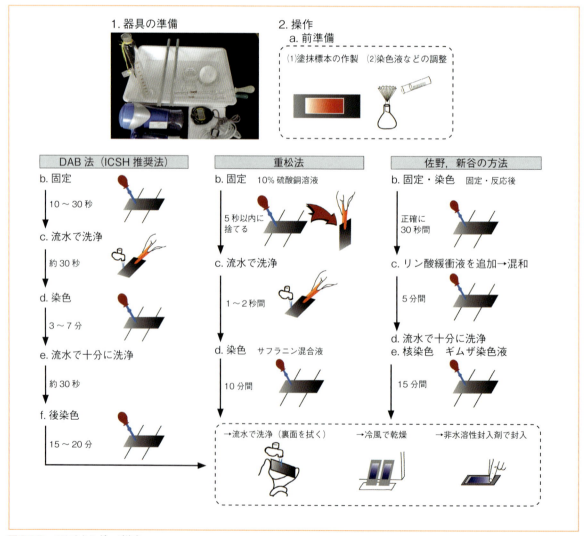

図 5.1.9　ペルオキシダーゼ染色

用語　赤芽球コロニー形成単位（colony-forming unit-erythroid；CFU-E），ジアミノベンチジン（diaminobenzidine；DAB）

$$基質 + H_2O_2 \xrightarrow{\text{ペルオキシダーゼ}} 基質の参加物（発色）+ 2H_2O$$

【DAB染色キット（M化学）】

固定液	・5％グルタールアルデヒド
	・82％エタノール液
反応液	・3,3'-ジアミノベンチジン トリス塩酸緩衝液 pH7.6
	・3％過酸化水素水
固定時間	・10秒間（30秒間水洗）
反応時間	・3～5分間（30秒間水洗）

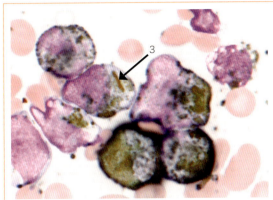

a．光顕 MPO 染色ジアミノベンチジン（DAB）法

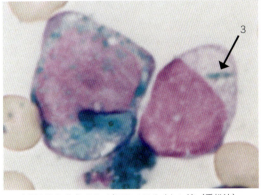

b．光顕 MPO 染色 2,7-ジアミノフルオレン法（重松法）

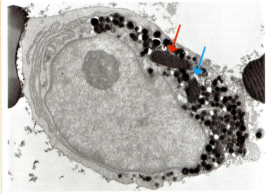

c．電顕 MPO 染色（DAB）法 ［AML M3 細胞］
大きさは赤血球の約3倍程度で楕円形を示し，核は辺縁不整，核質はほとんどがオイクロマチンで占められ，大型の核小体を1個認める。顆粒は POD 陽性（黒く強調される）を示す一次顆粒でほとんどが占められている（前骨髄球）。矢印で示しているのはアウエル小体で「→」：ほぼ縦断面，「→」：ほぼ横断面で POD 陽性であることから，一次顆粒が融合して封入体を形成したものである。

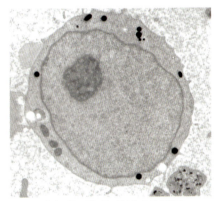

d．電顕 MPO 染色（DAB）法 ［AML M0 細胞］
細胞は類円形を示し，ほとんどが核で占められ，細胞質は狭い。核質はオイクロマチンで大型明瞭な核小体を認める。細胞質には大小不揃いの POD 陽性顆粒が散在性に認められる。POD は顆粒にのみ活性を認める最未分化骨髄芽球である。POD 陽性顆粒は電顕でのみ確認できる程度であるため，光顕では陰性となる。

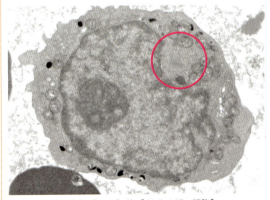

e．電顕 MPO 染色（DAB）法 ［AML M5a 細胞］
細胞は楕円形を示し，核は不整形で一部湾入している。核質はオイクロマチンで占められているが，ヘテロクロマチンも核縁に付着して増量している。大型で明瞭な核小体，細胞質には顆粒，ミトコンドリア，ゴルジ装置，粗面小胞体が認められる。顆粒は小型不整形で POD 陽性を示し，散在性に認める単芽球である。核湾入部の○印は単球系細胞に認める中間径フィラメントの束である。

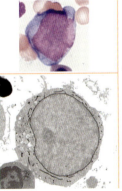

f．電顕 PPO 染色（DAB 法）法 ［AML M7 細胞］
細胞は円形を示し，核は類円形で凹みが見られる。核質はオイクロマチンで占められているが，ヘテロクロマチンが核縁に少量付着しており，核小体も認める。細胞質には顆粒（□印），ミトコンドリア，ゴルジ装置の一部（G），粗面小胞体が認められる。POD 活性は核周囲腔と粗面小胞体にのみ陽性を示し，ゴルジ装置や顆粒は POD 陰性であることが確認されると PPO 陽性細胞といえる。

図 5.1.10　ペルオキシダーゼ染色陽性像
POD：ペルオキシダーゼ

（写真提供：山崎家春（c～f））

核染色名　　・ギムザ染色
後染色時間　・15分間
陽性顆粒　　・茶褐色

②準備
　a. 器　具：染色バット，有栓メスシリンダー，ビーカー，ロート，ろ紙，ハイゼガーゼ，駒込ピペット，ゴム帽，ストップウォッチ，ドライヤー
　b. 試　薬：1)固定液：5%グルタールアルデヒド
　　　　　　　　　　　　82%エタノール液
　　　　　　　2)反応液：3,3′-ジアミノベンチジン
　　　　　　　　　　　トリス塩酸緩衝液pH7.6
　　　　　　　　　　　3%過酸化水素水
　　　　　　　3)非水溶性封入剤

③操作法
　a. 前準備：1)塗抹標本を作製し，直ちに乾燥させる。
　　　　　　　2)反応液を調整する。
　b. 固　定：1)固定液を標本塗抹面全体に十分に満載する。
　　　　　　　2)10～30秒後にすてる。
　c. 水　洗：約30秒間流水で水洗する。
　d. 染　色：1)染色液を標本塗抹面全体に十分に満載する。
　　　　　　　2)室温で3～7分間，染色する。
　e. 水　洗：約30秒間流水で水洗する。
　f. 後染色：1)染色液を標本塗抹面全体に十分に満載する。
　　　　　　　2)室温で15～20分間，染色する。
　⇒水　洗：約30秒間流水で水洗する。
　　　　　　　裏面をハイゼガーゼ等でよく拭く。
　⇒乾　燥：ドライヤーの冷風で乾燥する。
　⇒封　入：非水溶性封入剤で封入する。
　⇒鏡　検：染色結果を判定する。

④判定
　陽性顆粒：茶褐色

⑤注意事項
　1)固定時
　・固定液は室温に戻してから
　・固定不十分：赤血球が溶血し見にくい標本に
　・固定液の劣化：陽性顆粒がきれいな顆粒状を呈さない
　・固定液の水洗：残らないようによく水洗する
　2)染色時（反応時）
　・反応液：調整直後は無色透明。時間経過とともに濁り，茶褐色に着色
　　　→調整後数時間は良好に反応
　・3%過酸化水素水の添加は忘れずに過剰添加も注意
　3)後染色（核染色）
　・ギムザ染色，メイ・グリュンワルド・ギムザ染色といった普通染色で行う

・HE染色（マイヤー，カラッチなど）でも後染色は可能
・弱陽性細胞の観察時はHE染色の方が判定しやすい場合もある

(2) 2,7-ジアミノフルオレン法（重松法）
①原理
　基質に水素供与体である2,7-ジアミノフルオレン（2,7-FDA）を用い，過酸化水素水（H_2O_2）存在下で，血液細胞中のペルオキシダーゼが作用し，2,7-FDAが酸化され青色に発色する。

$$\text{2,7-fluorene-diamine} + H_2O_2 \xrightarrow{\text{ペルオキシダーゼ}} \text{フルオレン青} + H_2O$$

②準備
　a. 器　具：染色バット，有栓メスシリンダー，ビーカー，ロート，ろ紙No.1，ガーゼ，駒込ピペット，ゴム帽，ストップウォッチ，ドライヤー
　b. 試　薬：1)固定液：10%硫酸銅水溶液
　　　　　　　2)0.1mol/Lトリス塩酸緩衝液（pH7.4）
　　　　　　　3)反応液：2,7-ジアミノフルオレン・トリス塩酸緩衝液
　　　　　　　4)非水溶性封入剤

③操作法
　a. 前準備：1)塗抹標本を作製し，直ちに乾燥させる。
　　　　　　　2)反応液を調整する。
　　　　　　　3)1%サフラニンO溶液をろ過する。
　　　　　　　4)反応液1容：1%サフラニンO液2容の割合に混合する。
　b. 固　定：1)10%硫酸銅溶液を標本塗抹面全体に十分に満載する。
　　　　　　　2)直ち（5秒以内）に捨てる。
　c. 洗　浄：軽く流水水洗する（1～2秒）。
　d. 染　色：1)反応液・サフラニンO混合液を標本塗抹面全体に十分に満載する。
　　　　　　　2)室温で10分間，染色する。
　⇒洗　浄：1)標本の裏から水道水をかけながら標本を水洗する。
　　　　　　　2)裏面をガーゼなどでよく拭く。
　⇒乾　燥：ドライヤーの冷風で乾燥する。
　⇒封　入：非水溶性封入剤で封入する。
　⇒鏡　検：染色結果を判定する。

(3) 4-クロロ-1-ナフトール法（佐野，新谷の方法）
①原理
　基質に水素供与体である4-クロロ-1-ナフトールを用い，過酸化水素水（ナフトール＋H_2O_2）の存在下で，血液細

用語　ヘマトキシリン・エオシン（Hematoxylin-Eosin；HE）染色，2,7-ジアミノフルオレン（2,7-fluorene-diamine；2,7-FDA），4-クロロ-1-ナフトール（4-chloro-1-naphthol）法

胞中のペルオキシダーゼが作用し，4-クロロ-1-ナフトールが酸化され黒褐色（やや青色調を帯びている）に発色する。

$$4\text{-クロロ-1-ナフトール} + H_2O_2 \xrightarrow{\text{ペルオキシダーゼ}} \text{フルオレン青} + H_2O$$

②準備
- a. 器　具：染色バット，有栓メスシリンダー，ビーカー，ロート，ろ紙No.1，ガーゼ，駒込ピペット，ゴム帽，ストップウォッチ，ドライヤー
- b. 試　薬：1) 固定液：10％硫酸銅水溶液
  2) 反応液の組成とつくり方
     - ⅰ 4-クロロ-1-ナフトール　50mg
     - ⅱ 80％エタノール　25mL
     - ⅲ 3％過酸化水素水　2滴
     - ⅰ 50mgをⅱ液25mLで溶解し，ⅲ液を2滴滴下する。
  3) ギムザ染色液
  4) 非水溶性封入剤

③操作法
- a. 前準備：1) 塗抹標本を作製し，直ちに乾燥させる。
  2) ギムザ染色用緩衝液を10倍希釈する。
  3) ギムザ染色使用液を作製する。
- b. 染　色：1) 固定・反応液を標本塗抹面全体に十分に満載する。
  2) 正確に30秒間，染色する。
- c. 緩衝液：1) リン酸緩衝液を固定・反応液の2倍量追加し，十分に混和する。
  2) 室温で5分間，放置する。
- d. 洗　浄：流水中で十分に水洗する。
- e. 核染色：1) ギムザ染色使用液を標本塗抹面全体に十分に満載する。
  2) 室温で15分間，染色する。
- ⇒洗　浄：1) 標本の裏から水道水をかけながら標本を水洗する。
  2) 裏面をガーゼなどでよく拭く。
- ⇒乾　燥：ドライヤーの冷風で乾燥する。
- ⇒封　入：非水溶性封入剤で封入する。
- ⇒鏡　検：染色結果を判定する。

④判定
　陽性顆粒：黒褐色

⑤注意事項
1) 細胞の多い標本では反応時間を7〜8分にした方がよい。
2) 脂肪の多い標本ではライト染色を追加した方がよい。

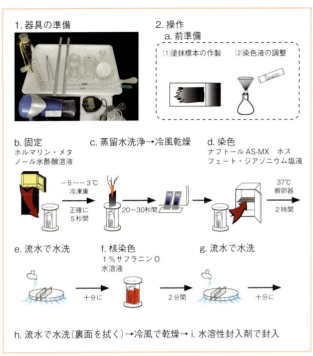

図 5.1.11　アルカリホスファターゼ染色

3. アルカリホスファターゼ（ALP）染色（図 5.1.11）

● ALP染色（朝長法）

①原理

基質のナフトール AS-MX ホスフェート Na 塩がアルカリ領域（pH8.6）で好中球中の酵素作用（ALP）により，リン酸とナフトールに分解され，生じたナフトール誘導体が反応液中のジアゾニウム塩（fast blue RR塩）とカップリング（ジアゾ結合）反応して青色に発色し，酵素活性部位に不溶性のアゾ色素が沈着する。

$$\text{リン酸エステル} + H_2O \xrightarrow{\text{ALP}} \text{ナフトール} + \text{リン酸}$$

$$\xrightarrow{\text{ジアゾニウム塩}} \text{不溶性アゾ色素}$$

②準備
- a. 器　具：染色ドーゼ（50mL），ガーゼ，ビーカー，有栓メスシリンダー，駒込ピペット，ゴム帽，ドライヤー，ストップウォッチ，ろ紙No.1，pHメーター
- b. 試　薬：1) 固定液：純メタノール90mL／ホルマリン10mL／氷酢酸0.01mLを加えて混和
  2) 0.2 mol/Lプロパンジオール緩衝液（pH8.6）2-アミノ-2-メチル-1,3-プロパンジオールを2.1g／精製水86mLで溶解し1M-HCl 14.0mLでpH8.6に調整

用語　ライト（Wright）染色，ナフトール AS-MX ホスフェート Na 塩（naphthol AS-MX phosphate 塩）

検査室ノート 《染色所見》 ALP（NAP）活性の表現法

成熟好中球における陽性顆粒の数および密度により，NAP活性度を次のように分類する。

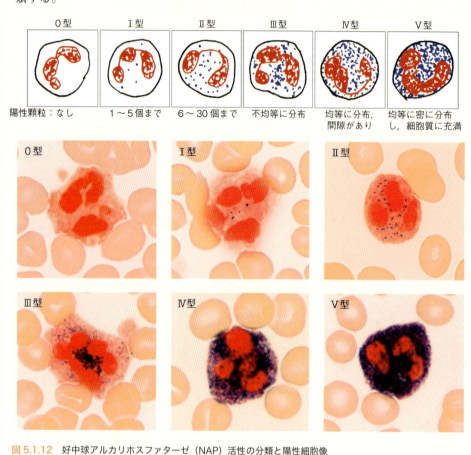

図5.1.12 好中球アルカリホスファターゼ（NAP）活性の分類と陽性細胞像

3）基質原液（ナフトールAS-MXホスフェートNa塩）
ナフトールAS-MXホスフェートNa塩10mgにジメチルホルムアミド4.0mLを加え，溶解/0.2 mol/Lプロパンジオール緩衝液（pH8.6）76mLを加え，混和
4）反応液（使用直前に調整すること）
ジアゾニウム塩（fast blue RR塩）/基質原液50mL
5）核染色：1％サフラニンO水溶液
6）水溶性封入剤

③操作法
a. 前準備：1）末梢血液塗抹標本を作製し，直ちにドライヤーの冷風で乾燥する。
2）固定液を冷蔵庫の冷凍ユニットより取り出す。
3）反応液を調製する。
4）1％サフラニンO溶液をろ過する。
b. 固　定：1）固定液の温度が−5℃〜−3℃であることを確認する。
2）固定用ドーゼに塗抹標本を漬ける。
3）正確に5秒間固定する（ストップウォッチを使用）。
c. 洗　浄：1）精製水用ドーゼの中で20〜30秒間水洗する。
2）ドライヤーの冷風で乾燥する。
d. 染　色：1）染色ドーゼに漬ける。
2）37℃，2時間，孵卵器の中に放置する。
e. 洗　浄：標本の裏から水道水をかけながら十分に水洗する。
f. 核染色：1）1％サフラニンO溶液ドーゼに標本を漬ける。

用語 好中球アルカリホスファターゼ（neutrophil alkaline phosphatase ; NAP）

2) 室温で2分間染色する。
g. 洗　浄：1) 標本の裏から水道水をかけながら十分に水洗する。
2) 裏面をハイゼガーゼなどでよく拭く。
h. 乾　燥：ドライヤーの冷風で乾燥する。
i. 封　入：水溶性封入剤アクアテックスで封入する。
⇒鏡　検：100×で成熟好中球（好中球分葉核球，好中球桿状核球）100個を図5.1.12の基準に従い分類する〔未封入標本を1枚保存する（約3か月間は有効）〕。

④判定

陽性顆粒：細胞質に境界鮮明な青色顆粒が認められる（図5.1.12）。

⑤注意事項

1) 検体には原則として抗凝固剤は使用しない（EDTA加血は採血直後でも酵素活性が低下する）。
2) 塗抹標本は必ず末梢血液で作製し，できるだけ薄い標本をつくり，十分に乾燥させること。
3) 採血から固定までは30分以内に行うこと。
4) 固定液の温度と固定時間は厳守する。
5) 固定済の標本は室温で数日間安定である。また，氷室中では，数週間は安定している。
6) 染色時間は2時間が最適で，短時間だと陽性顆粒が少なく，繊細になる。長時間では塊状の顆粒が出現したり，針状を呈し鏡検困難になる。
7) 反応液のpH8.6は厳密に調製すること。pH8.2以下では陽性率および陽性指数（スコア）が低下する。pH9.6以上では陽性顆粒が繊細になり，核染色が不鮮明となる。
8) 染色時の温度と染色時間は厳守する。温度が低いと陽性顆粒は微細で不鮮明となる。高温では試薬の変性が起こる。
9) 有機溶媒（キシロールなど）で陽性顆粒は褪色するので速やかに鏡検する。また，水溶性封入剤で封入後もなるべく早く観察，写真撮影をすること。

4. エステラーゼ二重染色（図5.1.13）

●エステラーゼ染色キットの場合

①原理

基質にナフトールの酢酸エステルを用い，これに血液細胞中のエステラーゼが作用し，そのエステルを加水分解し，ナフトールと酢酸に分離する。分離したナフトールが反応液中のジアゾニウム塩とカップリングを起こしてアゾ色素を形成して，酵素の局在部位に沈着し，血球の種類により茶褐色顆粒状〜青色顆粒状に染色される。

用語　α-ナフチルブチレート（α-naphtyl butylate；α-NB）

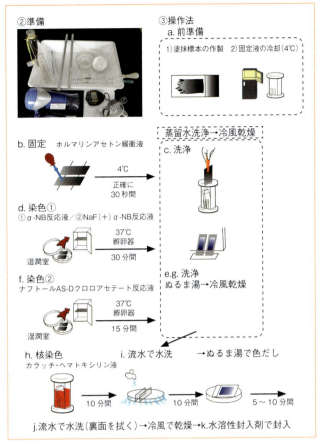

図5.1.13　エステラーゼ二重染色（エステラーゼ染色キットの場合）

$$\text{ナフトール酢酸エステル} + H_2O \xrightarrow{\text{エステラーゼ}} \text{ナフトール} + \text{酢酸}$$

$$\text{ナフトール} + \text{ジアゾニウム塩} \xrightarrow{\text{カップリング}} \text{アゾ色素（不溶性）}$$

②準備

a. 器　具：染色バット，シャーレ（フタ付き・湿潤室用），駒込ピペット，ゴム帽，有栓メスシリンダー，ガーゼ，ドライヤー，ビーカー，ろ紙No.1，染色ドーゼ（50mL），ピンセット，ストップウォッチ

b. 試　薬：

1) エステラーゼ染色キットの調整

a) α-ナフチルブチレート（α-NB）反応液の調整：①Fast Garnent GBC 10mL入りのバイアル瓶に1/15mol/Lリン酸緩衝液（pH6.3）9.5mLを加え溶解する。②α-NB液10μLにエチレングリコール・モノメチルエーテル0.5mLを加え溶解する。
＊反応液：溶解②液に溶解①液を加え，よく転倒混和する。

b) α-NB・NaF反応液の作製：NaF入りのバイアル瓶にα-NB反応液3mLを加え溶解する。

2)エステラーゼAS-D染色キットの調整
　　c)ナフトールASDクロロアセテート反応液の調整：
　　　①：fast blue RR塩5mg入りのバイアル瓶に1/15mol/Lリン酸緩衝液（pH7.4）9.5mLを加えする。②：ナフトールASDクロロアセテート1mg入りのバイアル瓶にN,N-ジメチルホルムアミド0.5mLを加える。
　　　＊反応液：溶解②液に溶解①液を加え，よく転倒混和する。
3)水溶性封入剤

③操作法

　a.前準備：1)塗抹標本を作製し，直ちに乾燥させる。
　　　　　　2)固定液（ホルマリンアセトン緩衝液）を4℃に冷却しておく。
　b.固　定：1)4℃に保存してある固定液を塗抹標本面に満載する。
　　　　　　2)正確に30秒間，放置する。
　c.洗　浄：1)精製水用ドーゼの中で十分に水洗する。
　　　　　　2)ドライヤーの冷風で乾燥する。
　d.染　色：1)標本2枚を湿潤室になっているシャーレの中に置く。
　　　　　　2)α-NB反応液を1枚の塗抹標本面に満載する。
　　　　　　3)NaF入りのα-NB反応液をもう一方の塗抹標本面に満載する。
　　　　　　4)37℃，30分間，孵卵器の中で染色する。
　e.洗　浄：1)ぬるま湯でよく洗う。
　　　　　　2)ドライヤーの冷風で乾燥する。
　f.染　色：1)標本2枚を湿潤室になっているシャーレに置く。
　　　　　　2)ナフトールASDクロロアセテート反応液を塗抹標本面に満載する。
　　　　　　3)37℃，15分間，孵卵器の中で染色する。
　g.洗　浄：1)ぬるま湯でよく洗う。
　　　　　　2)ドライヤーの冷風で乾燥する。
　h.核染色：1)標本をカラッチ・ヘマトキシリン染色用ドーゼの中に漬ける。
　　　　　　2)室温で10分間，染色する。
　i.洗　浄：1)流水で水洗後，色だしのため，ぬるま湯に5～10分間，放置しておく。
　　　　　　2)標本の裏面をガーゼなどでよく拭く。
　j.乾　燥：ドライヤーの冷風で乾燥する。
　k.封　入：水溶性封入剤で封入する。
　l.鏡　検：染色結果を判定する。

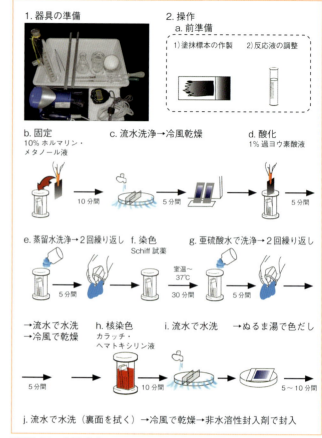

図5.1.14　PAS染色

④判定

　単球系細胞：茶褐色顆粒状
　　　　　　　（NaFにより染色性が阻害される）
　顆粒球系細胞：青色顆粒状

⑤注意事項

1)エステラーゼ染色では固定操作が重要であり，温度，時間を正確に施すこと。
2)α-NB反応液の調製のときはふたについている液もエチレングリコールモノメチルエーテル（EGME）で流し入れること。
3)リン酸緩衝液は室温に戻してから使用すること。
4)ナフトールASDクロロアセテートは少量なので，ふたについている分もN,N-ジメチルホルムアミドで流し入れること。
5)塗抹後すぐに染色できない場合には，固定するとよい。2週間ぐらいは保存できる。
6)固定液は作製後4℃で2か月間保存できる。

用語　ナフトールASDクロロアセテート（naphthol AS-D chloroacetate），エチレングリコールモノメチルエーテル（ethylene glycol monomethyl ether；EGME）

5. PAS染色 (図5.1.14)

①原理
血球内の多糖類に含まれるグリコール基が過ヨウ素酸により酸化されて2分子のアルデヒド基とH_2Oを生じる。このアルデヒド基がSchiff試薬中の塩基性フクシン（酸性側では無色）と結合して紅色の化合物を生成する。

血球内のPAS陽性物質がグリコーゲンであることを証明するためには、アミラーゼ消化試験を実施して、反応が陰性化（グリコーゲンがアミラーゼにより分解される）することを確認する。

1) 酸化反応
多糖類のα-グリコール基 + 過ヨウ素酸
　　　　→2分子のアルデヒド基 + H_2O

2) Schiff反応
亜硫酸水素ナトリウム + HCl → NaCl + H_2SO_3
H_2SO_3 + 塩基性フクシン（紅色）→ 無色のSchiff試薬
無色のSchiff試薬 + 2分子のアルデヒド基
　　　　→紅色（赤紫色）のキノイド化合物

②準備
a. 器　具：染色ドーゼ（50mL）、ガーゼ、ビーカー、有栓メスシリンダー、駒込ピペット、ゴム帽、ドライヤー、ストップウォッチ、三角フラスコ、ろ紙No.1

b. 試　薬：
- 固定液：10%ホルマリン・メタノールのつくり方
  ホルマリン1容：純メタノール9容
- 1%過ヨウ素酸（用時調整）のつくり方
  過ヨウ素酸（HIO_4）1gを精製水100mLに溶解
- Schiff試薬のつくり方
  1) 塩基性フクシン1gを200mLの沸騰精製水に突沸させないように少量ずつ加え、溶解。
  2) 攪拌しながら5分間煮沸して完全に溶解。
  3) 50℃まで放置冷却し、ろ紙No.1でろ過。
  4) 1M-HCl 10mLを加え、混和し、25℃まで流水で冷却。
  5) 亜硫酸水素ナトリウム1gを加えて強く振とうし溶解。
  6) 密栓して冷蔵庫に1夜放置し、活性炭粉末0.5〜1.0gを入れ、混和後、ろ過。褐色瓶に入れ、密栓して冷蔵庫に保存。
- 亜硫酸水のつくり方
  1) 亜硫酸水素ナトリウムを2.5g秤量し、精製水25mLを加え、試薬を完全に溶解。
  2) 1M-HCl 25mLを加え、混和。
  3) 溶解液を有栓メスシリンダーに移す。
  4) 精製水で500mLにメニスカスを合わせ、転倒混和。
- 水溶性封入剤

③操作法
a. 前準備：1) 塗抹標本を作製し、直ちに乾燥させる。
　　　　　2) 反応液を調製する。

b. 固　定：1) 10%ホルマリン・メタノール液用ドーゼの中に標本を浸す。
　　　　　2) 室温で10分間、固定する。

c. 洗　浄：1) 流水で5分間、水洗する。
　　　　　2) ドライヤーの冷風で乾燥する。

d. 酸　化：1) 1%過ヨウ素酸液用ドーゼの中に標本を浸す。
　　　　　2) 室温で5分間、放置する。

e. 洗　浄：1) 精製水用ドーゼの中に標本を浸す。
　　　　　2) 室温で5分間、2回水洗する。

f. 染　色：1) Schiff試薬用ドーゼの中に標本を浸す。
　　　　　2) 室温〜37℃で30分間、染色する。

g. 洗　浄：1) 亜硫酸水用ドーゼの中に標本を浸す。
　　　　　2) 室温で5分間、2回浸漬する。
　　　　　3) 流水で5分間、水洗する。
　　　　　4) ドライヤーの冷風で乾燥する。

h. 核染色：1) カラッチ・ヘマトキシリン染色用ドーゼの中に標本を浸す。
　　　　　2) 室温で10分間、染色する。

i. 洗　浄：1) 流水で水洗後、色だしのため、ぬるま湯に5〜10分間、放置しておく。
　　　　　2) 裏面をガーゼなどでよく拭く。

j. 乾　燥：ドライヤーの冷風で乾燥する。

k. 封　入：非水溶性封入剤で封入する。

⇒鏡　検：染色結果を判定する。

④判定
陽性顆粒・紅色〜赤紫色

⑤注意事項
1) アミラーゼ消化試験は塗抹標本固定後、ヒト唾液4mL + リン酸緩衝液pH7.0を標本に載せ、37℃、15〜20分間、孵卵器の中で反応させる。水洗し、過ヨウ素酸から反応させる。
2) Schiff試薬液から亜硫酸水に移行する場合は水洗をしないこと。

6. 脂肪染色 (図5.1.15)

●ズダンブラックB染色（Sheehan & Storay法）

①原理
ズダンブラックB染色は細胞内一般脂質への脂質色素の

用語　シッフ試薬（Shiff試薬）

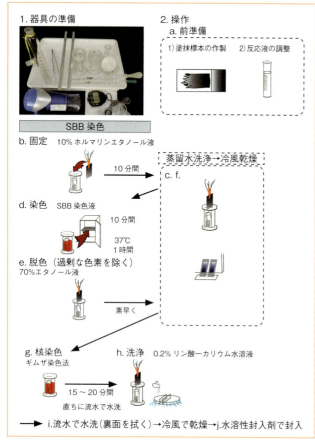

図 5.1.15　脂肪染色（SBB 染色）

移行によって脂質の存在を証明するものである。脂質溶媒（有機溶媒）に溶解した脂質色素は脂質溶媒よりもはるかに細胞内の蛋白と結合した脂質に溶解性が高いことにより染色される。脂質色素は染色溶媒中から細胞質内脂質中へ移行することにより，細胞質内の脂質が証明される。この染色過程はイオン結合によるほかの染色法とは異なり，単純な物理的な現象であり，リン脂質や中性脂肪を含む多くの脂質やステロイドが染色される。

②準備
a. 器　具：染色ドーゼ（50mL），ガーゼ，ビーカー，有栓メスシリンダー，駒込ピペット，ゴム帽，ドライヤー，ストップウォッチ，ろ紙No.1

b. 試　薬：
・固定液：10%ホルマリンエタノール
・ズダンブラックB染色用キット
　1）ズダンブラックB保存液
　2）保存緩衝液（pH8.0）
　　＊調整：1）ズダンブラックB保存液 30mLを染色ドーゼに入れる。
　　　　　　2）保存緩衝液 20mLを加え，よく混和する。
　　＊ろ過：ろ紙No.1を用いてろ過する。
・70%エタノール
・核染色：ギムザ染色液

・0.2%リン酸一カリウム KH_2PO_4 水溶液
・水溶性封入剤

③操作法
a. 前準備：1）塗抹標本を作製し，直ちに乾燥させる。
　　　　　2）保存液などを冷蔵庫より取り出す。
　　　　　3）反応液を調製する。
　　　　　4）ギムザ染色用1/15mol/Lリン酸緩衝液（pH6.4）を10倍希釈する。

b. 固　定：1）標本を10%ホルマリンエタノール液用ドーゼの中に浸す。
　　　　　2）室温で10分間，固定する。

c. 洗　浄：1）精製水用ドーゼの中で10分間水洗する。
　　　　　2）ドライヤーの冷風で乾燥する。

d. 染　色：1）塗抹標本をズダンブラックB染色液の中に浸す。
　　　　　2）37℃，1時間，孵卵器の中で染色する。

e. 脱　色：70%エタノール用ドーゼの中で素早く過剰な色素を取り除く。

f. 洗　浄：1）精製水用ドーゼの中で水洗する。
　　　　　2）ドライヤーの冷風で乾燥する。

g. 核染色：1）ギムザ染色法で染色する。
　　　　　2）室温で15〜20分間，染色する。

h. 洗　浄：1）ギムザ染色液から取り出し，0.2%リン酸一カリウム水溶液用ドーゼの中に浸す。
　　　　　2）直ちに，標本の裏から水道水をかけながら十分に水洗する。
　　　　　3）裏面をガーゼなどでよく拭く。

i. 乾　燥：ドライヤーの冷風で乾燥する。
j. 封　入：水溶性封入剤で封入する。
⇒鏡　検：染色結果を判定する。

④判定
陽性顆粒：黒褐色〜灰緑色

⑤注意事項
1）精製水用ドーゼは2〜3個準備するとよい。
2）エタノールで過剰色素除去をするときに細胞内の陽性顆粒に注意しながら行うこと。
3）10%ホルマリンエタノール液のかわりに5%グルタールアルデヒドメタノール液（30秒間固定）を用いるとよい。また，ホルマリン蒸気固定（5〜10分間）を用いてもよい。

7. 鉄染色（図 5.1.16）

●ベルリン青法

①原理
フェロシアン化カリウム（黄血塩）が Fe^{3+}（3価鉄）と反応して濃青色（ベルリン青）の沈殿を生じる。この反応

は極めて鋭敏で，3価の鉄に特異性が高い。

②準備

a. 器　具：染色ドーゼ（50mL），ガーゼ，ビーカー，有栓メスシリンダー，駒込ピペット，ゴム帽，ドライヤー，ストップウォッチ，三角フラスコ，ろ紙No.1

b. 試　薬：

- 固定液：ホルマリン
- 2％フェロシアン化カリウム $K_4Fe(CN)_6 \cdot 3H_2O$ 水溶液のつくり方
  1) $K_4Fe(CN)_6 \cdot 3H_2O$ 10gを精製水500mLで溶解。
  2) 試薬瓶に入れて，保存。
- 染色液のつくり方
  1) 2％フェロシアン化カリウム水溶液25mLを染色ドーゼに入れる。
  2) 2％ HCl 25mLを同じ染色ドーゼに加え，十分に混和する。
  3) 混和後直ちに使用する。
- 核染色：0.01％サフラニンO水溶液
- 非水溶性封入剤

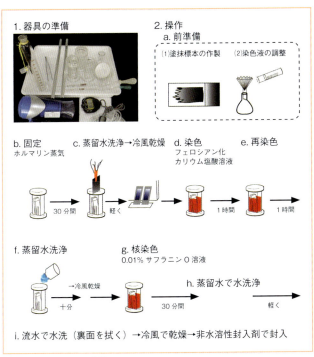

図 5.1.16　ベルリン青法

検査室ノート　血球の特殊染色結果について

表 5.1.2　血球の細胞化学染色（特殊染色）の光顕所見

正常血球	光顕 MPO	エステラーゼ染色					PAS	ズダン ブラックB	鉄	ALP	ACP
		α-ナフチルアセテートEα・NA	α-ナフチルブチレートEα・NA	AS-Dアセテート		ナフトールAS-Dクロロアセテート					
				NaF(−)	NaF(+)						
*リンパ系	−	−〜+'0	−	±'0	−	−	−〜±'2	−	−	−	−〜+
*顆粒球系											
・骨髄芽球	−〜+	−	−	+	−	−	−〜+'1	−〜+	−	−	+
・前骨髄球〜好中球	+	−	−	+	−	+	+'1	+	−	−〜+	+
・好酸球	+	−	−	−	−	−	+	+	−	−	+
*単球系											
・単芽球	−〜±	+	+	−	−	−	+'00	−〜±	−	+	+
・前単球〜単球	±	+	+	+	+	−	−〜±	±	−	+	+
*赤芽球	−	−〜+'0	−	−	−	−	−(+)'5	−	−〜+	−	+'0
*巨核芽球	−	−〜+'0	−	+	+	−	+'1	−	−	−	+'01
FAB分類											
*ALL系（L1〜L3）	−	−〜+'0	−	−〜+	−〜+	−	−〜+'2	−〜(+) (oil red O 染色：L3のみ陽性)	−	−	−〜+
*AML系											
・M0	−〜±	−	−	−	−	−	−〜+'1	−	−	−	−
・M1	+	−	−	−	−	−〜+	−〜+'1	−	−	−	−
・M2	+	−	−	+	−	+	−〜+'1	+	−	−	−
・M3	+	−	−	+	−	+	−〜+'1	+	−	−	−
・M4	+	+	+	+	−〜+	+	−〜+'1	+	−	−	−
・M5	−〜±	+	+	+	+	−	−〜+'3	−〜±	−	−	−
・M6	−	−	−	−	−	−	−〜+'4	−	−	−	−
・M7	−	−〜+'0	−	+'0	+	−	−〜+'1	−	−	−	−

'0：限局性陽性，'01：限局性〜びまん性陽性，その他陽性はびまん性
'00：微細顆粒状陽性，'1：びまん性陽性〜微細顆粒状陽性，'2：粗大顆粒状〜塊状の陽性，'3：塊状陽性，
'4：塊状〜びまん性の強陽性，'5：巨赤芽球様細胞

用語　急性リンパ性白血病（acute lymphoblastic leukemia；ALL），急性骨髄性白血病（acute myeloid leukemia：AML）

③操作法
   a. 前準備：1) 塗抹標本を作製し，直ちにドライヤーの冷風で乾燥する。
   　　　　　2) ふた付き染色ドーゼ（50mL）の底にろ紙かカット綿を敷く。
   　　　　　3) ホルマリンを浸み込ませる。
   　　　　　4) 染色液を調製する。
   b. 固　定：1) 標本をホルマリン蒸気固定用ドーゼの中に入れる。
   　　　　　2) 室温で30分間，固定する。
   c. 洗　浄：1) 精製水用ドーゼの中で軽く水洗する（標本がはがれやすいので注意）。
   　　　　　2) ドライヤーの冷風で乾燥する。
   d. 染　色：1) 十分に乾燥させた標本をフェロシアン化カリウム塩酸溶液用染色ドーゼの中に浸す。
   　　　　　2) 室温で1時間，反応させる。
   e. 再染色：染色液をつくり直し，前操作d.と同様に1時間反応させる。
   f. 洗　浄：1) 精製水用ドーゼの中で十分に水洗する。
   　　　　　2) ドライヤーの冷風で乾燥する。
   g. 核染色：1) サフラニンO水溶液用ドーゼの中に標本を浸す。
   　　　　　2) 室温で30分間，染色する。
   h. 洗　浄：1) 精製水用ドーゼの中で軽く水洗する。
   　　　　　2) 標本の裏から水道水をかけながら十分に水洗する。
   　　　　　3) 裏面をガーゼなどでよく拭く。
   i. 乾　燥：ドライヤーの冷風で乾燥する。
   j. 封　入：非水溶性封入剤で封入する。
   ⇒鏡　検：染色結果を判定する。

④判定

　陽性顆粒：濃青色

⑤注意事項

1) 染色前の水洗は精製水を使用すること。
2) 染色液は毎回，使用直前に作製すること。
3) 新しい標本は水洗時注意しないとはがれてしまう。
4) 鉄製の器具（ピンセット）などは使わない方がよい。
5) 後染色が濃くて見づらい場合はメタノールで数秒脱色するとよい。

［小郷正則・山崎家春 (5.1.4 ● 1. (2)(3) および表5.1.1, 図5.1.10)］

参考文献

1) 小郷正則（編著）：実践人体血液検査 改訂第4版（オンデマンド），ふくろう出版，2018.
2) 日本検査血液学会（編）：スタンダード検査血液学 第3版，医歯薬出版，2014.
3) 金井正光（監）：臨床検査法提要 改訂第34版，金原出版，2015.

5.2 血球の形態観察の基礎知識

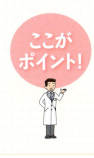

ここがポイント！
- 血液形態学は細胞の基本構造を理解したうえで行う。
- 各細胞の同定には細胞固有の特徴的な形態を鑑別点とする。
- 赤芽球系細胞の同定には細胞質の色調が重要となる。
- 白血球・血小板系細胞の同定には核構造，核形，顆粒が重要となる。
- 鑑別困難なリンパ系腫瘍は検索可能なすべてのデータを駆使して判定する。
- 特定の疾患では特徴的な細胞形態変化が見られる。

5.2.1 血球の基本構造

● 1. はじめに

　血液細胞は分裂，増殖，成熟，および，種々の物質代謝を行いながら体内の各臓器や組織などを循環し，それぞれの重要な役割を果たしている。一方，生体の病的状態や生理的状態は血液細胞において多くの変化をもたらし，それらは数的変化や質的変化となって反映される。この数的・質的変化を観察するのが血液形態学であり，そのためには血液細胞の基本構造や機能を理解したうえで，細胞の大きさ，形状，核クロマチン構造，細胞質の色調，顆粒の有無などを注意深く観察することが重要である。本節では血液細胞の基本構造から各種血球の形態学的特徴，および，種々の形態学的異常所見などについて記載する。

● 2. 核および核小体

　核は原則として細胞のほぼ中央に位置し，円形から楕円形を示す小器官であり核膜により周囲から区別されている。核膜は核二重膜からなり核クロマチンと細胞質を隔てているが，随所で互いに融合し融合点で核孔を形成しており，核内の遺伝情報と細胞質内の物質がこの核孔を通じて交流が行われている。クロマチンは核酸（DNA）とヒストンなどの核関連物質よりなり，細粒子状のユークロマチンと高密度塊状のヘテロクロマチンとがある。一般的には幼若細胞ではユークロマチンが多く，成熟するに従いヘテロクロマチンが増加する。血液細胞ではこれらの変化を観察することが重要で，普通染色（メイ・ギムザ染色またはライト・ギムザ染色など）では幼若な細胞のクロマチン構造は網状繊細，顆粒状繊細と表現され，成熟した細胞のクロマチン構造は粗大，粗剛などと表現される。

　核小体は核内に見られる小円形の構造物で，染色性の違いから核とは区別される。RNAに富む核小体糸と少量のDNAで構成されている蛋白源線維とからなり，機能的には蛋白合成に関与するリボソームを産生している。明らかな核小体の見られる細胞は一般的には幼若細胞で，大きさ，形，数，染色性は血液細胞などを同定するうえで重要である。

● 3. 細胞膜および細胞質

　細胞膜は連続する脂質二重構造，すなわちリン脂質と遊離コレステロールより構成され，この層内には蛋白質粒子が流動状態で存在しており，これら細胞膜流動性は膜機能に大きく関与している。

　細胞質は半流動体であるサイトゾルを主体として細胞小器官などからなる。リボソームは集合してポリリボソームを形成し蛋白合成に関与している。ヘモグロビン（Hb）合成の盛んな赤芽球ではポリリボソームが発達している。小胞体（ER）にはポリリボソームが付着した粗面小胞体と付着していない滑面小胞体が存在している。粗面小胞体

用語　核（nucleus），クロマチン（chromatin），ヒストン（histone），メイ・グリュンワルド・ギムザ染色（May-Grünwald Giemsa stain；MG染色），ライト・ギムザ染色（Wright-Giemsa stain），核小体（nucleolus），リボソーム（ribosome），細胞膜（cell membrane），細胞質（cytoplasm），サイトゾル（cytosol），ポリリボソーム（polyribosome），ヘモグロビン（hemoglobin；Hb），小胞体（endoplasmic reticulum；ER），粗面小胞体（rough surfaced ER），滑面小胞体（smooth surfaced ER）

5章 血球の形態観察

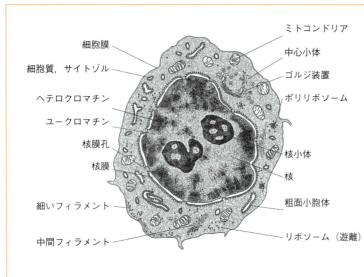
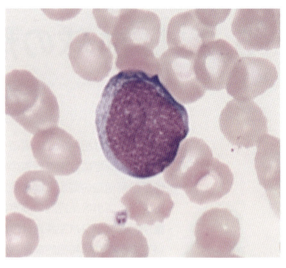

図 5.2.1 骨髄芽球の電顕像（模式図）および光顕像

〔左図：三輪史朗，渡辺陽之輔：血液細胞アトラス 第5版，343，文光堂，2013 より改変〕

は蛋白合成に関与しており，免疫グロブリン産生を行っている形質細胞では著しく発達している。ゴルジ装置も小胞体の特殊型で滑面小胞体を基本として，これらが嚢状または小胞を形成し数層に重なり合ってゴルジ層板となり集合して球状構造となる。ゴルジ装置も蛋白合成に関与し，粗面小胞体で合成された蛋白はゴルジ装置に集められて修飾を受け，最終的には顆粒球系細胞では顆粒を形成する。

> **参考情報**
> 形質細胞では蛋白合成が高度に発達しており大型のゴルジ装置が存在している。また，ゴルジ装置は普通染色では染色性に乏しい。これらのことより形質細胞では核の偏在と核周明庭が認められる。

ミトコンドリア（糸粒体）は楕円形の形態をしており二重膜で囲まれ内部に特異な核壁を有している。機能的には細胞呼吸に関与し，内部には酵素などを含有している。赤芽球ではヘム合成がミトコンドリアで行われていて，鉄芽球性貧血ではδ-アミノレブリン酸合成障害の結果，過剰の鉄がミトコンドリアに沈着し環状鉄芽球が見られる。リソソームは多数の水解酵素を有し嚢状構造を示す。貪食能を有する単球，マクロファージでは著しく発達しており細胞内消化に関与する。生理的には赤芽球における脱核処理機能，病態としてはゴーシェ病などの蓄積症があげられる。中心小体は核の近くに位置する一対の微細な点状の構造物で，細胞分裂期に二対となり両者間に紡錘糸を形成して染色体を娘細胞へ分配させる。グリコーゲン顆粒は細胞活動のエネルギー源で血小板では多く見られる。その他，微小管，マイクロフィラメント，種々の特異顆粒などを有している。細胞質の染色性も血液細胞によって特徴があり，普通染色では濃青色，淡青色，灰色，淡灰色など種々の色調を示し，一般的にはびまん性で均一に染まる。細胞質辺縁の形態にも細胞の種類により種々の特徴が見られる。

4. 顆粒

細胞質内に散在する小粒子群である顆粒は，色調，大きさ，数など，細胞の種類によって異なり細胞鑑別点の重要な1つとなる。普通染色での色調によりアズール好性，好中性，好酸性，好塩基性顆粒に分けられる。アズール好性顆粒（アズール顆粒）は淡紫赤色～赤紫色を呈し，前骨髄球，リンパ球，単球，骨髄巨核球および血小板などで見られる。前骨髄球は大型円形で内部に高密度物質を有しており，細胞質全体に多数存在する。リンパ球はやや大型円形で大小不同を呈し数は少ない。単球は微細で数はあまり多くなく，ミエロペルオキシターゼ（MPO）陽性のものと陰性のものがある。骨髄巨核球および血小板は微細な顆粒が細胞質全体に充満する。骨髄異形成症候群（MDS）などで見られる微小巨核球の同定にはこの細胞質全体に充満する微細なアズール顆粒が重要である。好中性顆粒はエオジンにもメチレン青にも染まりにくい性状を示し，色調はピンク色で好中球に見られ，非常に微細で細胞質全体に充満する。これらの微細な顆粒は電子顕微鏡（電顕）で見ると円形ないし桿状で低密度の内容物を有している。MDSなどで見られる好中性顆粒減少あるいは消失は，この顆粒がほとんど見られないもので好中球の細胞質は灰白色～淡

用語 ヘテロクロマチン（heterochromatin），ユークロマチン（euchromatin），核膜孔（nuclear pore），核膜（nuclear envelope），細いフィラメント（thin filament），中間フィラメント（intermediate filament），中心小体（centriole），ゴルジ装置（Golgi apparatus），ミトコンドリア（糸状体，mitochondria），リソソーム（lysosome），ゴーシェ（Gaucher）病，蓄積症（storage disease），グリコーゲン顆粒（glycogen granule），微小管（microtubule），マイクロフィラメント（microfilament），特異顆粒（specific granule），顆粒（granule），ミエロペルオキシダーゼ（myeloperoxidase；MPO），骨髄異形成症候群（myelodysplastic syndromes；MDS）

青色として認められる。好酸性顆粒はエオシンに染まる橙赤色のもので好酸球に見られ，大型で細胞質全体に広がり多数存在する。好塩基性顆粒はメチレン青に染まる暗紫色のもので好塩基球に見られ，大型で大小不同を呈し核の上や細胞質全体に散在する。好中性顆粒，好酸性顆粒，好塩基性顆粒は特殊顆粒といわれていて，成熟好中球においてアズール顆粒は明らかに減少しているが，MPO陽性反応を示すのはアズール顆粒の存在を示している。図5.2.1に骨髄芽球の電顕像の模式図および普通染色（ライト・ギムザ染色）での光学顕微鏡（光顕）像を示す。

5.2.2 赤血球系細胞

● 1. 成熟過程の概念

　骨髄で観察される赤芽球系細胞で最も幼若な細胞は前赤芽球であり，次に好塩基性赤芽球，細胞質におけるヘモグロビン合成能の亢進とともに多染性赤芽球，正染性赤芽球を経て脱核後，網赤血球となる。網赤血球は末梢血へ移行し成熟した赤血球となり，無核の変形能に富んだ赤血球は体組織全体に酸素などを運搬する機能をもつ。

　赤血球内のヘモグロビンはヘムとグロビンから合成される。ヘム合成の最初の過程はミトコンドリア内でsuccinyl CoAとグリシンからδ-アミノレブリン酸が合成され，いったんミトコンドリア外に出てポルフォビリノゲン，ウロポルフィリン，コプロポルフィリンとなり，再度ミトコンドリア内に戻りプロトポルフィリンとなる。一方，鉄は消化管より吸収され血漿蛋白であるトランスフェリンと結合し骨髄内に移行後，赤血球膜に存在するトランスフェリンレセプターと結合して，結合体のまま赤血球内に入りミトコンドリア内に鉄が放出される。この時点でヘム合成は完了し，ポリリボソームで合成されたグロビンと結合してヘモグロビンとなる。

> **参考情報**
> ヘム合成に利用される鉄のほとんどは寿命を終えた赤血球からの鉄で，これらはマクロファージ内に貯蔵鉄として存在し，マクロファージから赤芽球へ供給されている。骨髄の普通染色ではマクロファージを取り囲む赤芽球像，すなわち赤芽球小島として観察される。

● 2. 細胞の基本構造

　赤血球系細胞のうち最も幼若な細胞である前赤芽球は大型でN/C比は大，核クロマチンはびまん性で凝集塊はほとんど見られず，大きな核小体を有している。細胞質内には多数のポリリボソームがびまん性に分布し，少数の大型のミトコンドリア，小型のゴルジ装置，少数の粗面小胞体，濃染顆粒が見られるのみで小器官の発達はほとんど見られない。好塩基性赤芽球では核クロマチンの凝集が明瞭となり核小体は小型化し輪郭は不明瞭となる。細胞質内には多数の遊離リボソームが散在して，少数の比較的大型のミトコンドリア，小型のゴルジ装置が見られるほか小器官には乏しい。通常の電顕では細胞質内へのヘモグロビンの蓄積は見られないが，電顕ペルオキシダーゼ反応では少量の蓄積が認められる。多染性赤芽球では核クロマチンの凝集は著明となり，細胞質内では活発なヘム合成を行うミトコンドリア，比較的大型のゴルジ装置が見られる。ポリリボソームは減少傾向を示し，これに対して高密度物質，すなわちヘモグロビンが出現してくる。また，フェリチン粒子を含むシデロソームが散在する。正染性赤芽球では細胞，核ともに縮小し核クロマチン凝集はさらに顕著となる。核孔に一致してクロマチンが欠如するため，核膜の内側に大きなクロマチン凝集塊が不連続に付着する。細胞質ではヘモグロビンの増量とポリリボソームの減少が見られる。赤血球系細胞の特徴は赤芽球系細胞の段階におけるヘモグロビン合成である。このヘモグロビンは前述のごとくミトコンドリアなどで合成されるため，赤芽球系細胞ではミトコンドリアが著しく発達している。

　赤芽球（正染性赤芽球）から脱核後は網赤血球となりミトコンドリア，リボソームを有し最終的な微量のヘモグロビン合成を行っている。網赤血球は末梢血に移行した後，約24時間のうちに微細構造物をすべて失い成熟赤血球となる。赤血球内に存在する合成されたヘモグロビンは水溶性であるため細胞質全体にびまん性に分布する。このため赤血球では貯蔵のための小胞体を必要とせず，運搬としての小管系，食胞，顆粒などはほとんど見られない。また，エネルギーは嫌気的解糖系に依存しているためグリコーゲン顆粒を欠いている。赤血球自体は運動能を必要とせず（血流により移動），微小管などを欠き，細胞変形能はスペクトリンを主体とする細胞膜の収縮蛋白に依存している。

📝 **用語** 前赤芽球（proerythroblast），好塩基性赤芽球（basophilic erythroblast），多染性赤芽球（polychromatic erythroblast），正染性赤芽球（orthochromatic erythroblast），網赤血球（reticulocyte），赤血球（red blood cell；RBC），赤芽球小島（erythroblastic island），スペクトリン（spectrin）

● 3. 細胞の形態学的特徴およびか観察のポイント（図5.2.2）

赤芽球系細胞は一般的に核も細胞質もほぼ円形で，核は比較的中央に位置する。また，細胞の大きさは分化するごとに小型となり，核クロマチン構造は凝集・濃縮していく。赤芽球系細胞の最大の特徴は，成熟過程におけるヘモグロビン合成である。このため細胞質の色調に変化が見られ，

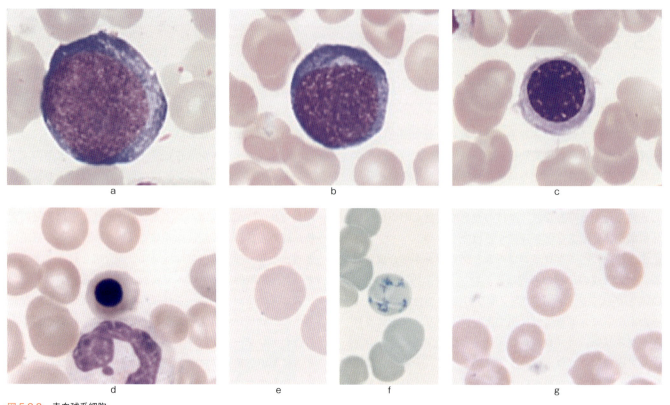

図5.2.2 赤血球系細胞
a. 前赤芽球，b. 好塩基性赤芽球，c. 多染性赤芽球，d. 正染性赤芽球，e. 網赤血球，f. 網赤血球（超生体染色），g. 赤血球

表5.2.1 日本検査血液学会血球形態標準化小委員会および血球形態標準化ワーキンググループ*における骨髄幼若顆粒球・赤芽球の2019年（新）分類基準
細胞の鑑別にあたっては，**ゴシック体**の部分を主要な鑑別点とし，観察する標本中の細胞の分化・成熟過程を把握したうえで分類する。

細胞名称	直径	N/C比	核の位置または形態	核クロマチン構造	核小体	細胞質
骨髄芽球 myeloblast（typeⅠblast）	10～15 μm	60～80% 程度	やや中央に位置する	網状繊細	有 やや白みがかる	青色，顆粒は認めない
骨髄芽球 myeloblast（typeⅡblast）	10～15 μm	60～80% 程度	やや中央に位置する	網状繊細	有 やや白みがかる	青色，顆粒を認める
前骨髄球 promyelocyte	15～20 μm	50～70% 程度	偏在する	繊細，骨髄芽球に比較しやや粗剛	認めることが多い	青色，アズール顆粒（一次顆粒），明瞭なゴルジ野を認める
骨髄球 myelocyte	12～20 μm	30～50% 程度	類円形	粗剛	無	特異顆粒（二次顆粒）を認める，青色が薄れアズール顆粒は残存可
後骨髄球 metamyelocyte	12～18 μm	20～40% 程度	陥凹を認める 長径と短径の比3：1未満	粗剛，一部塊状	無	ほとんどが特異顆粒で占められる
前赤芽球 proerythroblast	<u>20～25 μm</u>	60～70% 程度	比較的中央に位置する	細顆粒状～顆粒状	認めることが多い 濃紫色	濃青色，狭く明瞭な核周明庭を認める
好塩基性赤芽球 basophilic erythroblast	<u>16～20 μm</u>	50～60% 程度	比較的中央に位置する	顆粒状	無	濃青色，前赤芽球に比べ濃い，核周明庭を認めることもある
多染性赤芽球 polychromatic erythroblast	12～18 μm	40～50% 程度	比較的中央に位置する	粗大なクロマチン，一部塊状	無	灰青色～橙紅色（ヘモグロビン色調）を認める
正染性赤芽球 orthochromatic erythroblast	8～10 μm	20～30% 程度	比較的中央に位置するが偏在することもある	濃縮し，構造はみられない	無	正常赤血球とほぼ同じ色調を呈する

＊日本臨床衛生検査技師会と日本検査血液学会共同
幼若好酸球については，分類が必要なときは好中球の核の形態変化に準じ，好酸性骨髄球，好酸性後骨髄球に分類する。
好塩基性特異顆粒を有する細胞は，分類困難なものもあるため好塩基球として一括分類する。

〔坂場幸治，山本慶和：「血液形態検査における標準化の普及一骨髄幼若細胞における標準化の普及および骨髄像分類基準範囲一」，平成30年度 日臨技臨床検査データ標準化事業報告書，64，一般社団法人 日本臨床衛生検査技師会，2019より〕

用語 骨髄芽球（myeloblast），前骨髄球（promyelocyte），骨髄球（myelocyte），後骨髄球（metamyelocyte）

5.2 血球の形態観察の基礎知識

表 5.2.2　赤血球形態異常

名称	形状	原因・機序	疾患名
赤血球大小不同 anisocytosis	大小不同	赤血球大小不同を数値で表したのがRDW	巨赤芽球性貧血など種々の貧血
赤血球二相性 dimorphism	二相性	正常赤血球と低色素性赤血球または正常赤血球と高色素性赤血球が混在	鉄芽球性貧血 鉄剤投与後の鉄欠乏性貧血
多染性赤血球 polychromasia	多染性	骨髄での赤血球産生亢進により増加	増加は種々の貧血，髄外造血
球状赤血球 spherocyte	球状	細胞膜蛋白バンド 4.2，バンド 3，アンキリンなどの減少により球状化 抗体，補体などの感作により脾臓マクロファージに膜の一部が貪食され球状化	遺伝性球状赤血球症 自己免疫性溶血性貧血
楕円赤血球 elliptocyte	卵円形 棒状	先天性では細胞膜蛋白スペクトリン，バンド 4.1 の質的量的異常	遺伝性楕円赤血球症 巨赤芽球性貧血，鉄欠乏性貧血 骨髄線維症，サラセミア
有口（口唇状）赤血球 stomatocyte	口唇状	赤血球膜の陽イオン透過性異常（Na増加，K減少）により水分過剰の赤血球で膜の内表面の進展により生じる	遺伝性有口赤血球症， Rh null syndrome アルコール中毒，閉塞性肝疾患
標的赤血球 codocyte（target cell：ICSH）	標的状，ベル状	血球内 Hb 減少による膜の相対的増加 LCAT 活性低下による細胞膜のコレステロール／リン脂質比上昇が膜面積を増大	鉄欠乏性貧血，サラセミア 異常ヘモグロビン症 肝疾患 LCAT 低下：閉塞性肝疾患
菲薄赤血球 leptocyte（hypochromic cell：ICSH）	メキシコ帽子	Hb 合成障害のため血球内に比較し細胞膜過多の赤血球の産生	鉄欠乏性貧血，サラセミア 異常ヘモグロビン症
ウニ状赤血球 echinocyte	ウニ状 突起は規則的 先端は尖る	血球内 ATP 減少に伴う脱水状態（Ca 増加，K 減少）にて赤血球膜の外表面の進展により表面に突起が生じる	ピルビン酸キナーゼ異常症 尿毒症，肝疾患
有棘赤血球 acanthocyte	イガ状 突起は不揃い 先端は鈍で丸み	血漿の脂質異常により細胞膜のコレステロール／リン脂質比が著増	無βリポ蛋白血症，肝疾患 神経・筋疾患に伴う acanthocytosis
涙滴赤血球 dacryocyte（teardrop cell：ICSH）	涙状 西洋梨状	血球放出機構が損われた骨髄での脱核時に一定外力により細胞膜が変形する	骨髄線維症，がんの骨髄転移 不安定 Hb 症，G-6-PD 欠損症
鎌状赤血球 drepanocyte（sickle cell：ICSH）	鎌状，三日月状	低酸素状態で HbS 分子の血内重合により結晶状構造（タクトイド）を形成	HbS 症，HbS/βサラセミア， HbS/HbC 症，HbS/HbD 症
破砕赤血球 schizocyte（schistocyte：ICSH）	小球状，三角形 ヘルメット形	血管内にてフィブリン糸により赤血球が切断され生じる	TTP，HUS，DIC， 移植後 TMA， 人工弁置換後
小球状赤血球 micro spherocyte	小球状	火傷により赤血球膜の裏打ち蛋白であるスペクトリンの脱集合により生じる	火傷

〔坂場幸治，他：「血液形態分野の標準化－赤血球形態」，平成17年度日臨技形態検査部門研修会テキスト，73，2005より改変〕

細胞の鑑別はこの特徴を利用して行われている（表5.2.1）。前赤芽球は赤芽球系細胞のうち最大，核クロマチンは細顆粒状～顆粒状で濃紫色の核小体を認めることが多く，細胞質は好塩基性（濃青色）で狭く明瞭な核周明庭を有する（図5.2.2a）。好塩基性赤芽球では核クロマチンは顆粒状で核小体は見られず，細胞質は好塩基性（濃青色）である（図5.2.2b）。多染性赤芽球では粗大な核クロマチンを有し一部では塊状となり，細胞質ではヘモグロビン合成が著しく亢進するため灰青色～橙紅色（ヘモグロビン色調）を呈する（図5.2.2c）。正染性赤芽球では核クロマチンは濃縮し核構造は見られなくなり，細胞質は正常赤血球とほぼ同じ色調を呈する（図5.2.2d）。網赤血球は超生体染色により網状構造物を有する（図5.2.2f）幼若赤血球で，細胞全体はわずかな青みを帯びている（図5.2.2e）。成熟した赤血球は扁平で中心部が凹んだ円盤状の形態を示し，淡染する中心域はセントラルパーラー（中央淡染部）とよばれ，赤血球直径の1/3以下である（図5.2.2g）。

4. 赤血球系細胞の形態異常

赤血球系細胞では貧血などを主とした種々の疾患により多彩な形態異常を示す細胞が見られる。また，赤芽球から赤血球へ分化した後に見られる赤血球形態変化のうち，異常な赤血球形態は赤血球産生の過程，または末梢血循環中の外的要因により変化するとされる。赤血球には異常な形態を示す以外にも赤血球内封入体や他の異常も多く見られる。表5.2.2，5.2.3に赤血球形態異常および赤血球封入体などを，図5.2.3に種々の赤血球形態を示す。

用語　赤血球大小不同（anisocytosis），赤血球二相性（dimorphism），多染性赤血球（polychromasia），球状赤血球（spherocyte），楕円赤血球（elliptocyte），有口（口唇状）赤血球（stomatocyte），標的赤血球（codocyte），国際血液学標準化協議会（International Council for Standardization in Hematology；ICSH），菲薄赤血球（leptocyte），ウニ状赤血球（echinocyte），有棘赤血球（acanthocyte），涙滴赤血球（dacryocyte），鎌状赤血球（drepanocyte），破砕赤血球（schizocyte），小球状赤血球（micro spherocyte），赤血球容積粒度分布幅（red cell distribution width；RDW），レシチンコレステロールアシルトランスフェラーゼ（lecithin cholesterol acyltransferase；LCAT），HbS（hemoglobin S），グルコース-6-リン酸脱水素酵素（glucose-6-phosphate dehydrogenase；G-6-PD），血栓性血小板減少性紫斑病（thrombotic thrombocytopenic purpura；TTP），溶血性尿毒症症候群（hemolytic uremic syndrome；HUS），播種性血管内凝固（disseminated intravascular coagulation；DIC），血栓性微小血管障害（thrombotic microangiopathy；TMA），セントラルパーラー（中央淡染部，central pallor）

5章 血球の形態観察

表5.2.3 赤血球封入体など

名称	形状	原因・機序	疾患名
ハウエル・ジョリー小体 Howell-Jolly body	円形状 0.5μm 以下 赤紫色	摘脾後や脾臓梗塞後の萎縮の際に出現 赤芽球に異形成が見られる場合に出現 Feulgen 反応陽性	摘脾後，機能的無脾状態 巨赤芽球性貧血，骨髄異形成症候群 抗がん剤の投与
好塩基性斑点 basophilic stippling	小物体（分散） 青色	リボソームやポリリボソームの凝集体	サラセミア，不安定 Hb 症， P5N 欠乏遺伝性溶血性貧血，鉛中毒
カボット環 Cabot ring	8の字形 赤紫色	核膜の遺残物，細胞分裂時に出現する紡錘糸に由来する構造物	巨赤芽球性貧血，白血病 鉛中毒，摘脾後
ハインツ小体 Heinz body	小物体 1～2μm 膜周辺に集合 紫色	酸化を受けやすい異常 Hb，大量の酸化剤による Hb の変性，酸化防御作用の低下 超生体染色（メチル紫）にて証明	不安定 Hb 症，G-6-PD 欠損症， 酸化作用を有する薬物中毒
HbH 小体 hemoglobin H body	微小物体	α鎖の形成低下	αサラセミア，HbH（β₄）病
マラリア原虫 plasmodium	環状，分裂状	発育環に従い，輪状体，アメーバ体，分裂体，生殖母体に分類	三日熱，四日熱，熱帯熱，卵形マラリア
パッペンハイマー小体 Pappenheimer body	円形状 0.5μm 以下 赤血球に対に出現	ヘム合成障害により過剰な鉄がミトコンドリア内に残存．脾臓は網赤血球内のミトコンドリアを除去するが摘脾後ではこの機序が消失．鉄染色にて青色	鉄芽球性貧血，鉛中毒 慢性アルコール中毒 摘脾後
有核赤血球 nucleated red blood cell	正染性赤芽球 多染性赤芽球	骨髄でのがんなどの異常組織の増加や髄外造血，摘脾後に末梢血に赤芽球が出現．芽球も出現する場合は白赤芽球症	がんの骨髄転移，骨髄線維症
連銭形成 rouleaux formation	数珠状	フィブリノゲン，γグロブリン増加による赤血球表面の電気的反発力の抑制	フィブリノゲン：感染症，膠原病 γグロブリン：多発性骨髄腫
寒冷凝集 cold agglutination	集塊状	寒冷凝集素（IgM）の架橋結合による赤血球の凝集塊	マイコプラズマ肺炎 寒冷凝集素症，悪性リンパ腫

〔坂場幸治，他：血液形態分野の標準化─赤血球形態，平成17年度日臨技形態検査部門研修会テキスト，73，2005 より一部改変〕

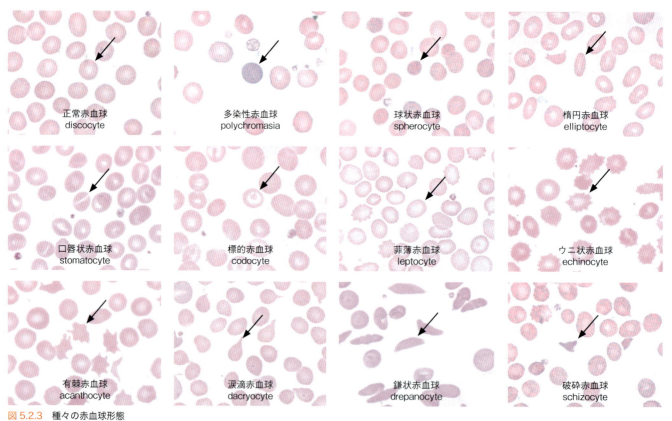

図5.2.3 種々の赤血球形態

〔日本検査血液学会ホームページ（jslh2.kenkyuukai.jp/special/?id=20884）より一部改変〕

(1) 赤芽球系細胞

赤芽球系細胞の成熟分化障害ではMDSや急性骨髄性白血病（AML），先天性赤血球系異形成性貧血（CDA）などがあり，MDSなどでは核辺縁不整，核間架橋，核崩壊像，核断片化，多核赤芽球，巨赤芽球様変化，環状鉄芽球，空胞形成，PAS染色陽性赤芽球など多彩な形態異常が見

📝 **用語** ハウエル・ジョリー小体（Howell-Jolly body），好塩基性斑点（basophilic stippling），カボット環（Cabot ring），ハインツ小体（Heinz body），HbH 小体（hemoglobin H body），マラリア原虫（plasmodium），パッペンハイマー小体（Pappenheimer body），有核赤血球（nucleated red blood cell），連銭形成（rouleaux formation），寒冷凝集（cold agglutination），ピリミジン-5'-ヌクレオチダーゼ（pyrimidine-5'-nucleotidase；P5N），正常赤血球（discocyte），急性骨髄性白血病（acute myeloid leukemia；AML），先天性赤血球系異形成性貧血（congenital dyserythropoietic anemia；CDA），過ヨウ素酸シッフ（Periodic acid-Schiff；PAS）染色

られる。これらの形態異常は赤芽球系細胞以外にも見られ骨髄系幹細胞のクローン性の異常とされている（表5.4.2, 図5.4.1）。CDAでは巨赤芽球様細胞や2核または多核赤芽球など見られ, これらの細胞には巨大なものも認められる。また, ウイルス感染に伴う赤芽球癆のうちヒトパルボウイルスB19感染症では特徴的な巨大前赤芽球が見られる。成熟障害では細胞質の成熟障害と核の成熟障害に分けられる。細胞質の成熟障害ではヘモグロビン合成障害のうち, 鉄欠乏による鉄欠乏性貧血, グロビン合成障害によるサラセミアなどが知られており, 特に鉄欠乏性貧血では低色素のため細胞質の乏しい赤芽球が見られる。また, ポルフィリン環合成障害による鉄芽球性貧血では細胞質の染色性にムラが見られ, 急性鉛中毒では好塩基性斑点とともに核形不整な赤芽球が見られる。核の成熟障害のうち巨赤芽球性貧血ではビタミンB_{12}または葉酸欠乏によりDNA合成障害の結果, 細胞質に比較して核がより幼若な巨赤芽球, 核辺縁不整, 多核赤芽球などが見られる。

(2) 赤血球形態 （表5.2.2, 図5.2.3）

赤血球大小不同は種々の貧血で見られ, 特に悪性貧血などの巨赤芽球性貧血ではより明瞭に認められる。また, 赤血球粒度分布曲線においてこれらを数値で表したものが赤血球容積粒度分布幅（RDW）である。赤血球二相性は正色素性赤血球と低色素性赤血球あるいは正色素性赤血球と高色素性赤血球の2群が混在するもので, 鉄芽球性貧血や鉄剤投与後の鉄欠乏性貧血の回復期などに見られる。多染性赤血球の増加は骨髄での赤血球産生亢進や髄外造血（脾臓や肝臓での骨髄系細胞産生）などで見られる。

球状赤血球は遺伝性球状赤血球症で見られ, 細胞膜蛋白バンド4.2, バンド3, アンキリン, スペクトリンの量が減少し, 赤血球は細胞膜が少なくなり球状となる。抗体, 補体, 免疫複合体に感作された赤血球膜やハインツ小体を形成した赤血球は脾臓マクロファージに貪食される。その際, 細胞膜表面が一部喪失し球状赤血球が生じる。楕円赤血球は遺伝性楕円赤血球症で見られ, スペクトリンやバンド4.1の質的量的異常, また, 赤血球膜におけるコレステロールの分布異常が示唆されている。有口（口唇状）赤血球は遺伝性有口赤血球症で見られ, 赤血球内の陽イオン濃度透過性の異常（Naの増加, Kの減少）で水分過剰の赤血球とされる。その他, アルコール中毒, 閉塞性肝疾患でも見られる。

標的赤血球は鉄欠乏性貧血, サラセミア, 肝疾患で見られ, 赤血球細胞内ヘモグロビンの減少による赤血球膜面積の相対的な増加または赤血球膜の増加が原因とされる。閉塞性肝疾患でも見られ, この原因はレシチンコレステロールアシルトランスフェラーゼ（LCAT）活性低下の結果, 細胞膜のコレステロール/リン脂質比の上昇が赤血球膜面積を増大させるためとされている。菲薄赤血球は鉄欠乏性貧血, サラセミアで見られ, ヘモグロビン合成障害のため血球内容に比較し細胞膜過多の赤血球とされている。

ウニ状赤血球はピルビン酸キナーゼ異常症, 尿毒症, 肝疾患などで見られ, 血球内ATP減少の結果, Ca増加などにより表面に突起が生じるとされる。有棘赤血球は無βリポ蛋白血症, 肝疾患で見られ, 細胞膜のコレステロール/リン脂質比が著増しているとされる。

涙滴赤血球は骨髄線維症やがんの骨髄転移で見られ, 正常の血球放出機構が損なわれた骨髄において脱核に時間がかかり, 一定外力が作用することで細胞膜が変形するとされる。鎌状赤血球はヘモグロビンS（HbS）症で見られ, 低酸素状態でHbS分子の血球内重合により, タクトイドとよばれる桿状結晶状構造が形成されるといわれている。

破砕赤血球は血栓性血小板減少性紫斑病（TTP）, 溶血性尿毒症症候群（HUS）, 移植後血栓性微小血管障害（移植後TMA）, 播種性血管内凝固（DIC）で見られ, 血管内に生じたフィブリン血栓塊を赤血球が通過することにより生じるとされる。小球状赤血球は火傷で見られ, 赤血球膜の裏打ち蛋白であるスペクトリンが脱集合して生じるとされる。

(3) 赤血球封入体など （表5.2.3）

ハウエル・ジョリー小体は摘脾後, 機能的無脾状態, 巨赤芽球性貧血, MDSなどで見られる。本小体は脾臓の摘除作用により取り除かれるが, 摘脾後や脾臓梗塞後の萎縮の際または赤芽球に異形成が見られる場合にも出現する。好塩基性斑点はヘモグロビン合成障害でのサラセミア, 不安定ヘモグロビン症, ピリミジン-5'-ヌクレオチダーゼ（P5N）欠乏による遺伝性溶血性貧血, 鉛中毒などで見られ, リボソームやポリリボソームが凝集して生じるとされる。カボット環は巨赤芽球性貧血, 白血病, 鉛中毒, 摘脾後などで見られ, 核膜の遺残物で細胞分裂時に出現する紡錘糸に由来するとされる。

ハインツ小体は不安定ヘモグロビン症, グルコース-6-リン酸脱水素酵素（G-6-PD）欠損症, 酸化作用を有する薬物中毒などで見られ, 酸化を受けやすい異常ヘモグロビンの存在, 大量の酸化剤によるヘモグロビンの変性, 赤血球の酸化防御作用の低下などの場合に形成される。超生体染色であるメチル紫にて証明される。HbH小体はαサラセミア, HbH（β_4）病などで見られ, グロビン蛋白のα鎖産生低下により生じるとされる。マラリア原虫は三日熱, 四日熱, 熱帯熱, 卵形マラリアで見られ, 蚊の体内で有性生

用語 タクトイド（tactoid）, 移植後血栓性微小血管障害（transplantation associated thrombotic microangiopathy；移植後TMA）

殖し人体に侵入したsporozoiteは肝細胞内で繁殖，morozoiteとなって赤血球に入り無性生殖をする。発育環に従って輪状体，アメーバ型，分裂体，生殖母体に分けられる。また，三日熱，卵形マラリアではシュフナー斑点，熱帯熱マラリアではマウレル斑点が認められる。

パッペンハイマー小体は鉄芽球性貧血，鉛中毒，摘脾後，慢性アルコール中毒で見られ，鉄芽球性貧血ではヘム合成障害により過剰な鉄が赤血球のミトコンドリア内に残存する。また，網赤血球は鉄を含むミトコンドリアを含有しており，脾臓はこれらを取り除く機能を有している。摘脾後ではこの機序が失われる。有核赤血球は骨髄において異常組織（がん，肉芽腫，線維組織）の増加や髄外造血，摘脾後などで骨髄の正常機構が破綻したときなどに末梢血中に出現する。通常末梢血で見られるものは正染性または多染性赤芽球で，芽球も出現する場合を白赤芽球症という。

赤血球連銭形成は多発性骨髄腫，感染症，膠原病などで見られ，γグロブリンやフィブリノゲンの増加によって生じるとされる。連銭形成が見られる疾患では赤血球沈降速度は著明に亢進する。寒冷凝集はマイコプラズマ肺炎，悪性リンパ腫，寒冷凝集素症などで見られ，IgM分子が2個以上の赤血球と結合して架橋をつくることにより赤血球集塊を形成するとされる。

5.2.3 白血球系細胞

● 1. 成熟過程の概念

骨髄系（顆粒球系）のうち骨髄で観察される最も幼若な細胞は骨髄芽球で，前骨髄球，骨髄球，後骨髄球を経て，成熟顆粒球となり骨髄から末梢血に移行する。顆粒球は普通染色において顆粒の染色性の違いから好中球，好酸球，好塩基球として分類されるが，これらの顆粒は前骨髄球あるいは骨髄球以降において細胞の成熟とともに判然としてくる。その後，成熟顆粒球は核の成熟により分葉傾向を示し桿状核顆粒球から分葉核顆粒球へと分化する。末梢血顆粒球のうち好中球は細菌その他の貪食・殺菌に関与し，好酸球，好塩基球は種々のアレルギー反応に関与している。

単球系細胞で最も幼若な細胞は単芽球で前単球を経て単球へと分化する。マクロファージは単球系細胞のうち最も分化した細胞で骨髄や組織中に存在する。これら細胞の役割は貪食能と種々のサイトカインの産生とされる。

リンパ球系細胞のうち光顕レベルで観察される最も幼若な細胞はリンパ芽球である。末梢血にはリンパ球のうち大リンパ球と小リンパ球が存在する。免疫学的には末梢リンパ球ではTリンパ球が約80％，Bリンパ球が約10％である。Tリンパ球系細胞は種々のサイトカインを産生して細胞性免疫に関与している。Bリンパ球系細胞は免疫グロブリンを産生して体液性免疫に関与している。形質細胞はBリンパ球系細胞の最も分化した細胞と考えられている。また，Bリンパ球から形質細胞へ分化した細胞はIgG，IgA，IgD，IgEを産生しているが，IgMの産生は行っていない。IgMの産生細胞はやや成熟Bリンパ球側によったリンパ球系細胞と考えられている。

● 2. 細胞の基本構造

顆粒球系幼若細胞には好中球系，好酸球系，好塩基球系細胞が存在するが，本節では好中球系細胞を例に示して解説する。骨髄芽球は大型でN/C比は大，核は類円形を呈し核クロマチンの凝集は弱い。細胞質にはポリリボソームがびまん性に存在しており，細胞小器官は少数である。前骨髄球で細胞は最大となりN/C比はやや減少する。細胞質が豊富となり，多数の粗面小胞体や大型のゴルジ装置，多数のアズール顆粒が出現してくる。骨髄球で細胞は再び小型化しN/C比はさらに減少，核クロマチンの凝集が見られ，細胞質には好中性顆粒やグリコーゲン顆粒が観察されるようになる。一般的に骨髄球ではゴルジ装置は前骨髄球より小型で，また，粗面小胞体やポリリボソームも前骨髄球に比較し著しく減少する。後骨髄球以降では核のくびれが見られ，また，アズール顆粒や好中性顆粒内に存在する酵素の合成は停止する。さらに，桿状核球を経て分葉核球となる。分葉核球では顆粒以外の細胞小器官はほとんど消失する。ミトコンドリアも細胞の成熟とともに減少するが消失することはない。成熟好中球の顆粒のうち2/3は好中性顆粒で1/3はアズール顆粒であり，その他リソソーム顆粒も存在する。これらにはアルカリホスファターゼ，MPOなどの酵素が存在しており，細菌などの貪食・殺菌に関与している。成熟好酸球の顆粒は普通染色で橙赤色に染色され大型・円形で細胞質全体に充満する。顆粒は電顕ではcrystalloidといわれており，主要塩基性蛋白（MBP），好酸球カチオン性蛋白（ECP）など種々の物質が含有されている。これらは寄生虫や細菌に障害を与えたり，創傷治

📝 用語 シュフナー斑点（Schüffner's dots），マウレル斑点（Maurer's dots），白赤芽球症（leukoerythroblastosis），赤血球連銭形成（rouleaux formation），成熟顆粒球（mature granulocyte），好中球（neutrophil），好酸球（eosinophil），好塩基球（basophil），桿状核顆粒球（band granulocyte），分葉核顆粒球（segmented granulocyte），単芽球（monoblast），前単球（promonocyte），単球（monocyte），マクロファージ（macrophage），リンパ芽球（lymphoblast），リンパ球（lymphocyte），形質細胞（plasma cell），桿状核球（band form），分葉核球（segmented form），主要塩基性蛋白（major basic protein；MBP），好酸球カチオン性蛋白（eosinophil cationic protein；ECP）

癒や組織の修復，腫瘍の転移にも関与するとされる。また，好塩基球などから分泌されたヒスタミンはヒスタミナーゼで，ロイコトリエンはアリルサルファターゼで不活化する。成熟好塩基球の顆粒は暗紫色で大小不同を有する大型の顆粒が細胞質内に散在する。この顆粒にはヒスタミン，ヘパリン，ヒアルロン酸などが含まれており，アレルギー反応の際ヒスタミンが放出され，アナフィラキシーショック，蕁麻疹，気管支喘息などを引き起こすとされる。

単球系細胞の特徴は普通染色では大型で細胞質不整形，核はくびれを有し，赤紫色で微細なアズール顆粒を有している。電顕レベルでは光顕での特徴と同様，核は陥凹を示しクロマチンの凝集も見られるが好中球ほど強くまとまった凝集をつくらない。また，細胞質には多彩な小器官，すなわち大型のゴルジ装置，粗面小胞体，ミトコンドリアが存在する。ゴルジ装置は核のくびれに一致して存在している。単球から分化したマクロファージは貪食能が強く空胞や食胞がしばしば観察され，このような貪食・消化のため種々の水解酵素が存在する。

リンパ球系細胞の核は光顕ではスムーズな円形を呈しているが，電顕では深い切れ込みをもつことが多い。核クロマチンは濃染し，細胞表面には微絨毛突起が存在する。細胞質内には大型のミトコンドリアと分散するリボソームのほかには小器官に乏しい。Bリンパ球からの終末分化段階にある形質細胞では核クロマチンの凝集が見られ核は偏在している。また，核周明庭が見られる場所には大きなゴルジ装置が存在しており，それ以外の部分には多数の粗面小胞体が充満している。免疫グロブリンは粗面小胞体の膜に付着しているリボソームで合成されるが，直ちに小胞体膜を通過して小胞体腔内に分離，蓄積される。

● 3. 細胞の形態学的特徴および観察のポイント（図5.2.4）

好中球系細胞では細胞は骨髄芽球から前骨髄球への分化段階でいったん大きくなり骨髄球以降は縮小し，後骨髄球になると核にくびれが生じる。核クロマチンは分化するごとに繊細な構造が失われて粗剛となり，また，顆粒には前骨髄球で出現する一次顆粒と骨髄球で出現する二次顆粒とがある（表5.2.1）。

骨髄芽球は大型で核はほぼ中央に位置し，核クロマチンは網状繊細でやや白みがかった核小体を有している。細胞質は好塩基性でアズール顆粒は認められない（図5.2.4a）。なお，type I blast と type II blast については p.109「●5. 顆粒球系・単球系細胞」を参照。前骨髄球は顆粒球系細胞のうち最大で核は偏在し，核クロマチンは繊細ではあるが骨髄芽球に比較しやや粗剛となり，核小体を認めることが多い。細胞質は好塩基性で一次顆粒であるアズール顆粒を認める（図5.2.4b）。骨髄球では細胞は再び縮小化して核は類円形を示し，核クロマチンは粗剛で核小体は認められない。細胞質は好塩基性が低下し，二次顆粒である好中性顆

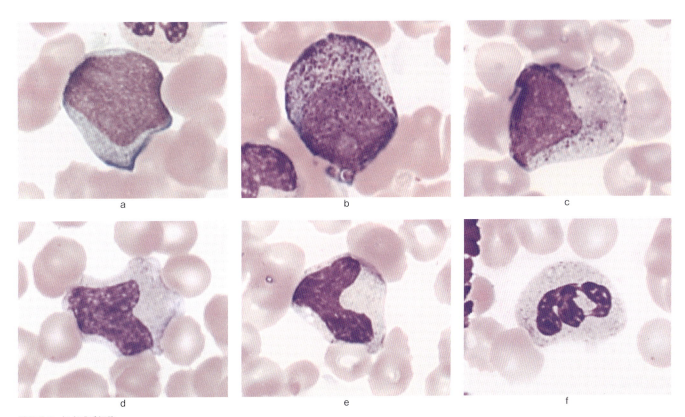

図5.2.4　好中球系細胞
a. 骨髄芽球，b. 前骨髄球，c. 骨髄球，d. 後骨髄球，e. 桿状核球，f. 分葉核球

粒を認めるが，アズール顆粒は残存している場合もある（図5.2.4c）。後骨髄球では核の陥凹を認め，核の長径と短径の比は3：1未満とされる。核クロマチンは粗剛で一部塊状となり，細胞質はほとんどを好中性顆粒で占められる（図5.2.4d）。桿状核球は細長く曲がった核（ソーセージ状）を有し，核の長径と短径の比率は3：1以上とされる。核クロマチンは粗剛で一部塊状を呈し，好中性顆粒は細胞質全体に充満する（図5.2.4e）。分葉核球は2～5個に分葉した核を有し，分葉した核の間はクロマチン構造が見えない核糸でつながる。桿状核球同様，核クロマチンは粗剛で一部塊状，好中性顆粒は細胞質全体に充満する（図5.2.4f）。

上記は好中球における幼若から成熟した細胞の分類基準である。好酸球については基本的には好中球の核型に準じて分類し，また好塩基球については必要に応じて好中球の核型に準じて分類するが，通常では幼若と成熟した細胞を区別しないとされる。

単球は正常末梢血に見られる白血球の中では最大で，核型は馬蹄形，腎臓形，彎入などを示し，核クロマチンは薄くレース様などと表現される。細胞質は広く不透明な灰色がかった水色を呈しており，微細な赤紫色のアズール顆粒を少数有している。光顕では鑑別困難ではあるが，顆粒には一次顆粒と二次顆粒があり，前者はMPO陽性のリソソーム顆粒を含み，後者はMPO陰性とされる。また，細胞質には空胞形成を認めることもある。単球から分化したマクロファージは大型から巨大なものまで存在し，核は円形ないし卵円形で核クロマチンはスポンジ様を呈し明るく見える。青みがかった核小体が1～2個見られることもある。細胞質は広く淡い青色で，長い突起が見られる場合もあり辺縁が不整で細胞境界は不鮮明なのが特徴である。また，貪食した細胞やそれらの遺残物を含むものもある。

リンパ球系細胞には小リンパ球と大リンパ球が存在するが，一般的には一括して分類されている。小リンパ球の核は円形で核クロマチン構造は粗大粗剛，細胞質は比較的狭いものが多く好塩基性の青色を呈する。大リンパ球の核はほぼ円形で核クロマチン構造は粗大粗剛，細胞質は比較的広く色調は淡青色を呈する。また，これらの細胞には大小不同の少数のアズール顆粒を認める場合があるが，一般的に小リンパ球ではほとんど見られない。Bリンパ球から分化した形質細胞では核は円形で比較的小さく，核クロマチンは濃縮して集塊をなし核小体は見られない。また，核は偏在して大きな核周明庭が見られる。形質細胞は免疫グロブリンを産生する細胞であり，細胞質は好塩基性が強く濃青色に染色される。

● 4. 白血球系細胞の形態異常

白血球の形態異常は数的異常を伴って観察されることが多いが，白血球数が正常な場合でもこれらの変化はしばしば認められる。白血球の形態異常には細胞質の異常と核の異常とが存在しており，先天性と後天性の異常に分類される。また，後天性の異常は腫瘍性と感染症などに併発する反応性の2種類に分類される（表5.2.4）。

表5.2.4　白血球系細胞の形態異常

	形態の特徴	先天性疾患	後天性疾患（病態）
1. 細胞質の異常	顆粒の増加	Alder-Reilly 異常　Hurler 症候群，Hunter 症候群	中毒性顆粒　重症感染症，G-CSF 投与
	低顆粒または無顆粒		骨髄異形成症候群，急性骨髄性白血病　骨髄異形成／骨髄増殖性腫瘍
	アウエル小体		急性骨髄性白血病，骨髄異形成症候群　骨髄異形成／骨髄増殖性腫瘍
	ファゴット細胞		急性前骨髄球性白血病
	巨大顆粒	Chédiak-Higashi 症候群	偽 Chédiak-Higashi 顆粒　急性骨髄性白血病，骨髄異形成症候群
	封入体	デーレ小体様封入体　May-Hegglin 異常，Sebastian 症候群	デーレ小体　急性骨髄性白血病，骨髄異形成症候群，骨髄異形成／骨髄増殖性腫瘍，重症感染症，G-CSF 投与
	ラッセル小体		骨髄腫
	空胞	Jordans 異常	重症感染症
2. 核の異常	低分葉好中球	Pelger-Huët 核異常	偽 Pelger-Huët 核異常　骨髄異形成症候群，急性骨髄性白血病
	過分葉好中球	Undritz 異常，Davidson 異常	巨赤芽球性貧血，骨髄異形成症候群
	クロマチン濃染凝集		骨髄異形成症候群，急性骨髄性白血病　骨髄異形成／骨髄増殖性腫瘍
	ドラムスティック	Turner 症候群：陰性　Klinefelter 症候群：陽性	

形態異常は下線で示しその下に疾患名を記載した。

📝 **用語**　アウエル小体（Auer body），ファゴット細胞（faggot cell），ラッセル小体（Russell body），空胞（vacuolation），クロマチン濃染凝集（dense chromatin clumping），ドラムスティック（drum stick），アルダーレイリー異常（Alder-Reilly anomaly），チェディアック・東症候群（Chédiak-Higashi syndrome），デーレ小体様封入体（Döhle bodies similar inclusions），メイ・ヘグリン異常（May-Hegglin anomaly），ジョーダン異常（Jordans anomaly），ペルゲル・フェット（Pelger-Huët）核異常，中毒性顆粒（toxic granule），顆粒球コロニー刺激因子（granulocyte colony stimulating factor；G-CSF），デーレ小体（Döhle body）

(1) 細胞質の異常

中毒性顆粒は重症感染症や顆粒球コロニー刺激因子（G-CSF）投与で見られ，前骨髄球のときに出現したアズール顆粒が成熟好中球細胞質内に残存したものである。また，中毒性顆粒を有する好中球を電顕で観察すると好中性顆粒は著減している。Alder-Reilly異常は先天性の異常でHurler症候群やHunter症候群で見られ，白血球やマクロファージの細胞質内に大小不同の青紫色の顆粒を多数有する細胞が認められる。これらはムコ多糖体蓄積症においてムコ多糖体代謝酵素の欠損の結果，細胞質内にデルマタン硫酸，ヘパラン硫酸が蓄積したものとされる。

低顆粒または無顆粒はMDS，骨髄異形成/骨髄増殖性腫瘍（MDS/MPN），AMLなどで見られる。主として好中球の二次顆粒の減少または消失により起こり，好中球の異形成の中でも診断的意義が高いとされる。

アウエル小体はAML，MDS，MDS/MPNで見られ，これらはアズール顆粒が融合・変化したものでMPO反応は陽性である。通常，骨髄芽球や単芽球に見られ臨床的意義は非常に大きい。ファゴット細胞はAML-M3で見られ，アウエル小体が前骨髄球などの細胞内に束状に認められる。この疾患は15番と17番染色体の転座の結果，*PML-RARA*キメラ遺伝子が形成されることにより発症する。骨髄像標本などではファゴット細胞の検索は必須とされる。

Chédiak-Higashi症候群では顆粒球，リンパ球，単球の細胞質に巨大な異常顆粒が認められる。常染色体劣性遺伝性疾患で本症では好中球の遊走能と消化能の低下を認め，好中球などのリソソーム内に巨大な顆粒が蓄積する。後天性で見られるものを偽Chédiak-Higashi顆粒といい，AML，MDS，慢性骨髄性白血病（CML）の白血病細胞などに認められる。

デーレ小体は中毒性顆粒と同様，重症感染症やG-CSF投与で見られ，両者は同一好中球内にしばしば認められる。WHO 2017年改訂第4版ではMDSなどで見られるデーレ小体も異形成の一つとして記載している。デーレ小体は細胞質の一部でリボソームからなりRNAを有しているので青く染色される。先天性で見られるものをデーレ小体様封入体といい，May-Hegglin異常などで認められる。この疾患は巨大血小板，白血球封入体などを伴う先天性の血小板異常症で，白血球封入体すなわちデーレ小体様封入体は顆粒球，単球に見られミオシン蛋白の異常集積とされる。

ラッセル小体は骨髄腫などで見られ，モノクローナルな高γグロブリン血漿の結果，これらが形質細胞の細胞質内に硝子様小体として認められる。また，この異常免疫グロブリンは封入体や顆粒などとして見られることもある。ラッセル小体の集合物はgrape cellなどといわれている。火炎細胞はIgA型骨髄腫で比較的多く見られるが，必ずしもIgA型骨髄腫に限られる像ではない。

細胞質の空胞は種々の細胞に見られ，細胞の活性が低下した場合や抗凝固剤に長時間放置後の標本中に出現しやすいとされる。重症感染症では好中球細胞質内に空胞変性をみることがあり，中毒性顆粒，デーレ小体と同一細胞内または標本内に観察され，これらは好中球の中毒性変化とされる。先天性にはJordans異常があり顆粒球，単球の細胞質に1～4μm大の空胞が見られ，この空胞は染色の過程で脂質が抜けたものである。Jordans異常は全身の異常の部分症で，進行性筋萎縮をしばしば合併している。

(2) 核の異常

Pelger-Huët核異常は常染色体優性遺伝性疾患で，顆粒球に認められるが主として好中球に見られる。核の分葉が1～2分葉にとどまり，核クロマチンの濃縮は著明で大きな集塊をつくる。ホモ接合体では核は単核で，ヘテロ接合体では核は眼鏡型またはピーナッツ型を呈する。後天性で見られるものを偽Pelger-Huët核異常といい，MDS，MDS/MPN，AMLなどで見られる。好中球の異形成の中でも顆粒消失などと同様に診断的意義が高いとされる。

過分葉好中球は好中球の核が6分葉以上と定義されており，巨赤芽球性貧血やMDSなどで見られる。とくに巨赤芽球性貧血では巨大後骨髄球と同様に診断的意義は高いとされる。先天性のものではUndritz異常やDavidson異常があるが，非常に稀な疾患である。

クロマチン濃染凝集はクロマチンブロック化ともいわれており，好中球の核クロマチン構造が異常な凝集を起こすものでMDS，MDS/MPN，AMLなどで見られる。

ドラムスティックは正常女性の好中球に1～3%見られる過剰核突起である。このドラムスティックがTurner症候群では陰性，Klinefelter症候群では陽性となることから臨床検査上有用な核形態所見である。1細胞あたり1個以上のドラムスティックが観察されると，XXX女性を示唆する。

用語 低顆粒または無顆粒（decreased granules or agranularity），骨髄異形成/骨髄増殖性腫瘍（myelodysplastic/myeloproliferative neoplasms；MDS/MPN），前骨髄球性白血病（promyelocytic leukemia；PML），レチノイン酸受容体（retinoic acid receptor α；RARA），慢性骨髄性白血病（chronic myeloid leukemia；CML），火炎細胞（flame cell），過分葉好中球（hypersegmented neutrophil），巨大後骨髄球（giant metamyelocyte），過剰核突起（increased nuclear projections）

■ 5章　血球の形態観察

> **参考情報**
>
> 　MDSなどで見られる細胞の異形成のうち顆粒球系では偽Pelger-Huët核異常，低顆粒または無顆粒好中球，赤芽球系では環状鉄芽球，巨核球系では微小巨核球が診断的意義はより高いとされる。しかし，MDSなどではこれら以外にも多くの異形成が観察される。上記に示したアウエル小体，偽Chédiak-Higashi顆粒，過分葉好中球，クロマチン濃縮凝集以外での顆粒球系の異形成には小型または巨大好中球，輪状核好中球，2核骨髄球，アズール顆粒減少または消失，好酸性顆粒減少または顆粒の小型化，MPO陰性好中球などが認められる。

(3) 異型細胞および異常細胞

　異型リンパ球は国際的には反応性リンパ球といわれており，エプスタイン・バー（EB）ウイルス感染症のうち伝染性単核症などで見られる。形態学的には単球様，形質細胞様，リンパ芽球様など核形や細胞質に多様性が認められ，免疫学的にはサプレッサーT細胞（CD8陽性）である。日本検査血液学会の形態標準化小委員会では異型リンパ球を"直径16μm以上で細胞質は好塩基性，アズール顆粒や空胞を認める場合がある。核は類円形を呈し，核クロマチンは濃縮しリンパ球に近いものからパラクロマチンの認められるものまである"と定義している。

　異常リンパ球は悪性リンパ腫で見られる種々の腫瘍細胞の総称として使用され，それらの形態学的特徴は骨髄系腫瘍などと比較して多様である。異常リンパ球は特定の悪性リンパ腫では特徴的な細胞形態を示すがこれらはごく一部である（例：成人T細胞白血病；flower cell，有毛細胞白血病；hairy cell）。下記に悪性リンパ腫で見られる異常リンパ球の形態学的観察方法を記す。骨髄などで出現率が正常〜高値の場合は，細胞の大きさ，細胞の形状，核クロマチン，核の形状，N/C比，細胞質の色調，顆粒，細胞集塊の有無など，目的の細胞が単一（monotonous）か否かを観察する。monotonousな場合は骨髄などへの浸潤が多い。出現率が低い場合は，通常見られるリンパ球より著しく大型，核クロマチン構造やN/C比が異常，細胞または核の形状に著しいくびれや切れ込みが見られ，細胞質に空胞形成を認める。このような細胞が少数見られた場合でも骨髄への浸潤の可能性は高い。以上に加えて悪性リンパ腫の骨髄浸潤などを精査する場合は，初発時から骨髄浸潤の見られる悪性リンパ腫の把握，病理組織学的所見，可溶性インターロイキン-2レセプター（sIL-2R）値，表面マーカー，染色体・遺伝子検査など検索可能なすべてのデータを駆使して検索することが重要である。

　血球貪食細胞は血球貪食症候群（HPS）で見られウイルス感染症や悪性リンパ腫などでしばしば認められる。これらの疾患では高サイトカイン血症の結果，マクロファージが活性化されて種々の血球を貪食する。ウイルス関連血球貪食症候群（VAHS）ではEBウイルス感染症に多く見られるが，他のウイルス感染でも認められる。悪性リンパ腫関連血球貪食症候群（LAHS）ではTまたはNK細胞性リンパ腫が多いとされる。

　脂質代謝異常症は脂質代謝における酵素欠損のため中間代謝産物がマクロファージのリソソームに蓄積する。ゴーシェ病ではグルコセレブロシダーゼ欠損によりグルコセレブロシドが蓄積したゴーシェ細胞が見られる。これらは細胞質に絹糸様の淡青色の線維束が充満している細胞で核は偏在する。ニーマン・ピック病ではスフィンゴミエリナーゼ欠損によりスフィンゴミエリンが蓄積したニーマン・ピック細胞が見られる。これらの細胞は大型で細胞質には染色されない液胞が充満することにより泡沫状を呈し（foam cell），核は萎縮し偏在する。

5.2.4　血小板系細胞

● 1. 成熟過程の概念

　骨髄で観察される最も幼若な巨核球系細胞は，骨髄巨核芽球（巨核芽球）で，骨髄前巨核球（前巨核球）を経て骨髄巨核球（巨核球）に成熟し，成熟した巨核球の細胞質それ自体が血小板となる。巨核球系細胞は核分裂により2Nから4N，8N，16N，32N，64Nと分化し，ときには128Nの染色体をもつこともある。また，8N以降の巨核球に血小板形成能が生じる。特徴的なことは白血球など通常の細胞は核分裂と同時に細胞分裂を行うが，巨核球系細胞では核分裂を行っているにもかかわらず細胞分裂は行わない点である。このため核分裂を行うごとに細胞は大型化し，細胞質量も増加する。細胞質の成熟も特徴的で，巨核球の核が単核から2核，4核と核の分葉傾向が進むにつれて，細胞質内に小顆粒状構造が出現し，これらはしだいに血小板分離膜によって区別されるようになる。最終的には血小板

✎ **用語**　異形成（dysplasia），異型リンパ球（atypical lymphocyte），反応性リンパ球（reactive lymphocyte），エプスタイン・バーウイルス（Epstein-Barr virus；EBウイルス），異常リンパ球（abnormal lymphocyte），成人T細胞白血病（adult T-cell leukemia），有毛細胞白血病（hairy cell leukemia），可溶性インターロイキン-2レセプター（soluble interleukin-2 receptor；sIL-2R），血球貪食細胞（hemophagocyte），血球貪食症候群（hemophagocytic syndrome；HPS），ウイルス関連血球貪食症候群（virus-associated hemophagocytic syndrome；VAHS），悪性リンパ腫関連血球貪食症候群（lymphoma-associated hemophagocytic syndrome；LAHS），脂質代謝異常症（lipidosis），ニーマン・ピック（Niemann-Pick）病，骨髄巨核芽球（巨核芽球，megakaryoblast），骨髄前巨核球（前巨核球，promegakaryocyte），骨髄巨核球（巨核球，megakaryocyte），血小板（platelet），血小板分離膜（platelet demarcation membrane）

分離膜に包まれた顆粒状構造は巨核球の細胞質辺縁から離脱を始め，最小単位ごとに独立し血小板放出が完了する。末梢組織での損傷の際，血小板はvon Willebrand因子を介してコラーゲン線維に粘着し，活性化して凝集・放出反応を引き起こす。血栓形成のうち一次止血すなわち血小板血栓を形成する。

> **参考情報**
> 成熟巨核球の細胞質は血小板分離膜によって分離が進む頃になると骨髄の血管内皮細胞に近づく。巨核球には数か所に細胞突起が見られるようになり，突起は伸展して細長い形になり数珠状の小腫瘤が形成される（胞体突起形成細胞）。さらに，この数珠状突起は類洞壁の小孔から類洞内へ伸展し，数珠状に連なった細胞質が1つずつ分離して，それぞれの断片が血小板となる。

● 2. 細胞の基本構造

巨核芽球は大型でN/C比は大，核は類円形を呈し単核で核クロマチンの凝集は弱い。細胞質内にはミトコンドリア，中等度のゴルジ装置，少数の粗面小胞体とポリリボソームが見られ，α顆粒は形成されていない。前巨核球になると細胞は徐々に大型化し，核膜に沿って核クロマチンの凝集が見られるようになる。細胞質は広くなり細胞質内にはα顆粒や血小板分離膜が観察されるようになる。巨核球に分化すると細胞はさらに大きくなり，核は分葉傾向を示し核クロマチンの凝集は明瞭となる。細胞質内には全体に広がる網目状構造の血小板分離膜が観察される。この分離膜は巨核球の細胞質を多数の小区画に分け，細胞が成熟すると細胞質は血小板分離膜のところからちぎれ，それぞれの区画が血小板となって放出される。また，細胞質内には複雑な細胞質小器官である粗面小胞体，α顆粒，濃染顆粒，ミトコンドリア，ポリリボソーム，グリコーゲン顆粒などが見られる。血小板は巨核球の細胞質自体と考えられ，形態学的には無核で円盤状である。細胞外周に沿って微小管を有し，細胞内部にα顆粒，濃染顆粒，リソソーム，ミトコンドリア，ゴルジ装置が存在し，エネルギー源としてグリコーゲン顆粒も貯蔵している。特徴的なのは小管系（開放小管系，暗調小管系）を有している点である。血小板は血栓に必要な血小板一次凝集に関与するADPやその他の物質を細胞質内の顆粒に有し，それらを細胞外に導く小管系の著しい発達が見られる。また，この小管系とともにADPなどを細胞外に放出するための収縮蛋白系（アクチン，ミオシンなど）も発達している。

● 3. 細胞の形態学的特徴および観察のポイント（図5.2.5）

巨核球系細胞は細胞分裂を行わず，核分裂のみを行い細胞は大型化するため核はくびれを呈し，核糸でつながる。一方，細胞質ではアズール顆粒を産生し，血小板分離膜を形成する。その後，細胞質自体が分離・放出されて血小板となる（表5.2.5）。

巨核芽球は直径15～50μmの大型の細胞で核は円形～類円形を呈し，核クロマチンは繊細で核小体は1～数個存在するがあまり目立たない。細胞質は狭く好塩基性でアズール顆粒は認められない。フランスの血液学者Bessisは細胞質が好塩基性でアズール顆粒を産生していない段階を好塩基性骨髄巨核球としているが，この好塩基性巨核球が巨核芽球に相当する（図5.2.5a）。前巨核球は直径20～80μmで核は分葉傾向を示し，核クロマチンはやや繊細となる。細胞質は広がりを示し，また好塩基性はしだいに弱くなり，出現したアズール顆粒は細胞質全体に分散する。前巨核球の直径は成熟度の判定基準にはならず，核と細胞質の成熟状態での観察が重要とされる（図5.2.5b）。巨核球は直径35～160μmで骨髄系細胞の中で最大となる。核は不整形でより分葉傾向を示し，核クロマチンは粗剛で濃縮する。細胞質は広くアズール顆粒は均等に分散して細胞質全体に充満する。また，巨核球の細胞質内に血小板分離膜が形成され血小板形成能が著しく進む（図5.2.5c）。その後，巨核球の細胞質は類洞壁の小孔から類洞内へ突出し先端から血小板を放出する。1個の巨核球から2,000～5,000個の血

表5.2.5 骨髄巨核球系細胞の分類基準

細胞名称	直径	N/C比	核の形態	核クロマチン構造	核小体	細胞質
巨核芽球 megakaryoblast	15～50μm	60～80%程度	円形～類円形	網状繊細	有 目立たない	好塩基性 アズール顆粒は無
前巨核球 promegakaryocyte	20～80μm	50～70%程度	分葉傾向	やや繊細	無	好塩基性は弱くなる アズール顆粒は細胞質全体に分散
巨核球 megakaryocyte	35～160μm	30～60%程度	不整形 より分葉傾向	粗剛で濃縮	無	アズール顆粒は細胞質全体に充満 血小板分離膜の形成

用語 フォン・ヴィレブランド因子（von Willebrand factor；VWF），開放小管系（open canalicular system），暗調小管系（dense tubular system），アクチン（actin），ミオシン（myosin）

小板が産生される。血小板放出後の裸核はマクロファージに処理され，これらの像は骨髄標本上には比較的よく認められる。巨核球から放出された血小板は直径2〜4μmで円盤状の小型な血球である。普通染色では淡紫赤色に染まるアズール顆粒を有し，この顆粒は比較的中心部に密集する。顆粒のない部分は淡青色を呈する（図5.2.5d）。一般的に血小板数と大きさは反比例し，血小板数の減少では大型の血小板が見られ，血小板数の増加では小型の血小板が多く見られる。最近，血小板産生の指標として，幼若な血小板，すなわち網血小板がフローサイトメトリー法で測定されるようになり，特発性血小板減少性紫斑病（ITP）などで増加するとされる。

4. 血小板系細胞の形態異常

血小板系細胞の形態異常のうち巨核球系細胞では，細胞の大きさによる異常，核の分葉異常，細胞質の異常が存在し，とくに後天性の腫瘍性疾患で多く見られる。血小板の形態異常は先天性と後天性に区別され，先天性の異常および後天性の腫瘍性では血小板の大きさ，形状，顆粒などに異常が見られ，後天性の血小板消費亢進などの反応性では大きさなどに異常が認められる（表5.2.6，5.2.7）。

(1)巨核球系細胞

微小巨核球はMDS，MDS/MPN，AMLなどで見られる。細胞の大きさは前骨髄球以下とされ，通常，核は類円形単核であるがときに2核のこともある。血小板を産生する能力を有し細胞の同定には細胞質のアズール顆粒が参考とな

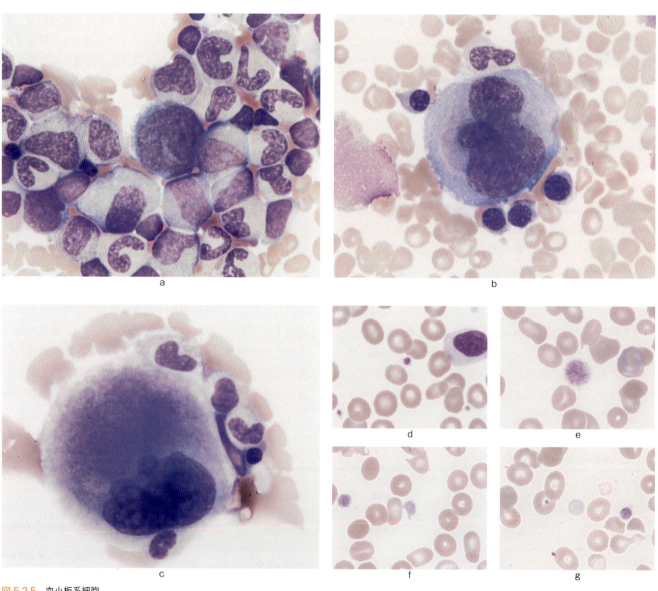

図 5.2.5　血小板系細胞
a. 巨核芽球，b. 前巨核球，c. 巨核球，d. 血小板，e. 巨大血小板，f. 奇形血小板，g. アズール顆粒消失血小板

用語　特発性血小板減少性紫斑病（idiopathic thrombocytopenic purpura；ITP），微小巨核球（micromegakaryocyte）

る。巨核球の異形成の中でもとくに診断的意義が高いとされる。

> **参考情報**
> MDSは1982年BennettらによりFrench-American-British (FAB) 分類の一疾患として提唱された疾患概念で，造血3系統の細胞にdysplasiaを認める。このうち巨核球系細胞のdysplasiaにおいてmicromegakaryocyteの日本語訳が微小巨核球と小型巨核球の2通りが存在し臨床現場では混乱を招いていた。2008年，朝長らは不応性貧血（骨髄異形成症候群）の形態学的異形成に基づく診断確度区分と形態診断アトラス（厚生労働科学研究・特発性造血障害に関する調査研究）を報告し，この中でmicromegakaryocyteを微小巨核球と明確に記載した。

低分葉核巨核球では細胞質は成熟傾向にあるが，核の分葉傾向が乏しく類円形核が典型的である。一部コブ状に2分葉傾向のものも含まれる。巨核球は核分裂のみのため成熟すると核は分葉傾向を示すが，非分葉核巨核球では細胞質は成熟傾向で核の分葉傾向はなく類円形である。これらの異常は上記の微小巨核球と同様な疾患で見られるが，とくにMDSの中でも5q-症候群では，細胞の大きさは普通またはやや小型で核は類円形の非分葉核巨核球が特徴的である。

分離多核巨核球は上記の微小巨核球と同様な疾患で見られる。細胞の大きさは小型から正常大までで，3〜10個程度の分離した類円形核を有する。多倍数体である巨核球の核は通常核糸でつながっており核分裂が増すと分葉傾向を示すが，分離多核巨核球は核糸を認めず分離核として認められる。

小型巨核球は前骨髄球より大きく正常巨核球の1/2程度の大きさの細胞である。ITPやCMLで見られる。また，CMLで見られるやや小型で低分葉核の巨核球は'dwarf'巨核球と呼ばれるが，MDSで見られるような真の微小巨核球ではなく異形成とはみなさない。

大型〜巨大巨核球は真性赤血球増加症（PV），原発性骨髄線維症（PMF），本態性血小板血症（ET）などで認められる。とくに骨髄線維症では成熟障害を伴っておりN/C比は大である。核は"雲様"や"風船様"と称する異常な核の切れ込みを呈する。

過分葉核巨核球は巨赤芽球性貧血などで見られ，通常の巨核球に比較して分葉傾向が強い。とくに巨赤芽球性貧血では巨赤芽球，巨大後骨髄球と同様に診断的意義は高いとされる。

血小板形成不全巨核球はMYH9異常症などの先天性の遺伝性疾患やMDS，CMLなどの後天性の腫瘍性疾患で見られ，核や細胞の成熟障害によりアズール顆粒分布異常を認める血小板，大型や巨大血小板，奇形血小板などの形成不全を伴うものとされている。

(2) 血小板系細胞

小型血小板は先天性ではWiscott Aldrich症候群，X連鎖血小板減少症で見られ，これらの疾患は小型血小板を特徴とする先天性血小板減少症で，原因遺伝子にはX連鎖形式の*WASP*異常症や常染色体劣性形式の*WIP*欠損症が報告されている。後天性ではETで見られ，小型血小板の大きさは2μm未満と定義される。

表5.2.6　骨髄巨核球系細胞の形態異常

形態の特徴	疾患
微小巨核球	骨髄異形成症候群
低分葉核巨核球	骨髄異形成／骨髄増殖性腫瘍
分離多核巨核球	急性骨髄性白血病
小型巨核球	特発性血小板減少性紫斑病 慢性骨髄性白血病
大型〜巨大巨核球	真性赤血球増加症，原発性骨髄線維症 本態性血小板血症
過分葉核巨核球	巨赤芽球性貧血
血小板形成不全巨核球	骨髄異形成症候群，慢性骨髄性白血病 MYH9異常症，Bernard-Soulier症候群

表5.2.7　血小板の形態異常

形態の特徴	先天性疾患	後天性疾患
小型血小板	Wiscott Aldrich症候群 X連鎖血小板減少症	本態性血小板血症
大型〜巨大血小板	MYH9異常症： 　May-Hegglin異常，Sebastian症候群 　Fechtner症候群，Epstein症候群 Bernard-Soulier症候群	骨髄異形成症候群，慢性骨髄性白血病 原発性骨髄線維症，急性骨髄性白血病 特発性血小板減少性紫斑病 血栓性血小板減少性紫斑病 播種性血管内凝固
奇形血小板	May-Hegglin異常 Bernard-Soulier症候群	骨髄異形成症候群，慢性骨髄性白血病 原発性骨髄線維症
血小板顆粒異常	Gray platelet症候群 Hermansky-Pudlak症候群	骨髄異形成症候群，急性骨髄性白血病 骨髄異形成／骨髄増殖性腫瘍
EDTA依存性血小板凝集		EDTA依存性偽血小板減少症 血小板衛星現象

用語　低分葉核巨核球（nuclear hypolobated megakaryocyte），非分葉核巨核球（non-lobated megakaryocyte），分離多核巨核球（multinucleated megakaryocyte），小型巨核球（small megakaryocyte），大型〜巨大巨核球（macro〜giant megakaryocyte），真性赤血球増加症（polycythemia vera；PV），原発性骨髄線維症（primary myelofibrosis；PMF），本態性血小板血症（essential thrombocythemia；ET），過分葉核巨核球（hypersegmented megakaryocyte），血小板形成不全巨核球（platelet hypoplastic megakaryocyte），非筋ミオシン重鎖ⅡA蛋白をコードする遺伝子（myosin, heavy chain 9, non-muscle；MYH9），小型血小板（micro platelet）

大型〜巨大血小板は，先天性ではMay-Hegglin異常，Sebastian症候群，Fechtner症候群，Epstein症候群などのMYH9異常症で見られる。これらの疾患は巨大血小板，血小板減少を伴う先天性の血小板異常症で，Epstein症候群以外の疾患では大きさは異なるが白血球内にデーレ小体様封入体を認める。Bernard-Soulier症候群においても巨大血小板は認められ，本疾患では血小板膜蛋白であるGPIb/IX/V複合体の欠損/異常とされる。後天性の腫瘍性疾患ではMDS，CML，PMF，MDS/MPN，AMLなどで見られる（図5.2.5e）。また，後天性において末梢での破壊・消費亢進を伴う疾患ではITP，TTP，DIC，HUSなどで認められ，血小板の過剰な破壊の結果，血小板回転の亢進が生じ幼若な血小板（網血小板）が多く産生される。

奇形血小板は巨核球での血小板形成不全の結果，血小板に形態異常が見られるもので，先天性ではMay-Hegglin異常，Bernard-Soulier症候群，後天性ではMDS，CML，PMFなどで見られる（図5.2.5f）。これらの疾患ではおたまじゃくし型などの種々の奇形血小板が認められる。

血小板顆粒異常には顆粒消失，顆粒分布異常，顆粒色調異常などがあり，先天性のうちα-storage pool病（Gray platelet症候群）では血小板内のα顆粒（アズール顆粒）の欠損の結果，普通染色において血小板の細胞質が灰色で，血小板の大きさも大型〜巨大血小板が見られる。δ-storage pool病（Hermansky-Pudlak症候群）では濃染顆粒の欠如または欠乏が見られる。後天性ではMDS，MDS/MPN，AMLなどで血小板内のアズール顆粒の消失や顆粒の分布異常が見られる（図5.2.5g）。

EDTA依存性偽血小板減少症はEDTAの存在下，患者血漿中に発現した血小板膜蛋白GPIIb/IIIaに対する自己抗体により血小板が凝集する。患者は約0.1％の割合で存在し，疾患特異性は認められず健常者など無症状の人にも多く見られる。興味深いことは血小板が凝集しているにもかかわらずEDTA採血後の検体を放置してもβ-トロンボグロブリン（βT-G），血小板第4因子（PF-4）の値は正常値のままで増加は見られない。抗体にはIgG，IgA，IgMまたはそれらの複合体抗体が存在する。また，血小板衛星現象は好中球の周囲に血小板が付着したもので，EDTA存在下で検体中のIgGと好中球の低親和性Fcγ受容体および血小板膜蛋白GPIIb/IIIaが関与して生じると考えられている。

［坂場幸治］

用語 大型〜巨大血小板（macro 〜 giant platelet），奇形血小板（poikilo platelet），血小板顆粒異常（abnormalities of platelet granules），EDTA依存性偽血小板減少症（EDTA-dependent pseudothrombocytopenia），β-トロンボグロブリン（β-thromboglobulin；βT-G），血小板第4因子（platelet factor 4；PF-4），血小板衛星現象（platelet satellitism）

参考文献

1) 三輪史朗，渡辺陽之輔：血液細胞アトラス 第5版，文光堂，2013.
2) 通山 薫，張替秀郎：血液細胞アトラス第6版，文光堂，2018.
3) 坂場幸治，山本慶和：「血液形態検査における標準化の普及—骨髄幼若細胞における標準化の普及および骨髄像分類基準範囲—」，平成30年度 日臨技臨床検査データ標準化事業報告書，56-76，一般社団法人 日本臨床衛生検査技師会，2019.
4) 東海大学医学部附属病院中央臨床検査センター血液検査室：新装版 血液細胞アトラス-1 イラストと写真で見る血液細胞の実践的読み方 第2版，東海大学出版部，2014.
5) 坂場幸治，他：「骨髄検査のすべて—新WHO分類をふまえて 1. 穿刺検査」，Medical Technology，2010；38：767-776.
6) 坂場幸治，他：「血液形態分野の標準化—赤血球形態」，平成17年度日臨技形態検査部門研修会テキスト，69-80，2005.
7) Swerdlow SH et al.(eds)："WHO Classification of Tumors of Haematopoietic and Lymphoid Tissues, 4th ed", IARC Press, Lyon, 2008.
8) Swerdlow SH et al.(eds)：WHO Classification of Tumors of Haematopoietic and Lymphoid Tissues(Revised 4th ed)，IARC, Lyon, 2017.
9) 坂場幸治，他：「目でみる悪性リンパ腫の骨髄病変—濾胞性リンパ腫」，臨床検査，2013；57：1576-1581.
10) 亀井喜恵子：「血液検査実践マニュアル」，検査と技術増刊，2000；28：728-735.
11) 佐藤尚武：「血液検査実践マニュアル」，検査と技術増刊，2000；28：759-770.
12) 朝長万左男，松田 晃（編集）：「不応性貧血(骨髄異形成症候群)の形態学的異形成に基づく診断確度区分と形態診断アトラス」，厚生労働科学研究費補助金難治性疾患克服研究事業特発性造血障害に関する調査研究(平成19年度)，2008.

5.3 末梢血液塗抹標本の観察方法

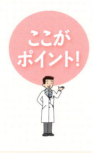

ここが ポイント！
- 適切な塗抹標本は正確な細胞分類を得ることができる。
- 標本を観察する際は種々の検査データを参照する。
- 標本の観察は鏡検に適した場所で行う。
- 血液形態学はより多くの細胞を観察することが重要である。
- 標準化された細胞は定義に沿って分類する。
- 紛らわしい細胞の鑑別では種々の形態学的特徴を把握して行う。

1. 血液像検査の目的

末梢血液塗抹標本の観察は出現している細胞の数的・質的異常から病気の分類・診断，病態の把握を行う検査で，その臨床的意義は大きい。末梢血に存在している細胞は赤血球系細胞，白血球系細胞，血小板系細胞で，これらは主として骨髄で産生され生体内を循環している。また，細胞にはそれぞれ生理的な役割があり，その機能に対応した形態学的な特徴を有している。種々の病態は血液細胞の数的・質的変化を反映しており，それらを観察し病態の把握を行うことが血液像，すなわち形態検査の目的である。

2. 方法の概要

検体は抗凝固剤としてEDTA-2Kが使用されるが，必要に応じて耳朶採血などで対処する場合もある。目視標本は薄層塗抹標本が主体でウエッジ法またはスピナー法が用いられ，これらは核のクロマチン構造や細胞質内顆粒の観察に適している。通常，冷風強制乾燥を行うが，細胞が破壊しやすいリンパ系疾患などにおいては自然乾燥も作製する。これは強制乾燥では自然乾燥に比較し細胞の破壊や膨化が起こりやすいとされるからである。普通染色はメイ・ギムザ染色またはライト・ギムザ染色の二重染色が広く普及しており，ロマノフスキー効果，すなわちpH6.3～7.3の水溶液では塩基性色素と酸性色素が混在すると，単に青色や赤橙色のみでなく多彩な色調が得られることを利用した方法である。

3. 臨床的意義

赤血球系疾患の多くは貧血であり，その大部分は全血球計算値（CBC）から推測できるが，貧血の原因を追究するには赤血球の形態変化などから判定できるものが多い。白血球像では白血球の数的・質的異常から，炎症やウイルスの有無，薬剤性，また，白血病やMDSなどの腫瘍性の異常を観察することができる。血小板像では血小板の数的・質的異常から，血小板が関与する先天性疾患，腫瘍性疾患，反応性疾患などをとらえることができる。

4. 標本の観察

末梢血液塗抹標本の観察は標本の肉眼的観察から行う。普通染色後の塗抹標本では細胞を観察する部分（赤血球の重なりがほぼ見られない）は虹色を呈しており，これらの鏡検可能な部分が十分にあることを確認する。染色状態の確認では，通常正常の末梢血液像は橙紅色である。リン酸緩衝液のpH上昇，古い標本，有核細胞の増加，免疫グロブリン異常高値などでは暗青色を，過剰なヘパリン，リン酸緩衝液のpH低下などでは赤みがかった色調を呈する。

標本を観察する際は必ずCBCや必要に応じて臨床化学など他のデータも参照する。細胞の鑑別では標本全体を弱拡大で観察し，細胞の分化・成熟の概要を理解したうえで行うことが重要とされる。弱拡大での観察は対物レンズ10×～20×で行い，個々の細胞についての染色性の良否，各細胞の数的変化の有無は血算データを参考に観察する。また，各細胞のおおよその質的変化，血小板の凝集，異常細胞出現などの有無も観察し，それとともに鏡検に適した部位を検索する。中～強拡大での観察は対物レンズ40×

用語 ロマノフスキー（Romanowsky）効果，全血球計算値（complete blood cell count；CBC）

~100×で行い，通常白血球分類は対物レンズ40×を使用するが，幼若細胞，種々の形態異常，細胞内封入体など詳細な観察が必要な場合は対物レンズ100×で観察する．白血球の百分率や赤血球形態，血小板形態の観察は標本の引き終わりから1/5～1/3くらいの部分が最適とされる．白血球の分類は通常は100カウントであるが白血球数の増多が見られる場合などは200カウントを行う．また，観察の移動は観察スタート部位から徐々に厚い方へと観察し白血球百分率を求める．標本の最適な鏡検部位と視野の移動を図5.3.1に示す．

近年，白血球5分画が自動血球測定装置より求められており，これらの値も参考にする．白血球数が一定範囲内で形態異常が見られない場合は目視法との相関は良好とされる．塗抹標本作成時の手技的問題で辺縁部に好中球，単球が，中央部にリンパ球が見られる標本が作製されることがある．このような標本では正しい白血球分画は得られない．赤血球においても辺縁部と標本引き終わり部分ではセントラルパーラーが不明瞭となり低色素性赤血球などの判定が困難となる．一方，悪性リンパ腫などで見られる大型細胞の出現は少数で，これらは標本の引き終わりで観察されることが多い．このような細胞は破壊している場合が多く，標本引き終わりの"血液だまり"で観察すると細胞が破壊されにくいという報告もある．

● 5. 赤血球形態

正常赤血球の平均直径は7～8μmでセントラルパーラーを有する無核の細胞である．

1) 大きさの変化では直径6μm以下のものを小赤血球，9μm以上のものを大赤血球，12μm以上のものを巨赤血球という．また，大きさのバラツキが正常に比べ著しい場合を赤血球大小不同といい種々の貧血で見られる．大きさの変化は平均赤血球容積（MCV）に反映され，赤血球大小不同はRDWに反映されている．

2) 染色性の変化では低色素性（鉄欠乏性貧血，サラセミア），高色素性（巨赤芽球性貧血），多染性（種々の溶血性貧血，貧血の回復期），不同色素性（鉄芽球性貧血）が存在する．

3) 形態の変化のうち臨床的意義の大きいものは，球状赤血球，楕円赤血球，有口赤血球，標的赤血球，菲薄赤血球，ウニ状赤血球，有棘赤血球，涙滴赤血球，鎌状赤血球，破砕赤血球などで種々の疾患に認められる．

4) 赤血球内封入体・その他では，ハウエル・ジョリー小体，好塩基性斑点，カボット環，ハインツ小体，HbH小体，パッペンハイマー小体，マラリア原虫，有核赤血球，赤血球連銭形成，赤血球凝集などがあげられる（表5.2.2，5.2.3，図5.2.3）．

● 6. 白血球形態

末梢血液塗抹標本で見られる正常白血球には，好中球（桿状核球，分葉核球），好酸球，好塩基球，単球，リンパ球が存在している．しかし，病的要因が加わることにより反応性や腫瘍性において上記細胞の幼若なものや形態変化を起こした細胞が認められる．これらを分類し百分率より絶対数を求め数的異常および質的異常の有無を確認し原因を精査する．

細胞の鑑別では，①細胞の大きさ，形状，N/C比，②核の大きさ，色調，形状，クロマチンの状態，核小体の有無，③細胞質の色調，および細胞質内に見られる顆粒の有無や大きさ，色調，形状，分布状態，④細胞質辺縁，これらを十分に観察して細胞分類を行う．

白血球の形態異常には細胞質の異常と核の異常とが存在しており，細胞質の異常には中毒性顆粒，Alder-Reilly異常，低顆粒または無顆粒，アウエル小体，ファゴット細胞，Chédiak-Higashi症候群（巨大顆粒），偽Chédiak-Higashi顆粒，デーレ小体，デーレ小体様封入体，空胞形成，Jordans異常があり，核の異常ではPelger-Huët核異常，偽Pelger-Huët核異常，過分葉好中球，クロマチン濃染凝集，ドラムスティックなどがある（表5.2.4）．

白血球には紛らわしい細胞が存在する．それらは好中球桿状核球と分葉核球，大リンパ球と単球，小リンパ球と赤芽球，単球と好中球桿状核球，単球と後骨髄球，リンパ球と異型リンパ球（反応性リンパ球），リンパ球と異常リンパ球などがあげられる．これらの鑑別点はそれぞれ異なるが，核については核クロマチン構造や核の形状などに相違があり，細胞質では色調や濁り具合，顆粒の大きさや分布

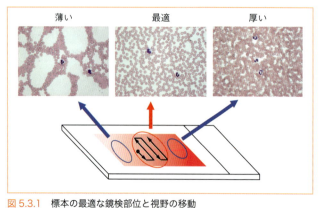

図5.3.1 標本の最適な鏡検部位と視野の移動
〔新保 敬：「最適な観察のための末梢血液塗抹標本の作製方法と末梢血液細胞形態の観察のポイント」，検査と技術，2014；42（11）：1200-1211より〕

用語 平均赤血球容積（mean corpuscular volume；MCV）

状態の相違点が細胞鑑別のポイントとなる。

> **参考情報**
> 日本臨床衛生検査技師会・日本検査血液学会（合同）血球形態標準化ワーキンググループでは好中球桿状核球と分葉核球を以下のように定義した。桿状核球，分葉核球の目視鑑別は適切な塗抹染色標本を用いて原則として倍率400倍の鏡検で判定する。なお，核クロマチンはいずれも粗剛である。桿状核球：直径12〜15μm，核の長径と短径の比率が3：1以上，かつ，核の最小幅部分が最大幅部分の1/3以上で長い曲がった核をもつ。分葉核球：直径12〜15μm，核は2〜5個に分葉する。分葉した核の間は核糸でつながるが，核の最小幅部分が十分に狭小化した場合は核糸形成が進行したとみなして分葉核球と判定する。<u>実用上400倍にて，核の最小幅部分が最大幅部分の1/3未満，あるいは，赤血球直径の1/4（約2μm）未満であれば核糸形成</u>とみなす。また，核が重なり合って分葉核球か桿状核球か明確でないときは分葉核球と判定する。

7. 血小板形態

　正常血小板の平均直径は2〜4μmで，淡青色の細胞質にアズール顆粒が認められる。病的なものでは大きさの変化（大型〜巨大血小板の出現），色調の変化（顆粒減少，顆粒分布異常），形の変化（奇形血小板）などを観察する。また，CMLやETなどでは骨髄巨核球の出現を見ることがあり，とくに大型の細胞が集まりやすい標本の引き終わりには注意する。血小板の凝集に関しては，EDTA依存性偽血小板減少または血液凝固による凝集なのか，血小板の顆粒の有無やフィブリン糸析出の存在を注意して観察する（表5.2.7）。

[坂場幸治]

参考文献

1) 三輪史朗，渡辺陽之輔：血液細胞アトラス 第5版，文光堂，2013.
2) 通山　薫，張替秀郎：血液細胞アトラス第6版，文光堂，2018.
3) 新保　敬：「最適な観察のための末梢血液塗抹標本の作製方法と末梢血液細胞形態の観察のポイント」，検査と技術，2014；42(11)：1200-1211.
4) 東海大学医学部附属病院中央臨床検査センター血液検査室：新装版 血液細胞アトラス-1　イラストと写真で見る血液細胞の実践的読み方 第2版，東海大学出版部，2014.
5) 坂場幸治，他：「骨髄検査のすべて－新WHO分類をふまえて　1. 穿刺検査」，Medical Technology，2010；38：767-776.
6) 坂場幸治，他：「血液形態分野の標準化－赤血球形態」，平成17年度日臨技形態検査部門研修会テキスト，69-80，2005.
7) 亀井喜恵子：「血液検査実践マニュアル」，検査と技術増刊，2000；28：728-735.
8) 渡辺清明：「内科における血液疾患診断のプロセス」，病理と臨床，2001；19：1056-1063.

5.4 骨髄塗抹標本の観察方法

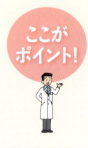

ここがポイント!
- 適切な検体処理は正確な検査データに反映する。
- 骨髄細胞の同定は標本中の細胞の分化・成熟を理解して行う。
- 骨髄標本は末梢血液検査所見と対比しながら観察することが重要である。
- 末梢血混入の有無は骨髄・末梢成分の比率や脂肪滴などを参考にする。
- 異常細胞を的確に判定するには多くの正常細胞の観察が重要である。
- 不明細胞の判定には同一形態を示す細胞の観察が重要である。

1. 骨髄像検査の目的

　骨髄は骨髄腔内の骨梁の間に存在する組織で，骨髄の造血実質は脂肪細胞，細網細胞，マクロファージなどの間質細胞とその周辺に存在する造血細胞（造血3系統）で形成され，造血細胞は分化成熟後，静脈洞に遊出される。したがって，骨髄は組織学的に造血組織と循環組織に分けられる。このような場所に骨髄穿刺針を穿刺し吸引により骨髄液を採取する。吸引により得られた骨髄液は骨髄薄層塗抹標本，圧挫伸展標本を作製後，普通染色，細胞化学染色などを実施し観察する。

　一方，血液疾患の診断，治療効果の判定，予後の推定には末梢血液検査が重要であるが，得られる情報には限界がある。骨髄系細胞の増殖は正常では骨髄で行われるが，血液疾患などの異常細胞の増殖も骨髄で行われる。これらのことから骨髄検査は血液疾患などのより詳細な診断上重要となる。

2. 方法の概要

　骨髄薄層塗抹標本（骨髄塗抹標本）では，白血病や貧血など種々の血液疾患の診断や経過観察，治療効果の判定を目的として検査が行われる。また，末梢血液検査所見と対比しながら観察することにより多くの情報が得られる。骨髄塗抹標本は，通常は末梢血液と同様に普通染色を実施して細胞を観察する。最初に弱拡大で細胞密度を把握するが，より正確には骨髄生検や組織切片標本で観察すべきである。悪性腫瘍の転移，悪性リンパ腫の骨髄浸潤，骨髄線維症についても骨髄生検の方が適しているとされる。しかし，強拡大で個々の細胞を観察するには骨髄塗抹標本が最適とされ，顆粒球系細胞，赤芽球系細胞，単球系細胞，巨核球系細胞，リンパ球，形質細胞，マクロファージなど個々を顕微鏡学的に観察し同定する。

　一方，圧挫伸展標本は骨髄塗抹標本と組織切片標本の中間的な特徴をもち，細胞個々の形態観察や細胞密度の評価も可能とされている。標本作製は比較的簡便で骨髄小粒子部分をスライドガラスで伸展することにより骨髄成分（ストローマ＋細胞成分）は中央に，末梢血混入部分は周辺部に分布する。適切な細胞密度の評価を行うことができるため骨髄塗抹標本と同時に作製すべき標本である。

3. 臨床的意義

　骨髄塗抹標本の臨床的意義には，造血低下・亢進では再生不良性貧血や真性赤血球増加症，特定成分の造血低下・亢進では赤芽球癆や二次性赤血球増加症，その他，ITPでの骨髄巨核球数の正常〜増加，無顆粒球症での顆粒球系細胞の低下，異常造血ではMDSや骨髄線維症，巨赤芽球性貧血などがある。造血器腫瘍細胞では種々の白血病や悪性リンパ腫の骨髄浸潤，非悪性疾患で見られる異常細胞ではゴーシェ細胞やニーマン・ピック細胞などがあり，これらは脂質代謝異常で認められる。結核などの肉芽腫性疾患，HPSのようなサイトカインが関与する病態も含まれる。表5.4.1に骨髄穿刺の対象疾患を示す。

4. 標本の観察

　骨髄像の観察は最初に弱拡大で有核細胞密度の推定を行い，また弱拡大では脂肪滴，骨髄巨核球の分布状態も観察する。次に，不明細胞の集塊の有無について標本引き終わ

用語 細胞密度（cellularity），骨髄小粒子（particle）

表 5.4.1　骨髄検査の対象疾患

1. 必ず行うべき疾患・病態	2. 検査目的が明確なときに行う疾患・病態
急性白血病 骨髄異形成症候群 慢性骨髄性白血病 多発性骨髄腫 血球貪食症候群 脂質代謝異常（ゴーシェ病，ニーマン・ピック病など） 再生不良性貧血 骨髄線維症（骨髄生検も必要） 無顆粒球症，顆粒球減少症 原因不明の汎血球減少症 原因不明の貧血 末梢血で異形成を疑う変化を認め，また，貧血， 白血球数，血小板数の異常を伴っている場合	巨赤芽球性貧血 悪性リンパ腫 がんの骨髄転移を疑う場合 がんの化学療法に先立って行う場合 特発性血小板減少性紫斑病 血栓性血小板減少性紫斑病 真性赤血球増加症 本態性血小板血症 その他

〔土屋達行：「骨髄像の観察」，スタンダード検査血液学 第3版，134，日本検査血液学会（編），医歯薬出版，2014より改変〕

りを中心に観察する。細胞密度に相応した脂肪滴の増加や減少がない場合，すなわち有核細胞が少なく脂肪滴が多い場合は骨髄低形成の場合が多いが，有核細胞も脂肪滴も少ない場合は末梢血混入のため正確に骨髄が採取されていない可能性もあるので注意する。その後，細胞がほぼ均一に分布している視野を選択し，強拡大で各細胞系列の成熟過程を観察し分類を行う。また，異常細胞の精査と形態観察も併せて行う。骨髄細胞分画比率も末梢血混入の判定に役立つ。未熟顆粒球，赤芽球，巨核球などの骨髄固有成分が多ければ骨髄自体が採取されていることを示唆し，末梢血混入が多ければ成熟好中球やリンパ球などの比率は高くなる。骨髄塗抹標本の詳細な観察方法についてはすでに刊行されている『血液細胞症例集』p.20～22 1.2.2項を参照。

5. 顆粒球系・単球系細胞

顆粒球系細胞では核の形態変化と顆粒の出現・消失があり，とくに幼若細胞では核の繊細な構造が重要である。日本検査血液学会標準化小委員会および血球形態標準化ワーキンググループにおける骨髄幼若顆粒球系細胞の新分類基準および細胞像を表5.2.1，図5.2.4に示した。

骨髄芽球は国際的には正常骨髄芽球と病的骨髄芽球に分類されておらず国際標準に近づけることを目的として，顆粒を認めないものはtypeⅠblast（agranular myeloblasts），顆粒を認めるものはtypeⅡblast（granular myeloblasts）に分類するが，typeⅡblastの顆粒の数は問わないとし，前骨髄球との鑑別には核クロマチン構造が重要とされる。前骨髄球はアズール顆粒を認めるためtypeⅡblastとの鑑別には前述と同様に核クロマチン構造を重視し，さらに前骨髄球の特徴として，核の偏在とゴルジ装置の発達を主として細胞分類を行うと高い一致率が得られるとしている。前骨髄球と骨髄球は核クロマチン構造や好中性顆粒の有無，骨髄球と後骨髄球は核の陥没が細胞判定には重要とされ，それ以降の桿状核球，分葉核球も核形で区別される。好酸球は基本的には好中球の核形に準じて分類するが，幼若好酸球は成熟好酸球に比較して，①細胞が大きい，②類円形の核形，③顆粒の色調がくすんでいる，などの特徴を有している。また，AML with inv(16)(p13.1q22) or t(16;16)(p13.1;q22); *CBFB-MYH11*では好酸球の顆粒と好塩基球様の暗紫色の顆粒が同一細胞内に見られる異常好酸球がしばしば認められる。好塩基球は幼若なものと成熟したものは通常は区別しないが，好塩基球性白血病などでは幼若好塩基球と成熟好塩基球は核クロマチン構造と核形を鑑別点として分類される。

単球は核形が馬蹄形，腎臓形，切れ込みや弯入とさまざまで，顆粒の分布は不規則である。骨髄塗抹標本では成熟単球以外に前単球も見られることがあり，前単球は核構造がレース様カーテン状とされている。前骨髄球との鑑別には，アズール顆粒の形状および大きさ，核の偏在傾向，核周明庭などの所見が重要となる。単球系の白血病では末梢血と骨髄では末梢血において分化傾向が見られることがあり，このような場合は末梢血を十分に観察し単球系細胞の分化・成熟過程を把握した後，骨髄標本を観察することが重要である。とくに慢性骨髄単球性白血病などでは低顆粒または無顆粒好中球がしばしば認められ，単球と好中球との鑑別が困難な場合もあり，末梢血の観察はより重要となる。

6. 赤芽球系細胞

赤芽球系細胞は赤芽球前駆細胞から細胞分裂を繰り返しながら成熟し，その過程においてヘモグロビン合成が行われる。日本検査血液学会血球形態標準化小委員会および血球形態標準化ワーキンググループの新分類基準においても，細胞質の色調変化と核クロマチン構造を重要な鑑別点として細胞分類が行われている（表5.2.1，図5.2.2）。前赤芽球は赤芽球系細胞のうち最大で，核クロマチンは細顆粒状～顆粒状，細胞質は好塩基性（濃青色）である。好塩基性赤芽球，多染性赤芽球，正染性赤芽球と成熟するに伴い細胞質の色調に変化が見られ，好塩基性（濃青色），多染性

(灰青色～橙紅色)，正染性（赤橙色）となる。また，細胞の大きさは分化するごとに小型となり，核クロマチン構造は好塩基性では顆粒状，多染性では粗大で一部塊状，正染性では濃縮して核構造は見られなくなる。

7. その他の正常細胞

正常骨髄中に見られる他の細胞には，リンパ球，形質細胞，マクロファージ，骨髄巨核球，脂肪細胞，肥満細胞などがある。個々の細胞には特徴があり，特殊な場合を除いて同定は比較的容易である。成人では稀にしか認められず，骨新生や破壊があるとき見られやすい細胞として造骨細胞，破骨細胞がある。造骨細胞は形質細胞，破骨細胞はMDSなどで見られる分離多核骨髄巨核球との鑑別が重要である。

8. 異常細胞

骨髄中に見られる異常細胞のうち，白血病や悪性リンパ腫の細胞は普通染色に加え，種々の特殊染色，表面マーカー，染色体・遺伝子検査などからそれぞれの細胞を解析して病型が分類される。WHO分類では急性白血病の定義を芽球20％以上としており，さらにWHO分類(2008)では骨髄系腫瘍において芽球に含まれるものはagranular myeloblasts (type I blast)，granulated myeloblasts (type II blast)，単芽球，巨核芽球とし，acute monoblastic leukemia，acute monocytic leukemia，acute myelomonocytic leukemia，chronic myelomonocytic leukemiaなどの前単芽も芽球に，また，acute promyelocytic leukemiaの異常前骨髄球，pure erythroid leukemiaの前赤芽球も芽球と定義している。

一方，MDSでは骨髄芽球が正常または軽度増加に加え，造血3系統の細胞に種々の異形成が見られる。WHO分類(2008)に示されているMDSにおける細胞異形成の形態学的特徴を表5.4.2，図5.4.1に示す。

MDSにおける骨髄での異形成の観察については種々の注意点があり，筆者が実践している観察方法の例をあげる。低顆粒好中球は標本の染色性にも影響され判定に苦慮することがある。このような場合，①同一標本上に見られる低顆粒を認めない正常な好中球を観察する。②末梢血においても低顆粒好中球が見られるかを確認する。③低顆粒好中球以外の好中球の異常を注意深く観察する。巨核球系の異常では低分葉巨核球など異常の判定に苦慮する場合は末梢血などの血小板を観察する。大型血小板や顆粒に異常が見られる場合などはより丁寧に巨核球系を観察する。重要なことはMDSを疑うような検査データや細胞が見られた場合は，末梢血液像も含めてより注意深く観察することである。

その他の疾患において，悪性リンパ腫では単一 (monotonous) なリンパ球系細胞や正常リンパ球とは著しく異な

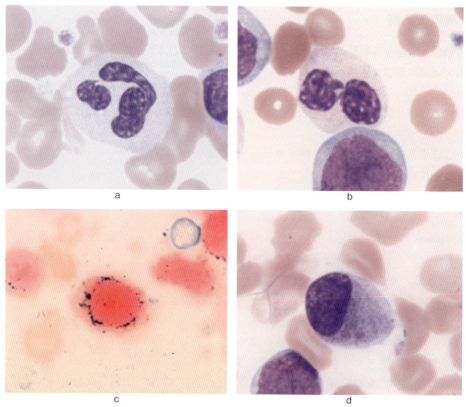

図5.4.1　MDSにおけるカテゴリーAに分類される細胞
a. 無顆粒好中球，b. 偽Pelger-Huët核異常，c. 環状鉄芽球（鉄染色），d. 微小巨核球

る異常リンパ球，がんの骨髄転移では異型性を認める細胞の集塊，巨赤芽球性貧血では巨赤芽球，巨大好中球，過分葉好中球，過分葉巨核球，骨髄腫では種々の形態を示す形質細胞，HPSでは血球貪食細胞の増加，先天性脂質代謝異常ではゴーシェ細胞，ニーマン・ピック細胞が見られ，これらの細胞は種々の形態学的特徴を有している。

> **参考情報**
> ヘマトゴンは小児において化学療法後などの骨髄の回復期に見られる良性のB細胞系幼若細胞で，成人でも稀に認められる。形態学的に細胞は比較的小型〜中型で，細胞質はほとんど認められずN/C比は著しく大である。核は円形〜類円形で核クロマチンは均一かつ緻密で濃縮している。表面マーカーではCD10，CD19が陽性で，ごく一部はCD34，TdTが陽性の未熟なものから，CD20が陽性の比較的成熟したものまで含まれている。急性リンパ性白血病のリンパ芽球との鑑別においてしばしば問題となる。

9. 分類困難な細胞

分類困難な細胞に遭遇した際は，その細胞に類似する典型的な細胞を複数個観察する。それらの核形，クロマチン構造，細胞質の染色性，顆粒などを十分に観察しその特徴を把握した後，再び分類困難な細胞を観察・同定する。また，細胞は連続して分化するため細胞の境界（例：前単球と単球）では判定が困難な場合がある。これらの場合も上記と同様に，それぞれの典型的な細胞を十分に観察した後，学会などの定義に従い分類する。このとき重要なことは症例ごとに細胞形態は微妙に異なることがあるため，前単球の判定基準，単球の判定基準など，一定の判定基準を自分の中で決めておいてから細胞分類を行うことである。

［坂場幸治］

表 5.4.2　MDSにおける細胞異形成の形態学的特徴

赤芽球系	顆粒球系	巨核球系
核 　核辺縁不整 　核間架橋 　核崩壊像，核断片化 　多核赤芽球 　巨赤芽球様変化 細胞質 　**環状鉄芽球** 　空胞形成 　PAS染色陽性赤芽球	小型または巨大好中球 **低分葉好中球（偽Pelger-Huët核異常）** 過分葉好中球 **低顆粒または無顆粒好中球** 偽Chédiak-Higashi顆粒 デーレ小体 アウエル小体	微小巨核球 低分葉核巨核球 分離多核巨核球

太字の異形成は造血障害研究班ではカテゴリーAに分類され診断的意義はより高いとされる。
(Swerdlow SH et al. (eds)："WHO Classification of Tumors of Haematopoietic and Lymphoid Tissues (Revised 4th ed)", IARC Press, Lyon, 2017 より改変)

用語　異型性（atypia），ヘマトゴン（hematogone）

参考文献

1) 三輪史朗，渡辺陽之輔：血液細胞アトラス 第5版，文光堂，2013．
2) 通山　薫，張替秀郎：血液細胞アトラス第6版，文光堂，2018．
3) 日本臨床衛生検査技師会：血液細胞症例集，丸善出版，2018．
4) 東海大学医学部附属病院中央臨床検査センター血液検査室：新装版 血液細胞アトラス-1　イラストと写真で見る血液細胞の実践的読み方 第2版，東海大学出版部，2014．
5) 坂場幸治，他：「骨髄検査のすべて－新WHO分類をふまえて　1.穿刺検査」，Medical Technology，2010；38：767-776．
6) Swerdlow SH et al.(eds)："WHO Classification of Tumors of Haematopoietic and Lymphoid Tissues, 4th ed", IARC Press, Lyon, 2008．
7) Swerdlow SH et al.(eds)：WHO Classification of Tumors of Haematopoietic and Lymphoid Tissues(Revised 4th ed), IARC, Lyon, 2017．
8) 坂場幸治，他：「目でみる悪性リンパ腫の骨髄病変－濾胞性リンパ腫」，臨床検査，2013；57：1576-1581．
9) 坂場幸治，他：「骨髄標本の作製法」，スタンダード検査血液学 第3版，131-134，日本検査血液学会（編），医歯薬出版，2014．
10) 土屋達行：「骨髄像の観察」，スタンダード検査血液学 第3版，134-144，日本検査血液学会（編），医歯薬出版，2014．
11) 佐藤尚武：「血液検査実践マニュアル」，検査と技術増刊，2000；28：759-770．
12) 清水長子，川合陽子：「骨髄スメアー標本の見方」，病理と臨床，2001；19：1064-1070．
13) 朝長万左男，松田　晃（編集）：「不応性貧血（骨髄異形成症候群）の形態学的異形成に基づく診断確度区分と形態診断アトラス」，厚生労働科学研究費補助金難治性疾患克服研究事業特発性造血障害に関する調査研究（平成19年度），2008．

5.5 造血器腫瘍の検査評価

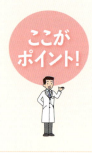

ここがポイント！

- 造血器腫瘍（とくに白血病・MDS）の分類で特に重要なものに① FAB 分類，② WHO 分類の 2 つがある。
- FAB 分類はメイ・ギムザ染色などのロマノフスキー染色をもとに細胞形態学的所見を主体とした分類法である。
- WHO 分類は FAB 分類を踏襲しつつ細胞性免疫学的特徴や分子生物学的特徴の結果に重点を置いている。
- 2008 年（第 4 版）から 9 年後の 2017 年に『改訂第 4 版』が発刊された。

5.5.1 造血器腫瘍の分類と概念

1. はじめに

　造血器腫瘍は，ある特定の系統細胞が無秩序かつ不可逆的に，びまん性増殖を特定の部位できたすものである。種々の病型があり，それぞれに治療方法や予後が異なるため適切な診断，治療が必要である。このため治療，疫学的調査，統計学的研究の面からも正確な分類基準の確立が必要となってくる。造血器腫瘍の分類は，細胞形態学的特徴とその時代における血液・病理学的知見および分子生物学的特徴が取り入れられており，現在も改変が行われている。

2. 造血器腫瘍（白血病）分類の変遷

　白血病分類には古くは臨床経過の長短により，急性，亜急性，亜慢性，慢性などの分類法があったが，現在は血球系統に加え細胞形態学的特徴による FAB 分類が一般的である。また後述する WHO 分類は血球系統に加え細胞性免疫学的特徴や分子生物学的特徴を診断の主体としたものとなっている。種々の文献や教科書的出版物にも記載されているが，造血器腫瘍（白血病）分類を理解するうえで FAB 分類と WHO 分類は欠かすことのできない分類法である。

3. FAB 分類

(1) FAB 分類とは？
　French-American-British の頭文字を取り，FAB と略されている。フランス，米国，英国の血液学者 7 人により 200 例の症例を 2 年かけて検討されたものであり，国際的共通基盤で急性白血病の治療研究を行うために 1976 年に提唱された分類法である。

(2) 特徴
1) 末梢血および骨髄塗抹標本のメイ・ギムザ染色における細胞学的特徴を主体とし，ミエロペルオキシダーゼ染色，エステラーゼ染色，ズダンブラック B 染色，PAS 染色などの細胞化学的反応を診断の補助として用いる。顕微鏡を用いた細胞形態学的手法に主体を置いたことで，どこの検査室でも追従しやすいことが国際的に普及した理由といえる。
2) FAB 分類の急性白血病は，骨髄における芽球比率が 30％ 以上を占め，ミエロペルオキシダーゼ染色の陽性率が 3％ を超えるかどうかで骨髄系とリンパ系を区別している。また骨髄異形成症候群（MDS）は骨髄の芽球が 5％ 以上 20％ 未満を，芽球増加を伴う不応性貧血（RAEB）とし，20％ 以上 30％ 未満を移行期の芽球増加を伴う不応性貧血（RAEB-T）としている。
3) 注意事項
　① 標本は塗抹と染色の状態が良好であることと観察部位に適した部位を選ぶ必要がある，
　② 未治療の症例であること，
　③ 骨髄は正〜過形成であること，とされている。

用語　French-American-British（FAB），骨髄異形成症候群（myelodysplastic syndromes；MDS），芽球増加を伴う不応性貧血（refractory anemia with excess of blasts；RAEB），移行期の芽球増加を伴う不応性貧血（RAEB in transformation；RAEB-T）

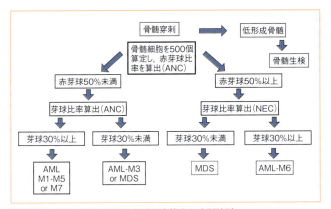

図 5.5.1 FAB分類における芽球比率算出と病型診断
(Bennett JM et al.: "Proposed revised criteria for the classification of acute myeloid leukemia. A report of the French-American-British Cooperative group", Ann Intern Med, 1985 ; 103 : 621 より)

表 5.5.1 AML細分類のための骨髄の診断基準（FAB分類）[1]

骨髄細胞	M1	M2	M4	M5	M6
全有核細胞（ANC）	—	>30	>30	—	<30 or >30
非赤芽球系細胞(NEC)	90(Ⅰ+Ⅱ)[2]	>30	>30	>80[3]	>30
赤芽球，全有核細胞	—	<50	<50	—	>50
NECの顆粒球系[4]	<10	>10	>20[5]	<20	不定
NECの単球系[6]	<10	>20	>20	>80[3]	不定

1) 末梢血の単球が 5,000/μL 以上で骨髄が M2 様の場合または骨髄が M4 様で単球が 5,000/μL 未満の場合にはリゾチームの測定と細胞化学検査を行う。リゾチーム値がその施設の正常値の3倍以上であることとエステラーゼ染色所見で M2 と M4 を判別する。
2) type Ⅰ と Ⅱ の芽球の和
3) M5a では単芽球 M5b では前単球と単球が優位
4) Pro, Mye, Meta, Neu
5) myeloblast を含む
6) promyelocyte と monocyte
(Bennett JM et al.: "Proposed revised criteria for the classification of acute myeloid leukemia. A report of the French-American-British Cooperative group", Ann Intern Med, 1985 ; 103 : 622 より)

(3) FAB分類による急性白血病の病型診断

FAB分類の芽球比率の算出と病型診断は，細胞を500個算定し，骨髄全有核細胞（ANC）中の赤芽球比率を算出し，50％未満であればそのまま芽球比率を算出し，芽球が30％以上をM1～M5もしくはM7とする。赤芽球が50％以上の場合には非赤芽球系細胞（NEC）比率を算出し，芽球が30％未満をMDSとし30％以上をM6と診断する（図5.5.1，表5.5.1）。

(4) 骨髄異形成症候群（MDS）

1976年提唱時のFAB分類における骨髄異形成症候群は，dysmyelopoietic syndromes（DMPS）と表現されていたが，1982年の改訂でmyelodysplastic syndromes（MDS）の表現となり5病型となった（表5.5.2）。無効造血による赤血球減少と前白血病状態を特徴とする疾患群の総称であるが，異形成という血球の質的異常を表す表現と芽球比率などで区分している。現在におけるMDSの病型はWHO分類へと引き継がれており，ほとんどの施設において利用されている。

4. WHO分類

(1) WHO分類とは？

WHOはWorld Health Organizationの略称である。造血器腫瘍の分類法（とくに急性骨髄性白血病とMDS）は前述したFAB分類が主流であったが，病因，病態における染色体，遺伝子レベルの研究が急速に進歩し，2001年にWHOの下部組織である国際がん研究機関（IARC）が全臓器のヒト悪性腫瘍の病理組織分類の国際規約として定めた。造血・リンパ系腫瘍（WHO classification of Tumors of Haematopoietic and Lymphoid Tissues）のすべてに関わる分類法（WHO 2001年版として第3版）が提唱され，世界中で広く受け入れられた（通称Bluebook）。その後7年間のさらなる染色体，遺伝子レベルの研究の進歩と新たな知見の結果，2008年に第4版が出版された。さらに8年後の2016年に改訂版が提唱され，2017年にBluebookが（改訂第4版として）発刊されている。事実上の第5版ともいえるが，第4版が含まれるWHO腫瘍分類第2巻シリーズが完結していないため第5版としては出版されていない。

(2) WHO分類の特徴
① IARCによる分類

前述したIARCは，フランスの主導により1965年に設立され（本部はフランス，リヨンにある），がんの予防や標準的診断・治療の普及を目的としている。世界各地における腫瘍性疾患の把握をし，診断・治療成績の比較研究を推進するため世界中の腫瘍病理学者を集めて標準的な腫瘍分類法の策定が定期的に行われ，その成果は病理アトラスとして刊行されている。またその腫瘍については病理組織分類が標準化され，ICD-Oに基づくコード番号が定められている。造血・リンパ系腫瘍の分類と出版に対する直接の責任は血液病理医からなるWorking Committeeであるが，これに各領域の臨床医の顧問団が設置され，臨床的，治療法の選択に関する意見を反映する方式が採択されており，わが国からも病理医や臨床医が参加している。

WHO分類以前に白血病や悪性リンパ腫の分類を提唱してきたFABグループやREALグループの多くの血液病理医もWHO分類の策定作業に移行参加しているため国際的合意が担保されている分類法といえる（表5.5.3，表5.5.9～表5.5.13）。

📝 **用語** 骨髄全有核細胞（all nucleated bone marrow cells；ANC），非赤芽球系細胞（non-erythroid cells；NEC），世界保健機関（World Health Organization；WHO），国際がん研究機関（International Agency for Research on Cancer；IARC），International Classification of Diseases for Oncology；ICD-O，Reviced European American Lymphoma；REAL

表 5.5.2　1991年改訂後のFAB分類

骨髄系		
8病型 11疾患	M0：	minimally differentiated acute myeloblastic leukemia 急性骨髄芽球性白血病最未分化型
	M1：	acute myeloblastic leukemia without maturation 急性骨髄芽球性白血病未分化型
	M2：	acute myeloblastic leukemia with maturation 急性骨髄芽球性白血病分化型
	M3：	acute promyelocytic leukemia（APL） 急性前骨髄球性白血病 M3v：microgranular APL 　　　微細顆粒型急性前骨髄球性白血病
	M4：	acute myelomonocytic leukemia 急性骨髄単球性白血病 M4Eo：acute myelomonocytic leukemia with eosinophilia 　　　好酸球増加を伴う急性骨髄単球性白血病
	M5：	acute monocytic leukemia 急性単球性白血病 　M5a：monoblastic　未分化型 　M5b：monocytic　　分化型
	M6：	erythroleukemia 赤白血病
	M7：	acute megakaryoblastic leukemia 急性巨核芽球性白血病
リンパ系		
3病型	L1：	acute lymphoblastic leukemia 急性リンパ性白血病，小細胞性
	L2：	acute lymphoblastic leukemia 急性リンパ性白血病，大細胞性
	L3：	acute lymphoblastic leukemia 急性リンパ性白血病，バーキット型：Burkitt type
骨髄異形成症候群（MDS）		
5病型	RA：	refractory anemia 不応性貧血
	RARS：	refractory anemia with ringed sideroblasts 環状鉄芽球を伴う不応性貧血
	RAEB：	refractory anemia with excess of blasts 芽球増加を伴う不応性貧血
	RAEB-T：	refractory anemia with excess of blasts in transformation 移行期の芽球増加を伴う不応性貧血
	CMML：	chronic myelomonocytic leukemia 慢性骨髄単球性白血病

②WHO分類（2017年，改訂第4版）の概説

2008年版から8年後にBlood誌上に改訂版としてその総説が発表され，2017年に改訂第4版Bluebookが刊行された。2008年の第4版からの8年間に次世代シーケンサー技術を用いることで遺伝子情報は飛躍的に増加しており，それらの情報は診断や予後マーカーに組み込まれている。

③2017年WHO分類（改訂第4版）『2017年WHO分類』の特徴

1) 2008年よりさらに進んだ遺伝子学的研究から，骨髄系腫瘍は骨髄増殖性腫瘍（MPN）から肥満細胞症（mastocytosis）が1つの疾患単位として新たに加わり9疾患単位となった。芽球形質細胞様樹状細胞腫瘍（BPDCN）は急性骨髄性白血病（AML）から独立した病型となっている。また家族性の骨髄系腫瘍に関連した胚細胞性遺伝子変異が同定されたことによって"胚細胞系列の素因を伴う骨髄系腫瘍"として独立した病型として加わっている（表5.5.3）。さらにAMLには予後不良と予想される*RUNX1*変異と*BCR-ABL1*変異が新たな病型候補として暫定的に加えられた。

2) リンパ系腫瘍では病型表記にとどまるnot otherwise specified（NOS）のカテゴリーから独立した病型となっている疾患がある。

3) 第4版（2008）と同様に改訂第4版（2017）も遺伝子で規定できる疾患単位とできない病型単位の集合体といえる。

5. 造血器腫瘍各論

(1) 骨髄増殖性腫瘍（MPN）

MPNは造血幹細胞の異常による単一もしくは複数の骨

用語　骨髄増殖性腫瘍（myeloproliferative neoplasms；MPN），芽球形質細胞様樹状細胞腫瘍（blastic plasmacytoid dendritic cell neoplasm；BPDCN），急性骨髄性白血病（acute myeloid leukemia；AML），not otherwise specified；NOS

髄系（顆粒球，赤芽球，巨核球および肥満細胞系）細胞のクローン性疾患である。従来は慢性骨髄増殖性疾患（CMPD）と呼ばれていたが，WHO分類第4版からはMPNへの呼称変更がされている。第3版の発表以後JAK2 V617F変異の同定を始めとしMPL W515，JAK2 exon12，PDGFRA，PDGFRB，FGFRおよびC-Kitとさまざまなチロシンキナーゼ活性変異の関与が明らかにされている。このためJAK2変異の有無により真性赤血球増加症（PV），原発性骨髄線維症（PMF），および本態性血小板血症（ET）の診断に組み込まれ，真性赤血球増加症においては大基準のうちの1つとされている。またチロシンキナーゼ変異の有無（PDGFRA，PDGFRBおよびFGFR1）により好酸球増加症が2つの病型となり，c-Kitの活性化変異が高頻度に関与していることから肥満細胞症が新たにMPNに加えられていたが，改訂第4版ではMPNの範疇から除外され，骨髄系腫瘍として独立したカテゴリーとなった（表5.5.3）。慢性骨髄性白血病は名称変更がされており，第4版では，"chronic myelogeneous leukemia, BCR-ABL1 positive" と記載されていたが改訂第4版では，"chronic myeloid leukemia, BCR-ABL1-positive" となった。第4版で提唱されていた前線維化期／初期の原発性骨髄線維症（pre-PMF）が線維化期における原発性骨髄線維症（overt PMF）から独立した形で，診断基準が設けられている。また，診断価値の高いJAK2，CALR，MPL変異が追加されている。真性赤血球増加症（PV）では，ほぼ全例にJAK2 V617F変異（95%以上）またはJAK2 exon12変異（3%）が認められる。大基準のヘモグロビン値が男性18.5g/dLから16.5g/dL，女性16.5g/dLから16.0g/dLへ引き下げられ（masked PVを包括），新たにヘマトクリット値が男性49%，女性48%を超えることが追加されている。また，骨髄生検の病理所見において，赤芽球系，顆粒球系，巨核球系（多核成熟巨核球）の3系統の増殖により過形成を示すことが小基準から大基準へ変更され必須項目となった。小基準の内因性赤芽球系コロニー形成（ECC）は除外された。本態性血小板血症（ET）では，大基準の第4項目から反応性血小板増加症が小基準に変更されている。また，PMFと同様にJAK2，CALR，MPL変異が新たに追加されている（表5.5.3）。

(2) 好酸球増加にPDGFRA，PDGFRBまたはFGFR1遺伝子異常を伴う骨髄性／リンパ性腫瘍

持続的な好酸球増加（1,500/μL）を伴う骨髄増殖性腫瘍には，PDGFRA，PDGFRBまたはFGFR1などの遺伝

表5.5.3　骨髄系腫瘍　WHO分類（2017年改訂第4版）

骨髄増殖性腫瘍（MPN）
1) 慢性骨髄性白血病 chronic myeloid leukemia（CML），BCR-ABL1陽性 　＊移行期の定義が変更
2) 慢性好中球性白血病 chronic neutrophilic leukemia（CNL） 　＊診断基準にCSF3R遺伝子変異が追加された
3) 真性赤血球増加症 polycythemia vera（PV） 　＊診断基準の変更
4) 原発性骨髄線維症 primary myelofibrosis（PMF） 　＊細分化された
5) 本態性血小板血症 essential thrombocythemia（ET） 　＊診断基準にCARL変異，MPL変異が追加された
6) 慢性好酸球性白血病，非特定型 　chronic eosinophilic leukemia, not otherwise specified（CEL, NOS）
7) 骨髄増殖性腫瘍，分類不能型 　myeloproliferative neoplasm, unclassifiable
肥満細胞症　mastocytosis
1) 皮膚肥満細胞症 cutaneous mastocytosis
2) 全身性肥満細胞症 systemic mastocytosis
好酸球増加症および遺伝子再構成を伴う骨髄性／リンパ性腫瘍 myeloid/lymphoid neoplasms with eosinophilia and gene rearrangement 　＊PCM1-JAK2が大カテゴリーに追記された
1) PDGFRA遺伝子再構成を伴う骨髄性／リンパ性腫瘍 　myeloid/lymphoid neoplasms with PDGFRA rearrangement
2) PDGFRB遺伝子再構成を伴う骨髄性／リンパ性腫瘍 　myeloid/lymphoid neoplasms with PDFGRB rearrangement
3) FGFR1遺伝子異常を伴う骨髄性／リンパ性腫瘍 　myeloid/lymphoid neoplasms with FGFR1 rearrangement
4) PCM1-JAK2融合遺伝子を伴う骨髄性／リンパ性腫瘍 　myeloid/lymphoid neoplasms with PCM1-JAK2
骨髄異形成／骨髄増殖性腫瘍（MDS/MPN）
1) 慢性骨髄単球性白血病 　chronic myelomonocytic leukemia（CMML）（FAB：CMML）
2) 非定型性慢性骨髄性白血病，BCR-ABL1陰性 　atypical chronic myeloid leukemia（aCML, BCR-ABL1 negative） 　＊診断基準の変更
3) 若年性骨髄単球性白血病 juvenile myelomonocytic leukemia（JMML） 　＊診断基準の変更
4) 環状鉄芽球および血小板増加症を伴う骨髄異形成／骨髄増殖性腫瘍 　myelodysplastic/myeloproliferative neoplasm with ring sideroblasts and thrombocytosis（MDS/MPN-RS-T） 　＊2008年第4版でRARS-Tが名称変更をして採用された
5) 骨髄異形成／骨髄増殖性腫瘍，分類不能型 　myelodysplastic/myeloproliferative neoplasm, unclassifiable（MDS/MPN, U）
骨髄異形成症候群　myelodysplastic syndromes（MDS）
1) 単一血球系に異形成を伴う骨髄異形成症候群 　myelodysplastic syndrome with single lineage dysplasia（MDS-SLD）
2) 環状鉄芽球を伴う骨髄異形成症候群 　myelodysplastic syndrome with ring sideroblasts（MDS-RS）
3) 多血球系統に異形成を伴う骨髄異形成症候群 　myelodysplastic syndrome with multilineage dysplasia（MDS-MLD）
4) 芽球増加を伴う骨髄異形成症候群 　myelodysplastic syndrome with excess blasts 　　a) 芽球増加と赤芽球系優位を伴う骨髄異形成症候群 　　　myelodysplastic syndrome with excess blasts and erythroid predominance（MDS-EB-1 or EB-2） 　　b) 芽球増加と線維化を伴う骨髄異形成症候群 　　　myelodysplastic syndrome with excess blasts and fibrosis（MDS-EB-F）
5) 単独5番染色体長腕欠失を伴う骨髄異形成症候群 　myelodysplastic syndrome with isolated del（5q）『MDS-del（5q）』
6) 骨髄異形成症候群分類不能型 　myelodysplastic syndrome, unclassifiable
7) 小児骨髄異形成症候群 childhood myelodysplastic syndrome 　　a) 小児不応性血球減少症 refractory cytopenia of childhood（RCC） 　＊provisional entities

用語　慢性骨髄増殖性疾患（chronic myeloproliferative disease；CMPD），真性赤血球増加症（polycythemia vera；PV），原発性骨髄線維症（primary myelofibrosis；PMF），本態性血小板血症（essential thrombocythemia；ET），肥満細胞症（mastocytosis），前線維化期／初期の原発性骨髄線維症（prefibrotic/early primary myelofibrosis；pre-PMF），線維化期における原発性骨髄線維症（overt primary myelofibrosis；overt PMF），内因性赤芽球系コロニー形成（endogenous erythroid colony；ECC），好酸球増加にPDGFRA,PDGFRBまたはFGFR1遺伝子異常を伴う骨髄性／リンパ性腫瘍（myeloid and lymphoid neoplasms with eosinophilia and abnormalities PDGFRA,PDGFRB or FGFR1）

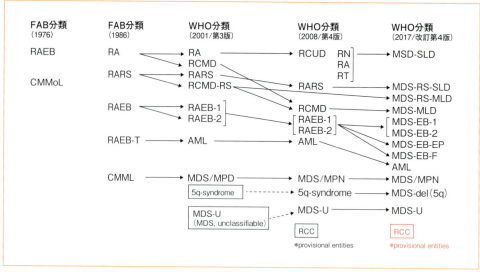

図 5.5.2　MDS 分類の変遷　FAB 分類から WHO 分類（改訂第 4 版）へ

子異常を伴い分子標的治療に著効することが明らかになり，第 4 版では分子異常に基づくカテゴリーとして取り扱うことになった．前述したこれら遺伝子異常が検出されればすべて本カテゴリーに含まれることになる．改訂第 4 版では *PCM1-JAK2* 融合遺伝子に基づく 1 つの暫定病型が追加されている．検出されない好酸球増加を伴う骨髄性腫瘍はMPN の中の CEL, NOS に分類される（表 5.5.3）．

(3) 骨髄異形成/骨髄増殖性腫瘍（MDS/MPN）

若年性骨髄単球性白血病（JMML）で好酸球増加を伴っていても *PDGFRA*，*PDGFRB* や *FGFR1* あるいは *PCM1-JAK2* 遺伝子変異（改訂第 4 版で追加された遺伝子変異）がなければ本カテゴリーに分類されることとなる．JMML の約 80％で *PTPN11* 変異，*NRAS* または *KRAS* 変異，*NF1* 変異が見られ *RAS/MAPK* シグナル伝達系の異常が関与していると考えられている．慢性骨髄単球性白血病（CMML）は改訂第 4 版では新たに「CMML-0」のカテゴリーが定義されたため，CMML-0，CMML-1，CMML-2 の 3 つとなった．著明な血小板増加を伴い環状鉄芽球を伴う不応性貧血（RARS-T）は暫定的に本カテゴリーに分類されていたが，改訂第 4 版では独立した病型として定義された．第 4 版からの研究により，*SF3B1* 変異と強い関連性があることや，*JAK2* V617F，*MPL*，*CARL* 変異を伴うことが明らかとなったため環状鉄芽球および血小板増加症を伴う骨髄異形成/骨髄増殖性腫瘍（MDS/MPN-RS-T）として独立カテゴリーとなっている（表 5.5.3）．非定型性慢性骨髄性白血病は *BCR-ABL* 陰性の atypical CML（aCML）

として本カテゴリーに残されており，診断時に MDS と MPN の両方の性質を示す白血病性疾患とされている．また *BCR-ABL* 陽性 CML の亜型ではないことを強調している（表 5.5.3）．

(4) 骨髄異形成症候群（MDS）

前述したように（FAB 分類の項），WHO 分類は FAB 分類を基本として第 3 版が公表され，2008 年に第 4 版，2017 年に改訂第 4 版が発刊され現在に至っている．FAB 分類から WHO 分類第 3 版，第 4 版，改訂第 4 版となるうちに内容に改訂が見られる（図 5.5.2）．第 4 版で小児の MDS が新たに設けられ，refractory cytopenia of childhood（RCC）が暫定的に設けられていたが，改訂第 4 版でも暫定病型のままとなった（図 5.5.2）．RCC の多くは低形成骨髄であるため後天性再生不良性貧血や遺伝性骨髄不全症との鑑別が問題となる場合がある．MDS は改訂第 4 版で最も変化の大きいカテゴリーであり，診断には血球の異形成と染色体異常が重要であるとされている．病型の表記は，改訂第 4 版では refractory anemia，refractory cytopenia の用語が廃止されており，MDS の後に状態を示す用語を記載する形に変更され『MDS with ～』へと統一されている．これは血球の異形成と血球減少の系統が必ずしも一致しないという理由のためである．改訂第 4 版では新たな病型の追加はないが定義に修正が加わった病型があり，MDS-with ring sideroblasts（MDS-RS）の診断には環状鉄芽球比率は全赤芽球の 15％以上とされているが，*SF3B1* 遺伝子変異と環状鉄芽球との相関が高いためこの遺伝子変異が存在する場

📝 **用語**　慢性好酸球性白血病, 非特定型（chronic eosinophilic leukemia, not other specified；CEL, NOS），骨髄異形成/骨髄増殖性腫瘍（myelodysplastic/myeloproliferative neoplasms；MDS/MPN），若年性骨髄単球性白血病（juvenile myelomonocytic leukemia；JMML），慢性骨髄単球性白血病（chronic myelomonocytic leukemia；CMML），著明な血小板増加と環状鉄芽球を伴う不応性貧血（refractory anemia with ring sideroblasts and thrombocytosis；RARS-T），環状鉄芽球および血小板増加症を伴う骨髄異形成/骨髄増殖性腫瘍（myelodysplastic/myeloproliferative neoplasm with ring sideroblasts and thrombocytosis；MDS/MPN-RS-T），refractory cytopenia of childhood；RCC，MDS-with ring sideroblasts；MDS-RS

表 5.5.4 MDSにおけるカテゴリー別血球異形成とWHO分類2017改訂第4版の血球異形成

	カテゴリーA	カテゴリーB	カテゴリー外	WHO分類2017改訂第4版
顆粒球系	①低分葉成熟好中球〔hypo-segmented mature neutrophils（pseudo Pelger-Huët anomaly；Pelger）〕 ②脱-低顆粒好中球〔degranulation of neutrophils（a-or hypogranular neutrophils；Hypo-Gr）〕 ＊脱顆粒の程度は80％以上	①小型〔small size〕 ②過分葉〔hypersegmentation〕 ③偽 Chédiak-Higashi 顆粒〔pseudo Chédiak-Higashi granule〕	①輪状好中球〔neutrophils with ring-shaped nuclei〕 ②巨大好中球〔giant neutrophils〕 ③MPO染色陰性好中球〔MPO stain negative neutrophils〕	① small or unusually lage size ② nuclear hyposegmentation（pseudo-Pelger-Huët） ③ nuclear hypersegmentation ④ decreased granules; agranularity ⑤ pseudo Chédiak-Higashi granules ⑥ Döhle bodies ⑦ auer rods
巨核球系	①微小巨核球〔micromegakaryocytes；mMgk〕 ＊前骨髄球より小型細胞	①非分葉核〔non-lobated nuclei〕 ②分離多核〔multiple, widely-separated nuclei〕	①小型巨核球〔small megakaryocytes〕	① micromegakaryocytes ② nuclear hypolobation ③ multinucleation（normal megakaryocytes are uninuclear with lobated nuclei）
赤芽球系（核）	①環状鉄芽球〔ring sideroblasts；RS〕 ＊鉄染色による	①核辺縁不整, 核周囲不整〔budding〕 ②核間染色質橋, 核間架橋〔internuclear bridging〕 ③核崩壊像, 核断片化〔karyorrhexis〕 ④多核化〔multinuclearity〕 ⑤巨赤芽球様変化〔megaloblastoid change〕	①分裂像〔mitosis〕 ②ハウエル・ジョリー小体〔Howell-Jolly body〕	① nuclear budding ② internuclear bridging ③ karyorrhexis ④ multinuclearity ⑤ megaloblastoid changes
赤芽球系（細胞質）		空胞化〔vacuolization〕	①パッペンハイマー小体〔Pappenheimer body〕 ②PAS陽性赤芽球〔periodic acid-Schiff positive erythroblast〕	① ring sideroblasts ② vacuolization ③ periodic acid-Schiff (PAS) positivity

〔①荒井俊也（編）：「骨髄異形成症候群の診療参照ガイド平成28年度改訂版」, 厚生労働科学研究費補助金 難治性疾患等政策研究事業 特発性造血障害に関する調査研究班, 2017年2月, http://zoketsushogaihan.com/, ②朝長万左男, 松田 晃（編）：「不応性貧血（骨髄異形成症候群）の形態学的異形成に基づく診断確度区分と形態診断アトラス」, 厚生労働科学研究費補助金 難治性疾患克服研究事業 特発性造血障害に関する調査研究班, 2008, http://www.jichi.ac.jp/zoketsushogaihan, ③ Swerdlow SH et al.（eds）："WHO Classification of Tumours: Pathology and Genetics of Tumours of Haematopoietic and Lymphoid Tissues, Revised 4th ed", IARC Press, 2017 より改変〕

表 5.5.5 不応性貧血（骨髄異形成症候群）の診断基準

1. 臨床所見として, 慢性貧血を主とするが, ときに出血傾向, 発熱を認める。症状を欠くこともある。
2. 末梢血で, 1血球系以上の持続的な血球減少を認めるが, 骨髄異形成症候群（不応性貧血）の診断の際の血球減少とは, 成人で, ヘモグロビン濃度 13g/dL 未満（男性）または 12g/dL 未満（女性）, 好中球数 1,800/μL 未満, 血小板数 15万/μL 未満を指す。特に1系統のみで, 軽度の血球減少〔10g/dL＜Hb＜13g/dL（男性）／10g/dL＜Hb＜12g/dL（女性）, 1,500/μL＜好中球数＜1,800/μL, 10万/μL＜血小板数＜15万/μL〕の場合には, これが骨髄異形成症候群（不応性貧血）に由来するかどうかを慎重に判断する必要がある。
3. 骨髄は正ないし過形成のことが多いが, 低形成のこともある。

A. 必須基準（FAB分類では, 1), 2) が, WHO分類では, 1) ～4) が必須である）
  1) 末梢血と骨髄の芽球比率が30％未満（WHO分類では20％未満）である。
  2) 血球減少や異形成の原因となる他の造血器あるいは非造血器疾患が除外できる。
  3) 末梢血の単球数が 1×10⁹/L 未満である。
  4) t(8；21)(q22；q22), t(15；17)(q22；q12), inv(16)(p13q22) または t(16；16)(p13；q22) の染色体異常を認めない。

B. 決定的基準
  1) 骨髄塗抹標本において異形成が, 異形成の程度の区分で Low 以上である。
  2) 分染法, または fluorescence in situ hybridization (FISH) 法で骨髄異形成症候群が推測される染色体異常を認める。

C. 補助基準
  1) 骨髄異形成症候群で認められる遺伝子変異が証明できる。（例：TET2 遺伝子変異, DNMT3A 遺伝子変異, ASXL1 遺伝子変異, SF3B1 遺伝子変異, TP53 遺伝子変異など）
  2) 網羅的ゲノム解析で, ゲノム変異が証明できる。
  3) フローサイトメトリーで異常な形質を有する骨髄系細胞が証明できる。

診断に際しては, 1., 2., 3. によって骨髄異形成症候群（不応性貧血）を疑う。
Aの必須基準の1) と2)（WHO分類では1) ～4) のすべて）を満たし, Bの決定的基準の1)（WHO分類では1) または2)）を満たした場合に, 骨髄異形成症候群（不応性貧血）の診断が確定する。
Aの必須基準の1), 2)（WHO分類では1) ～4) のすべて）を満たすが, Bの決定的基準により, 骨髄異形成症候群（不応性貧血）の診断が確定できない場合, あるいは典型的な臨床像（例えば鉄依存性の大球性貧血など）である場合は, 可能であればCの補助基準を適用する。補助基準はその検査が骨髄異形成症候群（不応性貧血）, あるいは骨髄異形成症候群（不応性貧血）の疑いであることをしめす根拠となる。
補助基準の検査ができない場合や疑診例（idiopathic cytopenia of undetermined significance (ICUS) 例を含む）は経過観察をし, 適切な観察期間（通常6ヶ月）での検査を行う。

注1. ここでのWHO分類とは, WHO分類第4版改訂版を指す。
注2. 骨髄異形成症候群（不応性貧血）と診断できるが, 骨髄障害をきたす放射線治療や抗腫瘍薬の使用歴がある場合は原発性としない。
注3. ヘモグロビン濃度は高齢者の場合は 男性 12g/dL, 女性 11g/dL 程度まで病的意義が明らかでないことがある。また, 好中球数には人種差があり日本人の健常人では 1,800/μL 未満が相当数観察され 1,500/μL（程度）までは病的意義が明らかとは言えない可能性がある。さらに, 血小板も 10万/μL（程度）までは病的意義が明らかでないことがある。
注4. 骨髄異形成症候群（不応性貧血）の末梢血と骨髄の芽球比率は FAB分類では 30％ 未満, WHO分類では 20％ 未満である。
注5. FAB分類の慢性骨髄単球性白血病（CMML）は, WHO分類では骨髄異形成症候群（不応性貧血）としない。
注6. WHO分類第4版改訂版では, 典型的な染色体異常があれば, 形態学的異形成が骨髄異形成症候群（不応性貧血）の診断に必須ではない。

〔荒井俊也（編）：「骨髄異形成症候群の診療参照ガイド平成28年度改訂版」, 厚生労働科学研究費補助金 難治性疾患等政策研究事業 特発性造血障害に関する調査研究班 2017年2月（http://zoketsushogaihan.com/）より〕

表5.5.6 MDS診断への手順

Ⅰ. カテゴリーAの異形成の定量的判定（ステップⅢ）
成熟好中球・赤芽球は100個以上，巨核球は25個以上を鏡検して，異形成の頻度（％）を算出する。 好中球系：①偽Pelger-Huët核異常好中球（Pelger）， 　　　　　②脱顆粒好中球（Hypo-Gr） 巨核球系：①微小巨核球（mMgk） 赤芽球系：①環状鉄芽球（RS）
Ⅱ. カテゴリーAとBを合計した異形成の定量的判定（ステップⅣ）
カウント数は，ステップⅢと同様でカテゴリーAとBの異形成の定量的判定を行う。
Ⅲ. Ⅱの定量化に基づく異形成の程度区分（ステップⅤ）
High：①カテゴリーAが好中球系で10％以上（Pelgerが10％以上またはHypo-Grが10％以上）で，かつ巨核球系で10％以上（mMgkが10％以上） 　　　②カテゴリーAが赤芽球系で15％以上（RSが15％以上） Intermediate：カテゴリーAとBの頻度が2〜3系統で10％以上 Low：カテゴリーAとBの頻度が1系統で10％以上 Minimal：カテゴリーAとBの頻度が1〜3系統で1〜9％
Ⅳ. 染色体所見の区分（ステップⅥ）
Abnormal：MDS特有のクローン性染色体異常の存在 　　　　　＊5q-, -7/7q-, +8,20q-, complex, others Normal：異常なし Unknown：不明（分裂細胞などが得られず　など）

〔朝長万左男, 松田晃（編）：「不応性貧血（骨髄異形成症候群）の形態学的異形成に基づく診断確度区分と形態診断アトラス」，厚生労働科学研究費補助金 難治性疾患克服研究事業 特発性造血障害に関する調査研究班，2008（http://www.jichi.ac.jp/zoketsushogaihan）より〕

表5.5.7 MDS診断確度区分

診断確度区分	骨髄芽球の比率	異形成の程度の区分	染色体所見の区分
MDS Definite	5〜19	High, INT, Low	Any
	0〜4	High, INT, Low	Abnormal
	0〜4	High	Any
MDS Probable	0〜4	INT	Normal or Unknown
MDS Possible	0〜4	Low	Normal or Unknown
ICUS	0〜4	Minimal or None	Normal or Unknown

INT：Intermediate, ICUS：idiopathic cytopenia of undetermined significance
芽球比率, 異形成の程度（grade of dysplasia）染色体所見の区分（division of cytogenetic findings）によりMDSの診断確度（diagnostic accuracy）をDefinite, Probable, Possibleの3つに区分しICUSの区分を設ける。
〔朝長万左男, 松田晃（編）：「不応性貧血（骨髄異形成症候群）の形態学的異形成に基づく診断確度区分と形態診断アトラス」，厚生労働科学研究費補助金 難治性疾患克服研究事業 特発性造血障害に関する調査研究班，2008（http://www.jichi.ac.jp/zoketsushogaihan）より〕

合には環状鉄芽球比率は5％以上とされている。単独の5番染色体長腕欠失のMDS『MDS with isolated del（5q-）』は他の染色体異常を有する場合には除外されていたが，7番染色体以外の場合にはもう一つの付加異常がある場合でも認められることとなった。FAB分類定義のMDSに対する予後予測には，国際予後予測判定システム（IPSS）というスコアリングシステムがあるが，このIPSSには第3版MDSの定義ではMDSではないという問題点があった。このため2007年に第3版に基づく予後システムであるWHO classification-based prognostic scoring system（WPSS）が報告されている。またIPSS-Rで採用されている芽球比率2％におけるリスクの変化は改訂第4版では病型には反映されていない。第3版，第4版，また改訂第4版においてもMDSの芽球比率は20％未満であり，赤芽球系の算出はAMLと同様に骨髄中の赤芽球比率が50％以上存在する場合でも骨髄全有核細胞に占める割合に規定された。このため急性白血病に分類されていた症例の多くはMDSになるものと考えられ，従来赤白血病と診断されていた症例は，MDS-EB-EPと診断されることになった。赤芽球優位のMDS-EB-EPは，染色体核型や*TP53, RUNX1, ASXL1*などの遺伝子変異の有無によって予後が大きく左右される。また線維化は予後不良因子とされており，このような症例はMDS-EB-F（Fibrosis）と診断され，微小・小型巨核球を含む高度の異形成を伴った巨核球の増加が特徴的とされている。骨髄線維化を伴う急性汎骨髄症（APM-F）とは形態的に類似しているが，臨床症状（発熱・骨痛）と芽球増加により鑑別可能とされている。WHO分類における各血球系統の異形成と病型区分は表5.5.4を参考にしていただきたい。

本項では2008年，厚生労働科学研究費補助金の難治性疾患克服研究事業特発性造血障害に関する調査研究班から「形態学的異形成に基づく診断確度区分と形態診断アトラス」が刊行されているので，その内容を紹介する。その内容は，ステップⅠからⅧまでの過程を経てMDS診断までの手順が記載されており，異形成にはその種類とグレーディングがなされ客観的に判断しやすくなっている。

①**MDS除外診断のための必要条件（ステップⅠ）**

MDSかどうかの判断の前に赤血球減少をきたすような疾患を除外する必要があり，不応性貧血（骨髄異形成症候群）の診断基準のA．必須基準をすべて満たす必要がある（表5.5.5）。

②**形態学的異形成の分類（ステップⅡ）**

赤血球の異形成をカテゴリーAとBとに分けて判定するがカテゴリーAはMDSに特異性が高いとされる4種類の異形成が決められている（表5.5.4）。カテゴリーBはMDS以外の疾患でも出現するため特異性はカテゴリーAより劣るが，10％以上の出現でMDSが示唆される（表5.5.4）。

③**異形成の定量的判定（ステップⅢ）**

カテゴリーAの異形成を定量的に評価する（表5.5.6）。

④**カテゴリーAとBの異形成の頻度を合計し，各赤血球系統の異形成を定量的に判定する（ステップⅣ）（表5.5.6）**

⑤**定量的判定に基づき異形成の程度を区分する（ステップⅤ）。異形成の定量的判定に基づき異形成の程度をHigh, Intermediate, Low, Minimalに区分する（表5.5.6）**

⑥**染色体所見の区分（ステップⅥ）**

用語　国際予後予測判定システム（International Prognostic Scoring System；IPSS），WPSS（WHO classification-based prognostic scoring system），IPSS-R（revised IPSS），芽球増加と赤芽球優位を伴うMDS（MDS with excess blasts and erythroid predominance；MDS-EB-EP），骨髄線維化を伴う急性汎骨髄症（acute panmyelosis with myelofibrosis；APM-F）

表 5.5.8　MDS の WHO 分類第 4 版（2008）と WHO 分類改訂第 4 版（2017）との比較

2008 年第 4 版	血球減少／末梢血所見		異形成／骨髄所見		2017 年改訂第 4 版
refractory cytopenia with unilineage dysplasia（RCUD） refractory anemia（RA） refractory neutropenia（RN） refractory thrombocytopenia（RN）	1 または 2 系統の血球減少	芽球 1% 未満 アウエル小体なし	1 系統のみで 10% 以上 環状鉄芽球が全赤芽球の 15% 未満	芽球 5% 未満 アウエル小体なし	MDS single lineage dysplasia（MDS-SLD）
RA with ring sideroblasts（RARS）	1 または 2 系統の血球減少	芽球 1% 未満 アウエル小体なし	1 系統（赤芽球系のみ）かつ環状鉄芽球が全赤芽球の 15% 以上	芽球 5% 未満 アウエル小体なし	MDS with ring sideroblasts and single lineage dysplasia（MDS-RS-SLD） *SF3B1* 変異がある場合は，環状鉄芽球が全赤芽球の 5% 以上
refractory cytopenia with multilineage dysplasia（RCMD）	1〜3 系統の血球減少 単球 1×10⁹/L 未満	芽球 1% 未満 アウエル小体なし	2 または 3 系統で 10% 以上	芽球 5% 未満 アウエル小体なし	MDS multilineage dysplasia（MDS-MLD）
			2 または 3 系統かつ環状鉄芽球が全赤芽球の 15% 以上	芽球 5% 未満 アウエル小体なし	MDS with ring sideroblasts and multilineage dysplasia（MDS-RS-MLD） *SF3B1* 変異がある場合は，環状鉄芽球が全赤芽球の 5% 以上
refractory anemia with excess blasts（RAEB-1）	1〜3 系統の血球減少 単球 1×10⁹/L 未満	芽球 2〜4% アウエル小体なし	0〜3 系統	芽球 5〜9% アウエル小体なし	MDS with excess blasts 1（MDS-EB-1）
refractory anemia with excess blasts（RAEB-2）	1〜3 系統の血球減少 単球 1×10⁹/L 未満	芽球 5〜19% またはアウエル小体あり	0〜3 系統	芽球 10〜19% またはアウエル小体あり	MDS with excess blasts 2（MDS-EB-2）
refractory anemia with excess blasts（RAEB-1） refractory anemia with excess blasts（RAEB-2）	【末梢血所見】 1〜3 系統の血球減少 単球 1×10⁹/L 未満 【骨髄所見】 異形成 1〜3 系統 芽球 5〜19%		＊MDS with excess blasts and erythroid predominance（MDS-EB-EP）芽球増加と赤芽球系優位を伴う MDS．成熟している赤芽球が骨髄全有核細胞の 50% 以上を占める症例が該当 ＊MDS with excess blasts and fibrosis（MDS-EB-F）芽球増加と線維化を伴う MDS．MDS の約 15% に線維化を伴う症例（WHO システムでグレード 2〜3）が該当．線維化は予後不良因子とされている．微小・小型巨核球を含む高度の異形成を伴う巨核球が増加		
MDS, unclassifiable（MDS-U）	3 系統の血球減少	芽球 1% 以下または 1% 台 アウエル小体なし	異形成は優位ではない．MDS を示唆する細胞遺伝学的異常がある場合	芽球 5% 未満 アウエル小体なし	MDS, unclassifiable（MDS-U）
					MDS with 1% blood blasts 1〜3 系統の血球減少および異形成，末梢血に芽球 1%，この場合は少なくとも 2 回以上検出されること
					MDS-U with SLD and pancytopenia 1 血球系の異形成と汎血球減少，末梢血の芽球は 1% 未満
					based on defining cytogenetic abnormality 1〜3 系統の血球減少，末梢血の芽球は 1% 未満，異形成は優位ではない，MDS を示唆する細胞遺伝学的異常がある場合
MDS with isolated del（5q）	1 または 2 系統の血球減少 血小板数は正常または増加	芽球 1% 未満 アウエル小体なし	1〜3 系統の異形成 低分葉核をもつ巨核球が増加	芽球 5% 未満 アウエル小体なし del（5q）の単独異常	MDS with isolated del（5q） del（5q）単独または 7 番欠失と del（7q）以外の 1 つの付加染色体異常
refractory cytopenia of childhood（RCC）	1〜3 系統の血球減少	芽球 2% 未満	1〜3 系統の異形成	芽球 5% 未満	refractory cytopenia of childhood（RCC） 暫定病型のまま

〔通山　薫：「骨髄異形成症候群」，臨床検査，2017；61：807-812 より改変〕

染色体所見の区分について Abnormal, Normal, Unknown に区分する（表5.5.6）。

⑦診断確度区分（ステップⅦ）

芽球比率，異形成の程度，染色体所見の区分から MDS の診断確度を Definite, Probable, Possible に区分する。また idiopathic cytopenia of undetermined significance（ICUS）の区分を設ける（表5.5.7）。

⑧ WHO 分類の実施（ステップⅧ）

現在の WHO 分類の基準に準拠する（表5.5.8）。Possible に区分された初診例は暫定的なものとし，6 か月間の観察期間後に再検査し診断を確定する〔カテゴリーA，B にはないが注意すべき異形成としてまとめているので参考とされたい（表5.5.4）〕。

(5) 急性骨髄性白血病（AML）

WHO 改訂第 4 版（2017）では，WHO 分類 2008 から明らかになった染色体・遺伝子異常のさまざまな知見をもとに設定されている。第 4 版と同様に，芽球比率は 20% 以上

5章 血球の形態観察

表 5.5.9　骨髄系腫瘍　WHO分類（2017年改訂第4版）

胚細胞系列の素因を伴う骨髄性腫瘍 myeloid neoplasms with germline predisposition
1) 前病変や臓器障害を伴わない胚細胞系列の素因を伴う骨髄性腫瘍 myeloid neoplasms with germline predisposition without a pre-existing disorder or organ dysfunction 　a) 胚細胞性 *CEBPA* 変異を伴う骨髄性腫瘍 　　acute myeloid leukemia with germline *CEBPA* mutaion 　b) 胚細胞性 *DDX41* 変異を伴う骨髄性腫瘍 　　myeloid neoplasms with germline *DDX41* mutaion
2) 血小板系の前病変を伴う胚細胞系列の素因を伴う骨髄性腫瘍 myeloid neoplasms with germline predisposition and pre-existing platelet disorders 　a) 胚細胞性 *RUNX1* 変異を伴う骨髄性腫瘍 　　myeloid neoplasms with germline *RUNX1* mutaion 　b) 胚細胞性 *ANKRD26* 変異を伴う骨髄性腫瘍 　　myeloid neoplasms with germline *ANKDR26* mutaion 　c) 胚細胞性 *ETV6* 変異を伴う骨髄性腫瘍 　　myeloid neoplasms with germline *ETV6* mutaion
3) 他の臓器障害を伴う胚細胞系列の素因を伴う骨髄性腫瘍 myeloid neoplasms with germline predisposition associated with other organ dysfunction 　a) 胚細胞性 *GATA2* 変異を伴う骨髄性腫瘍 　　myeloid neoplasms with germline *GATA2* mutaion
4) 遺伝性骨髄不全症候群およびテロメア異常に関連した胚細胞系列の素因を伴う骨髄性腫瘍 myeloid neoplasms with germline predisposition associated with inherited bone failure syndromes and telomere biology disorders
急性骨髄性白血病および関連前駆細胞性腫瘍 acute myeloid leukemia and related precursor neoplasms
1) 特定の遺伝子異常を伴う急性骨髄性白血病 AML with recurrent genetic abnormalities 　a) t(8;21)(q22;q22.1);*RUNX1-RUNX1T1* を伴う急性骨髄性白血病 　　AML with t(8;21)(q22;q22.1);*RUNX1-RUNX1T1*(FAB:M2) 　b) inv(16)(p13.1q22) あるいは t(16;16)(p13.1;q22);*CBFB-MYH11* を伴う急性骨髄性白血病 　　AML with inv(16)(p13.1q22) or t(16;16)(p13.1;q22);*CBFB-MYH11* (FAB:M4) 　c) *PML-RARA* を伴う急性前骨髄球性白血病 　　acute promyelocytic leukemia with *PML-RARA*(FAB:M3) 　　＊t(15;17)(p22;q12) の記載が削除 　d) t(9;11)(p21.3;q23.3);*KMT2A-MLLT3* を伴う急性骨髄性白血病 　　AML with t(9;11)(p21.3;q23.3);*KMT2A-MLLT3*(FAB:M4) 　　＊*MLL* から *KMT2A* へ遺伝子名が変更 　e) t(6;9)(p23;q34.1);*DEK-NUP214* を伴う急性骨髄性白血病 　　AML with t(6;9)(p23;q34.1);*DEK-NUP214* 　f) inv(3)(q21.3q26.2) あるいは t(3;3)(q21.3;q26.2);*GATA2, MECOM* を伴う急性骨髄性白血病 　　AML with inv(3)(q21.3q26.2) or t(3;3)(q21.3;q26.2);*GATA2, MECOM* 　　＊名称変更 　g) t(1;22)(p13.3;q13.1);*RBM15-MKL1* を伴う急性骨髄性白血病 　　AML(megakaryoblastic) with t(1;22)(p13.3;q13.1);*RBM15-MKL1*(FAB:M7) 　h) *BCR-ABL1* を伴う急性骨髄性白血病 　　AML with *BCR-ABL1*（暫定病型） 　i) *NPM1* 遺伝子変異を伴う急性骨髄性白血病 　　AML with mutated *NPM1* 　　（2008年第4版の暫定病型から正式病型へ採用） 　j) 両アレルの *CEBPA* 変異を伴う急性骨髄性白血病 　　AML with biallelic mutation of *CEBPA* 　　（2008年第4版の暫定病型から両アレル変異のみ正式病型として採用） 　k) *RUNX1* 遺伝子変異を伴う急性骨髄性白血病 　　AML with mutated *RUNX1*（暫定病型）
2) 骨髄異形成に関連した変化を伴う急性骨髄性白血病 AML with myelodysplasia-related changes（AML-MRC）
3) 治療関連骨髄性腫瘍 therapy-related myeloid neoplasms
4) その他の急性骨髄性白血病，非特定型 AML, not otherwise specified（AML, NOS） 　a) 急性骨髄性白血病最未分化型 　　AML with minimal differentiation（FAB:M0） 　b) 急性骨髄性白血病未分化型 AML without maturation（FAB:M1） 　c) 急性骨髄性白血病分化型 AML with maturation（FAB:M2） 　d) 急性骨髄単球性白血病 　　acute myelomonocytic leukemia（AMMoL）（FAB:M4） 　e) 急性単芽球性白血病・急性単球性白血病 　　acute moboblastic and monocytic leukemia（AMoL）（FAB:M5a,b） 　f) 赤芽球性白血病 pure erythroid leukemia（FAB:M6） 　　＊病型の定義と芽球比率の算定方法が変更 　g) 急性巨核芽球性白血病 acute megakaryoblastic leukemia（FAB:M7） 　h) 急性好塩基球性白血病 acute basophilic leukemia 　i) 骨髄線維症を伴う急性汎骨髄症 　　acute panmyelosis with myelofibrosis（APMF）
5) 骨髄肉腫 myeloid sarcoma
6) ダウン症候群に関連した骨髄増殖症 myeloid proliferations associated with Down syndrome 　a) 一過性異常骨髄増殖症 　　transient abnormal myelopoiesis associated with Down syndrome（TAM） 　b) ダウン症候群に関連した骨髄性白血病 　　myeloid leukemia associated with Down syndrome（DS-ML）
芽球形質細胞様樹状細胞腫瘍 blastic plasmocytoid dendritic cell neoplasm（BPDCN） ＊2017改訂第4版より独立したカテゴリーとなる
分類系統不明瞭な急性白血病 acute leukemias of ambiguous lineage
(1) 急性未分化白血病 acute undifferenciated leukemia（AUL） (2) t(9;22)(q34.1;q11.2);*BCR-ABL1* を伴う混合形質性急性白血病 　　mixed-phenotype acute leukemia with t(9;22)(q34.1;q11.2);*BCR-ABL1* (3) t(v;11q23.3);*KMT2A* 遺伝子再構成を伴う混合形質性急性白血病 　　mixed-phenotype acute leukemia with t(v;11q23.3);*KMT2A*-rearranged (4) 混合形質性急性白血病，B/骨髄性形質，分類不能型 　　mixed-phenotype acute leukemia, B/myeloid, not otherwise specified (5) 混合形質急性白血病，T/骨髄性形質，分類不能型 　　mixed-phenotype acute leukemia, T/myeloid, not otherwise specified (6) 混合形質性急性白血病，分類不能型，希少例 　　mixed-phenotype acute leukemia, not otherwise specified, rare types (7) 系統不明の急性白血病，分類不能型 　　acute leukemias of ambiguous lineage, not otherwise specified

をAMLとしており，異常前骨髄球（FAB-M3），単芽球および前単球〔急性骨髄単球性白血病（AMML），FAB-M4，M5〕，巨核芽球（FAB-M7）では診断上では芽球として取り扱い，赤芽球は芽球としてカウントしないとされている。

WHO分類2008までは，赤芽球系細胞比率が骨髄全有核細胞（ANC）の50％を超えると，芽球比率は非赤芽球系細胞（NEC）の割合を分母として計算していたが，今回の改訂で骨髄芽球比率は常に骨髄全有核細胞（ANC）に対する割合として算出することになった。このため急性白血病として分類されていた症例は，MDSに分類される症例が多くなるものと考えられる。また赤白血病（erythroleukemia：FAB-M6）と診断されていた症例は，基本的にMDS-EBと診断されることになった。

①特定の遺伝子異常を伴う急性骨髄性白血病（acute myeloid leukemia with recurrent genetic abnormalities）

本カテゴリーは，予後的意義をもつ特定の遺伝子異常を伴うAMLとして特徴づけられる。t(8;21)(q22;q22.1)/*RUNX1-RUNX1T1*，inv(16)(p13.1q22) または t(16;16)(p13.1;q22)/*CBFB-MYH11*，*PML-RARA*，t(9;11)(p21.3;q23.3)/*MLLT3-KMT2A*，t(6;9)(p23;q34.1)/*DEK-NUP214*，inv(3)(q21.3q26.2) または t(3;3)(q21.3;q26.2)/*GATA2, MECOM*，t(1;22)(p13.3;q13.3)/*RBM15-MKL1* を伴うAMLが該当する（下線は第4版で新たに追加）。このうち*RUNX1-RUNX1T1*，*CBFB-*

用語　急性骨髄性白血病（acute myeloid leukemia；AML），急性骨髄単球性白血病（acute myelomonocytic leukemia；AMML）

MYH11，PML-RARA，RBM15-MKL1を伴うAMLは芽球比率が20％未満であっても遺伝子異常の存在だけでAMLと診断される。ただし，RBM15-MKL1を伴うAMLでは線維化により十分な骨髄液の吸引ができていない可能性を否定する必要がある。MLLT3-KMT2A，DEK-NUP214，GATA2，MECOMを伴うAMLでは芽球比率が20％未満の症例は，現在AMLとして分類されないが，議論の余地があり，臨床的に適当であればAMLとして治療が行われる場合もある。第4版ではNPM1変異を伴うAMLと両アレルのCEBPA変異を伴うAMLがprovisional entity（暫定項目）として追加されていたが，改訂第4版では新たに独立病型となった。BCR-ABL1を伴うAMLとRUNX1変異を伴うAMLが新たに暫定病型に追加された。BCR-ABL1を伴うAMLは，慢性骨髄性白血病（CML）としての明らかな病歴がなく，CMLの骨髄性急性転化症例と比べて脾腫を呈する頻度は低く，末梢血中の好塩基球比率は低い（通常2％未満）。(表5.5.9)

②骨髄異形成に関連した変化を伴う急性骨髄性白血病（acute myeloid leukemia with myelodysplasia-related changes；AML/MRC）

本カテゴリーは第3版では「多血球系統の形態異常を伴うAML」の名称であり，MDS様の特徴，予後不良の染色体異常，多剤耐性糖蛋白（MRD；ABCB1またはMRD-1）の過剰発現などを特徴としている病型と考えられていたが，その後の研究でAMLの臨床的特徴が多彩で，多系統の異形成は染色体解析を含めた多くの場合予後に影響しないことから，第4版では「骨髄異形成関連の変化を伴うAML」と名称変更された。①多血球系統に形態的異形成を伴うAML例（AML with multilineage dysplasia；AML/MLD），②AMLの発症前にMDSまたは骨髄異形成/骨髄増殖性腫瘍（MDS/MPN）の例（AML arising from previous MDS, MDS/MPN），③MDS関連の染色体異常を伴うAML（AML with MDS-related cytogenetic changes）がこのカテゴリーに入る（③が第4版で追加）。なお治療関連白血病の多くは異形成を伴うが，このカテゴリーには含まれない。第4版との違いは，NMP1変異例とCEBPA両アレル変異例が，本カテゴリーより除外され，それぞれ独立した病型となったことである。MLL遺伝子異常は染色体の11q23に位置し予後不良とされており，本カテゴリーに含まれるがt(11;16)(q23;p13.3)，t(2;11)(p21;q23)は治療関連症例でなければAML with myelodysplasia-related changesのカテゴリーに含まれる (表5.5.9)。

③治療関連骨髄性腫瘍（therapy-related myeloid neoplasms；t-MNs）

本カテゴリーは化学療法，放射線照射後に生じる骨髄性腫瘍をまとめている。治療関連MDS（t-MDS），治療関連AML（t-AML），治療関連MDS/MPN（t-MDS/MPN）は芽球％や赤血球減少・増加の程度により，これらのいずれかに分類される。ただし骨髄増殖性腫瘍（MPN）からの急性転化は化学療法後であっても本カテゴリーには含まれず，それぞれのMPNカテゴリーに含まれる (表5.5.9)。

④その他の急性骨髄性白血病（acute myeloid leukemia, not otherwise specified；AML, NOS）

本カテゴリーは遺伝子異常との関連がいまだ特定されておらず，MDSとの関連や治療関連性が明確ではないAMLが含まれる。このサブグループは，すべてのAMLの25～30％を占めているが，今後さらなる遺伝子変異によるサブグループが同定されることにより本カテゴリーの該当症例は減少することが予想される。第4版では赤白血病（erythroleukemia, pure erythroid leukemia）が追加され急性好塩基球性白血病（acute basophilic leukemia）が1つの病型として加わっていたが，前述したように芽球比率の算定方法が変更となっている。このため赤白血病と分類されていた症例の多くで芽球比率が20％未満であることが多いため改訂第4版（2017）では，MDSとなる症例が増加するものと予想されている。赤芽球が80％以上かつ前赤芽球が30％以上を占める赤芽球性白血病（pure erythroid leukemia）のみが非特定型AMLのカテゴリーに残されることになった。急性巨核芽球性白血病（AMKL）に関しては，特定の染色体異常を有する場合には細胞遺伝学的なカテゴリーに分類される (表5.5.9)。

⑤ダウン症候群に関連した骨髄増殖症（myeloid proliferations associated with Down syndrome）

本カテゴリーはダウン症候群関連の骨髄性腫瘍であり，ⓐ一過性異常骨髄増殖症（TAM）とⓑダウン症候群に関連した骨髄性白血病の2つのサブタイプがある。ダウン症候群患者と非ダウン症候群患者を比較すると，ダウン症候群患者では10～100倍の白血病発症率があり，ダウン症候群児に発症するAMKLは，GATA1遺伝子変異が陽性であることが特徴とされる。GATA1変異症例は化学療法によく反応するが，年長児のGATA1変異陽性例は予後が悪いとされている。またダウン症候群児の約10％にはTAMや一過性骨髄増殖症（TMD）が発症するとされているが，ダウン症候群併発のAMKLとは細胞形態学的には鑑別不能である。ダウン症候群児にはすべてのタイプの急性白血病が発症する危険度が高い (表5.5.9；改訂第4版では変

✏️**用語** 慢性骨髄性白血病（chronic myeloid leukemia；CML），多剤耐性糖蛋白（multidrug resistance glycoprotein；MRD），骨髄異形成/骨髄増殖性腫瘍（myelodysplastic/myeloproliferative neoplasm；MDS/MPN），治療関連骨髄性腫瘍（therapy-related myeloid neoplasms；t-MNs），治療関連MDS（therapy-related MDS；t-MDS），治療関連AML（therapy-related AML；t-AML），急性巨核芽球性白血病（acute megakaryoblastic leukemia；AMKL），ダウン症候群に関連した一過性異常骨髄増殖症（transient abnormal myelopoiesis associated with Down syndrome；TAM），ダウン症候群に関連した骨髄性白血病（myeloid leukemia associated with Down syndrome），一過性骨髄増殖症（transient myeloproliferative disorder；TMD）

更点はない）。

(6) 前駆リンパ球性腫瘍

リンパ性悪性腫瘍のうち前駆リンパ球性腫瘍（急性リンパ芽球性白血病）は，最も未分化な段階の腫瘍であり，B前駆細胞とT前駆細胞に大別される。それぞれの腫瘍はBリンパ芽球性白血病／リンパ腫，Tリンパ芽球性白血病／リンパ腫として分類される。未分化マーカーとしてTdTが用いられ，前駆リンパ球性腫瘍はTdT陽性となる。改訂第4版では新たにNKリンパ芽球性白血病／リンパ腫が暫定病型として加わっている。FAB分類におけるL1，L2，L3の病型のうちL1，L2はBリンパ芽球性白血病とTリンパ芽球性白血病に分類され，L3はTdT陰性であることから成熟Bリンパ球性白血病／リンパ腫に分類された。

急性リンパ芽球性白血病（T/B）の腫瘍細胞は，末梢血・骨髄に見られ，骨髄における芽球（腫瘍細胞）の比率が25％以上を白血病と定義することが多い。リンパ芽球性白血病とリンパ芽球性リンパ腫の区別は困難な場合もあり，腫瘍病変が主体で芽球は末梢血中や骨髄中にはないかほとんど見られない場合には，リンパ芽球性リンパ腫（LBL）の名称が用いられるが，腫瘍性病変と骨髄浸潤あるいは末梢血中の有無により個々の症例に応じて診断される。リンパ芽球性白血病は骨髄性白血病と異なり白血病と診断される芽球比率の値は設定されていない。しかし，芽球比率が20～25％未満のリンパ芽球性白血病は稀であるとされている。第4版からFAB分類のL3（バーキット型）には，急性リンパ芽球性白血病の名称を用いてはならないとされている（表5.5.10, 5.5.11）。リンパ芽球性白血病／リンパ腫以外のリンパ系腫瘍は成熟型B細胞，成熟TおよびNK細胞，ホジキンリンパ腫，組織球性および樹状細胞腫瘍に大別される。2008年第4版の発刊以降2017年改訂第4版発刊までの9年間の研究成果に伴い多くの細かな改訂がなされている。2017年改訂第4版におけるリンパ系腫瘍の新たな疾患単位の追加はなく，暫定的疾患から疾患単位への追加と新たな暫定疾患の追加がなされている。また一部の亜分類の必須化がされており，疾患単位や暫定疾患単位からの格下げや名称変更がなされている。2008年の第4版の発刊から次世代シーケンサーの登場や遺伝子編集技術の目覚ましい発展によって疾患における遺伝子解析技術の進歩がなされている。疾患の解析と理解あるいは新たな治療戦略にむけて今後さらなる研究が進むことが期待されており，次版の発刊にむけて多くの知見が集積されていくものと考えられる。

新たにBリンパ芽球性白血病に加わった2つの暫定病型

表5.5.10 リンパ系腫瘍・前駆リンパ球性腫瘍 WHO分類（2017年改訂第4版）

前駆リンパ球性腫瘍 precursor lymphoid neoplasms
1) Bリンパ芽球性白血病／リンパ腫，非特定型 B lymphoblastic leukemia/lymphoma, not otherwise specified
2) 特異的遺伝子異常を伴うBリンパ芽球性白血病／リンパ腫 B lymphoblastic leukemia/lymphoma with recurrent genetic abnormalities
(1) t(9;22)(q34.1;q11.2);*BCR-ABL1*を伴うBリンパ芽球性白血病／リンパ腫 B lymphoblastic leukemia/lymphoma with t(9;22)(q34.1;q11.2); *BCR-ABL1*
(2) t(v;11q23.3);*KMT2A*再構成Bリンパ芽球性白血病／リンパ腫 ＊*MLL*から*KMT2A*へ名称変更 B lymphoblastic leukemia/lymphoma with t(v;11q23.3); *KMT2A*-rearranged
(3) t(12;21)(p13.2;q22.1);*ETV6-RUNX1*を伴うBリンパ芽球性白血病／リンパ腫 B lymphoblastic leukemia/lymphoma with t(12;21)(p13.2;q22.1); *ETV6-RUNX1*
(4) 高2倍体性Bリンパ芽球性白血病／リンパ腫 B lymphoblastic leukemia/lymphoma with hyperdiploidy
(5) 低2倍体性B細胞性リンパ芽球性白血病／リンパ腫 ＊*TP53*変異との関連に記載有り B lymphoblastic leukemia/lymphoma with hypodiploidy (hypodiploid ALL)
(6) t(5;14)(q31.1;q32.3);*IGH/IL3*を伴うBリンパ芽球性白血病／リンパ腫 B lymphoblastic leukemia/lymphoma with t(5;14)(q31.1;q32.3); *IGH/IL3*
(7) t(1;19)(q23;p13.3);*TCF3-PBX1*を伴うBリンパ芽球性白血病／リンパ腫 B lymphoblastic leukemia/lymphoma with t(1;19)(q23;p13.3); *TCF3-PBX1*
(8) Bリンパ芽球性白血病／リンパ腫，*BCR-ABL1*様型（暫定病型） B lymphoblastic leukemia/lymphoma, *BCR-ABL1*-like
(9) *iAMP21*を伴うBリンパ芽球性白血病／リンパ腫（暫定病型） B lymphoblastic leukemia/lymphoma with *iAMP21*
3) Tリンパ芽球性白血病／リンパ腫 T lymphoblastic leukemia/lymphoma
(1) 初期T細胞前駆リンパ芽球性白血病（暫定病型） early T-cell precursor lymphoblastic leukemia
4) NKリンパ芽球性白血病／リンパ腫（暫定病型） NK-lymphoblastic leukemia/lymphoma

とNKリンパ芽球性白血病／リンパ腫（暫定病型）を記載する。

①**Bリンパ芽球性白血病／リンパ腫，*BCR-ABL1*様型**
  （B lymphoblastic leukemia/lymphoma, *BCR-ABL1*-like）

小児の10％，成人の27％との報告があり，*BCR-ABL1*以外のチロシンキナーゼの活性化をきたす転座や*CRLF2*転座が特徴的とされている。

②***iAMP21*を伴うBリンパ芽球性白血病／リンパ腫**
  （B lymphoblastic leukemia/lymphoma with *iAMP21*）

21番染色体の染色体内増幅（*iAMP21*）を伴うB-ALL・LBLであり，*RUNX1*のFISHなどで遺伝子増幅を診断できる。小児ALLの約2％とされ白血球数が低値となり，予後不良とされている。

③**NKリンパ芽球性白血病／リンパ腫**（NK lymphoblastic leukemia/lymphoma）

本病型の定義は非常に困難とされており，概念的な分類とされている。B細胞や骨髄系マーカーは陰性。CD56陽性であり未熟なT細胞マーカー（CD2, CD7, cytoplasmic

---

用語 前駆リンパ球性腫瘍（precursor lymphoid neoplasm），TdT（terminal deoxynucleotidyl transferase），NKリンパ芽球性白血病／リンパ腫（NK-lymphoblastic leukemia/lymphoma），リンパ芽球性リンパ腫（lymphoblastic lymphoma；LBL）

表 5.5.11　リンパ系腫瘍・成熟 B 細胞腫瘍　WHO 分類（2017 年改訂第 4 版）

成熟 B 細胞腫瘍 mature B-cell neoplasms
1) 慢性リンパ性白血病/小リンパ球性リンパ腫 chronic lymphocytic leukemia/small lymphocytic lymphoma
a) 単クローン性 B 細胞リンパ球増加症，CLL 型，非 CLL 型 monoclonal B-cell lymphocytosis, CLL-type, non CLL-type
2) B 細胞前リンパ球性白血病 B-cell prolymphocytic leukemia（B-PLL）
3) 脾辺縁帯リンパ腫 splenic marginal zone lymphoma（SMZL）
4) 有毛細胞白血病 hairy cell leukemia（HCL）
5) 脾 B 細胞リンパ腫/白血病，分類不能群 splenic-B cell lymphoma/leukemia, unclassifiable（SBL-U）
a) 脾びまん性赤脾髄小型 B 細胞リンパ腫 splenic diffuse red pulp small B-cell lymphoma（SDRPBL）
b) 有毛細胞白血病亜型 hairy cell leukemia variant（HCL-v）
6) リンパ形質細胞性リンパ腫 lymphoplasmacytic lymphoma（LPL），Waldenström macrogrobulinemia
7) IgM 型意義不明の単クローン性ガンマグロブリン血症 IgM monoclonal gammopathy of undermined significance
8) 重鎖病 heavy chain disease
a) μ 鎖病 mu heavy chain disease
b) γ 鎖病 gamma heavy chain disease
c) α 鎖病 alpha heavy chain disease
9) 形質細胞腫瘍 plasma cell neoplasms
a) 非 IgM 型意義不明な M 蛋白血症 non-IgM monoclonal gammopathy of undetermined significance（MGUS）
b) 形質細胞骨髄腫 plasma cell myeloma
c) 形質細胞骨髄腫亜型 plasma cell myeloma variants
d) 形質細胞腫 plasmacytoma
e) 単クローン性免疫グロブリン沈着症 monoclonal immunoglobulin deposition diseases（MIDD）
f) 関連する傍腫瘍症候群を伴う形質細胞性腫瘍
plasma cell neoplasms with associated paraneoplastic syndrome
10) 節外性粘膜関連リンパ組織型辺縁帯リンパ腫
extranodal marginal zone lymphoma of mucosa-associated lymphoid tissue（MALT lymphoma）
11) 節性辺縁帯リンパ腫 nodal marginal zone lymphoma
a) 小児節性辺縁帯リンパ腫 paediatric nodal marginal zone lymphoma
12) 濾胞性リンパ腫 follicular lymphoma
a) 精巣濾胞性リンパ腫 testicular follicular lymphoma
b) 胚中心限局型濾胞腫瘍 in situ follicular neoplasia
c) 十二指腸型濾胞性リンパ腫 doudenal-type follicular lymphoma
13) 小児型濾胞性リンパ腫 paediatric-type follicular lymphoma
14) *IRF4* 再構成を伴った大細胞型 B 細胞性リンパ腫 large B-cell lymphoma with *IRF4* rearrangement
15) 原発性皮膚濾胞中心リンパ腫 primary cutaneous follicle centre lymphoma
16) マントル細胞リンパ腫 mantle cell lymphoma
a) 白血病性非節性マントル細胞リンパ腫 leukemic non-nodal mantle cell lymphoma
b) マントル帯限局型マントル細胞腫瘍 in situ mantle cell neoplasia
17) びまん性大細胞型 B 細胞性リンパ腫，非特定型 diffuse large B-cell lymphoma（DLBCL），NOS
18) T 細胞/組織球豊富型大細胞型 B 細胞性リンパ腫 T-cell/histiocyte-rich large B-cell lymphoma
19) 中枢神経系原発びまん性大細胞型 B 細胞リンパ腫 primary DLBCL of the CNS
20) 皮膚原発びまん性大細胞型 B 細胞リンパ腫，下肢型 primary cutaneous DLBCL, leg type
21) EBV 陽性びまん性大細胞型 B 細胞リンパ腫，非特定型 EBV-positive DLBCL, NOS
22) EBV 陽性粘膜皮膚潰瘍 EBV-positive mucocutaneous ulcer
23) 慢性炎症に伴うびまん性大細胞型 B 細胞リンパ腫 DLBCL associated with chronic inflammation
a) フィブリン関連びまん性大細胞型 B 細胞リンパ腫 fibrin-associated diffuse large B-cell lymphoma（DLBCL）
24) リンパ腫様肉芽腫症 lymphomatoid granulomatosis
25) 原発性縦隔（胸腺）大細胞型 B 細胞リンパ腫 primary mediastinal（thymic）large B-cell lymhoma（LBCL）
26) 血管内大細胞型 B 細胞リンパ腫 intravascular large B-cell lymphoma（IVLBCL）
27) ALK 陽性大細胞型 B 細胞リンパ腫 ALK-positive large B-cell lymphoma（LBCL）
28) 形質芽球性リンパ腫 plasmablastic lymphoma（PBL）
29) 原発性体腔液リンパ腫 primary effusion lymphoma（PEL）
30) HHV8 関連リンパ増殖性疾患 HHV8-associated lymphoproliferative disorders
a) 多中心性キャッスルマン病 multicentric Castleman disease
b) HHV8 陽性びまん性大細胞型 B 細胞リンパ腫，非特定型 HHV8-positive DLBCL, NOS
c) HHV8 陽性胚中心向性リンパ増殖性疾患 HHV8-positive germinotropic lymphoproliferative disorder
31) バーキットリンパ腫 Burkitt lymphoma
32) 11q 異常を伴うバーキット様リンパ腫 Burkitt-like lymphoma with 11q aberration
33) 高悪性度 B 細胞リンパ腫・非特定型 high-grade B-cell lymphoma, NOS
a) *MYC* および *BCL2* と *BCL6* の両方か一方の再構成を伴う高悪性度 B 細胞リンパ腫
high-grade B-cell lymphoma with *MYC* and *BCL2* and/or *BCL6* rearrengements
b) 高悪性度 B 細胞リンパ腫，非特定型 high-grade B-cell lymphoma, NOS
34) B 細胞リンパ腫，分類不能，びまん性大細胞型 B 細胞リンパ腫と古典的ホジキンリンパ腫の中間型
B-cell lymphoma, unclassifiable, with features intermediate between DLBCL and classic Hodgkin lymphoma

CD3）が陽性であること。さらに T 細胞受容体遺伝子および免疫グロブリン遺伝子の再構成が認められないことや blastic plasmocytoid dendritic cell neoplasms が除外されることとされている（表5.5.10）。

(7) 成熟 B 細胞腫瘍

第 3 版から成熟リンパ系腫瘍の分類には臨床情報（臨床像）として病変部位が重要とし，疾患名の一部を構成している。成熟 B 細胞腫瘍は脾臓・縦隔などの病変部位に重点が置かれ，成熟 T 細胞腫瘍における病変部位は白血病型，皮膚型，鼻・肝臓型，腸管などの節外性，節性と分類され疾患単位が記載されている。第 4 版でも病変部位は重要であり，年齢という要素が加わった。成熟 B 細胞腫瘍は正常 B 細胞のナイーブ B 細胞から形質細胞までにいたる B 細胞

用語　成熟 B 細胞腫瘍（mature B-cell neoplasms）

表 5.5.12　リンパ系腫瘍・成熟 T 細胞および NK 細胞腫瘍　WHO 分類（2017 年改訂第 4 版）

成熟 T 細胞および NK 細胞腫瘍 mature T-cell and NK-cell neoplasms
1）T 細胞前リンパ球白血病 T-cell prolymphocytic leukemia（T-PLL）
2）T 細胞大顆粒リンパ性白血病 T-cell large granular lymphocytic leukemia（T-LGL）
3）慢性 NK 細胞増殖症 chronic lymphoproliferative disorders of NK-cells（CLPD-NK）
4）アグレッシブ NK 細胞白血病 aggressive NK-cell leukemia（ANKL）
5）小児 EBV 陽性 T 細胞および NK 細胞リンパ増殖症 EBV-positive T-cell and NK-cell lymphoproliferative diseases of childhood
a）小児全身性 EBV 陽性 T 細胞リンパ腫 systemic EBV-positive T-cell lymphoma of childhood
b）T および NK 細胞型慢性活動性 EBV 感染症，全身型 chronic active EBV infection of T-and NK-cell type, systemic form
c）種痘様水疱症様リンパ増殖異常症 hydroa vacciniforme-like lymphoproliferative disorder
d）重症蚊刺アレルギー severe mosquito bite allergy
6）成人 T 細胞白血病／リンパ腫 adult T-cell leukemia/lymphoma（ATL）
7）節外性 NK/T 細胞リンパ腫，鼻型 extranodal NK/T-cell lymphoma, nasal type
8）腸管 T 細胞リンパ腫 intestinal T-cell lymphoma
a）腸管症関連 T 細胞リンパ腫 enteropathy-associated T-cell lymphoma（EATL）
b）単形性上皮向性腸管 T 細胞リンパ腫 monomorphic epitheliotropic intestinal T-cell lymphoma
c）腸管 T 細胞リンパ腫，非特定型 intestinal T-cell lymphoma, NOS
d）インドレント胃腸管 T 細胞リンパ増殖症 indolent T-cell lymphoproliferative disorder of the gastrointestinal tract
9）肝脾 T 細胞リンパ腫 hepatosplenic T-cell lymphoma（HSTL）
10）皮下脂肪織炎様 T 細胞リンパ腫 subcutaneous panniculitis-like T-cell lymphoma（SPTCL）
11）菌状息肉腫 mycosis fungoides（MF）
12）セザリー症候群 Sézary syndrome（SS）
13）原発性皮膚 CD30 陽性 T 細胞リンパ増殖異常症 primary cutaneous CD30-positive T-cell lymphoproliferative disorders
a）リンパ腫様丘疹症 lymphomatoid papulosis
b）原発性皮膚未分化大細胞型リンパ腫 primary cutaneous anaplastic large cell lymphoma
14）原発性皮膚末梢性 T 細胞リンパ腫，稀少病型 primary cutaneous peripheral T-cell lymphomas, rare subtypes
a）原発性皮膚 γδ T 細胞リンパ腫 primary cutaneous gamma-delta T-cell lymphoma
b）原発性皮膚 CD8 陽性アグレッシブ表皮向性細胞傷害性 T 細胞リンパ腫 primary cutaneous CD8-positive aggressive epidermotropic cytotoxic T-cell lymphoma
c）原発性皮膚末端型 CD8 陽性 T 細胞リンパ腫 primary cutaneous acral CD8-positive T-cell lymphoma
d）原発性皮膚 CD4 陽性小型／中型 T 細胞リンパ増殖異常症 primary cutaneous CD4-positive small/medium T-cell lymphoproliferative disorder
15）末梢性 T 細胞リンパ腫，非特定型 peripheral T-cell lymphoma, NOS
16）血管免疫芽球性 T 細胞リンパ腫および他の T 濾胞ヘルパー細胞起源節性リンパ腫 angioimmunoblastic T-cell lymphoma and other nodal lymphomas of T follicular helper（TFH）cell origin
a）血管免疫芽球性 T 細胞リンパ腫 angioimmunoblastic T-cell lymphoma
b）濾胞性 T 細胞リンパ腫 follicular T-cell lymphoma
c）T 濾胞ヘルパー表現型を有する節性末梢性 T 細胞リンパ腫 nodal peripheral T-cell lymphoma with TFH phenotype
17）未分化大細胞型リンパ腫，ALK 陽性 anaplastic large cell lymphoma, ALK-positive
18）未分化大細胞型リンパ腫，ALK 陰性 anaplastic large cell lymphoma, ALK-negative
19）乳房インプラント関連未分化大細胞リンパ腫 breast implant-associated anaplastic large cell lymphoma

が何らかの原因でモノクローナルに増殖した腫瘍といえる。最終的には病理組織形態像，細胞免疫学的表現型，遺伝子・染色体および臨床情報に基づいて診断・分類がなされるが，疾患により重要度の項目が異なる。改訂第4版において慢性リンパ性白血病は，腫瘍とその前段階が明瞭に定義され，リンパ形質細胞性リンパ腫（LPL）はゲノム解析からほぼ全例に*MYD88*のL265P変異（90％以上）の発見により，MALTリンパ腫を含めた辺縁帯リンパ腫との鑑別が可能となってきた。また，マントル細胞リンパ腫（MCL）は*SOX11*，hypermutationと予後の関連性が提示されている。改訂第4版における大きな注目点は，"high-grade B cell lymphoma"とされている。2008年第4版でDLBCLとバーキットリンパ腫の中間タイプとして提唱されていたが，細胞形態が中間型であり*cMYC*の再構成，*BCL2*と*BCL6*の再構成関係が複雑となっていた。

今回の改訂第4版ではdouble hitおよびtriple hitがあるものについては細胞形態との関連性は求められないことになった。また濾胞性リンパ腫の高悪性度化も同様に分子異常を発現する症例が多いが，二次性のものは含まれないこととなっている（表5.5.11）。

(8) 成熟T細胞・NK細胞腫瘍

T細胞とNK細胞は細胞系列が異なるが，分化の途中までは共通のため細胞免疫学的形質や機能が類似している。成熟T細胞腫瘍は胸腺を経て末梢臓器に移行した末梢性T細胞に由来する。欧米では非ホジキンリンパ腫の5～10％を占めるとされているが，アジア諸国で多く，わが国ではリンパ系腫瘍の約25％を占め，成人T細胞性白血病／リン

用語　リンパ形質細胞性リンパ腫（lymphoplasmacytic lymphoma；LPL），マントル細胞リンパ腫（mantle cell lymphoma；MCL），成熟 T 細胞・NK 細胞腫瘍（mature T-cell and NK-cell neoplasms）

表5.5.13　ホジキン・免疫不全関連リンパ増殖性疾患

ホジキンリンパ腫 Hodgkin lymphomas（HL）
1) 結節性リンパ球優位型ホジキンリンパ腫
　　nodular lymphocyte predominant Hodgkin lymphoma（NLPHL）
2) 古典的ホジキンリンパ腫 classic Hodgkin lymphoma（CHL）
　　a) 結節硬化型古典的 Hodgkin リンパ腫 nodular sclerosis classic Hodgkin lymphoma（NSCHL）
　　b) 混合細胞型古典的 Hodgkin リンパ腫 mixed cellularity classic Hodgkin lymphoma（MCCHL）
　　c) リンパ球豊富型古典的 Hodgkin リンパ腫 lymphocyte-rich classic Hodgkin lymphoma（LRCHL）
　　d) リンパ球減少型古典的 Hodgkin リンパ腫 lymphocyte depleted classic Hodgkin lymphoma（LDCHL）

免疫不全関連リンパ増殖性疾患 immunodeficiency-associated lymphoproliferative disorders
1) 原発性免疫異常症関連リンパ増殖性疾患
　　lymphoproliferative diseases associated with primary immune disorders
2) HIV 感染に伴うリンパ腫 lymphomas associated with HIV infection
3) 移植後リンパ増殖性疾患 post-transplant lymphoproliferative disorders（PTLD）
　　a) 非破壊性移植後リンパ増殖性疾患
　　　　non-destructive PTLD
　　b) 多形性移植後リンパ増殖性疾患 polymorphic PTLD
　　c) 単形性移植後リンパ増殖性疾患 monomorphic PTLD
　　d) 古典的ホジキンリンパ腫型移植後リンパ増殖性疾患
　　　　classic Hodgkin lymphoma PTLD
4) その他の医原性免疫不全症関連リンパ増殖症
　　other iatrogenic immunodeficiency-associated lymphoproliferative disorders

組織球性および樹状細胞腫瘍 histiocytic and dendritic cell neoplasms
1) 組織球肉腫 histiocytic sarcoma
2) ランゲルハンス細胞由来腫瘍 tumors derived form Langerhans cells
　　a) ランゲルハンス細胞組織球症 Langerhans cell histiocytosis（LCH）
　　b) ランゲルハンス細胞肉腫 Langerhans cell sarcoma（LCS）
3) 不確定樹状細胞腫瘍 indeterminate dendritic cell tumor
4) 指状嵌入細胞肉腫 interdigitating dendritic cell sarcoma
5) 濾胞樹状細胞肉腫 follicular dendritic cell sarcoma（FDCS）
　　a) 炎症性偽腫瘍様濾胞／線維芽細胞性樹状細胞肉腫
　　　　inflammatory pseudotumor-like follicular/fibroblastic dendritic cell sarcoma
6) 線維芽細胞様細網細胞腫瘍 fibroblastic reticular cell tumor
7) 播種性若年性黄色肉芽腫 disseminated juvenile xanthogranuloma（DJXG）
8) エルドハイム・チェスター病 Erdheim-Chester disease

パ腫が最も多い。第3版から第4版への変更点をあげると，①未分化大細胞リンパ腫が未分化リンパ腫リン酸化酵素（ALK）陽性と陰性例に分けられた，②芽球性NK細胞リンパ腫が細胞免疫表現型，遺伝子発現，腫瘍細胞株の性状から「blastic plasmocytoid dendritic cell neoplasm；BP-DCN」の病型に名称変更された，③皮膚リンパ腫分類（WHO-EORTC分類）にある稀な皮膚T細胞リンパ腫が追加された，④血管免疫芽球T細胞リンパ腫の性状由来細胞について言及，⑤αβT細胞リンパ腫とδγT細胞リンパ腫が分けられた，⑥増殖細胞のクロナリティが未確定の境界疾患が加わった（慢性NK細胞性リンパ増殖性疾患，小児エプスタイン・バーウイルス（EBV）陽性T細胞リンパ増殖性疾患）（表5.5.12）。

成熟T/NK細胞腫瘍は，成熟B細胞腫瘍と比べて稀な疾患であり，リンパ系腫瘍の約12％程度を占めるとされている。改訂第4版では病態と関連した病因（年齢，性別，地域性，ウイルス，染色体，遺伝子など）が診断項目に挙げられている。細胞形態だけでなく遺伝子・免疫表現型は多岐におよんでいる。改訂第4版では，①第4版における『末梢性T細胞リンパ腫，非特定型（PTCL-NOS）』に分類されていた濾胞性ヘルパーT細胞形質を伴う節性PTCLと濾胞性T細胞リンパ腫（FTCL）を血管免疫芽球性T細胞リンパ腫（AITL）と併せて1つのグループとした。②未分化大細胞型リンパ腫はALK陽性と陰性に分けられ，ALK陰性ALCL（暫定項目）は他の*JAK/STAT3*経路の恒常的活性化をもたらす遺伝子異常が見られ，*DUSP22*や*IRF4*転座陽性例は予後良好とされている（細胞形態は単一性，細胞障害陰性）。また，豊胸術に関連して発生するALK陰性ALCLが乳房インプラント関連未分化大細胞リンパ腫（breast implant-associated ALCL）として追加されている（暫定疾患）。②細胞障害性分子を発現するT細胞およびNK細胞リンパ腫／白血病は，一般的には進行が早く，悪性度が高いとされている。『胃腸管緩徐進行性T細胞リンパ増殖異常症（indolent T cell lymphoproliferative disorder（LPD）of the GI tract）』と『原発性皮膚末梢型CD8陽性T細胞リンパ腫（primary cutaneous acral CD8＋TCL）』が暫定病型として追加されている。④皮膚T細胞リンパ腫は第4版で『原発性皮膚CD4陽性小型／中型T細胞リンパ腫』は『原発性皮膚CD4陽性小型／中型T細胞リンパ増殖症：暫定病型』へ名称変更された。⑤EBV陽性TおよびNKリンパ腫は第4版で『小児全身性EBV陽性T細胞リンパ増殖症』は『小児全身性EBV陽性T細胞リンパ腫』と『T

用語　未分化リンパ腫リン酸化酵素（anaplastic lymphoma kinase；ALK），EORTC（European Organisation for Research and Treatment of Cancer），エプスタイン・バーウイルス（Epstein-Barr virus；EBV），末梢性T細胞リンパ腫（peripheral T-cell lymphoma；PTCL），濾胞性T細胞性リンパ腫（follicular T-cell lymphoma；FTCL），血管免疫芽球性T細胞リンパ腫（angioimmunoblastic T-cell lymphoma；AITL），未分化大細胞リンパ腫（anaplastic large cell lymphoma；ALCL）

およびNK細胞型慢性活動性EBV感染・全身型』の2つに分けられた。また『種痘様水疱症様リンパ腫』は『種痘様水疱症様リンパ増殖異常症』に名称変更されている (表5.5.12)。

(9) ホジキンリンパ腫 (HL)

ホジキンリンパ腫は19世初頭のThomas Hodgkinによる報告に始まりSamuel Wilksによってホジキン病と名付けられた。このホジキン病の特徴とされるReed-Sternberg細胞（RS細胞）の起源がリンパ球であり，その多くがB細胞と考えられることからWHO分類第3版でホジキンリンパ腫に名称変更された（ホジキン病の名称は使われない）。ホジキン病では4疾患が包括されていたが，第3版以降2病型に大別され併せて5疾患となっている。①ホジキンリンパ腫は頸部リンパ節に好発し，②若年者に多く，③その組織には通常単核のホジキン細胞と大型多核細胞（RS細胞）が散在し，④腫瘍細胞の周囲にはT細胞がロゼット様に取り囲んでいる像が観察されるのが特徴とされる。欧米ではリンパ腫の30％を占めるが，わが国では5〜10％とされている。Hodgkin氏の報告から190年近く経つがいまだに病因については解明されていない (表5.5.13)。改訂第4版では結節性リンパ球優位型ホジキンリンパ腫からT細胞／組織球豊富型大細胞型B細胞リンパ腫に進展した場合，NLPHLのTHRLBCL様形質転換と記載することとなった。

［大倉　貢］

用語　ホジキンリンパ腫（Hodgkin lymphoma；HL），結節性リンパ球優位型ホジキンリンパ腫（nodular lymphocyte predominant Hodgkin lymphoma；NLPHL），T細胞／組織球豊富大細胞B細胞リンパ腫（T-cell/histiocyte rich-large B-cell lymphoma；THRLBCL）

📖 参考文献

1) Bennett JM et al.："Proposals for the classification of the acute leukaemias", French-American-British (FAB) co-operative group, Br J Haematol, 1976；33：451-458.
2) Bennett JM et al.："Criteria for the diagnosis of acute leukemia og megakaryocytic lineage (M7)", A report of the French-American-British cooperative group, Ann Intern Med 1985；103：460-462.
3) Bennett JM et al.："Proposed revised criteria for the classification of acute myeloid leukemia", A report of the French-American-British cooperative group, Ann Intern Med 1985；103：620-625.
4) Bennett JM et al.："Proposals for the classification of the myelodysplastic syndromes", Br J Haematol, 1982；51：189-199.
5) Bennett JM et al.："The morphological classification of acute lymphoblastic leukaemia : concordance among observers and clinical correlations", Br J Haematol, 1981；47：53-561.
6) Jaffe ES et al. (eds)："World Health Organization classification of tumours : Pathology and Genetics of Tumours of Haematopoietic and Lymphoid Tissues", IARC Press, 2001
7) Swerdlow SH et al. (eds)："WHO classification of tumours : Pathology and Genetics of Tumours of Haematopoietic and Lymphoid Tissues, 4th ed", IARC Press, 2008.
8) 押味和夫（監），木崎昌弘，田丸淳一（編著）：WHO分類第4版による白血病・リンパ系腫瘍の病態学，中外医学社，2009.
9) Brain, BJ："Leukaemia Diagnosis : A Guide to the FAB Classification", Lippincott Williams & Wilkins, 1990.
10) 定平吉都，北川昌伸：造血器腫瘍，文光堂，2013.
11) 木崎昌弘（編著）：カラーテキスト血液病学，中外医学社，2013.
12) 朝長万左男，松田　晃（編）：「不応性貧血（骨髄異形成症候群）の形態学的異形成に基づく診断確度区分と形態診断アトラス」，厚生労働科学研究費補助金 難治性疾患克服研究事業 特発性造血障害に関する調査研究班，2008．http://www.jichi.ac.jp/zoketushogaihan
13) 市原　清，河口勝憲：エビデンスに基づく検査診断実践マニュアル，三共印刷，2011.
14) 渡部玲子，木崎昌弘：「急性骨髄性白血病」，臨床血液，2009；50：154-159.
15) 松田　晃：「骨髄異形成症候群」，臨床血液，2009；50：147-153.
16) 薄井紀子：「急性リンパ性白血病」，臨床血液，2009；50：230-243.
17) 永井宏和：「成熟B細胞腫瘍」，臨床血液，2009；50：244-252.
18) 桐戸敬太：「骨髄増殖性腫瘍と類縁疾患」，臨床血液，2009；50：134-145.
19) 山口素子：「成熟T細胞・NK細胞腫瘍」，臨床血液，2009；50：253-260.
20) 鈴宮淳司：「ホジキンリンパ腫」，臨床血液，2009；50：261-270.
21) 小澤敬也（編）：「特発性造血障害疾患の診療の参照ガイド 平成22年度改訂版」，厚生労働科学研究費補助金 難治性疾患克服研究事業 特発性造血障害に関する調査研究班，2011．http://www.jichi.ac.jp/zoketsushogaihan
22) 麻生範雄：「骨髄系腫瘍WHO分類2016」，臨床血液，2017；58：370-379.
23) 田丸純一：「リンパ系WHO分類2016」，臨床血液，2017；58：380-385.
24) 日高智徳，他：「骨髄増殖性腫瘍—WHO2016診断基準の改訂—」，臨床血液，2018；59：1066-1071.
25) 栗山一孝：「骨髄系腫瘍と急性白血病の分類（概論）」，臨床検査，2017；61：786-791.
26) 木崎昌弘：「急性骨髄性白血病」，臨床検査，2017；61：816-821.
27) 稲葉　亨：「急性リンパ芽球性白血病／リンパ腫，系統不明な急性白血病」，臨床検査，2017；61：822-828.
28) 通山　薫：「骨髄異形成症候群」，臨床検査，2017；61：807-812.
29) 久冨木庸子：「骨髄増殖性腫瘍」，臨床検査，2017；61：792-799.
30) 波多智子：「骨髄異形成／骨髄増殖性腫瘍」，臨床検査，2017；61：800-805.
31) 伊豆津宏二：「リンパ系腫瘍の分類（概論）」，臨床検査，2017；61：830-834.
32) 市川　聡，他：「成熟B細胞腫瘍　慢性リンパ性白血病／小リンパ球性リンパ腫，濾胞性リンパ腫，マントル細胞リンパ腫」，臨床検査，2017；61：836-840.
33) 鈴宮淳司：「成熟T/NK細胞腫瘍」，臨床検査，2017；61：854-862.
34) 矢冨　裕，他：血液形態アトラス，医学書院，2017.
35) 木崎昌弘，田丸淳一：WHO分類改訂第4版による 白血病・リンパ系腫瘍の病態学，中外医学社，2019.
36) Swerdlow SH et al. (eds)："WHO Classification of Tumours : Pathology and Genetics of Tumours of Haematopoietic and Lymphoid Tissues, Revised 4th ed", IARC Press, 2017.

5.5.2 急性白血病

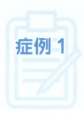

急性骨髄芽球性白血病最未分化型（AML-M0）

- ●患者　72歳代　男性
- ・白血球数増加を認め骨髄検査が施行された。
- ・血液検査所見：血球計数検査（血算）では，白血球数の増加，正球性の貧血，血小板数の減少を認める。
- ・臨床化学検査では，LDの上昇を認める（表5.5.14）。
- ・末梢血液像所見：細胞の大きさは大型，N/C比は80～90%，細胞質は好塩基性，核網繊細，一部に核小体を有する芽球を84.0%認めた（図5.5.3）。アウエル小体は認めなかった。
- ・骨髄像所見：細胞密度は過形成，赤芽球系，巨核球系は著減していた。末梢血液と同様の芽球をANCの86.0%認めた（図5.5.4，5.5.5）。

表 5.5.14　血液検査所見

末梢血液検査		臨床化学検査	
WBC（×10⁹/L）	37.5	TP（g/dL）	7.4
RBC（×10¹²/L）	3.99	ALB（g/dL）	3.7
Hb（g/dL）	11.1	T-Bil（mg/dL）	0.5
Ht（%）	35.9	AST（U/L）	13
MCV（fL）	90.0	ALT（U/L）	6
MCH（%）	27.8	LD（U/L）	331
MCHC（g/dL）	30.9	BUN（mg/dL）	16.9
PLT（×10⁹/L）	119	CRE（mg/dL）	1.32
RET（%）	2.0	UA（mg/dL）	5.5

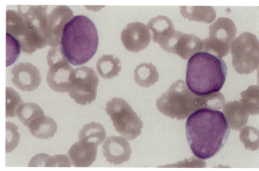

図 5.5.3　末梢血液像 MG 染色 100×

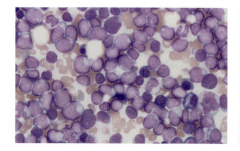

図 5.5.4　骨髄像 MG 染色 40×

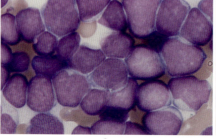

図 5.5.5　a. 骨髄像 MG 染色 100×，b. 骨髄像 MPO 染色 100×

【診断】骨髄中の芽球は骨髄全有核細胞（ANC）の86%を占め，それらの芽球のミエロペルオキシダーゼ（MPO）染色（図5.5.5b）は陰性であった。また，エステラーゼ（EST）染色では，特異EST（ASD）・非特異EST（α-NB）染色はともに陰性であった。細胞表面形質解析では，CD13・33・117の骨髄系マーカー陽性，CD34・HLA-DRは陽性，巨核球系マーカーのCD41a，CD61は陰性，リンパ系マーカーのCD3，CD19も陰性であった。細胞質内染色で，骨髄系マーカーであるMPOが陽性であった。以上のことより急性骨髄芽球性白血病最未分化型（FAB分類AML-M0）と診断された。

【診断のポイント】FAB分類のAML-M0は，ANCの30%以上を芽球が占め，芽球の細胞化学染色のMPOが陰性で，免疫染色または細胞表面マーカー検査でMPO（細胞質内）が陽性である。またTリンパ系マーカーのCD3（表面，細胞質内），Bリンパ系マーカーのCD19，単球系マーカーのCD11c，CD14，CD64，リゾチームも陰性である。一方，CD34，CD117，HLA-DR，CD13，CD33は陽性を示すことが多い。

用語　検査所見の表中の略語はすべてp.154を参照。急性骨髄芽球性白血病最未分化型（minimally differentiated acute myeloblastic leukemia；FAB分類 AML-M0），乳酸脱水素酵素（lactate dehydrogenase；LD），骨髄全有核細胞（all nucleated bone marrow cells；ANC），エステラーゼ（esterase；EST）染色，naphthol-ASD chloroacetate；ASD，α-naphthyl butyrate；α-NB，ヒト白血球抗原 DR 抗原（human leukocyte antigen-DR；HLA-DR）

症例2　急性骨髄芽球性白血病未分化型（AML-M1）

- 患者　57歳　女性
- 白血球数増加を認め骨髄検査が施行された。
- 血液検査所見：血球計数検査（血算）では，白血球数の著増，正球性の貧血，血小板数の著減を認める。
- 臨床化学検査では，LDの上昇を認める（表5.5.15）。
- 末梢血液像所見：細胞の大きさは中型から大型，N/C比は70〜90％，核網繊細，一部の細胞に核小体を有する芽球を95％認めた（図5.5.6）。また一部の芽球にアウエル小体が見られた。
- 骨髄像所見：細胞密度は過形成，巨核球系は低形成であった。赤芽球系は低形成で異形成は認めなかった。末梢血液像と同様に，細胞の大きさが中型から大型，N/C比は70〜90％，核網繊細，核小体を有する芽球をANCの93％に認めた（図5.5.7, 5.5.8a）。また一部の芽球にアウエル小体が見られた。

表5.5.15　血液検査所見

末梢血液検査		臨床化学検査	
WBC （×10⁹/L）	109.2	TP （g/dL）	7.9
RBC （×10¹²/L）	3.09	ALB （g/dL）	3.1
Hb （g/dL）	9.2	T-Bil （mg/dL）	0.5
Ht （％）	28.8	AST （U/L）	15
MCV （fL）	93.2	ALT （U/L）	15
MCH （pg）	29.8	LD （U/L）	456
MCHC （g/dL）	31.9	BUN （mg/dL）	13
PLT （×10⁹/L）	8	CRE （mg/dL）	1.04
RET （％）	4.9	UA （mg/dL）	3.6

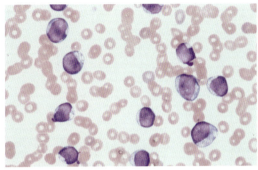

図5.5.6　末梢血液像 MG染色 40×

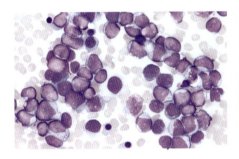

図5.5.7　骨髄像 MG染色 40×

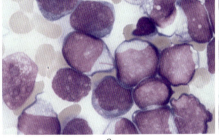
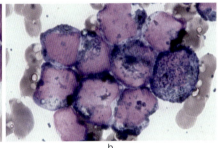

図5.5.8　a. 骨髄像 MG染色 100×, b. 骨髄像 MPO染色 100×

【診断】骨髄中の芽球は骨髄全有核細胞（ANC）の90％以上で，それらの芽球のMPO染色（図5.5.8b）はほとんどが強陽性を示した。また，エステラーゼ（EST）染色では，非特異EST（α-NB）染色は陰性であった。細胞表面形質解析では，CD13，CD33，CD117の骨髄系マーカー陽性，CD7，CD34，HLA-DRも陽性であった。以上のことより急性骨髄芽球性白血病未分化型（FAB分類AML-M1）と診断された。

【診断のポイント】FAB分類のAML-M1は，NECの90％以上を骨髄芽球が占め，芽球のMPO染色陽性率は3％以上である。芽球にはアズール顆粒やアウエル小体を認めることがある。

用語　急性骨髄芽球性白血病未分化型（acute myeloblastic leukemia without maturation；FAB分類 AML-M1），非赤芽球系細胞（non-erythroid cells；NEC）

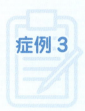

急性骨髄芽球性白血病分化型（AML-M2）

症例3

- 患者　37歳　男性
- 血小板数減少を認め骨髄検査が施行された。
- 血液検査所見：血球計数検査（血算）では，血小板数の減少を認める。
- 臨床化学検査では，LDの上昇を認める（表5.5.16）。
- 末梢血液像所見：細胞の大きさは中型から大型，N/C比は30〜90%，核網繊細，一部の細胞に核小体を有する芽球を20%認めた（図5.5.9）。
- 骨髄像所見：細胞密度は過形成，巨核球系は低形成であった。赤芽球系は低形成で異形成は認めなかった。芽球の大きさは中型から大型，N/C比は30〜95%と細胞質の広い細胞もあり，核網繊細，核小体を有する芽球をANCの40%に認めた（図5.5.10a, b）。また一部の芽球にアウエル小体が見られた（図5.5.10，5.5.11）。

表5.5.16　血液検査所見

末梢血液検査		臨床化学検査	
WBC（×10⁹/L）	5.8	TP（g/dL）	7.7
RBC（×10¹²/L）	4.08	ALB（g/dL）	4.7
Hb（g/dL）	12.3	T-Bil（mg/dL）	0.6
Ht（%）	37.4	AST（U/L）	30
MCV（fL）	91.7	ALT（U/L）	40
MCH（pg）	30.1	LD（U/L）	365
MCHC（g/dL）	32.9	BUN（mg/dL）	9
PLT（×10⁹/L）	74	CRE（mg/dL）	0.71
RET（%）	1.1	UA（mg/dL）	4.3

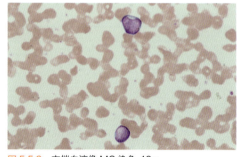

図5.5.9　末梢血液像 MG染色 40×

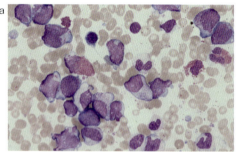
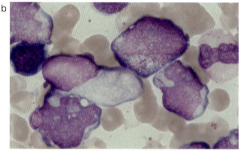

図5.5.10　a. 骨髄像 MG染色 40×，b. 骨髄像 MG染色 100×

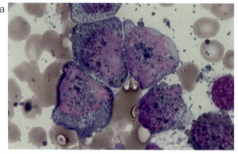
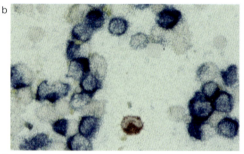

図5.5.11　a. 骨髄像 MPO染色 100×，b. 骨髄像 EST二重染色 40×

【診断】骨髄中の芽球はANCの40%で，それらの芽球のMPO染色（図5.5.11a）は強陽性を示し，さらに顆粒球系細胞に成熟傾向を認めた。また，EST染色では，非特異EST（α-NB）染色で陽性細胞は20%未満（図5.5.11b）であった。細胞表面形質解析では，CD13，CD33，CD117の骨髄系マーカー陽性，CD34，CD56，HLA-DRも陽性であった。以上のことより急性骨髄芽球性白血病分化型（FAB分類AML-M2）と診断された。

【診断のポイント】FAB分類のAML-M2は，ANCの芽球比率が30%以上90%未満（WHO 2017分類では20%以上90%未満）で，前骨髄球以降の成熟顆粒球が10%以上，単球系細胞は20%未満，赤芽球系が50%未満とされている。芽球のMPO染色陽性率は3%以上である。芽球にはアズール顆粒やアウエル小体を認めることがある。またWHO 2017分類では（8；21）染色体転座，*RUNX1-RUNX1T1*キメラ遺伝子などの特徴的な染色体やキメラ遺伝子異常が認められた場合は別に分類される。

用語　急性骨髄芽球性白血病分化型（acute myeloblastic leukemia with maturation；FAB分類 AML-M2）

5.5 造血器腫瘍の検査評価

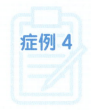

症例 4　急性前骨髄球性白血病（AML-M3）

- 患者　57歳　男性
- 汎血球減少を認め骨髄検査が施行された。
- 血液検査所見：血球計数検査（血算）では，汎血球減少を認める。
- 臨床化学検査では，異常所見は認めなかった（表5.5.17）。その他，凝固検査ではFDP，Dダイマーが高値を示した。
- 末梢血液像所見（図5.5.12）：細胞は大型，N/C比は60％程度，核網繊細，細胞質にファゴットを有する異常前骨髄球を60％認めた。
- 骨髄像所見：細胞密度は過形成，巨核球系は低形成であった。赤芽球系は低形成で異形成は認めなかった。異常前骨髄球は大型で，N/C比は40〜90％，核網繊細，ファゴットを有する異常前骨髄球をANCの90％に認めた（図5.5.13，5.5.14a）。

表5.5.17　血液検査所見

末梢血液検査		臨床化学検査	
WBC（×10⁹/L）	1.4	TP（g/dL）	7.4
RBC（×10¹²/L）	2.90	ALB（g/dL）	4.2
Hb（g/dL）	8.7	T-Bil（mg/dL）	1.0
Ht（％）	24.6	AST（U/L）	19
MCV（fL）	84.8	ALT（U/L）	20
MCH（pg）	30.0	LD（U/L）	191
MCHC（g/dL）	35.4	BUN（mg/dL）	14
PLT（×10⁹/L）	19	CRE（mg/dL）	0.79
RET（％）	1.0	UA（mg/dL）	3.7

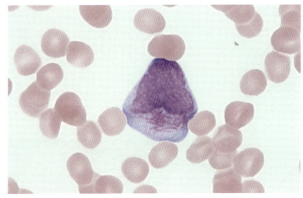

図5.5.12　末梢血液像 MG染色 100×

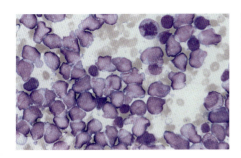

図5.5.13　骨髄像 MG染色 40×

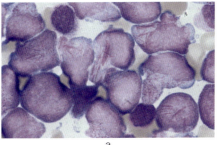
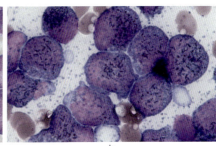

図5.5.14　a.骨髄像 MG染色 100×，b.骨髄像 MPO染色 100×

【診断】骨髄中の異常前骨髄球はANCの90％で，それらはMPO染色は強陽性を示した（図5.5.14b）。また，細胞表面形質解析では，CD13，CD33の骨髄系マーカー陽性，HLA-DRは陰性であった。その他，染色体検査で（15;17）（q22;q12）の染色体転座，遺伝子検査で *PML-RARA* キメラ遺伝子が認められた。以上のことより急性前骨髄球性白血病（FAB分類AML-M3）と診断された。

【診断のポイント】FAB分類のAML-M3は，ANCに異常前骨髄球が増加する白血病である。異常前骨髄球は，粗大なアズール顆粒を多数認め，亜鈴状の核型を示し，ファゴット細胞（アウエル小体束を有する細胞）を認める。また，異常前骨髄球のMPO染色は強陽性を示す。(15;17)(q22;q12)染色体転座，それに伴う *PML-RARA* キメラ遺伝子が見られることが多い。また播種性血管内凝固（DIC）を合併することが多く，早期発見が重要である。

📝 **用語**　急性前骨髄球性白血病（acute promyelocytic leukemia（APL）；FAB分類AML-M3），フィブリノゲン・フィブリン分解産物（fibrinogen and fibrin degradation products；FDP），ファゴット細胞（faggot cell），播種性血管内凝固（disseminated intravascular coagulation；DIC）

症例 5 急性骨髄単球性白血病（AML-M4）

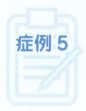

- 患者　70 歳　男性
- 白血球数増加と貧血を認め骨髄検査が施行された。
- 血液検査所見：血球計数検査（血算）では，白血球数の増加，大球性の貧血を認める。
- 臨床化学検査では，LD の上昇を認める（表 5.5.18）。
- 末梢血液像所見：細胞の大きさは中〜大型，N/C 比は 90％程度，核網繊細，一部に核小体を有する芽球を 23.0％，その他単球を 16.5％認めた（図 5.5.15）。
- 骨髄像所見：細胞密度は過形成，赤芽球系は低形成，巨核球系は正形成であった。末梢血液と同様の芽球を ANC の 57.0％認めた（図 5.5.16a，b）。

表 5.5.18　血液検査所見

末梢血液検査		臨床化学検査	
WBC（×10⁹/L）	36.0	TP（g/dL）	6.6
RBC（×10¹²/L）	2.32	ALB（g/dL）	3.8
Hb（g/dL）	9.0	T-Bil（mg/dL）	0.6
Ht（％）	28.0	AST（U/L）	19
MCV（fL）	120.7	ALT（U/L）	16
MCH（pg）	38.8	LD（U/L）	358
MCHC（g/dL）	32.1	BUN（mg/dL）	11.1
PLT（×10⁹/L）	374	CRE（mg/dL）	0.79
RET（％）	3.8	UA（mg/dL）	4.6

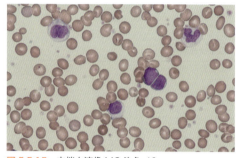

図 5.5.15　末梢血液像 MG 染色 40×

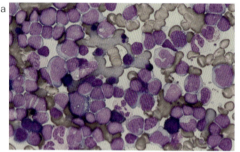

図 5.5.16　a. 骨髄像 MG 染色 40×，b. 骨髄像 MG 染色 100×

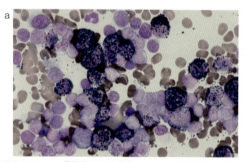
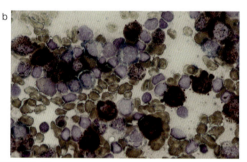

図 5.5.17　a. 骨髄像 MPO 染色 40×，b. 骨髄像エステラーゼ二重染色 40×

【診断】 骨髄中の芽球は ANC の 57.0％で，それらの芽球の MPO 染色（図 5.5.17a）は 20％程度が陽性であった。また，EST では，EST（α-NB）染色（図 5.5.17b）は約 30％の細胞に茶褐色の陽性像を示し，それらの陽性細胞は NaF により阻害された。特異 EST は約 20％の細胞が陽性であった。細胞表面抗原解析で芽球は骨髄球系マーカーの CD33，CD117 が陽性，CD34，HLD-DR が陽性で，その他 CD11c，CD14，CD64 の陽性細胞を約 30％認めた。以上より急性骨髄単球性白血病（FAB 分類 AML-M4）と診断された。

【診断のポイント】 FAB 分類の AML-M4 は，ANC の 30％以上を芽球が占め，芽球の MPO 染色陽性率は 3％以上である。さらに顆粒球系および単球系細胞がそれぞれ 20％以上占めるとされている。細胞表面抗原検索では，単球系の分化抗原である CD4，CD11b，CD11c，CD14，CD36，CD64，CD68，CD163 などのうち，いくつかが陽性となる。また CD34 や CD117，HLA-DR も陽性となることが多い。その他の血中・尿中リゾチーム活性の上昇も認められる。

用語　急性骨髄単球性白血病（acute myelomonocytic leukemia；FAB 分類 AML-M4）

症例6 好酸球増加を伴う急性骨髄単球性白血病（AML-M4Eo）

- 患者　60歳　女性
- 白血球数増加，貧血，血小板数減少を認め骨髄検査が施行された。
- 血液検査所見：血球計数検査（血算）では，白血球数の増加，正球性の貧血，血小板数の減少を認める。
- 臨床化学検査では，LDの上昇を認める（表5.5.19）。
- 末梢血液像所見（図5.5.18）：細胞の大きさは中型から大型，N/C比は60～90%，核網繊細な芽球をカウント上33%認めた。その他，単球42%と増加を認めた。
- 骨髄像所見：細胞密度は過形成，巨核球系，赤芽球系は低形成で異形成は認めなかった。N/C比は60～90%，核網繊細，核小体を有する芽球をANCの35%に認めた（図5.5.19a，b）。その他，単球系細胞が30%程度見られた。

表5.5.19　血液検査所見

末梢血液検査		臨床化学検査	
WBC（×10⁹/L）	68.7	TP（g/dL）	6.8
RBC（×10¹²/L）	1.61	ALB（g/dL）	4.1
Hb（g/dL）	4.9	T-Bil（mg/dL）	0.3
Ht（%）	16.0	AST（U/L）	14
MCV（fL）	99.4	ALT（U/L）	4
MCH（pg）	30.4	LD（U/L）	575
MCHC（g/dL）	30.6	BUN（mg/dL）	9
PLT（×10⁹/L）	23	CRE（mg/dL）	0.30
RET（%）	1.7	UA（mg/dL）	6.0

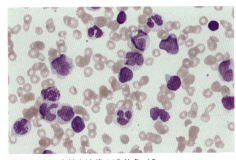

図5.5.18　末梢血液像 MG染色 40×

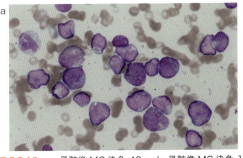
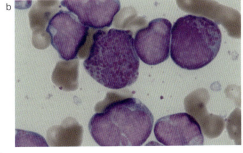

図5.5.19　a. 骨髄像 MG染色 40×，b. 骨髄像 MG染色 100×

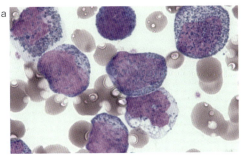
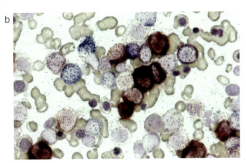

図5.5.20　a. 骨髄像 MPO染色 100×，b. 骨髄像 EST二重染色 40×

【診断】骨髄中の芽球はANCの35%で，それらの芽球のMPO染色（図5.5.20a）はほとんどが陽性であった。また，EST染色では，非特異EST（α-NB）染色（図5.5.20b）に約30%の細胞に茶褐色の陽性像を示し，それらの陽性細胞はフッ化ナトリウム（NaF）により阻害された。染色体検査では，16番染色体の逆位であるinv(16)(p13q22)を認め，遺伝子検査では，*CBFB*-*MYH11*キメラ遺伝子が検出された。以上のことより好酸球増加を伴う急性骨髄単球性白血病（FAB分類AML-M4Eo）と診断された。

【診断のポイント】FAB分類のAML-M4Eoは，ANCの30%以上を骨髄芽球が占め，芽球のMPO染色陽性率は3%以上である。さらに顆粒球系および単球系細胞がそれぞれ20%以上，赤芽球系細胞が50%未満，異常顆粒を有する好酸球が5%以上認められるとされている。また，染色体検査で，inv(16)(p13q22)の核型異常，遺伝子検査で*CBFB*-*MYH11*キメラ遺伝子が認められる。

用語　好酸球増加を伴う急性骨髄単球性白血病（acute myelomonocytic leukemia with eosinophilia；FAB分類 AML-M4Eo）

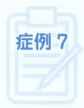

症例7 急性単球性白血病分化型（AML-M5b）

- ●患者　62歳　男性
- ・白血球数増加，貧血，血小板数減少を認め骨髄検査が施行された。
- ・血液検査所見（表5.5.20）：血球計数検査（血算）では，白血球数の増加，正球性の貧血，血小板数の減少を認める。
- ・臨床化学検査では，LDと尿酸の上昇を認める。
- ・末梢血液像所見（図5.5.21）：細胞の大きさは大型，N/C比は60～80%，核網繊細，核形不整な幼若細胞を66%認めた。
- ・骨髄像所見：細胞密度は過形成，巨核球系，赤芽球系は低形成で異形成は認めなかった。N/C比は60～80%，核網繊細，核小体を有し核形不整な単芽球や前単球と思われる細胞をANCの90%に認めた（図5.5.22a，b）。

表5.5.20　血液検査所見

末梢血液検査		臨床化学検査	
WBC（×10^9/L）	35.7	TP（g/dL）	6.1
RBC（×10^{12}/L）	2.87	ALB（g/dL）	3.8
Hb（g/dL）	8.4	T-Bil（mg/dL）	0.9
Ht（%）	25.3	AST（U/L）	46
MCV（fL）	88.2	ALT（U/L）	32
MCH（pg）	29.3	LD（U/L）	1,355
MCHC（g/dL）	33.2	BUN（mg/dL）	25
PLT（×10^9/L）	35	CRE（mg/dL）	1.79
RET（%）	1.2	UA（mg/dL）	16.2

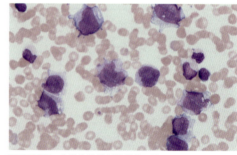

図5.5.21　末梢血液像 MG染色 40×

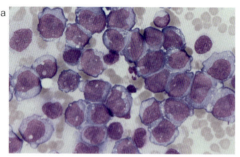
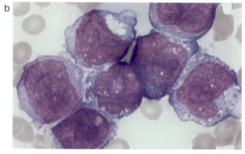

図5.5.22　a. 骨髄像 MG染色 40×，b. 骨髄像 MG染色 100×

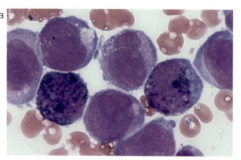
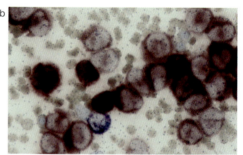

図5.5.23　a. 骨髄像 MPO染色 100×，b. 骨髄像 EST二重染色 40×

【診断】骨髄中の単芽球と前単球は併せてANCの90%（そのうち単芽球は30%程度）で，それらの芽球のMPO染色は一部が陽性であった（図5.5.23a）。また，EST染色では，α-NB染色はほとんどの細胞が，びまん性に茶褐色の陽性像を示し（図5.5.23b），それらの陽性細胞はNaFにより阻害された。以上のことより急性単球性白血病分化型（FAB分類AML-M5b）と診断された。

【診断のポイント】FAB分類のAML-M5は，NECの80%以上を単球系細胞（単芽球，前単球，単球）が占め，顆粒球系細胞は20%未満である。WHO分類では，単芽球が多いもの（単球系細胞の80%以上が単芽球）を急性単芽球性白血病（FAB分類AML-M5a相当），前単球が多いものを急性単球性白血病（FAB分類AML-M5b相当）としている。芽球のMPO染色は陰性例が多く，散在性に陽性となる例もある。単球系の細胞の証明にはEST染色の非特異的EST染色でびまん性陽性を証明する必要がある。しかしAML-M5aでは非特異的EST染色が陰性例もあり，細胞表面形質解析などで単球系の証明が必要となる。単球系抗原のCD11c，CD14，CD64，リゾチームのうち2つ以上が陽性で単球系と証明される。

用語　急性単球性白血病分化型（acute monocytic leukemia；FAB分類 AML-M5b），急性単芽球性白血病（acute monoblastic leukemia；WHO分類），急性単球性白血病（acute monocytic leukemia；WHO分類）

症例8 赤白血病（AML-M6）

- 患者　60歳　男性
- 血液検査所見（表5.5.21）：血球計数検査（血算）では，汎血球減少を認める。
- 臨床化学検査では，LDの上昇を認める。
- 末梢血液像所見（図5.5.24）：細胞の大きさは大型，N/C比は90％程度，核網繊細な芽球を2％認めた。また，巨大血小板を認める。
- 骨髄像所見（図5.5.25）：細胞密度は過形成，巨核球は低形成で異形成は認めなかった。赤芽球系は過形成で大型，細胞質は好塩基性で一部に空胞を有し，多核などの異形成を伴った赤芽球を75％認めた。赤芽球系細胞は前赤芽球が多いが，正染性赤芽球までの各成熟段階の赤芽球細胞を認めた。その他に中型でN/C比は90％程度，核網繊細な芽球をANCの8％，NECの約40％に認めた。

表5.5.21　血液検査所見

末梢血液検査		臨床化学検査	
WBC（×10⁹/L）	1.1	TP（g/dL）	6.3
RBC（×10¹²/L）	2.69	ALB（g/dL）	3.5
Hb（g/dL）	8.2	T-Bil（mg/dL）	0.6
Ht（%）	24.5	AST（U/L）	33
MCV（fL）	91.1	ALT（U/L）	14
MCH（pg）	30.5	LD（U/L）	720
MCHC（g/dL）	33.5	BUN（mg/dL）	13
PLT（×10⁹/L）	58	CRE（mg/dL）	0.66
RET（%）	0.1	UA（mg/dL）	6.8

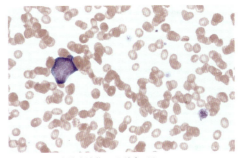

図5.5.24　末梢血液像 MG染色 40×

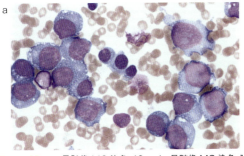
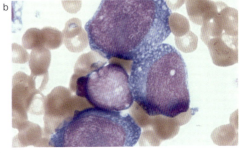

図5.5.25　a. 骨髄像 MG染色 40×，b. 骨髄像 MG染色 100×

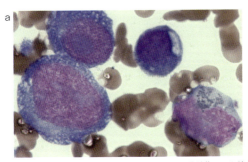
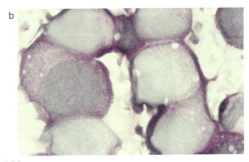

図5.5.26　a. 骨髄像 MPO染色 100×，b. 骨髄像 PAS染色 100×

【診断】骨髄中のANCの50％以上（75％）が赤芽球で，ANCの8％，NECの約40％が芽球，それらの芽球のMPO染色（図5.5.26a）は陽性であった。また，PAS染色では，赤芽球が微細顆粒状に陽性を示した（図5.5.26b）。以上のことより赤白血病（FAB分類 AML-M6）と診断された。

【診断のポイント】FAB分類のAML-M6は，ANCの50％以上が赤芽球で，かつ非造血細胞（NEC, ANCから赤芽球，リンパ球，形質細胞，肥満細胞，マクロファージを除外した細胞）の30％以上を骨髄芽球が占めた場合をいう。一方，WHO 2017分類では赤芽球の比率に関係なくANCで芽球比率を求めることとなった。よって本症例はWHO 2017分類では芽球増加を伴う骨髄異形成症候群（MDS-EB1）となる。

用語　赤白血病（erythroleukemia；FAB分類 AML-M6），非赤芽球系細胞（non-erythroid cells；NEC），骨髄異形成症候群（myelodysplastic syndrome；MDS），芽球増加を伴う骨髄異形成症候群（MDS-excess blasts-1；MDS-EB1）

症例9　急性巨核芽球性白血病（AML-M7）

- 患者　0歳　男児
- 白血球数増加，貧血，血小板数減少を認め骨髄検査が施行された。
- 血液検査所見（表5.5.22）：血球計数検査（血算）では，白血球数増加，貧血，血小板数減少を認める。
- 臨床化学検査では，異常所見は認めない。
- 末梢血液像所見（図5.5.27）：細胞の大きさは中型から大型，N/C比は80〜90%，核網繊細な芽球を57%認めた。
- 骨髄像所見（図5.5.28）：細胞密度は過形成，細胞の大きさが中型から大型，N/C比は80〜90%，核網繊細，細胞質は好塩基性で一部の細胞に突起状のblebを有する芽球をANCの66%に認めた。その他，巨核球系は正形成で微小巨核球や分離多核巨核球を認めた。

表5.5.22　血液検査所見

末梢血液検査		臨床化学検査	
WBC（×10⁹/L）	40.4	TP（g/dL）	6.0
RBC（×10¹²/L）	2.04	ALB（g/dL）	3.3
Hb（g/dL）	6.3	T-Bil（mg/dL）	0.2
Ht（%）	19.4	AST（U/L）	18
MCV（fL）	95.1	ALT（U/L）	12
MCH（pg）	30.9	LD（U/L）	249
MCHC（g/dL）	32.5	BUN（mg/dL）	15
PLT（×10⁹/L）	17	CRE（mg/dL）	0.28
RET（%）	4.6	UA（mg/dL）	4.3

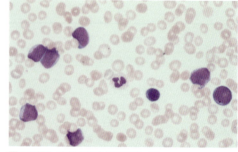

図5.5.27　末梢血液像 MG染色 40×

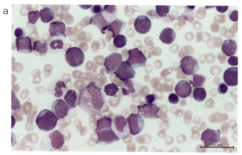 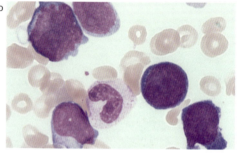

図5.5.28　a. 骨髄像 MG染色 40×，b. 骨髄像 MG染色 100×

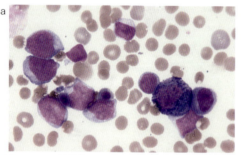

図5.5.29　a. 骨髄像 MPO染色 60×，b. 骨髄像 ACP染色 60×

【診断】骨髄中のANCの66%が芽球で，それらの芽球のMPO染色は陰性であった（図5.5.29a）。酸性ホスファターゼ（ACP）染色は，芽球の細胞質に塊状に陽性を示した（図5.5.29b）。また，細胞表面形質解析では，CD13，CD33，CD117の骨髄系マーカー陽性，CD7，CD34，HLA-DR陽性，さらに巨核球系マーカーであるCD61が陽性であった。以上のことより急性巨核芽球性白血病（FAB分類AML-M7）と診断された。

【診断のポイント】FAB分類のAML-M7は，ANCの30%以上（WHO 2017分類では20%以上）を芽球が占め，芽球の50%以上が巨核球系の形質を示す白血病である。白血病細胞の特徴は中型から大型で，好塩基性の細胞質をもち，突起状のblebや偽足を有することがある。時にリンパ芽球様を示す。細胞化学染色では，MPO染色，特異EST染色は陰性，PAS染色，酸性ホスファターゼ（ACP）染色，非特異EST染色は陽性を示すことがある。細胞表面形質解析ではCD41，CD61のどちらか，または両方が陽性で，CD42は陰性のことが多い。特に小児では，CD34，HLA-DRは陰性で，CD36が陽性になるのが特徴である。

用語　急性巨核芽球性白血病（acute megakaryoblastic leukemia；AML-M7），酸性ホスファターゼ（acid phosphatase；ACP）

症例 10 急性リンパ性白血病（ALL）

- 患者　69歳　男性
- 貧血，血小板数減少を認め骨髄検査が施行された。
- 血液検査所見：血球計数検査（血算）では，正球性の貧血，血小板数減少を認める。
- 臨床化学検査では，異常所見は認めない（表5.5.23）。
- 末梢血液像所見：細胞の大きさは中型，N/C比は90%程度，核網繊細な芽球を14%認めた（図5.5.30）。
- 骨髄像所見：細胞密度は過形成，巨核球系，赤芽球系，顆粒球系は低形成であった。末梢血液像と同様に，細胞の大きさが中型，N/C比は90%程度，核網繊細，一部に核小体を有する芽球をANCの95%に認めた（図5.5.31a, b）。

表5.5.23　血液検査所見

末梢血液検査		臨床化学検査	
WBC （×10^9/L）	4.9	TP （g/dL）	6.6
RBC （×10^{12}/L）	2.55	ALB （g/dL）	4.3
Hb （g/dL）	7.9	T-Bil （mg/dL）	0.2
Ht （%）	23.4	AST （U/L）	16
MCV （fL）	91.8	ALT （U/L）	16
MCH （pg）	31.0	LD （U/L）	225
MCHC （g/dL）	33.8	BUN （mg/dL）	16
PLT （×10^9/L）	16	CRE （mg/dL）	0.92
RET （%）	0.4	UA （mg/dL）	3.3

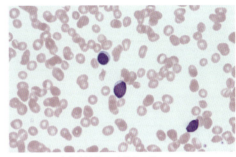

図5.5.30　末梢血液像 MG染色 40×

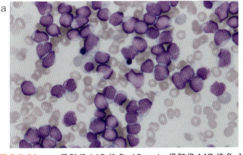
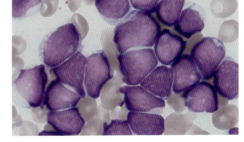

図5.5.31　a.骨髄像 MG染色 40×，b.骨髄像 MG染色 100×

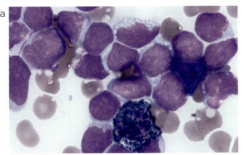
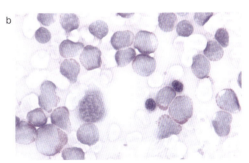

図5.5.32　a.骨髄像 MPO染色 100×，b.骨髄像 PAS染色 40×

【診断】骨髄中の芽球はANCの95%で，それらの芽球のMPO染色は陰性（図5.5.32a），PAS染色は粗大顆粒状陽性であった（図5.5.32b）。また，ES染色は，非特異EST，特異EST染色ともに陰性であった。表細胞表面形質解析では，CD19強陽性，CD10陽性，細胞質内CD79a陽性で，Bリンパ系の形質を示した。その他，骨髄系マーカー，Tリンパ系マーカーは陰性であった。以上のことより急性Bリンパ性白血病（FAB分類B-ALL）と診断された。

【診断のポイント】FAB分類のALLは，ANCの30%以上（WHO 2017分類では25%以上）を芽球が占め，芽球のMPO染色陽性率は3%未満である。ALLにはBリンパ系とTリンパ系があり，前者は細胞表面形質解析で，芽球の形質がCD19強陽性の場合はCD10，細胞質内CD79a，細胞質内CD22の1つ以上が陽性，CD19弱陽性の場合はCD10，細胞質内CD79a，細胞質内CD22の2つ以上が陽性であり，後者はCD3が表面または細胞質内陽性で診断される。

用語　急性リンパ性白血病（acute lymphoblastic leukemia；ALL）

5.5.3 骨髄増殖性腫瘍と類縁疾患

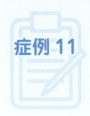

症例 11

慢性骨髄性白血病（CML）

- 患者　45歳　男性
- 白血球数の増加を認め骨髄検査が施行された。
- 血液検査所見：血球計数検査（血算）では，白血球数と血小板数の増加を認める。
- 臨床化学検査では，LD の上昇を認める（表 5.5.24）。
- 末梢血液像所見：芽球から成熟好中球までの各成熟段階の顆粒球系細胞の増加を認める（図 5.5.33a）。また好塩基球の増加も見られる（図 5.5.33b）。
- 骨髄像所見：細胞密度は過形成，巨核球系は過形成であった。芽球から成熟好中球までの各成熟段階の顆粒球系細胞の増加による骨髄球系 / 赤芽球系比（M/E 比）の上昇を認める（図 5.5.34）。

表 5.5.24　血液検査所見

末梢血液検査		臨床化学検査	
WBC（× 10^9/L）	97.0	TP（g/dL）	6.8
RBC（× 10^{12}/L）	4.55	ALB（g/dL）	4.4
Hb（g/dL）	13.3	T-Bil（mg/dL）	0.7
Ht（％）	42.2	AST（U/L）	27
MCV（fL）	92.7	ALT（U/L）	28
MCH（pg）	29.2	LD（U/L）	1,221
MCHC（g/dL）	31.5	BUN（mg/dL）	13
PLT（× 10^9/L）	483	CRE（mg/dL）	0.85
RET（％）	1.8	CRP（mg/dL）	0.32

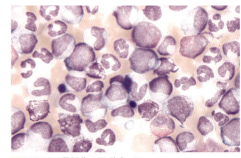

図 5.5.34　骨髄像 MG 染色 40×

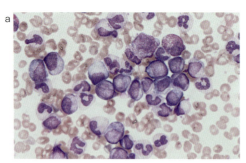
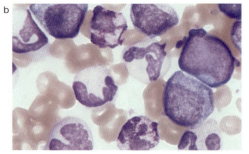

図 5.5.33　a. 末梢血液像 MG 染色 40×，b. 末梢血液像 MG 染色 100×

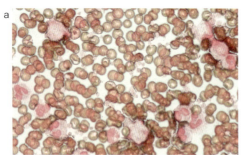
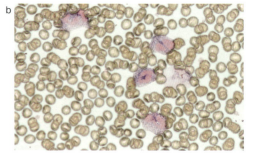

図 5.5.35　a. 末梢血液像 NAP 染色 40×，b. 陽性コントロール 40×

【診断】骨髄中の芽球は ANC の 5％ 未満で，芽球から成熟好中球までの各成熟段階の顆粒球系細胞の増加を認める。染色体検査では，(9；22)(q34；q11) の染色体転座，遺伝子検査では *BCR-ABL1* キメラ遺伝子が認められた。また，末梢血液の好中球アルカリホスファターゼ（NAP）スコアは陽性率15％，score 48 と低値を示した（本症例：図 5.5.35a，陽性コントロール：図 5.5.35b）。以上のことより慢性骨髄性白血病（CML）と診断された。

【診断のポイント】CML は，WHO 2017 分類では骨髄増殖性腫瘍に分類される。CML は，多能性造血幹細胞レベルの未分化な細胞に，染色体転座 t(9；22)(q34；q11) が起こり発症する。末梢血中に芽球から成熟好中球までの各成熟段階の顆粒球系細胞が増加し，白血球数の増多症をきたす疾患である。また好塩基球数の増加を認めるのも特徴である。NAP スコアが低値を示す。染色体検査では，フィラデルフィア（Ph）染色体とよばれる (9；22)(q34；q11) の染色体相互転座，相互転座によって派生する *BCR-ABL1* キメラ遺伝子が検出される。

✎ **用語**　慢性骨髄性白血病（chronic myeloid leukemia；CML），骨髄球系／赤芽球系比（myeloid/erythroid ratio；M/E 比），C- 反応性蛋白（C-reactive protein；CRP），好中球アルカリホスファターゼ（neutrophil alkaline phosphatase；NAP），NAP スコア（NAP score），フィラデルフィア染色体（Philadelphia chromosome）

症例12　原発性骨髄線維症（PMF）

- ●患者　66歳　男性
- ・巨大脾腫，肝腫の身体所見あり。
- ・血液検査所見：血球計数検査（血算）では，白血球数の増加，貧血，血小板数減少を認める。
- ・臨床化学検査では，LDの上昇を認める（表5.5.25）。
- ・末梢血液像所見（図5.5.36～5.5.38）：末梢血液像所見は芽球から成熟好中球までの各成熟段階の顆粒球系細胞が見られ，さらに赤芽球の出現を認める，白赤芽球症である。また，赤血球形態異常として涙滴赤血球が散在する。その他，巨大血小板も認められる。
- ・骨髄像所見：骨髄穿刺施行時はdry tapで，骨髄生検では骨髄の線維化と巨核球の増加を認めた。

表5.5.25　血液検査所見

末梢血液検査		臨床化学検査	
WBC（×10⁹/L）	30.2	TP（g/dL）	6.2
RBC（×10¹²/L）	2.62	ALB（g/dL）	3.4
Hb（g/dL）	7.0	T-Bil（mg/dL）	0.7
Ht（%）	23.6	AST（U/L）	24
MCV（fL）	90.1	ALT（U/L）	14
MCH（pg）	26.7	LD（U/L）	422
MCHC（g/dL）	29.7	BUN（mg/dL）	25
PLT（×10⁹/L）	102	CRE（mg/dL）	0.85
RET（%）	5.5	CRP（mg/dL）	1.58

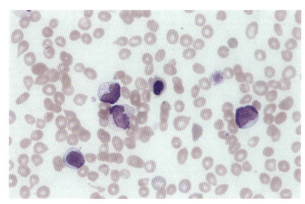

図5.5.36　末梢血液像 MG染色 40×

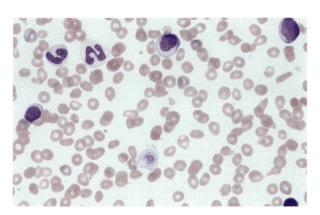

図5.5.37　末梢血液像 MG染色 40×

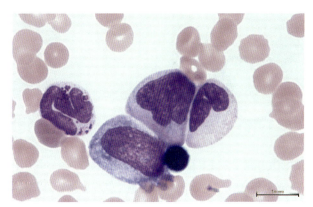

図5.5.38　末梢血液像 MG染色 100×

【診断】本症例では巨大な脾腫，肝腫の身体所見があり，骨髄生検で線維化と巨核球の増加を認めた。また，遺伝子検査では，*JAK2* V617F変異を認め，さらに*BCR-ABL1*キメラ遺伝子は陰性であった。以上のことより原発性骨髄線維症（PMF）と診断された。

【診断のポイント】PMFは骨髄において，巨核球と顆粒球系細胞が増加する骨髄増殖性疾患で，病気の進行に伴い，線維性結合組織の沈着や，髄外造血を生じるのが特徴である。検査所見としては，骨髄穿刺でdry tapであること，骨髄生検で線維化と巨核球の増加と異形成を認めること，*JAK2* V617Fまたは*CALR*，*MPL*変異を認め，Ph染色体や*BCR-ABL1*融合遺伝子が検出されないことなどがあげられる。

用語　原発性骨髄線維症（primary myelofibrosis；PMF），白赤芽球症（leukoerythroblastosis）

5章 血球の形態観察

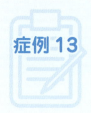

症例 13

慢性骨髄単球性白血病（CMML）

- 患者　84歳　男性
- 白血球数の増加を認め骨髄検査が施行された。
- 血液検査所見：血球計数検査（血算）では，白血球数の増加と貧血を認める。
- 臨床化学検査では，LDと尿酸の上昇が見られた（表5.5.26）。
- 末梢血液像所見（図5.5.39）：成熟単球が52%と増加を認め，その他，巨大血小板が見られた。
- 骨髄像所見（図5.5.40, 5.5.41）：細胞密度は過形成，芽球は5%未満，成熟単球が50.4%と増加が見られた。その他，顆粒球系に脱顆粒，赤芽球系に巨赤芽球様変化，多核赤芽球，巨核球系に分離多核の異形成を認めた。

表5.5.26　血液検査所見

末梢血液検査		臨床化学検査	
WBC （×10⁹/L）	15.0	TP （g/dL）	6.7
RBC （×10¹²/L）	2.54	ALB （g/dL）	3.3
Hb （g/dL）	8.0	T-Bil （mg/dL）	1.6
Ht （%）	24.6	AST （U/L）	20
MCV （fL）	96.9	ALT （U/L）	11
MCH （pg）	31.5	LD （U/L）	515
MCHC （g/dL）	32.5	BUN （mg/dL）	30
PLT （×10⁹/L）	179	CRE （mg/dL）	1.23
RET （%）	1.0	UA （mg/dL）	7.7

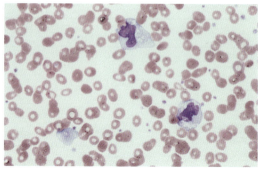

図5.5.39　末梢血液像 MG染色 40×

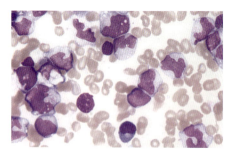

図5.5.40　骨髄像 MG染色 40×

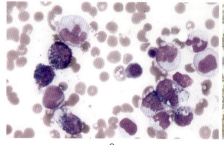

図5.5.41　a. 骨髄像 MPO染色 40×, b. 骨髄像 EST二重染色 40×

【診断】骨髄中の芽球はANCの5%未満，成熟単球は50.4%と増加が見られた。MPO染色では，芽球の染色性は陰性から弱陽性，単球系と思われる細胞も陰性から弱陽性であった。α-NB染色は約30%陽性，また，茶褐色に染色された単球系と思われる細胞は，NaFにより染色性が阻害された。本症例は末梢血液で単球が1年以前から$1×10^9$/L以上で，芽球の増加は見られなかった。遺伝子検査で，*BCR-ABL1*キメラ遺伝子は認めなかった。以上のことより慢性骨髄単球性白血病（CMML）と診断された。

【診断のポイント】CMMLは，骨髄増殖性腫瘍と骨髄異形成症候群の特徴を併せもった，単クローン性の骨髄腫瘍でWHO 2017分類では骨髄異形成／骨髄増殖性腫瘍に分類される。持続する単球の増加（末梢血に$1×10^9$/L），Ph染色体と*BCR-ABL1*キメラ遺伝子がない，*PDGFRA*, *PDGFRB*遺伝子再構成がない，末梢血，骨髄で芽球が20%未満，1系統以上の血球に異形成があることの特徴がある。はっきりとした異形成がない場合でも後天性染色体異常や遺伝子異常がある，または3か月以上の単球増加が持続していることが満されるとCMMLと診断される。CMMLは骨髄・末梢血中の芽球＋前単球によって，CMML-0，CMML-1とCMML-2に分けられる[1, 2]。

それぞれの芽球＋前単球比率はCMML-0は末梢血で2%未満，骨髄で5%未満，CMML-1は末梢血で2〜4%，骨髄で5〜9%，CMML-2は末梢血で5〜19%，骨髄で10〜19%である。アウエル小体を認めた場合は芽球比率にかかわらずCMML-2となる。

用語　慢性骨髄単球性白血病（chronic myelomonocytic leukemia；CMML）

5.5.4 骨髄異形成症候群

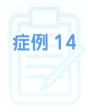

症例14

多血球系統に異形成を伴う骨髄異形成症候群（MDS-MLD）
- **患者　79歳　男性**
- 汎血球減少を認め骨髄検査が施行された。
- 血液検査所見：血球計数検査（血算）では，汎血球減少を認める。
- 臨床化学検査では，異常所見は認めない（表5.5.27）。
- 末梢血液像所見（図5.5.42）：脱顆粒好中球，偽Pelger-Hüet核異常好中球が認められた。また，芽球比率は1%未満であった。
- 骨髄像所見：細胞密度は過形成，芽球はANCの5%未満であった。顆粒球系は過形成，脱顆粒，偽Pelger-Hüet核異常を認めた（図5.5.43, 5.5.44）。赤芽球系は正形成で巨赤芽球様変化，多核赤芽球を認めた。巨核球系は過形成で微小巨核球を認めた（図5.5.44a）。

表5.5.27　血液検査所見

末梢血液検査		臨床化学検査	
WBC（×10⁹/L）	2.3	TP（g/dL）	7.0
RBC（×10¹²/L）	2.39	ALB（g/dL）	3.9
Hb（g/dL）	8.3	T-Bil（mg/dL）	—
Ht（%）	25.3	AST（U/L）	16
MCV（fL）	105.9	ALT（U/L）	16
MCH（pg）	34.7	LD（U/L）	215
MCHC（g/dL）	32.8	BUN（mg/dL）	20
PLT（×10⁹/L）	55	CRE（mg/dL）	1.24
RET（%）	3.3	UA（mg/dL）	5.5

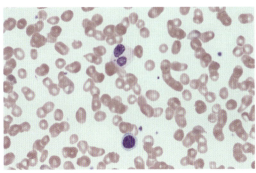

図5.5.42　末梢血液像 MG 40×

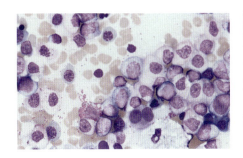

図5.5.43　骨髄像 MG染色 40×

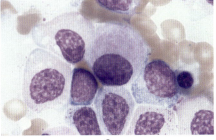
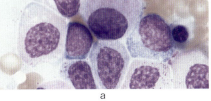
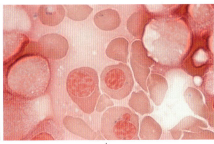

図5.5.44　a. 骨髄像 MG染色 100×，b. 骨髄像鉄染色 100×

【診断】 末梢血の芽球は1%未満，骨髄中の芽球はANCの5%未満であった。顆粒球系，赤芽球系，巨核球系の3系統に異形成を認めた。骨髄鉄染色では，赤芽球中の環状鉄芽球は6%であった。末梢血，骨髄の芽球増加は認めず，3系統に異形成が10%以上に見られたことよりMDSの多血球系統に異形成を伴う骨髄異形成症候群（MDS-MLD）と診断された。

【診断のポイント】 骨髄異形成症候群（MDS）は，クローン性の造血障害であり，骨髄は正形成ないし過形成を示すが，無効造血のために末梢血では1〜3系統の血球減少を認めるのが特徴である。また各血球に形態異常を示すことがある。顆粒球系の形態異常としては脱顆粒，偽Pelger-Hüet核異常，核の過分葉，赤芽球系の形態異常としては，環状鉄芽球が骨髄総赤芽球の15%以上，多核や核不整，巨赤芽球様変化，PAS染色陽性がある。また巨核球系の形態異常としては，非分葉核巨核球や微小巨核球，分離多核巨核球がある。各系統それぞれ10%以上をもって異形成ありとされる。本疾患では2系統以上に異形成を認めたが，芽球比率は末梢血で1%未満，骨髄で5%未満である。

用語 骨髄異形成症候群（myelodysplastic syndromes；MDS），多血球系統に異形成を伴う骨髄異形成症候群（MDS-multilineage dysplasia；MDS-MLD）

5章 血球の形態観察

症例 15 — 芽球増加を伴う骨髄異形成症候群（MDS-EB1）

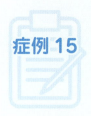

- ●患者　77歳　女性
- ・貧血，血小板数減少を認め骨髄検査が施行された。
- ・血液検査所見：血球計数検査（血算）では，貧血と血小板数減少を認める。
- ・臨床化学検査では，異常所見は認めない（表5.5.28）。
- ・末梢血液像所見（図5.5.45）：過分葉好中球，偽Pelger-Huët核異常好中球が認められた。また，芽球比率は1%未満であった。
- ・骨髄像所見：細胞密度は過形成，芽球はANCの7%であった。顆粒球系は正形成，脱顆粒，偽Pelger-Huët核異常を認めた。赤芽球系は正形成で巨赤芽球様変化，多核赤芽球，核不整，核の断片化を認めた（図5.5.46，5.5.47a）。また，巨核球系は過形成で非分葉核巨核球，2核の分離多核巨核球を認めた（図5.5.46，5.5.47b）。

表5.5.28　血液検査所見

末梢血液検査		臨床化学検査	
WBC (×10⁹/L)	5.0	TP (g/dL)	6.1
RBC (×10¹²/L)	2.74	ALB (g/dL)	4.0
Hb (g/dL)	7.4	T-Bil (mg/dL)	1.2
Ht (%)	25.0	AST (U/L)	16
MCV (fL)	91.2	ALT (U/L)	9
MCH (pg)	27.0	LD (U/L)	227
MCHC (g/dL)	29.6	BUN (mg/dL)	12
PLT (×10⁹/L)	52	CRE (mg/dL)	0.59
RET (%)	0.3	UA (mg/dL)	6.1

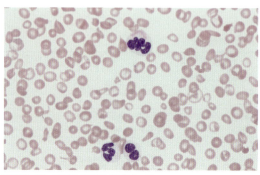

図5.5.45　末梢血液像 MG染色 40×

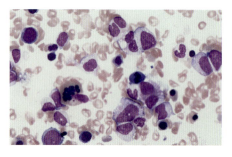

図5.5.46　骨髄像 MG染色 40×

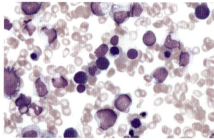

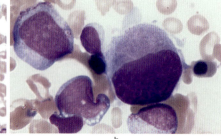

図5.5.47　a. 骨髄像 MG染色 40×，b. 骨髄像 MG染色 100×

【診断】末梢血の芽球は1%未満，骨髄中の芽球はANCの7%，顆粒球系，赤芽球系，巨核球系の3系統に異形成を認めた。末梢血の芽球は1%未満，骨髄の芽球はANCの7%であった。顆粒球系，赤芽球系，巨核球系に異形成を認め，芽球増加を伴う骨髄異形成症候群（MDS-EB1）と診断された。

【診断のポイント】MDSは，無効造血のために末梢血では1系統以上の血球減少を認め，異形成を1系統以上に伴うのが特徴である。各系統の異形成の有無と，末梢血，骨髄の芽球比率により分類される。単一系統の異形成で芽球増加のない，「単一血球系統に異形成を伴う骨髄異形成症候群」，環状鉄芽球を骨髄総赤芽球の15%以上に認める「環状鉄芽球を伴う骨髄異形成症候群」，2系統以上に異形成を伴う「多血球系統に異形成を伴う骨髄異形成症候群」，芽球の増加を伴う「芽球増加を伴う骨髄異形成症候群」（芽球比率によりⅠ・Ⅱに分類；詳細は5.5.1項参照），染色体に単独5q-を伴う骨髄異形成症候群に大きく分類される。本疾患は芽球比率が末梢血で1から5%未満か骨髄で5から10%未満である。

用語　芽球増加を伴う骨髄異形成症候群（MDS-excess blasts-1；MDS-EB1）

5.5.5 骨髄腫および類縁疾患

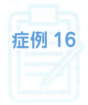

症例 16

形質細胞骨髄腫（PCM）〔多発性骨髄腫（MM）〕
- 患者　49歳　男性
- 総蛋白の上昇を認め骨髄検査が施行された。
- 血液検査所見：血球計数検査（血算）では，異常所見は認めない。
- 臨床化学検査では，TP，IgGの上昇を認めた（表5.5.29）。
- 末梢血液像所見（図5.5.48）：赤血球の連銭形成を認めた。
- 骨髄像所見（図5.5.49，5.5.50）：細胞密度は過形成，巨核球系は正形成で，顆粒球系，赤芽球系は低形成であった。3系統に異形成は認めない。中型から大型，核は偏在し，細胞質は好塩基性，核周明庭が見られる形質細胞が67％と増加を認めた。

表 5.5.29　血液検査所見

末梢血液検査		臨床化学検査	
WBC（×10⁹/L）	4.6	TP（g/dL）	10.7
RBC（×10¹²/L）	3.97	ALB（g/dL）	3.1
Hb（g/dL）	12.3	T-Bil（mg/dL）	0.4
Ht（％）	38.6	AST（U/L）	22
MCV（fL）	97.2	ALT（U/L）	28
MCH（pg）	31.0	LD（U/L）	155
MCHC（g/dL）	31.9	IgA（mg/dL）	57
PLT（×10⁹/L）	234	IgM（mg/dL）	45
RET（％）	1.3	IgG（mg/dL）	6,014

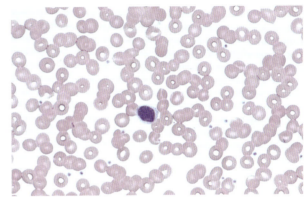

図 5.5.48　末梢血液像 MG 染色 40×

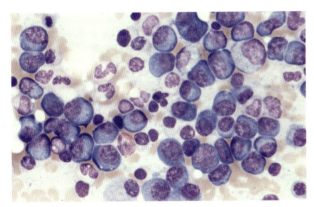

図 5.5.49　骨髄像 MG 染色 40×

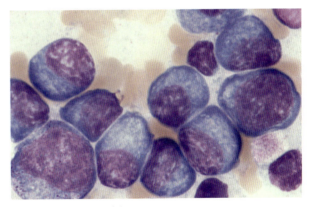

図 5.5.50　骨髄像 MG 染色 100×

【診断】 骨髄検査では，形質細胞が67％と増加を認め，臨床化学検査ではIgGが6,014mg/dLと高値を示し，免疫電気泳動にてIgG-κが証明された。細胞表面形質解析にてCD38強陽性，CD56陽性，CD19，CD20陰性，細胞質内免疫グロブリンκに偏りを認めた。以上のことよりIgG-κ型のMMと診断された。

【診断のポイント】 MMは，骨髄を主たる病変とし，M蛋白を産生する多発性の形質細胞腫瘍である。臨床病変として最も有名な徴候は，骨の抜打ち像である。血清または尿蛋白分画ではMピークを認める。その他，おもな血液検査所見としては，貧血，高カルシウム血症，クレアチニン上昇がある。形態的特徴は楕円型でN/C比は小さく，核は偏在している。細胞質は好塩基性で，核周明庭を認め，多核の形質細胞が見られることがある。細胞表面形質解析では，細胞表面免疫グロブリンは発現せず，細胞内に発現が見られる。CD38，CD138陽性で，Bリンパ系マーカーのCD19が陰性になることが多い。また，CD56が7〜8割に認める[3]。

用語　形質細胞骨髄腫（plasma cell myeloma；PCM），多発性骨髄腫（multiple myeloma；MM），M蛋白（monoclonal immunoglobulin；M-protein）

症例17 リンパ形質細胞性リンパ腫（LPL）

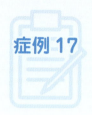

- 患者　43歳　女性
- 総蛋白の上昇を認め骨髄検査が施行された。
- 血液検査所見：血球計数検査（血算）では，白血球数の増加，貧血を認める。
- 臨床化学検査では，TP，IgMの上昇を認めた（表5.5.30）。
- 末梢血像所見（図5.5.51）：細胞の大きさは小型で，核がやや偏在した成熟リンパ球が77％と，増加が見られた。また，赤血球の連銭形成も認める。
- 骨髄像所見（図5.5.52，5.5.53）：細胞密度は正形成，巨核球系は正形成であった。顆粒球系，赤芽球系は低形成であった。3系統に異形成は認めない。小型で，核はやや偏在し，細胞質は狭くやや好塩基性の成熟リンパ球が75％と，増加を認めた。

表5.5.30　血液検査所見

末梢血液検査		臨床化学検査	
WBC （×10^9/L）	12.0	TP （g/dL）	11.8
RBC （×10^{12}/L）	2.81	ALB （g/dL）	2.7
Hb （g/dL）	8.4	T-Bil （mg/dL）	0.3
Ht （％）	27.2	AST （U/L）	12
MCV （fL）	96.8	ALT （U/L）	5
MCH （pg）	29.9	LD （U/L）	119
MCHC （g/dL）	30.9	IgA （mg/dL）	32
PLT （×10^9/L）	218	IgM （mg/dL）	8,638
RET （％）	2.3	IgG （mg/dL）	406

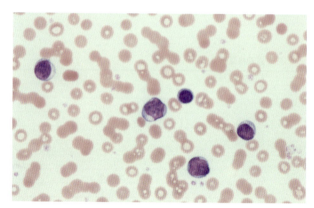

図5.5.51　末梢血液像 MG染色 40×

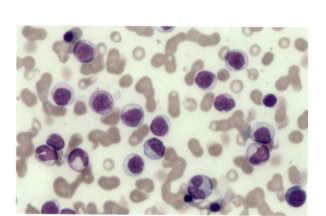

図5.5.52　骨髄像 MG染色 40×

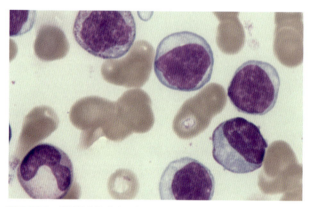

図5.5.53　骨髄像 MG染色 100×

【診断】骨髄検査では，成熟リンパ球が75％と増加を認めた。臨床化学検査ではIgMが8,638mg/dLと高値を示し，免疫電気泳動にてIgM-κが証明された。細胞表面形質解析では，CD19，CD20とBリンパ系マーカー陽性，慢性リンパ性白血病，マントル細胞リンパ腫で陽性となるCD5は陰性，濾胞性リンパ腫で陽性となるCD10は陰性であった。また，細胞表面免疫グロブリンκに偏りを認めた。以上のことよりLPLと診断された。

【診断のポイント】LPLは，典型例ではWaldenströmマクログロブリン血症を伴い，単クローン性IgM血症を認める。細胞形態の特徴は，小リンパ球，形質細胞様リンパ球，形質細胞の混在が認められるが，小型から中型の成熟リンパ球が主体の症例では，慢性リンパ性白血病（CLL）などの低悪性度B細胞リンパ腫との鑑別は形態では困難である。成熟リンパ球増加が持続的に見られた場合には，リンパ系腫瘍が考えられるが，その1つの疾患としてLPLがあげられる。確定診断には，細胞表面形質解析が有用である。代表的な成熟B細胞腫瘍の鑑別点としては，CD5陰性でCLLやマントル細胞リンパ腫の鑑別，またCD10陰性で濾胞性リンパ腫と鑑別される。その他，血清IgM-κ型M蛋白を認めることも特徴である。LPLの90％は*MYD88* L265P変異を認める。

用語　リンパ形質細胞性リンパ腫（lymphoplasmacytic lymphoma；LPL），慢性リンパ性白血病（chronic lymphocytic leukemia；CLL）

5.5.6 悪性リンパ腫

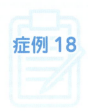

症例18

濾胞性リンパ腫（FL）

- 患者　64歳　女性
- リンパ節腫脹を認め骨髄検査が施行された。
- 血液検査所見：血球計数検査（血算）では，血小板数の減少を認める。
- 臨床化学検査では，可溶性IL-2Rの上昇を認めた（表5.5.31）。
- 末梢血液像所見（図5.5.54）：細胞の大きさは小型で，細胞質はほとんど認めず，merge（併合：核と細胞膜との接する部分が多い）大，N/C比が大きく，核は濃染したリンパ球を32%認める。
- 骨髄像所見（図5.5.55，5.5.56）：小型で，細胞質はほとんど認めず，merge大，N/C比が大きく，核は濃染し，核の中心部へ向け切れ込みを有する成熟リンパ球の浸潤を60%程度認めた。

表5.5.31　血液検査所見

末梢血液検査		臨床化学検査	
WBC（×10⁹/L）	8.5	TP（g/dL）	7.1
RBC（×10¹²/L）	4.83	ALB（g/dL）	3.8
Hb（g/dL）	13.3	T-Bil（mg/dL）	0.8
Ht（%）	40.8	AST（U/L）	31
MCV（fL）	84.5	ALT（U/L）	15
MCH（pg）	27.5	LD（U/L）	195
MCHC（g/dL）	32.6	BUN（mg/dL）	16
PLT（×10⁹/L）	130	CRE（mg/dL）	0.74
RET（%）	1.2	sIL-2R（U/mL）	3,671

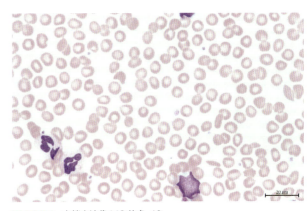

図5.5.54　末梢血液像 MG染色 40×

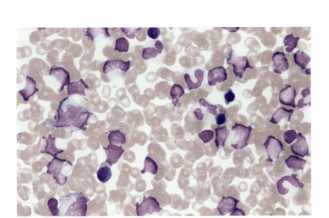

図5.5.55　骨髄像 MG染色 40×

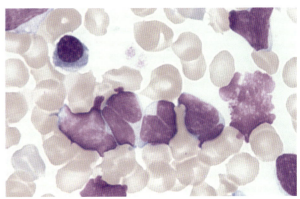

図5.5.56　骨髄像 MG染色 100×

【診断】 骨髄では小型でN/C比が大きく，一部の細胞に切れ込みを有するリンパ球の浸潤を認め，それらのリンパ球は，細胞表面形質解析でCD10，CD19，CD20のBリンパ系の形質で，さらに細胞表面免疫グロブリンκ鎖への偏りが陽性であった。また，骨髄の蛍光 *in situ* ハイブリダイゼーション（FISH）検査で *BCL2-IgH* 融合シグナルを66.5%認め，FLと診断された。

【診断のポイント】 FLは胚中心の細胞に相当するB細胞の腫瘍であり，リンパ組織の少なくとも部分的に濾胞構造が認められるものとWHO分類では規定されている。また初発診断時の約半数に骨髄侵潤を認め，末梢血液像にもよく出現する。腫瘍細胞は正常の成熟リンパ球に近似していることも多く，鑑別困難な細胞の1つにあげられる。細胞の特徴は小型でN/C比が大きく，核は繊細もしくは濃染し，核の中心部へ向け深い切れ込みを認めることがある。鑑別には，細胞表面形質解析やFISH法が有用である。細胞表面形質のCD10，CD19，CD20および軽鎖制限を認め，さらにFISH法において *BCL2-IgH* 融合シグナルが見られることがあげられる。

用語　濾胞性リンパ腫（follicular lymphoma；FL），可溶性IL-2R（soluble IL-2R；sIL-2R），蛍光 *in situ* ハイブリダイゼーション（fluorescence *in situ* hybridization；FISH）

症例 19　マントル細胞リンパ腫（MCL）

- 患者　74歳　男性
- 白血球数の増加を認め骨髄検査が施行された。
- 血液検査所見：血球計数検査（血算）では，白血球数の増加と貧血を認める。
- 臨床化学検査では，LDと可溶性IL-2Rの上昇を認めた（表5.5.32）。
- 末梢血液像所見（図5.5.57）：細胞の大きさは小型から中型で，N/C比が大きく，核網粗剛，一部に切れ込みを有する成熟リンパ球の増加を認めた。
- 骨髄像所見（図5.5.58，5.5.59）：小型から中型で，N/C比が大きく，核網粗剛，一部に切れ込みを有する成熟リンパ球の浸潤を75%認め，リンパ腫細胞の骨髄浸潤を認めた。

表 5.5.32　血液検査所見

末梢血液検査		臨床化学検査	
WBC（×10⁹/L）	55.2	TP（g/dL）	5.6
RBC（×10¹²/L）	2.30	ALB（g/dL）	3.0
Hb（g/dL）	8.1	T-Bil（mg/dL）	0.9
Ht（%）	25.5	AST（U/L）	51
MCV（fL）	110.9	ALT（U/L）	27
MCH（pg）	35.2	LD（U/L）	421
MCHC（g/dL）	31.8	BUN（mg/dL）	12
PLT（×10⁹/L）	153	CRE（mg/dL）	0.67
RET（%）	2.7	sIL-2R（U/mL）	9,117

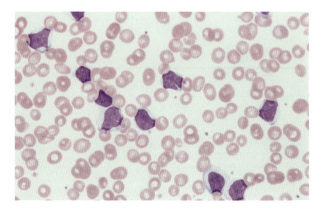

図 5.5.57　末梢血液像 MG染色 40×

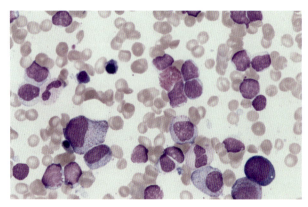

図 5.5.58　骨髄像 MG染色 40×

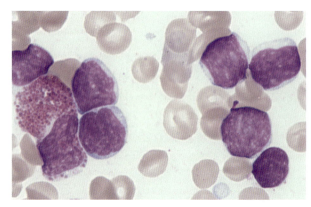

図 5.5.59　骨髄像 MG染色 100×

【診断】小型から中型で，N/C比が大きく，核網粗剛，一部に切れ込みを有する成熟リンパ球の骨髄浸潤を認めた。それらのリンパ球は，細胞表面形質解析でCD19，CD20のBリンパ系の形質を示し，さらにCD5陽性，CD23陰性，細胞表面免疫グロブリンλ鎖への偏りが陽性であった。また，それらのリンパ球は病理免疫染色でサイクリンD1陽性で，MCLと診断された。

【診断のポイント】MCLはサイクリンD1の過剰発現により細胞周期の回転が促進し，それにより腫瘍化を起こすと考えられている。発症時には病気が進行している例が多く，リンパ腫細胞が末梢血でよく見られる。しかし，正常の成熟リンパ球に近似していることも多く，鑑別困難な細胞の1つにあげられる。細胞の特徴は，小型から中型の細胞で，細胞質は比較的狭くN/C比が大きい。核クロマチン構造は粗剛なことが多く，核に切れ込みを認めることがある。また一部にリンパ芽球様の形態や多型性を示すなどさまざまな形態を示す。MCLの細胞表面形質解析の特徴は，B細胞系マーカーのCD19，CD20陽性で，慢性リンパ性白血病（CLL）と同様にCD5陽性である。さらに細胞表面免疫グロブリンの軽鎖制限が見られ，CD10，CD23が陰性で，濾胞性リンパ腫，CLLと鑑別される。

用語　マントル細胞リンパ腫（mantle cell lymphoma；MCL）

5.5 | 造血器腫瘍の検査評価

症例 20　びまん性大細胞型 B 細胞リンパ腫（DLBCL）

● 患者　55 歳　男性

- リンパ節腫脹を認め骨髄検査が施行された。
- 血液検査所見：血球計数検査（血算）では，貧血と血小板数減少を認める。
- 臨床化学検査では，LD と可溶性 IL-2R の上昇を認めた（表 5.5.33）。
- 末梢血液像所見（図 5.5.60）：末梢血液には異常細胞の出現は認めなかったが，図 5.5.60 に示す幼若顆粒球とその他赤芽球の出現を認めた。
- 骨髄像所見（図 5.5.61，5.5.62）：細胞の大きさは大型で，細胞質は広く，N/C 比は 60～80％，細胞質は好塩基性，核クロマチン構造は粗剛で核小体を有する細胞の浸潤を認めた。また，強拡大では，核不整，細かい空胞も見られる。

表 5.5.33　血液検査所見

末梢血液検査		臨床化学検査	
WBC（×10⁹/L）	5.4	TP（g/dL）	6.1
RBC（×10¹²/L）	3.59	ALB（g/dL）	3.1
Hb（g/dL）	10.7	T-Bil（mg/dL）	0.7
Ht（％）	30.2	AST（U/L）	35
MCV（fL）	84.1	ALT（U/L）	21
MCH（pg）	29.8	LD（U/L）	841
MCHC（g/dL）	35.4	BUN（mg/dL）	7
PLT（×10⁹/L）	138	CRE（mg/dL）	1.14
RET（％）	—	sIL-2R（U/mL）	827

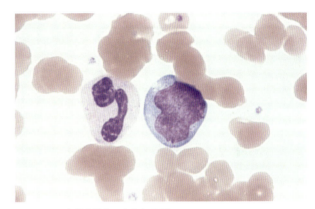

図 5.5.60　末梢血液像 MG 染色 100×

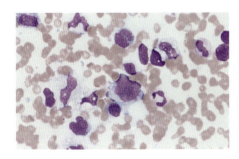

図 5.5.61　骨髄像 MG 染色 40×

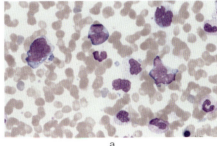

図 5.5.62　a. 骨髄像 MG 染色 40×，b. 骨髄像 MG 染色 100×

【診断】骨髄には大型で，細胞質は広く好塩基性，細かい空胞を有する細胞の浸潤を認めた。それらのリンパ球は，細胞表面形質解析でCD19, CD20のBリンパ系の形質を示し，さらにCD5陽性，CD23陰性，細胞表面免疫グロブリンλ鎖への偏りが陽性であった。また，リンパ節の病理組織診断にて正常リンパ球の2倍以上ある大型のリンパ球のびまん性浸潤を認め，DLBCLと診断された。

【診断のポイント】DLBCLは日本のB細胞性非ホジキンリンパ腫の約30％を占め，悪性リンパ腫の中で最も頻度の高い病型である。細胞の特徴は，大型の細胞で，細胞質は比較的広くN/C比は小さい。また細胞質は塩基性が強く，核のクロマチン構造は粗剛，時には濃染し，核小体が数個見られ，空胞を有することがある。細胞表面形質解析の特徴は，B細胞系マーカーのCD19, CD20陽性，さらに細胞表面免疫グロブリンの軽鎖制限が見られることが多い。一方で一部のDLBCLでは軽鎖制限が認められなかったとの報告もあるため，軽鎖制限が見られなくても否定はできないので注意を要する。

用語　びまん性大細胞型B細胞リンパ腫（diffuse large B-cell lymphoma；DLBCL）

症例21 バーキットリンパ腫（BL）

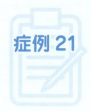

- 患者　65歳　男性
- 不明熱の精査のため骨髄検査が施行された。
- 血液検査所見：血球計数検査（血算）では，貧血と血小板数減少を認める。
- 臨床化学検査では，LDと可溶性IL-2Rの上昇を認めた（表5.5.34）。
- 末梢血液像所見（図5.5.63）：細胞の大きさは中型で，N/C比は70〜90%，細胞質は好塩基性，空胞を有し，核クロマチンは繊細な細胞を6.5%認めた。その他，幼若顆粒球，赤芽球の出現を認めた。
- 骨髄像所見（図5.5.64，5.5.65）：細胞の大きさは中型から大型で，N/C比は70〜90%，細胞質は好塩基性，細胞質や核に多数の丸い空胞を有し，核クロマチンは繊細で核小体を有する細胞を70%程度認めた。

表5.5.34　血液検査所見

末梢血液検査		臨床化学検査	
WBC（×10⁹/L）	5.5	TP（g/dL）	6.4
RBC（×10¹²/L）	3.14	ALB（g/dL）	4.3
Hb（g/dL）	10.1	T-Bil（mg/dL）	0.7
Ht（%）	31.5	AST（U/L）	62
MCV（fL）	100.3	ALT（U/L）	19
MCH（pg）	32.2	LD（U/L）	1,656
MCHC（g/dL）	32.1	BUN（mg/dL）	15
PLT（×10⁹/L）	53	CRE（mg/dL）	0.81
RET（%）	2.0	sIL-2R（U/mL）	2,292

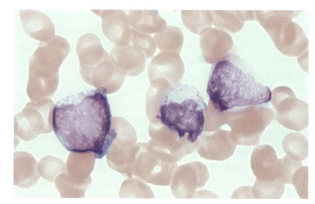

図5.5.63　末梢血液像 MG染色 100×

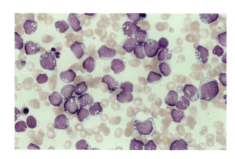

図5.5.64　骨髄像 MG染色 40×

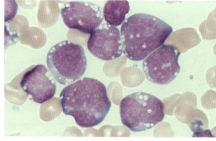

図5.5.65　a．骨髄像 MG染色 100×，b．骨髄像 MPO染色 100×

【診断】中型から大型で，細胞質は好塩基性，多数の空胞を有する細胞の浸潤を認めた。それらの細胞はMPO染色では陰性を示した（図5.5.65b）。細胞表面抗原解析では，CD10，CD19，CD20が陽性でBリンパ系の形質を示し，細胞表面免疫グロブリンκに偏りが見られた。また，FISH検査ではmyc-IgH融合シグナルを認めBLと診断された。

【診断のポイント】BLはc-MYC遺伝子と免疫グロブリン遺伝子の相互転座に起因し，高い増殖力を有する高侵襲性B細胞性腫瘍である。リンパ組織像では，星空像が特徴的で，核片を貪食するマクロファージの数が非常に多く見られる。細胞表面形質解析ではBリンパ系マーカーのCD10，CD19，CD20，CD22，CD79a，sIgMが陽性，免疫組織化学ではCD79a，CD20，CD10，BCL6が陽性，ヒト増殖期細胞の核に陽性を示すKit67（MIB-1）がほとんどの細胞に陽性となる。MYCおよびBCL2またはBCL6の転座を同時に認める場合は，MYCおよびBCL2とBCL6の両方か一方の再構成を伴う高悪性度B細胞リンパ腫と診断されることとなった。染色体異常は，t（8;14）（q24;q32）が75〜90%を占める。その他，t（2;8）（p12;q24），t（8;22）（q24;q11）がある。BLの95%はMYC-IgH陽性である。

用語　バーキットリンパ腫（Burkitt lymphoma；BL），星空像（starry sky appearance）

症例22 慢性リンパ性白血病（CLL）

- **患者** 83歳男性
- 白血球数の増加を認める。
- 血液検査所見：血球計数検査（血算）では，白血球数の増加，貧血を認める。
- 臨床化学検査では，LDが軽度上昇，可溶性IL-2Rの増加を認めた（表5.5.35）。
- 末梢血液像所見（図5.5.66～5.5.68）：細胞の大きさは小型で，N/C比は80～90%と細胞質が狭く，核クロマチンは凝集し核小体は目立たない，成熟したリンパ球を90%認めた。

表5.5.35 血液検査所見

末梢血液検査		臨床化学検査	
WBC（×10⁹/L）	47.3	TP（g/dL）	7.1
RBC（×10¹²/L）	3.69	ALB（g/dL）	3.9
Hb（g/dL）	9.9	T-Bil（mg/dL）	0.4
Ht（%）	31.3	AST（U/L）	13
MCV（fL）	84.8	ALT（U/L）	7
MCH（pg）	26.8	LD（U/L）	286
MCHC（g/dL）	31.6	BUN（mg/dL）	28
PLT（×10⁹/L）	147	CRE（mg/dL）	1.90
RET（%）	2.7	sIL-2R（U/mL）	9,872

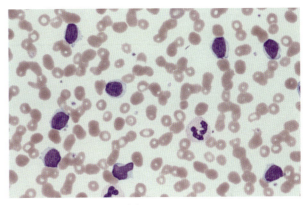

図5.5.66 末梢血液像 MG染色 40×

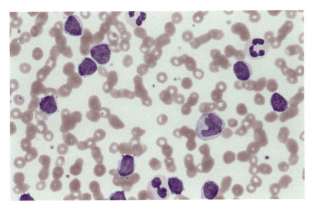

図5.5.67 末梢血液像 MG染色 40×

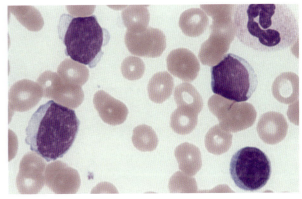

図5.5.68 末梢血液像 MG染色 100×

【診断】末梢血に小型の成熟したリンパ球の増加を認めた。それらの細胞の形質は，細胞表面形質解析では，CD19，CD20が陽性でBリンパ系の形質を示し，CD23陽性，CD10陰性，Tリンパ系マーカーのCD5は陽性，細胞表面免疫グロブリンκに偏りが見られた。以上のことよりCLLと診断された。

【診断のポイント】CLLはリンパ系腫瘍の成熟型B細胞性腫瘍である。高齢者に多く，末梢血，骨髄において成熟リンパ球がゆっくり単クローン性に増殖し，末梢血の白血球数が数万から数十万/μLになることが多く，その中でリンパ球が70～95%を占める。腫瘍細胞は小型の成熟リンパ球で個々の細胞形態では正常リンパ球との鑑別は困難である。病型確定には細胞表面形質解析が有用で，特徴はB細胞系マーカーのCD19，CD20，CD23およびTリンパ系マーカーのCD5が陽性であることである。また細胞表面免疫グロブリンの軽鎖制限を認める。診断基準はWHO 2008分類において，末梢血中の腫瘍細胞が5,000/μL以上が3か月以上持続すると定義され，WHO 2017分類でも同様である。末梢血中に腫瘍細胞が5,000/μL未満で，他のリンパ腫の症状や徴候がないものは単クローン性B細胞リンパ球増加症（MBL）という概念が提唱され，近年，CLLのほとんどの症例においてMBLの状態を経ることが明らかにされた[4]。

用語 慢性リンパ性白血病（chronic lymphocytic leukemia；CLL），単クローン性B細胞リンパ球増加症（monoclonal B-cell lympocytosis；MBL）

症例23 成人T細胞白血病／リンパ腫（ATL）

- 患者　55歳　女性
- 白血球数の増加を認める。
- 血液検査所見：血球計数検査（血算）では，白血球数の増加を認める。
- 臨床化学検査では，可溶性 IL-2R の上昇を認めた（表 5.5.36）。
- 末梢血液像所見（図 5.5.69 〜 5.5.71）：細胞の大きさは小型で，N/C 比は 80 〜 90% と細胞質が狭く，核クロマチンは濃染した成熟リンパ球を 82% 認めた。それらの細胞の中には，切れ込みや花弁状核を有するリンパ球も見られた。

表 5.5.36　血液検査所見

末梢血液検査		臨床化学検査	
WBC（×10⁹/L）	22.6	TP（g/dL）	—
RBC（×10¹²/L）	5.16	ALB（g/dL）	—
Hb（g/dL）	15.1	T-Bil（mg/dL）	0.6
Ht（%）	44.4	AST（U/L）	23
MCV（fL）	86.0	ALT（U/L）	37
MCH（pg）	29.3	LD（U/L）	208
MCHC（g/dL）	34.0	BUN（mg/dL）	12
PLT（×10⁹/L）	249	CRE（mg/dL）	0.40
RET（%）	0.9	sIL-2R（U/mL）	2,490

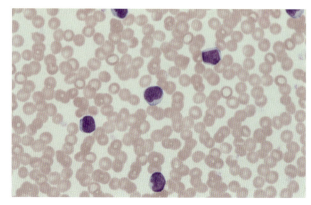

図 5.5.69　末梢血液像 MG 染色 40×

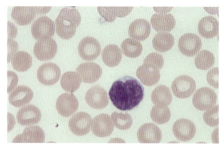

図 5.5.70　末梢血液像 MG 染色 100×

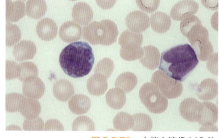

図 5.5.71　末梢血液像 MG 染色 100×

【診断】小型で，核クロマチンは濃染し，切れ込みや花弁状核を有するリンパ球の増加を認め，それらのリンパ球は，細胞表面抗原解析ではCD3，CD4陽性でhelper-T細胞の形質を示し，さらにCD25が陽性であった。さらに血清の抗HTLV-I抗体が陽性，末梢血異常リンパ球にHTLV-IプロウイルスDNAのモノクローナルな組込みをサザンブロット法で証明され，ATLと診断された。

【診断のポイント】ATLはレトロウイルスの1種のヒトT細胞白血病ウイルスI型（HTLV-I）のhelper-T細胞（CD4）への感染により起こる。日本では九州，沖縄，南四国，紀伊半島南部の南西日本に多い。細胞の特徴は，大きさは赤血球よりやや大きい小型なことが多く，細胞質は狭くN/C比が大きい。時には大小さまざまな大きさを呈する症例もある。核は濃染し，核に特有の切れ込みや花弁状核の細胞を認める。細胞表面形質解析ではCD3，CD4陽性でhelper-T細胞の形質を示し，さらにIL-2受容体（α鎖）のCD25が陽性である。血清の抗HTLV-I抗体が陽性，異常リンパ球にHTLV-IプロウイルスDNAのモノクローナルな組込みをサザンブロット法で証明されるとATLと診断される。

📝 用語　成人T細胞白血病／リンパ腫（adult T-cell leukemia/lymphoma；ATL），ヒトT細胞白血病ウイルスI型（human T-cell leukemia virus type I；HTLV-I）

症例24　有毛細胞白血病（HCL）

- 患者　60歳　男性
- 血小板数の減少を認める。
- 血液検査所見：血球計数検査（血算）では，貧血，血小板数減少を認める。
- 臨床化学検査では，異常所見は認めない（表5.5.37）。
- 末梢血液像所見：細胞の大きさは大型で，N/C比は30～50%と細胞質が広く，核は円型で中心付近にある成熟リンパ球を30%認めた（図5.5.72～5.5.74）。また，塗抹標本作製を自然乾燥で行うと細胞辺縁に特徴的な毛様突起を認めるリンパ球が見られた（図5.5.74）。

表5.5.37　血液検査所見

末梢血液検査		臨床化学検査	
WBC（×10^9/L）	3.6	TP（g/dL）	6.6
RBC（×10^{12}/L）	3.03	ALB（g/dL）	4.3
Hb（g/dL）	11.0	T-Bil（mg/dL）	0.4
Ht（%）	33.2	AST（U/L）	23
MCV（fL）	96.3	ALT（U/L）	16
MCH（pg）	32.4	LD（U/L）	171
MCHC（g/dL）	33.1	BUN（mg/dL）	13
PLT（×10^9/L）	94	CRE（mg/dL）	0.61
RET（%）	—	sIL-2R（U/mL）	—

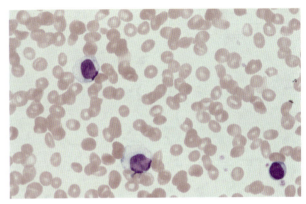

図5.5.72　末梢血液像 MG染色 40×

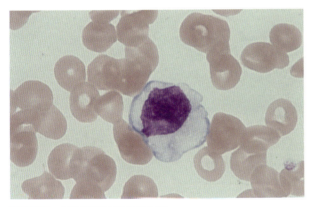

図5.5.73　末梢血液像 MG染色 100×

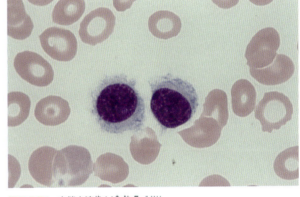

図5.5.74　末梢血液像 MG染色 100×
（塗抹標本作製時自然乾燥）

【診断】末梢血塗抹標本に，細胞辺縁に特徴的な毛様突起を認めるリンパ球が30%認められた。また，それらの細胞は，酒石酸抵抗性酸性ホスファターゼ陽性であった。細胞表面形質解析ではCD19，CD20，CD22陽性でBリンパ系の形質を示し，CD11c，CD103陽性，CD5，CD21，CD23は陰性であった。以上のことよりHCLと診断された。

【診断のポイント】HCLはわが国では稀である。発症年齢は50歳以上に多く脾腫を伴うがリンパ節腫脹は少ないのが特徴である。細胞の特徴は，細胞辺縁に毛様突起を認める細胞形態を示す。塗抹標本作製を強制冷風乾燥で行うと，大型で細胞質は広く核は円型で中心付近にあり，N/C比は小さい。塗抹標本作製を自然乾燥で行うと細胞質辺縁の毛様突起が観察しやすい。この疾患が疑われるときは新鮮血をスライドガラスに1滴落としカバーガラスをかけ位相差顕微鏡で確認すると明瞭に毛様突起が観察できる。また酒石酸抵抗性酸性ホスファターゼ染色が陽性である。細胞表面形質解析ではCD19，CD20，CD22陽性のBリンパ系の形質を示し，CD11c，CD103が陽性でCD21およびCD5は陰性である。

用語　有毛細胞白血病（hairy cell leukemia；HCL）

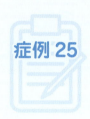

症例 25　セザリー症候群（SS）

- ●患者　74歳　男性
- ・全身掻痒感を認める。
- ・血液検査所見：血球計数検査（血算）では，白血球数の増加，軽度の貧血と血小板数減少を認める。
- ・臨床化学検査では，LDと可溶性IL-2Rの上昇を認める（表5.5.38）。
- ・末梢血液像所見（図5.5.75〜5.5.77）：細胞の大きさは大型で，N/C比は60〜80%と細胞質は比較的広く，核型は不整，核クロマチンは濃染し不規則に入り込んだ重なりや皺状形成が見られる細胞を45%認めた。

表 5.5.38　血液検査所見

末梢血液検査		臨床化学検査	
WBC（×10⁹/L）	18.6	TP（g/dL）	6.8
RBC（×10¹²/L）	3.71	ALB（g/dL）	3.8
Hb（g/dL）	11.3	T-Bil（mg/dL）	—
Ht（%）	35.5	AST（U/L）	24
MCV（fL）	95.7	ALT（U/L）	9
MCH（pg）	30.5	LD（U/L）	452
MCHC（g/dL）	31.8	BUN（mg/dL）	24
PLT（×10⁹/L）	128	CRE（mg/dL）	0.99
RET（%）	0.9	sIL-2R（U/mL）	2,753

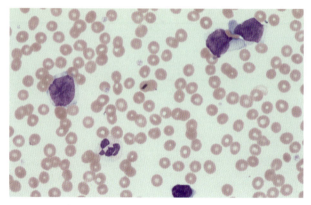

図 5.5.75　末梢血液像 MG染色 40×

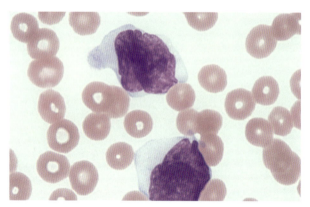

図 5.5.76　末梢血液像 MG染色 100×

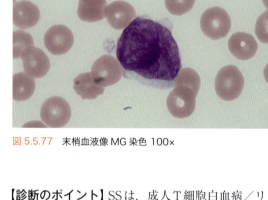

図 5.5.77　末梢血液像 MG染色 100×

【診断】末梢血に大型で細胞質は比較的広く核型は不整，核クロマチンは濃染し不規則に入り込んだ重なりや雛状形成が見られる細胞の増加を認めた。それらの細胞は，細胞表面形質解析ではCD3，CD4陽性のhelper-Tリンパ球の形質を示し，IL-2RのCD25が陰性であった。また，血清の抗HTLV-I抗体が陰性であった。その他，皮膚生検で脳回状の複雑な核を有するリンパ系細胞の浸潤を認めた。さらに，リンパ節生検で同様な細胞が見られたことよりSSと診断された。

【診断のポイント】SSは，成人T細胞白血病／リンパ腫と同様にCD3，CD4陽性のhelper-Tリンパ球の性格をもつ。細胞形態は大小さまざまな形態を示し，N/C比も大小さまざまである。核型は不整で，核クロマチン構造が濃染し不規則に入り込んだ重なりや雛状形成が見られるのが特徴である。成人T細胞白血病との鑑別が困難なことがあり，SSでは抗HTLV-I抗体が陰性で鑑別が可能となる。細胞表面形質解析ではCD3，CD4陽性，IL-2RのCD25が陰性である（ATLではCD25は陽性）。

用語　セザリー症候群（Sézary syndrome；SS）

症例 26 血球貪食症候群（HPS）

- 患者　2歳　女児
- 不明熱，汎血球減少を認め骨髄検査が施行された。
- 血液検査所見（表 5.5.39）：血球計数検査（血算）では，汎血球減少を認める。
- 臨床化学検査では，LD，フェリチン，可溶性IL-2Rの上昇を認めた。
- 末梢血液像所見（図 5.5.78）：末梢血液像では反応性リンパ球を2％認めたほかは異常所見は認めなかった。
- 骨髄像所見（図 5.5.79，5.5.80）：細胞密度は低形成，顆粒球系，赤芽球系，巨核球系いずれも低形成で異形成は認めなかった。塗抹標本の端や引き終わりに図 5.5.79，5.5.80 に示すような血球貪食細胞を多数認めた。

表 5.5.39　血液検査所見

末梢血液検査		臨床化学検査	
WBC（×10⁹/L）	1.1	TP（g/dL）	6.2
RBC（×10¹²/L）	3.10	ALB（g/dL）	3.4
Hb（g/dL）	8.3	T-Bil（mg/dL）	0.7
Ht（％）	24.5	AST（U/L）	75
MCV（fL）	79.0	ALT（U/L）	34
MCH（pg）	26.8	LD（U/L）	738
MCHC（g/dL）	33.9	CRE（mg/dL）	0.26
PLT（×10⁹/L）	20	Ferritin（ng/mL）	15,567
RET（％）	0.6	sIL-2R（U/mL）	8,920

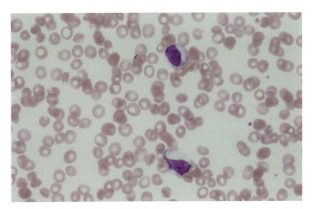

図 5.5.78　末梢血液像 MG 染色 40×

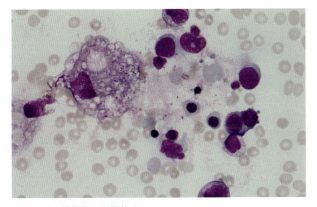

図 5.5.79　骨髄像 MG 染色 40×

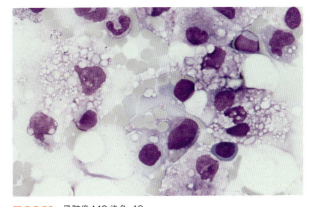

図 5.5.80　骨髄像 MG 染色 40×

【診断】末梢血は汎血球減少。骨髄は，3系統に異常所見は認めないが，血球貪食細胞が多数見られた。臨床化学検査ではLD，フェリチン，sIL-2Rの増加を認めた。ウイルス抗体価検査では，CMV-IgG 27.5倍，EBV DNAが6.4×10⁴と高値を示し，EBウイルスの初期感染と考えられた。以上のことからEBウイルスの感染に伴うHPSと考えられた。

【診断のポイント】HPSは，さまざまな臨床症状とともに，肝臓や脾臓，骨髄などの全身臓器にマクロファージの浸潤による血球貪食をきたす疾患である。原因には，EBウイルス感染症をはじめとするウイルス感染症やリンパ腫などの悪性腫瘍，自己免疫疾患などが知られている[5]。末梢血は，2系統以上の血球減少を認め，高フェリチン血症（年齢相応正常値の3SD以上の1,000ng/mL以上），高LD血症（年齢相応正常値の3SD以上の1,000U/L以上），sIL-2Rが高値となり，骨髄，脾臓，リンパ節などに血球貪食像が見られるのが特徴である[6]。

［常名政弘］

用語　血球貪食症候群（hemophagocytic syndrome；HPS），フェリチン（Ferritin），サイトメガロウイルス（cytomegalovirus；CMV），エプスタイン・バー（Epstein-Barr；EB）ウイルス，標準偏差（standard deviation；SD）

> **用語** 【症例1〜26の検査所見の表中の略語】白血球（white blood cel；WBC），赤血球（red blood cell；RBC），ヘモグロビン（hemoglobin；Hb），ヘマトクリット（hematocrit；Ht），平均赤血球容積（mean corpuscular volume；MCV），平均赤血球ヘモグロビン量（mean corpuscular hemoglobin；MCH），平均赤血球ヘモグロビン濃度（mean corpuscular hemoglobin concentration；MCHC），血小板（platelet；PLT），網赤血球（Reticulocyte；RET），総蛋白（Total protein；TP），アルブミン（albumin；ALB），総ビリルビン（Total-bilirubin；T-Bil），アスパラギン酸アミノ基転移酵素（aspartate aminotransferase；AST），アラニンアミノ基転移酵素（alanine transaminase；ALT），乳酸脱水素酵素（lactate dehydrogenase；LD），血中尿素窒素（blood urea nitrogen；BUN），クレアチニン（creatinine；CRE），尿酸（uric acid；UA），C-反応性蛋白（C-reactive protein；CRP），免疫グロブリン（immunoglobulin；Ig），可溶性IL-2R（soluble IL-2R；sIL-2R），フェリチン（ferritin）

参考文献

1) 宮崎泰司：「WHO血液腫瘍分類〜WHO分類2008をうまく活用するために」，90-94，直江和樹，他（編），医学ジャーナル社，2010．
2) 栗山一孝：「WHO血液腫瘍分類第4版による白血病・リンパ系腫瘍の病態学」，73-75，押味和夫（監），木崎昌弘，田丸淳一（編著），中外医学社，2009．
3) 稲垣　淳，飯田真介：「WHO血液腫瘍分類〜WHO分類2008をうまく活用するために」，310-322，直江友樹，他（編），医学ジャーナル社，2010．
4) 市川　聡：「造血器・リンパ系腫瘍のWHO分類2016 version」，医学検査，2017；61：836-840．
5) 伊豆津宏二：三輪血液病学，1601-1604，文光堂，2006．
6) 阿南建一，須田正洋：エビデンス血液形態学，309-331，近代出版，2014．

6章 自動血球分析装置による血球計数

章目次

6.1：自動血球分析装置による血球計数…156
  6.1.1 目的
  6.1.2 測定原理
  6.1.3 白血球数
  6.1.4 赤血球系
  6.1.5 血小板数
  6.1.6 白血球5分画

SUMMARY

　自動分析装置による血液学的検査では，検体由来の測定誤算要因にしばしば遭遇する。最も多いのが検体凝固やフィブリンの析出，血小板凝集などで適切な採血が行われなかった検体である。分析技術の向上で，日本で流通するほとんどの分析装置の測定データは，診療を補助するうえで問題のないデータを提供するといわれているが，それも適切な採血が行われている前提でのことである。また，検体の乳び，高ビリルビン，寒冷凝集などは臨床検査技師が測定データから誤差要因を特定し，必要があれば誤差要因を排除して再測定を行わなければならない。
　さらにMCVからは，貧血の原因や検体の取り違えが推定でき，MCHCからは，測定データの信頼性が推測できる。
　測定機器は，装置メーカーやシリーズごとに測定原理や解析技術が異なることがある。自動分析装置を使用する際は，測定原理や解析技術を理解してその特徴を把握することが大切である。

6.1 自動血球分析装置による血球計数

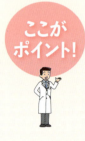

ここがポイント！

- 測定前には検体凝固のチェックを行う。
- 初診時には測定後に出力される，WBC，RBC，PLTのヒストグラムは必ず確認を行う。
- データが大きく変化した際には，MCVを確認しMCVが異なるときは輸血や鉄剤，ビタミン剤（VB_{12}や葉酸），葉酸拮抗剤などの投与や栄養状態を確認する。MCVの変動は検体取り違いの発見に役立つことがある。
- MCHCはRBC，ヘモグロビン，MCVの1つでも正しく測定できていないと，異常値となる。MCHCが異常値となるときは，上記3項目の測定系を確認する（MCHCが基準範囲内であれば，この3項目が正しく測定が行われていたと推測できる）。
- 白血球5分画では，そのパターン（ヒストグラムやスキャッタープロット）から腫瘍性疾患（白血病や悪性リンパ腫）を見逃さないように努力する。
- 機器の測定原理を正しく理解して，原理別の利点，欠点を把握する。異常検体の検出特性には機器によって違いがあり，使用機器の特性を十分に把握する必要がある。

6.1.1 目的

血算（CBC）は，白血球（WBC）数，赤血球（RBC）数，ヘモグロビン（Hb）濃度，ヘマトクリット（Ht）値，平均赤血球容積（MCV），平均赤血球ヘモグロビン量（MCH），平均赤血球ヘモグロビン濃度（MCHC），血小板（PLT）数を指し，自動血球計数測定装置ではさらに網赤血球（RET），白血球5分画も同時測定する。本章ではこれらの血算と白血球5分画について述べる。血算はさまざまな疾患のスクリーニング検査，術前検査，健康診断などで必須検査の1つであり，診察前検査として精確（精密性，正確性）なデータを迅速に測定するために自動血球計数測定装置が多用される。本章では，日本国内で用いられる装置の上位90%を占める4社の機器[1]を中心に解説を進める。

6.1.2 測定原理

機器による血球計数の基本的な測定原理は，粒子計測技術をベースとしており，電気的変化や光学的変化を検出している。原理的には電気抵抗法から始まっているが，光学的測定法による計測技術を搭載した分析装置も多く見られる。血液細胞はさまざまな特徴を有しており，その特徴を抽出することにより精確な細胞分析が可能となるため，光学的測定法では電気抵抗法でとらえることができない特徴を補完することができる。また，同一サンプルに対して複数原理による測定を行うものもある。このことで，異なる原理で測定し複数の情報を比較することで健常者サンプル

表6.1.1 誤差要因となる異常検体とその要因

誤差の要因	影響する項目				
	WBC	RBC	MCV	Hb	PLT
検体凝固	◎	○		○	◎
血小板凝集※	○				◎
フィブリン析出※	◎				○
EDTA依存性血小板凝集	○				◎
乳び，高ビリルビン				◎	
寒冷凝集素		◎	◎		
有核赤血球	○				
白血球凝集	◎				
白血球数著増※		◎	◎	○	

◎：大きく影響，○：影響するときがある，空欄：ほとんど影響しない。
※：影響の程度は測定機種に大きく依存する。

用語 全血球計算値（血算）（complete blood count；CBC），白血球（white blood cell；WBC），赤血球（red blood cell；RBC），ヘモグロビン（hemoglobin；Hb），ヘマトクリット（hematocrit；Ht），平均赤血球容積（mean corpuscular volume；MCV），平均赤血球ヘモグロビン量（mean corpuscular hemoglobin；MCH），平均赤血球ヘモグロビン濃度（mean corpuscular hemoglobin concentration；MCHC），血小板（platelet；PLT），網赤血球（reticulocyte；RET）

とは異なった細胞が出現していることを示唆することを可能にした。ほぼ同一データなら正しく計測，異なるデータであればさらに別の方法や目視による確認を行うように注意喚起のメッセージが出力される。したがって，測定結果を理解するうえで細胞計測の技術的側面をとらえて理解することにより，出力されたデータのみをみるのではなくヒストグラムやスキャタープロットを確認して的確な結果判定を行わなければならない。国内販売されている機器の多くは精密性を評価する同時再現性，日差再現性に関しては満足のいくレベル[2]であるが，正確性に関しては，異常検体への対応が必要であり，臨床検査技師の技量が問われる。表6.1.1には誤差要因となる異常検体の代表例をあげた。

6.1.3 白血球数

表6.1.2に各社の測定原理について掲載した。電気的な抵抗値から白血球数を求める方法（電気抵抗法，図6.1.1）とレーザー光線などの光粒子の散乱から求める方法（光学的測定法，図6.1.2）に二分される。両者ともに，正しく採取された検体では，臨床上問題となるような測定値を出すことはほとんどなく，精密性，正確性に影響を及ぼす原因の大多数は不適切な検体採取にあり[4]，測定前の検体の状態をチェックすることはたいへん重要である。図6.1.3には検体凝固の影響を受けた白血球数測定において出力された白血球（WBC）ヒストグラムを示した。矢印部分に立ち上がりがあり（図6.1.3右），血小板の凝集やフィブリン糸，巨大血小板の存在が示唆されるので精確なデータが出力されていない可能性がある。凝固検体の場合は再度取り直す。血小板凝集や巨大血小板の存在は，機器の測定原

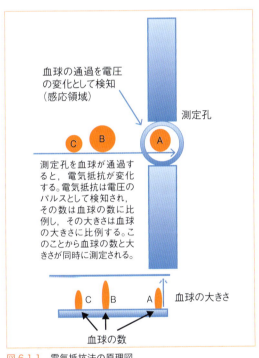

図6.1.1 電気抵抗法の原理図

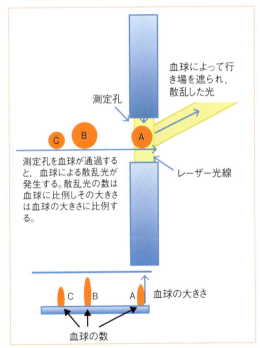

図6.1.2 光学的測定法の原理

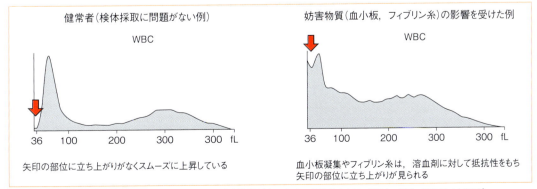

図6.1.3 正常WBCヒストグラム（左）と白血球妨害物質があるときのWBCヒストグラム（右）（BC-DxH-800）
機器によってはWBC妨害物質の影響はさまざまであり，機器導入時に検証するとよい。

6章 自動血球分析装置による血球計数

表6.1.2 自動血球計数装置の原理別比較

項目／機種名	Alinity hq	アドヴィア2120i	ユニセル DxH900	XNシリーズ
白血球数	●マルチアングル偏光散乱分離法	●ハロゲン・レーザーFCM法 2ch測定において乖離データ出現時に測定異常の警告	●電気抵抗法 WBCヒストグラムとNRBC測定情報から干渉の自動補正を行う。三重同時測定で精密さを追求	●半導体レーザーを使用したFCM法 有核赤血球を同時測定しており、WBC測定に影響はない
赤血球数	●マルチアングル偏光散乱分離法 青色半導体レーザーを用いて5種の散乱光を取得解析する	●レーザー2角度FCM法	●電気抵抗法 36～360fL範囲を256分割してRBCヒストグラムを形成し、算出する。三重同時測定で精密さを追求	●シースフローDC検出法
ヘモグロビン濃度	●イミダゾールHb法	●シアンフリーAAO法 参考値としてCellular Hb法（CHCM：赤血球内Hb濃度から算出。血色素への干渉物質の影響を受けない）を有する	●ノンシアンヘモグロビン法	●SLSヘモグロビン法
ヘマトクリット値	●RBC・MCVより計算	●RBC・MCVより計算	●RBC・MCVより計算	●赤血球パルス波高値検出法
血小板数	●マルチアングル偏光散乱分離法 青色半導体レーザーを用いて5種の散乱光を取得解析し干渉物質の影響も軽減	●レーザー2角度FCM法（血小板容積に加え血小板内成分MPCを測定）細胞容積検知範囲：1～60fL、20～60fLの血小板を大型血小板（LPLT）として検出表示 MPC：血小板内の蛋白濃度で血小板活性評価が期待される	●電気抵抗法（スイープフロー方式）0～70fLの実測値をフィッティング曲線により2～25fL範囲を血小板数として算出する。ヒストグラム形状分析により干渉物質の影響を排除 三重同時測定で精密さを追求	●シースフローDC検出法および半導体レーザーを使用したFCM法（特異検体における正確性の向上、低値域の測定精度向上）
白血球分画	●マルチアングル偏光散乱分離法 青色半導体レーザーを用いて4種の散乱光と1種の蛍光強度を取得解析し高精度の白血球5分類および有核赤血球を定量 ●WVF（白血球バイアブル指数）：白血球の活性度指標測定 ●IG（％／#）：幼若顆粒球数定量	●ハロゲン・レーザーFCM（ペルオキシダーゼ染色法分析と核密度分析）●ペルオキシダーゼ染色によりリンパ球、単球、顆粒球を分類し、造血に関連するLUC（大型非染色性細胞）を追加報告 ●白血球細胞を裸核化し核密度により分類	●VCSnフローサイトメトリー法 生体内と同じ状態（ニアネイティブ）で白血球細胞を体積（Volume）、電導度（Conductivity）、5種類のレーザー散乱光情報（Light Scatter）の合計7種類の測定パラメータから白血球分類を行う。	●半導体レーザーを使用したFCM法 ●核酸および細胞小器官を蛍光染色 ●二つの測定チャンネル（WNRチャンネル、WDFチャンネル）を使用することで正確な白血球分画が可能
網赤血球測定時の染色色素	蛍光色素（詳細未公開）	Oxazine750	ニューメチレン青	ポリメチン系色素・オキサジン系色素
その他の特徴	●マルチアングル偏光散乱分離法により、血小板凝集をフラグ表示、また白血球5分類スキャッタグラム上の視認・分類値からの除外を実現 ●MCHr：平均網赤血球ヘモグロビン量測定 ●％rP：網血小板パーセント測定	●CHr：網赤血球Hb含量からHb合成能評価 ●脳・脊髄液（CSF）モード ●体腔液モード（上記2モードはFDA認可）●NRBC検出WBC自動補正	●専用チャンネルによる有核赤血球測定 ●体腔液測定モード ●幼若顆粒球（EGC）測定 ●単球サイズ分布幅（MDW）測定 ●アンゴースト赤血球（UGC）測定	●体腔液モード ●網赤血球ヘモグロビン等量測定（リサーチ用途）●HPCモード（造血前駆細胞測定モード）●hSAモード（高感度測定モード）

理によっては白血球と誤認する場合がある。外来での抗がん剤投与が一般化した現在では、精確な白血球数の迅速な提供が必要である。

Q 白血球数測定の誤測定のおもな原因は？

白血球系の誤測定の原因のおもなものは、既述したもののほかに、有核赤血球（がんの骨転移、抗がん剤などによる骨髄抑制からの髄外造血、骨髄線維症）、巨核球（稀だが一部の骨髄異形成症候群）、クリオグロブリンなどがある。いずれもスライドによる目視チェックが必要である。

用語 フローサイトメトリー（flow cytometry；FCM）、有核赤血球（nucleated red blood cell；NRBC）、直流電流（Direct Current；DC）検出法、アクリルアミンオキサイド法（Acrylic amine oxide；AAO）、ラウリル硫酸ナトリウム（sodium lauryl sulfate；SLS）、平均血小板成分濃度（活性化血小板の指標）（mean platelet component；MPC）、白血球バイアブル指数（WBC viable fraction；WVF）、幼若顆粒球（immature granulocytes；IG）、大型非染色性細胞（large unstained cell；LUC）、VCSn（volume current scatter new）、網赤血球Hb含量（content of reticulocyte hemoglobin；CHr）、脳・脊髄液（cerebrospinal fluid；CSF）、幼若顆粒球（early granulated cell；EGC）、単球サイズ分布幅（monocyte distribution width；MDW）、アンゴースト赤血球（unghosted red blood cell；UGC）、造血前駆細胞（hematopoietic progenitor cell；HPC）、高感度測定モード（high sensitivity analysis mode；hSA）

6.1.4 赤血球系

1. 赤血球数

測定原理は白血球数に類似する。赤血球数に関しては，問題となるデータが機器から出力されることはあまりなく，機器のデータを確認することもほぼない。むしろ，破砕赤血球や奇形赤血球が血小板数などに影響を及ぼすことに注意が必要である。また，機器によっては，白血球数を含んだ数を赤血球数と称している。これは赤血球数と白血球数の絶対数の違いを考慮したものであるが，白血病など白血球数が著増する疾患では注意する。図6.1.4には健常者と巨赤芽球性貧血患者，鉄欠乏性貧血時の鉄剤治療中患者の赤血球（RBC）ヒストグラムを示した。とくに，巨赤芽球性貧血患者のヒストグラムのようにヒストグラムが小球性から大球性の方向に広がっている場合，赤血球系造血の抑制（核酸合成障害），溶血（無効造血，溶血性貧血）が小球性の方向に移動している場合は，ヘモグロビン産生の異常（鉄欠乏性貧血）が示唆される。

2. ヘモグロビン濃度

シアンメトヘモグロビン法が広く利用されてきたが，環境保全の意味合いから最新の機器では，シアンを用いない方法が広く普及している。ヘモグロビン濃度の誤差要因は高ビリルビン，乳び，白血球数の著増により血漿中の「にごり成分」の影響で正誤差となる。いずれもMCHCが高値となることで大きな誤差の場合は認識できる。機器によっては，これらの影響を排除した測定法を採用し，自動補正機能を備えるものもある。

3. ヘマトクリット値

多くの機種で，RBCとMCVからヘマトクリット値を求めている。基準分析法にはミクロヘマトクリット法を採用しているが，ミクロヘマトクリット法では，赤血球と赤血球の隙間にトラップドプラズマとよばれる血漿成分が残存する。この影響により正常検体においておよそ1.4%のデータ乖離があるといわれている[4, 5]。

4. 平均赤血球容積（MCV）

電気抵抗や，散乱光の変化量をあらかじめ求めた変化量と比較して求めた赤血球の容積を平均化したものである。鉄欠乏性貧血で小さくなり，VB_{12}や葉酸欠乏症で大きくなる。栄養状態によっては，鉄とビタミン欠乏症が同時に起こる。この場合は，MCV単独の数値ではわからない。また，溶血性貧血では，網赤血球の増加により，MCVが大きくなることもある。検体の保存によりMCVが大きくなることが知られているが，これは保存により試験管内のpHなどが変化し，その影響で血漿と血球の間で水分が移動することなどにより起こる。電気抵抗法では，この影響を受けにくいとされ光学的測定法より保存による影響が少

健常者

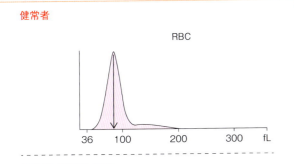

巨赤芽球性貧血患者

矢印1：VB_{12}，葉酸欠乏による核酸合成障害により，大球性赤血球が産出される。
矢印2：核酸合成障害による無効性造血（血球の早期崩壊や異型赤血球の産生）で奇形赤血球が増加する。その結果小球性の赤血球も増加

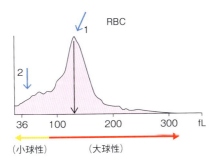

鉄欠乏性貧血患者（鉄剤治療中）

矢印1：治療前の赤血球ピーク
矢印2：錠剤治療後の赤血球ピーク
網赤血球増加により，正常ピークより右（大きい）にシフトする

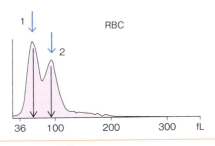

図6.1.4　RBCヒストグラムの比較

用語　ビタミンB_{12}（vitamin B_{12}；VB_{12}）

ない[4]。MCVの比較では，数字のみではなく赤血球のヒストグラムを確認するか，赤血球分布幅（RDW）から基準値との比較が必要である。同じMCVでもRDWが異なると，疾患判別上の意味が大きく異なる。

5. 平均赤血球ヘモグロビン量（MCH）と平均赤血球ヘモグロビン濃度（MCHC）

$$\mathrm{MCH(pg)} = \frac{\mathrm{Hb(g/dL)} \times 10}{\mathrm{RBC(10^{12}/L)}}$$

赤血球1個あたりのヘモグロビン重量を表す。

$$\mathrm{MCHC(g/dL)} = \frac{\mathrm{Hb(g/dL)} \times 100}{\mathrm{Ht(\%)}}$$

単位容積赤血球あたりのヘモグロビン濃度を表す。

MCHCが基準値にある貧血を正色素性貧血，低値にあるものを低色素性貧血とよぶ。MCHCが高値となるものは，新生児や球状赤血球症とされ，それ以外で37g/dLを超える値が出たときは，ヘモグロビン濃度が乳びやビリルビンの影響で偽高値を示しているか赤血球数が赤血球凝集により偽低値を示している可能性が高い。

6. 網赤血球（RET）

フローサイトメトリー（FCM）法により，RNAを含有する赤血球を測定する[7]。RNAを検出するのはCLSI基準分析法では，ニューメチレン青であるが，機器分析では，機種ごとに用いる色素を変えて再現性や特異性を高めるための工夫が施されている。さらに赤血球中に含まれるRNAは未熟さの指標とされ，未熟な赤血球ほど含量が多い。このことを利用して未熟網赤血球分画（IRF）の測定ができる機種がある。IRFは網赤血球の増加よりも数日先行するため鉄剤，エリスロポエチン投与時や骨髄抑制時の回復を早期に検知する指標として利用されつつある。しかしながら目視法で確認することができないことや，測定法により基準範囲が異なるなどの問題点も指摘されている。

> **Q 寒冷凝集素症が疑われた場合の対処法は？**
>
> **A** 対処法は寒冷凝集素の力価に大きく依存する。寒冷凝集素の力価が弱い場合は採血管ごと37℃の温浴に15分から30分放置してから再度素早く測定する。MCHCがおおむね36g/dL以下になればそのときの赤血球数，MCVの値を採用する。この操作では血小板が凝集することがあるので，温浴の前に一度測定を行っておく。
>
> 力価が高いときは採血直後から測定直前まで37℃の温浴に浸す必要がある。

6.1.5 血小板数

白血球数と同様に，電気抵抗法と光学的測定法がある。電気抵抗法では，一般に大きさで赤血球と血小板を分別しているので，破砕赤血球（高度の鉄欠乏性貧血，微小血管障害性溶血性貧血，溶血性尿毒症症候群，心臓人工弁置換術後など），巨大血小板が出現する疾患（Bernard-Soulier症候群，May-Hegglin異常症など）では，塗抹標本などで確認する必要がある。光学的測定法では，レーザーの反射情報に血球の内部情報が含まれるといわれているため，赤血球と血小板の分別に有利であるといわれている[8,9]。血小板数の基準測定法にはFCM法において，CD61抗原を検出する免疫学的測定法を採用している。CD61抗原はヒト血小板に存在し，活性化の有無に関わらないとされている。図6.1.5には破砕赤血球が出現し，血小板数に影響を与えたと思われる血小板（PLT）ヒストグラムを掲載した。ヒストグラムの形状を健常者と比較することが必要で，ヒストグラムに異常があるときはそのピークと平均血小板容積（MPV）とを比較するなどの検証を進め正確性を確認する。健常者データでは，PLTヒストグラムのピークと

用語 赤血球分布幅（red cell distribution width；RDW），臨床・検査標準協会（Clinical and Laboratory Standards Institute；CLSI），未熟網赤血球分画（immature reticulocyte fractions；IRF）

MPVは一致することが多い。これらが異なるときは大型血小板の出現や破砕赤血球などにより血小板数のデータが正確に測定できていないことがある。必要に応じて、Fonio法などで、血小板数の正確性に関して検証することが必要になる。

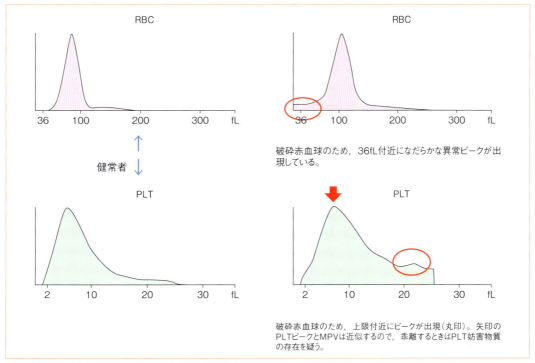

図6.1.5 正常RBC, PLTヒストグラム（左）と破砕赤血球出現時のRBC, PLTヒストグラム（右）（BC-DxH-800）
機器によってWBC妨害物質の影響はさまざまであり、機器導入時に検証するとよい。

検査室ノート　赤血球数測定時の注意事項

赤血球数に大きな影響を与えるのは寒冷凝集素による赤血球凝集である。これは別名生食抗体とよばれ、希釈液中でも赤血球凝集がなくなることはない。MCHCが基準値を超えることでその存在が推測される。対処方法としては37℃の温浴中で加温する。抗体価の高い患者では、完全に影響を取り除くことはできないので、採血後すぐに37℃に管理して測定を行う。

また図6.1.5に破砕赤血球などの存在を示唆するRBCヒストグラムを掲載した。立ち上がりの部分に異常ピークがあることに注目したい。破砕赤血球の存在は血小板測定にも影響を与えることがあるのでFonio法で血小板数を確認したい（Brecher-Cronkite法でも血小板数の確認はできるが、位相差顕微鏡が必要なこと、ごみと血小板の区別が初心者には困難であるなどの難点がある）。

図6.1.4には健常者と巨赤芽球性貧血および鉄欠乏性貧血の治療時のRBCヒストグラムを掲載した。RBCヒストグラムから赤血球系の造血に異常があることを読み取れることに注目したい。

▶参考情報

機器分析で網赤血球数の算定を行うときは、EDTA以外の抗凝固剤について、必ず適応について検討を行う。一部の抗凝固剤と一部の色素に「相性」が悪く正しく測定しないものがある。

用語　エチレンジアミン四酢酸（ethylenediaminetetraacetic acid；EDTA）

6.1.6 白血球5分画

　機器分析による白血球5分画は，光学的測定法または電気抵抗法により細胞の大きさを測定し，光学的測定法により散乱光を測定して細胞表面，内部構造を解析して細胞を同定する。さらに染色により詳細な情報を得る機種もある。機種ごとに測定原理や解析アルゴリズムが異なり，一様に論じることはできない。機器の使用に際しては，機器メーカーのサポートや経験した症例から得られた情報を丹念に解析し，情報を積み重ねて蓄積し，とくに血液腫瘍性疾患を見逃さないように心がける。一般に骨髄系細胞の異常（AML，CML，炎症反応）は細胞の増加や減少を通じて異常メッセージが表示されるが，急性リンパ性白血病（ALL）や悪性リンパ腫を代表とするリンパ系疾患では機器から異常メッセージが出力されないこともある。図6.1.6, 6.1.7には健常者（左）およびALL患者（右）から得られた各社のスキャタープロットを掲載した。ALLや悪性リンパ腫などのリンパ性疾患では機器から異常メッセージが表示されないことも多いが，健常者のものと比較すると異常を発見できることもある。とくに初診時には注意深く観察を行い血液腫瘍性疾患の見逃しをできるだけなくす努力が必要である。

　自動血球分析装置にはさまざまなセンサーが組み込まれている。ヘモグロビン濃度の測定には吸光度を測定する受光部があり，白血球5分画に用いられるFCM法にも散乱光などをとらえる受光部がある。これらの受光部に対する温度変化はデータの系統的誤差要因となる。これからの血液検査室には，温度管理の概念が必要であり[10]，精密機器の管理をより慎重に行う必要がある。

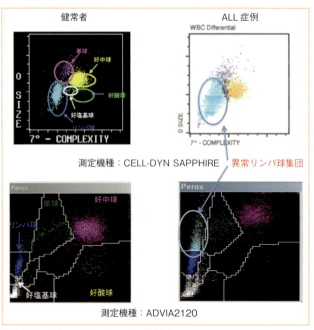

図6.1.6　スキャタープロットの比較1

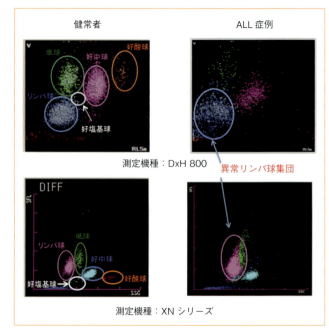

図6.1.7　スキャタープロットの比較2

検査室ノート　血液疾患を見逃さないための工夫

　われわれの検査室では，白血球5分画の依頼のない検体でもWBCヒストグラムを確認している。白血球数が13.0×10^9/Lもあるのにヒストグラム上はほとんどがリンパ球の領域にある検体（図6.1.8右上）に遭遇した。目視分類を行うと異常リンパ球が大多数であった。またリンパ球，好中球がほとんどなく好酸球が大多数の検体（図6.1.8右下）も見つけることができた。読者もぜひ，白血球5分画のない検体でもWBCヒストグラムを確認してほしい。

▶参考情報

　$\bar{X}$-B管理図を用いて精度管理が有効にできる。

　血液検査の精度管理は$\bar{X}$-R管理図が多用されているが，血液検査ではその特性を活かして$\bar{X}$-B管理を用いることができる。$\bar{X}$-B管理は目的とする数値を20件から50件ほどで平均化して比較する精度管理手法である。MCHCを20件ほどで平均化して比較していくのである。

✏️ **用語**　急性骨髄性白血病（acute myeloid leukemia；AML），慢性骨髄性白血病（chronic myeloid leukemia；CML），急性リンパ性白血病（acute lymphoblastic leukemia；ALL）

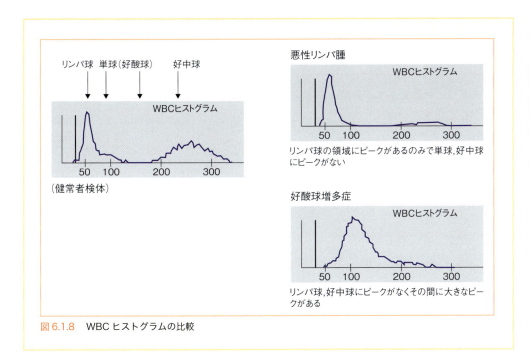

図6.1.8 WBCヒストグラムの比較

MCHCは鉄欠乏性貧血に代表されるような小球性貧血にならないと低下しない。約20件のデータを平均化すると平均化されたMCHCは動くことはない。この特性から，MCHCに関連するヘモグロビン濃度，赤血球数，MCVの管理ができる。ヘモグロビン濃度は白血球数と同じラインで，血小板数は赤血球数と同じラインで測定されることが多いためほとんどの血球成分の精度管理がMCHCの $\bar{X}$-B管理でできることになる。この機能はほとんどの自動血球計数装置に組み込まれている。

Q ビリルビンや乳びがヘモグロビン濃度に影響を与えた場合の補正を行う目安は？ またMCHCが高値となる要因に赤血球凝集があるようだが，簡単な判別方法は？

A ビリルビンや乳びの影響，赤血球凝集などが疑われるときも含めてMCHCが高値を示すのでこの値を目安にする。具体的なMCHCは測定機種によって異なるが，おおよそ36.0～37.0g/dLを超えたら補正するとよいだろう。またMCHCが高値を示した場合，患者データに前回値があればMCVを確認し，その値に変化がなければヘモグロビン濃度の誤測定，MCVに変化があれば，赤血球凝集による赤血球数の誤測定である可能性が高いといえる。また，白血球5分画用の血液スライドを作製して，未染色のまま顕微鏡で弱拡大の観察を行っても赤血球凝集が判読できる場合がある。

▶参考情報

複数機器の管理方法について

複数の機器を使用して同じ項目を効率よく検査を行っている施設もあると思われる。これらは1台，1台の管理は適切に行われていると思われるが，複数台の管理を一元的に行うことも必要である。たとえば，3台の機器を使用している施設では，1号機を親機として，2号機，3号機の子機の相関性を常に監視することが必要である（図6.1.9）。

個々の精度管理はいうまでもないが，1号機対2号機，1号機対3号機の管理も必要である。

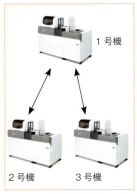

図6.1.9 複数機器の管理方法

検査室ノート　ヘモグロビン濃度補正

高ビリルビンや乳びの影響でヘモグロビン濃度が本来の値よりも高く測定されている場合はヘモグロビン濃度の補正が必要である。

(1) 血漿を測定してブランクの補正をする方法

① 血液（患者EDTA血）を測定（例：ヘモグロビン濃度 14.0g/dL，ヘマトクリット値 45.0%）
② 患者血漿を測定（血漿ブランク）（例：1.1g/dL）
③ ［初期ヘモグロビン濃度 − ｛血漿ブランク（1−ヘマトクリット値）｝］
　 14.0 −（1.1 ×（1 − 0.45））＝ 13.40g/dL（補正値）
（MCHやMCHCなどのヘモグロビン濃度に関する指数の再計算も忘れないように）

(2) MCHから求める方法

① 血液（患者EDTA血）を測定（例：RBC 4.50×10^{12}/L）
② 血液0.5〜1.0mL程度を5mL程度の試験管に入れ，測定機器に付属する希釈液を3.5〜4mL程度入れて遠心分離し上清を取り除く
　血球と同等量の希釈液を入れる（量は適当で可）
③ ②で作製した，希釈液を自動分析装置で測定（例：MCH 33.0pg）
　③で得られたMCHに①で得られたRBCを乗じてヘモグロビン濃度とする

$$例：\frac{4.50 \times 33.0}{10} = 14.85 g/dL ≒ 14.9 g/dL$$

MCHCの補正も忘れずに行うこと（MCVに大きな変化がない場合は，一度補正MCHを求めればその後はこの補正MCHでおおよそのヘモグロビン濃度が推定可能である）

☞ 6.1.4項 ● 5. 平均赤血球ヘモグロビン量（MCH）と平均赤血球ヘモグロビン濃度（MCHC）

▶参考情報

網赤血球関連の新しいパラメータとドーピング検査

　ドーピングの対象となるエリスロポエチン投与時には，網赤血球ヘモグロビン量と網赤血球ヘモグロビン濃度が一時的に低下する。網赤血球ヘマトクリットはエリスロポエチン投与時に増加するが，投与終了時には投与前と比べても低下する。この現象を利用してドーピング行為の有無を判断している。
　赤血球1つひとつのヘモグロビン量の測定がFCM法で可能になり，同時に色素によってRNA量を測定し網赤血球中のヘモグロビン量の測定が可能になった。

［安藤秀実］

参考文献

1) 日本臨床衛生検査技師会（編）：平成25年度日臨技臨床検査精度管理調査報告書，2013.
2) 川合陽子，他：「血液検査の精密性・正確性─血球計数」，臨床病理，1999；47：343-352.
3) 杉山昌晃，他：「自動血球分析の歴史」，計測技術ティーチング─自動血球分析装置の基本原理，32-53，巽　典之（編），宇宙堂八木書店，2006.
4) 安藤秀実：「知っておきたい！　自動化時代の落とし穴」，Medical Technology，2011；39：126-133.
5) 池本敏行，他：「自動血球計数機の原理と留意点」，検査と技術，2007；35：523-534.
6) England JM et al.："Re-assessment of the reliability of the haematocrit"，Br J Haematol，1972；23：247-256.
7) 新谷松知子，他：「レーザーフローサイトメトリーによる網赤血球自動測定の検討I」，臨床病理，1989；37：697-701.
8) 幸村　近：「最近の自動血球計数装置の新しいパラメータ」，Lab Clin Pract，2001；19：4-7.
9) 津田　泉，他：血小板数低値域測定の信頼性，臨床病理レビュー特別臨時号，2007.
10) 山田巻弘，他：「光学的白血球自動分類法の精確さの保証」，生物試料分析，2008；31：339-344.

7章 フローサイトメトリー検査

章目次

7.1：フローサイトメトリー検査………166
   7.1.1　抗体とCD分類
   7.1.2　リンパ球サブセット
   7.1.3　造血幹細胞の同定
   7.1.4　造血器腫瘍検査

SUMMARY

　フローサイトメトリーとは検査法を表す言葉であり，この検査に使用する装置がフローサイトメーターである。フローサイトメーターは，細胞から発せられる蛍光と，細胞の形態学的特徴を反映する散乱光を測定する装置である。したがって，フローサイトメトリー検査では何らかの方法で細胞を蛍光標識する必要があり，一般的には蛍光色素を結合させたモノクローナル抗体を細胞に反応させることで蛍光標識する。蛍光量は細胞に結合した抗体量，つまり抗原量を反映するので，フローサイトメトリー検査は，抗原量の測定から細胞の分類や同定を行う検査であるといえる。1種類のモノクローナル抗体のみで特定の細胞を正確に同定・分類することは難しいので，実際の検査では波長特性が異なる蛍光色素を結合させた複数のモノクローナル抗体を組み合わせて用いる。フローサイトメトリー検査結果を判読するためには，種々の細胞に対するモノクローナル抗体の反応性をよく理解しておく必要がある。

7.1 フローサイトメトリー検査

> **ここがポイント!**
> - フローサイトメトリー検査には，CD分類されたモノクローナル抗体が使用される。
> - 末梢血リンパ球は表面マーカーの違いからT細胞，B細胞とNK細胞の3群に分類することができ，T細胞はさらにCD4抗原とCD8抗原によって2群に大別される。
> - CD34抗原は幹細胞マーカーの1つであり，CD34陽性細胞は造血幹細胞の指標となる。
> - 造血器腫瘍細胞の細胞系列の決定や分化段階の推定は表面マーカー解析によって行われる。
> - 造血器腫瘍細胞の表面抗原解析では細胞分別法（ゲーティング法）の選択が重要である。

7.1.1 抗体とCD分類

1. 抗体の基本構造

抗体分子は，2本の同一のH鎖（重鎖）と2本の同一のL鎖（軽鎖）を含む4本のポリペプチド鎖から構成されている。それぞれの鎖は，可変部（V）領域と数個の定常部（C）領域からなり，構造的にはドメイン構造をなしている。L鎖はS-S結合によりH鎖と結合し，H鎖同士もS-S結合している。

H鎖のV領域とL鎖のV領域にはそれぞれ3つの超可変領域（CDR）を含んでいる。これらの3つのうちで最も可変性に富むのはCDR3であり，V領域とC領域の接合部に位置している。H鎖のVドメインとCH1ドメインに結合したL鎖全体を含むフラグメントは，抗原認識のために必要な部分を含んでおり，Fabフラグメントとよばれパパイン処理によって得られる。F(ab')₂フラグメントはペプシン処理によって得られる。残りのH鎖のCドメインはFcフラグメントを形成する。L鎖にはC領域の違いによるκ鎖，λ鎖とよばれる2つの鎖があり，H鎖にはC領域が異なるμ鎖，δ鎖，γ鎖，ε鎖，α鎖の5つがある。IgMとIgE以外の抗体分子にはFab領域とFc領域の間にヒンジ領域とよばれる柔軟な部分（図7.1.1灰色部分）がある。

2. モノクローナル抗体

正常なB細胞や形質細胞には抗体産生能力はあるが，無限に増殖する能力はない。そこで，抗体産生能力のない骨髄腫細胞と正常B細胞（脾細胞）を融合させる方法によって得られた抗体がモノクローナル抗体である。モノクローナル抗体は1個のB細胞（単一クローン）に由来する抗体であり，同じ抗原特異性をもった抗体の集まりである。したがって，抗原への結合部位（抗原決定基，エピトープ）はすべて同じである。一方ポリクローナル抗体は，同一分子に反応するが，抗原決定基が異なる抗体の集団である。

3. CD分類

CD分類は、同一のエピトープを認識するモノクローナル抗体の国際的な分類法である。CD番号はその認定順であり，番号自体に意味はなく，現在CD370を超えている。CD分類は白血球分化抗原に対するモノクローナルの分類

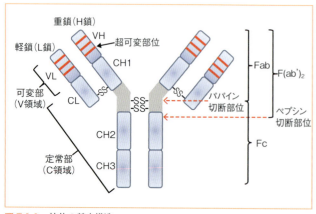

図7.1.1 抗体の基本構造

用語 重鎖 (heavy chain；H鎖)，軽鎖 (light chain；L鎖)，可変部領域 (variable region；V領域)，定常部領域 (constant region；C領域)，超可変領域 (complementarity determining region；CDR)，Fab領域 (Fragment, antigen binding)，Fc領域 (Fragment, crystallizable)，免疫グロブリン (immunoglobulin；Ig)，モノクローナル抗体 (monoclonal antibody)，CD (cluster of differentiation) 分類

法であったが，現在はヒト細胞の分化抗原（HCDM）に対するモノクローナル抗体も対象とされている。CD番号は抗原および抗体両方を意味し，抗体の場合はCDxx抗体，抗原の場合はCDxx抗原と表記される。

7.1.2　リンパ球サブセット

1. フローサイトメトリー

フローサイトメトリー（FCM）は検査法を表す言葉で，この検査に使用する装置がフローサイトメーターである。

一般的にフローサイトメーターによる細胞解析は，全血に蛍光標識抗体を反応させ，溶血後に解析する（図7.1.2a）。フローサイトメーターによる解析では，蛍光染色した細胞をフローセルに流し，レーザー光を照射すると蛍光と散乱光が発生する（図7.1.2b）。散乱光には細胞の大きさを反映する前方散乱光（FSCまたはFSと表記されるが，本項では以下FSCと表記する）と細胞内部構造の複雑さを反映する側方散乱光（SSCまたはSCと表記されるが，本項では以下SSCと表記する）がある。蛍光色素には多くの種類があり，代表的な色素として緑色（530nm付近），橙色（585nm付近），赤色（650nm以上）があり，現在10種類以上の蛍光を同時に測定できる装置もある。

試料中には複数の細胞種が混在するため，ゲーティング（解析対象の細胞を指定する操作）が必要となる。ゲーティングは，2つの散乱光を組み合わせて得られる分布図（FSC vs. SSC，後述の図7.1.5a）上あるいは蛍光と側方散乱光を組み合わせて得られる分布図7.1.5b上で行うのが一般的である。CD45抗原は細胞系列や分化度の違いによってその発現量が異なるので，ゲーティング（図7.1.3a）に広く利用されている。ゲーティングした細胞集団における各種抗原の陽性率は，図7.1.3bのような分布図から求めることができる。

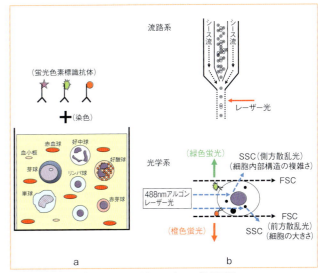

図7.1.2　染色操作とフローサイトメーターの解析原理

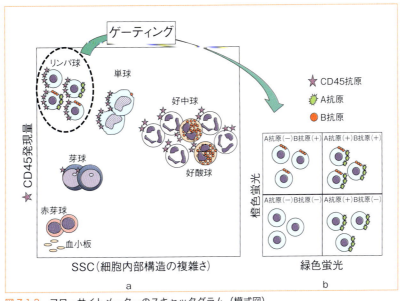

図7.1.3　フローサイトメーターのスキャッタグラム（模式図）

用語　ヒト細胞の分化抗原（human cell differentiation molecules；HCDM），フローサイトメトリー（flow cytometry；FCM），前方散乱光（forward scatter；FSC），側方散乱光（side scatter；SSC）

2. 末梢血リンパ球の分類

末梢血リンパ球は表面マーカーの違いからT細胞，B細胞とナチュラルキラー(NK)細胞の3群に分類することができ，T細胞はさらにCD4抗原とCD8抗原の発現の有無により2群に大別される。T細胞は種々のサイトカインを分泌し免疫系をコントロールする主要な細胞である。B細胞は分化して形質細胞となり抗体を産生する細胞であり，抗原提示細胞としても機能する。NK細胞は主要組織適合性抗原（MHC）非拘束性にがん細胞やウイルス感染細胞を殺す細胞である。

T細胞に特異性の高い抗原はT細胞受容体（TCR）とCD3抗原であり，末梢血T細胞の検索にはCD3抗体が用いられ，細胞表面CD3陽性であればT細胞とされる。B細胞に最も特異性が高い抗原は表面免疫グロブリン（sIg）であるが，末梢血B細胞の測定にはCD19あるいはCD20抗体が用いられる。NK細胞についてはいくつかの抗体の組合せ，たとえばCD16抗体とCD56抗体の組み合わせによって測定される（表7.1.1，7.1.2）。

TCRにはαβ型とγδ型の2種類があり，αβ型TCRをもつαβT細胞とγδ型TCRをもつγδT細胞に大別される（図7.1.4）。末梢血T細胞の大部分はαβT細胞で，そのほとんどはCD4抗原あるいはCD8を抗原を発現する。γδT細胞は末梢血中には少ないが，皮膚や腸管，生殖器などの上皮に多く存在している。新生児の末梢血中にはほとんど存在せず，年齢とともに増加し個人差が大きい。

2010年，Tリンパ球やBリンパ球とは異なる新たなリンパ球として自然リンパ球（ILCs）が発見された。この細胞群は抗原受容体を発現せず，とくに粘膜組織において，バリア機能の維持や感染初期応答などに重要な役割を担っている。

表7.1.1 末梢血リンパ球に発現される代表的な表面抗原

T細胞	CD2, CD3, CD4 or CD8, CD5, CD7, TCR
B細胞	CD19, CD20, CD21, CD22, HLA-DR, sIg, CD5（一部のB細胞）
NK細胞	CD2, CD7, CD16, CD56, CD57, CD8（一部のNK細胞）

表7.1.2 末梢血リンパ球サブセットとその基準範囲

リンパ球サブセット	抗体の組み合わせ	基準範囲（%）
T細胞	CD3$^+$	51.0〜79.0
B細胞	CD19$^+$ or CD20$^+$	5.0〜21.0
CD4$^+$T細胞	CD3$^+$CD4$^+$	30.0〜57.0
CD8$^+$T細胞	CD3$^+$CD8$^+$	11.0〜32.0
NK細胞	CD3$^-$CD16$^+$CD56$^+$	4.0〜34.0

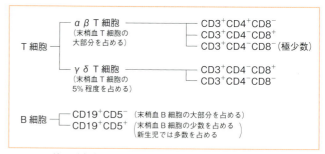

図7.1.4 抗原受容体からみたT細胞サブセットとB細胞サブセット

Q リンパ球サブセット検査はどのように行われるのか？

A リンパ球サブセット検査を行う場合，末梢血にはリンパ球以外に顆粒球や単球，赤血球，血小板が存在する。赤血球は測定前に溶血処理を行うが，赤血球残渣として残る。溶血処理した末梢血をフローサイトメーターで測定し，細胞の大きさを反映するFSCと核形や顆粒の有無などの細胞内部構造の複雑さを反映するSSCを組み合わせると図7.1.5aのようなパターンが得られ，厳密ではないがリンパ球領域，単球領域と顆粒球領域に分画することができる。しかし，この方法ではリンパ球と血小板や赤血球残渣を完全に分離することが難しいため，汎白血球抗原に対するCD45抗体を用いると，これらを明瞭に分画することができる（図7.1.5b）。リンパ球サブセット分類を行う場合は，解析対象をリンパ球領域に限定して解析する（この操作をゲーティングという）。図7.1.5bの縦軸は蛍光強度を表し，反応したモノクローナル抗体の量に比例する。つまり蛍光強度は細胞上の抗原量を反映する（この場合はCD45の発現量）。フローサイトメーターは自動血球分析装置とは異なり，スキャッタグラムの縦軸や横軸を任意に設定することができる。

▶参考情報

抗体医薬

モノクローナル抗体は治療薬としても使用されるが，ヒトはマウス抗体を異物として認識し，注射された抗体に免疫応答するため，マウスモノクローナル抗体を繰り返しヒトに注射することはできない。そこで，免疫反応を抑えるために遺伝子組換え技術などを応用して抗体医薬品は作製される。抗体医薬品には，マウス抗体，キメラ型抗体，ヒト化抗体，ヒト抗体がある。

抗体医薬品の命名法については決まり事があり，一般名称には共通してモノクローナル抗体であることを表す "-mab" という接尾語が付けられている。また，標的の種類や由来種の表し方も定められている。悪性リンパ腫の治療に使用されるrituximab（リツキシマブ）は，ri: 直接

📝 **用語** ナチュラルキラー（natural killer ; NK）細胞，主要組織適合性抗原（major histocompatibility complex ; MHC），T細胞受容体（T cell receptor ; TCR），表面免疫グロブリン（surface immunoglobulin ; sIg），自然リンパ球（innate lymphoid cells ; ILCs）

図7.1.5cはCD3抗体とCD19抗体を用いたT細胞，B細胞の測定，図7.1.5dはCD3抗体とCD4抗体を用いたCD4陽性T細胞，図7.1.5eはCD3抗体とCD8抗体を用いたCD8陽性T細胞，図7.1.5fはCD16抗体とCD56抗体を用いてNK細胞を測定したものである。CD4とCD8はおもにT細胞に発現しているが，CD8はNK細胞の一部にも発現しているため，CD8弱陽性（CD3⁻CD8⁺）の部分にはNK細胞の一部が含まれる。またγδT細胞は，他のT細胞よりCD3抗原の発現量が多いことからαβT細胞と区別することができる（図7.1.5e）。サイトグラムで得られるリンパ球領域は絶対的なものでなく，CD4弱陽性の単球（CD3⁻CD4^{weak+}）が混入することがある（図7.1.5d左上）ため，単球に特異的なCD14抗体によって単球を除外した後に測定する方法もある。

CD4/CD8比は免疫状態の指標の1つとして利用される。後天性免疫不全症候群（AIDS）ではCD4陽性T細胞の減少により，また伝染性単核症などのウイルス感染時にはCD8陽性T細胞の増加によりCD4/CD8比が低値となる。CD4/CD8比の測定には，CD3抗体とCD4抗体の二重染色によりCD4陽性T細胞を，またCD8陽性T細胞の測定はCD3抗体とCD8抗体の二重染色により測定することが推奨されている。

HIV感染者において，CD4陽性T細胞数（基準範囲700〜1,300/μL）が200〜300/μL以下になるとAIDSを発症する。

名，tu: tumor 腫瘍，xi: キメラ抗体，mab: モノクローナル抗体，というように名称からどのような抗体医薬であるかを読み取ることができる（図7.1.6）。

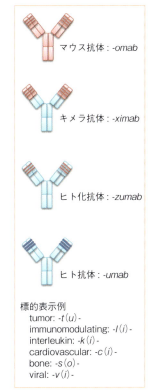

図7.1.6 抗体医薬

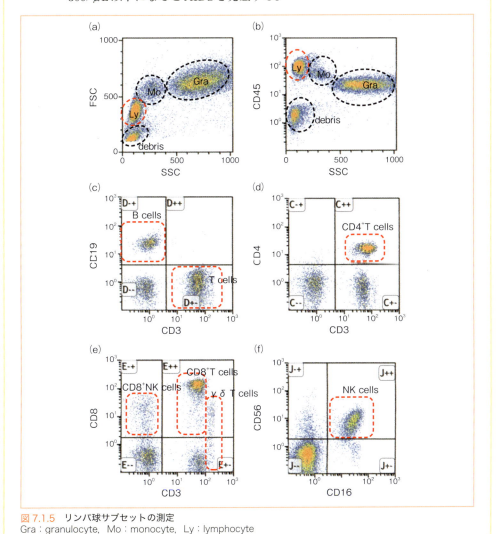

図7.1.5 リンパ球サブセットの測定
Gra：granulocyte，Mo：monocyte，Ly：lymphocyte

用語 後天性免疫不全症候群（acquired immunodeficiency syndrome；AIDS），ヒト免疫不全ウイルス（human immunodeficiency virus；HIV）

7.1.3 造血幹細胞の同定

造血幹細胞数はコロニー形成細胞数によって評価されるが，測定に要する日数と手技の煩雑さのためどこの施設でも行える検査法ではない。そのため，測定法の簡便さと迅速性からCD34陽性細胞が造血幹細胞の指標として用いられている。CD34陽性細胞数測定は，自家末梢血幹細胞移植や同種末梢血幹細胞移植における造血幹細胞数の把握，採取時期のモニタリング，採取量予測などに重要な役割を果たしている。しかしながら，CD34陽性細胞のすべてが長期の多分化能と自己複製能を有する真の造血幹細胞とはいえず，その割合はCD34陽性細胞のわずか1％程度であるとされている。

フローサイトメトリー法による造血幹細胞数の測定には，造血幹細胞が，①形態学的にリンパ球類似の単核細胞であること，②CD34抗原を発現していること，③リンパ球や単球のような成熟細胞に比してCD45抗原の発現量が少ないことを利用して測定される。

7.1.4 造血器腫瘍検査

細胞表面マーカーとは，造血器腫瘍細胞の起源や細胞系列を同定するために測定される細胞表面抗原のことで，モノクローナル抗体やポリクローナル抗体を用いた抗原抗体反応によって検出することからイムノフェノタイピングともよばれる。白血病の診断や治療においてFCMによる細胞表面マーカー解析は，細胞系列の確認のほか，病型や分化段階の判断，モノクロナリティーの確認，治療効果の判定，微小残存病変のモニタリングなど多岐にわたって利用されている。

● 1. 造血細胞の分化段階における表面抗原の変化

表面マーカー解析の対象となる抗原は腫瘍細胞に特異的なものでなく，正常な血球の分化過程で発現したり消失したりする抗原で，細胞表面に限らず細胞質内や核内にも存在する抗原も測定の対象となる（図7.1.7）。表面マーカーは，B細胞系，T細胞・NK細胞系，骨髄・単球系および形質細胞マーカーなどに大別される（表7.1.3）が，複数の系列にまたがって発現する抗原も少なくないため，複数の抗原を組み合わせることによって細胞系列の特定や分化段階の推定が可能となる。

● 2. 細胞系列特異的マーカー

急性白血病は急性リンパ性白血病と急性骨髄性白血病に分類され，急性リンパ性白血病は表面マーカーによってB細胞系あるいはT細胞系に分類することができる。また，急性骨髄性白血病においても病型ごとに特徴ある表面マーカーを示す（表7.1.4）。

急性白血病には急性リンパ性白血病と急性骨髄性白血病

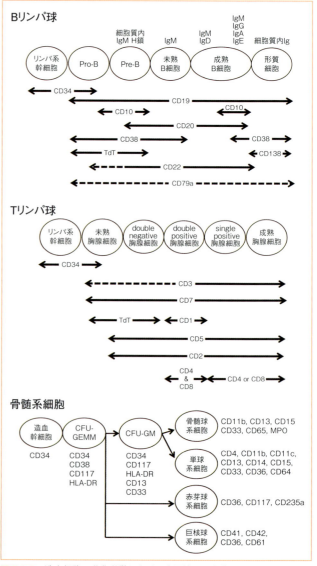

図7.1.7　造血細胞の分化段階における表面抗原の変化

用語　細胞系列（lineage），イムノフェノタイピング（immonophenotyping）

両方の表面マーカーを有する病型があり，WHO分類では混合形質性急性白血病と診断される。この病型の診断は以下のような基準によって診断されるが，これらのマーカーを細胞系列特異的マーカーとして理解しておくことが重要である。

① 骨髄球系と判断するための条件：ミエロペルオキシダーゼがFCM，免疫染色，細胞化学のいずれかで陽性
② 単球系と判断するための条件：非特異的エステラーゼ，CD11c，CD14，CD36，CD64，リゾチームのうち2つ以上陽性
③ Tリンパ球系とするための条件：CD3ε鎖に対する抗体を用いたFCMで，細胞質内CD3が陽性または細胞表面CD3陽性
④ Bリンパ球系の条件：CD19強陽性の場合にはCD79a，細胞質内CD22，CD10のうち少なくとも1つが強陽性，CD19弱陽性の場合はCD79a，細胞質内CD22，CD10のうち少なくとも2つが強陽性

3. 悪性リンパ腫の表面マーカー（表7.1.4）

悪性リンパ腫は，T細胞性，B細胞性，NK細胞性に分類される。T細胞性リンパ腫はCD3抗原が陽性であり，さらにCD4抗原やCD8抗原の検索はT細胞性リンパ腫の病型分類に役立つ。T細胞性リンパ腫の多くはCD4抗原陽性であり，典型例が成人T細胞白血病/リンパ腫（ATL）である。ATLではこのほかにCD25陽性CD7陰性という表面マーカー的特徴を有している。B細胞性リンパ腫の病型分類には，CD5抗原とCD10抗原の発現検索が役立つ。CD5陽性のB細胞性腫瘍としては慢性リンパ性白血病/小リンパ球性リンパ腫（CLL/SLL）とマントル細胞リンパ腫（MCL）が代表的であり，両者はCD23抗原の発現の有無によって区別することができる。一方，CD10陽性の成熟B細胞性リンパ腫にはバーキットリンパ腫（BL）と濾胞性リンパ腫（FL）がある。MCL，BL，FLには特徴的な染色体異常が存在するので，最終的には病理組織診断や遺伝子・染色体検査と併せて総合的に診断される。

表7.1.3 細胞表面マーカー解析に使用する抗体パネル（一次評価抗体）

細胞系列	モノクローナル抗体
B細胞系	CD5, CD10, CD19, CD20, CD45, Kappa（κ），Lambda（λ）
T細胞・NK細胞系	CD2, CD3, CD4, CD5, CD7, CD8, CD45, CD56
骨髄・単球系	CD7, CD11b, CD13, CD14, CD15, CD16, CD33, CD34, CD45, CD56, CD117, HLA-DR
形質細胞	CD19, CD38, CD45, CD56

〔Wood BL et al："2006 Bethesda International Consensus recommendations on the immunophenotypic analysis of hematolymphoid neoplasia by flow cytometry: optimal reagents and reporting for the flow cytometric diagnosis of hematopoietic neoplasia", Cytometry B Clini Cytom, 2007；72, Suppl 1:S14-22 より改変〕

表7.1.4 急性白血病の表面マーカー

病型	典型的な表面抗原
急性リンパ性白血病	
Bリンパ芽球性白血病	$CD19^+$, $CD22^+$, $cyCD79^+$, $HLA\text{-}DR^+$, TdT^+, $CD10^{+/-}$, $CD20^{-/+}$, $CD13^{-/+}$, $CD33^{-/+}$, $cy\mu^{-/+}$
Tリンパ芽球性白血病	$cyCD3^+$, $CD7^+$, TdT^+, $CD2^{+/-}$, $CD5^{+/-}$, $CD4^{-/+}$, $CD8^{-/+}$, $HLA\text{-}DR^{+/-}$
急性骨髄性白血病	
FAB分類 AML-M0	$CD34^{+/-}$, $CD38^{+/-}$, $HLA\text{-}DR^+$, $CD13^{+/-}$, $CD33^{+/-}$, $CD117^{+/-}$, $MPO^{+/-}$, $TdT^{+/-}$, $CD7^{-/dim+}$, $CD11b^-$, $CD14^-$, $CD15^-$, $CD36^-$, $CD64^-$, $CD65^-$, $cyCD3^-$, $cyCD79a^-$, $cyCD22^-$
FAB分類 AML-M1	MPO^+, $CD13^{+/-}$, $CD33^{+/-}$, $CD34^{+/-}$, $CD117^{+/-}$, $HLA\text{-}DR^{+/-}$, $CD7^{-/dim+}$, $CD11b^{-/+}$
FAB分類 AML-M2	MPO^+, $CD13^{+/-}$, $CD33^{+/-}$, $CD11b^{+/-}$, $CD15^{+/-}$, $CD34^{+/-}$, $CD117^{+/-}$, $HLA\text{-}DR^{+/-}$, $CD56^{-/+}$, $CD19^{-/+*}$ [*t(8;21)陽性例でしばしば陽性]
FAB分類 AML-M3	MPO^+, $CD33^+$, $CD13^{-/+}$, $HLA\text{-}DR^-$, $CD34^{-/+}$, $CD56^{-/+}$, $CD2^{-/+}$
FAB分類 AML-M4/M5	$CD13^{+/-}$, $CD15^{+/-}$, $CD33^{+/-}$, $CD4^{+/-}$, $CD11b^{+/-}$, $CD11c^{+/-}$, $CD36^{+/-}$, $CD64^{+/-}$, $CD117^{+/-}$, $HLA\text{-}DR^{+/-}$, $CD14^{-/+}$, $CD34^{-/+}$, $CD2^{-/+**}$ [**inv(16)陽性例で陽性]
FAB分類 AML-M6b	$CD235a^{+/-***}$, $CD117^{+/-}$, $CD36^{+/-}$, $CD34^{-/+}$, $HLA\text{-}DR^-$, MPO^- [***芽球は陰性]
FAB分類 AML-M7	$CD41^{+/-}$, $CD61^{+/-}$, $CD42^{-/+}$, $CD36^{+/-}$, $CD13^{-/+}$, $CD33^{-/+}$, $CD34^-$, $CD45^-$, $HLA\text{-}DR^-$

cy：cytoplasmic（細胞質）

表7.1.5 おもなB細胞性リンパ腫の表面マーカー

	CD5	CD10	CD19	CD20	CD22	CD23	CD34	HLA-DR	sIg	TdT
びまん性大細胞型B細胞リンパ腫（DLBCL）	-/+	-/+	+	+	+	-	-	+	+	-
マントル細胞リンパ腫（MCL）	+	-	+	+	+	-	-	+	+	-
慢性リンパ性白血病（CLL）/小リンパ球性リンパ腫（SLL）	+	-	+	weak+	weak+	+	-	+	weak+	-
濾胞性リンパ腫（FL）	-	+	+	+	+	-	-	+	+	-
バーキットリンパ腫（BL）	-	+	+	+	+	-	-	+	+	-

用語 成人T細胞白血病/リンパ腫（adult T-cell leukemia/lymphoma；ATL），慢性リンパ性白血病（chronic lymphocytic leukemia；CLL），小リンパ球性リンパ腫（small lymphocytic lymphoma；SLL），マントル細胞リンパ腫（mantle cell lymphoma；MCL），バーキットリンパ腫（Burkitt lymphoma；BL），濾胞性リンパ腫（follicular lymphoma；FL），びまん性大細胞型B細胞リンパ腫（diffuse large B cell lymphoma；DLBCL）

Q CD34陽性細胞はどのように測定するのか？

A　CD34陽性細胞測定においては，まず核酸染色剤である7-アミノ-アクチノマイシンD（7-AAD）を用いて生細胞のみを解析の対象とする（7-AADは生細胞膜を透過しないため，死細胞のみが染色されるので，これらを測定対象から外す）（図7.1.8a）。7-AAD陰性分画の中には血小板や赤血球残渣が含まれるので，汎白血球抗原に対するCD45抗体を用いて解析対象を白血球に絞り込む（図7.1.8b）。次にCD45陽性細胞中のCD34陽性細胞を測定する（図7.1.8c）。さらに，造血幹細胞がCD45弱陽性であることを利用して純化する（CD45強陽性細胞は成熟リンパ球であるためこの部分を除外する）（図7.1.8d）。再度，これらの細胞（CD34陽性CD45弱陽性）をFSC vs. SSCスキャタグラム上に展開し，形態的特徴を加味し造血幹細胞とする（図7.1.8e）。絶対数既知の内部標準ビーズとの相対比（図7.1.8f）より末梢血幹細胞採取（PBSCH）中に含まれるCD34陽性細胞絶対数を算出する。この方法はシングルプラットフォームメソッドとよばれJCCLSのガイドラインでも推奨されている。一方，自動血球計数装置の白血球数やリンパ球比率とCD34陽性率からCD34陽性細胞数を算出する方法はデュアルプラットフォームメソッドとよばれる。

> **参考情報**
>
> **CD4陽性T細胞サブセット**
>
> CD4陽性T細胞には，免疫応答をヘルプするヘルパーT細胞と，抑制する制御性T細胞（Treg）が存在する（図7.1.9）。ヘルパーT細胞は，性質の違いにより少なくともTh1細胞，Th2細胞，Th17細胞およびTfh細胞に分類される。Th1細胞は細胞内寄生細菌排除，Th2細胞はアレルギー反応，Th17細胞は，自己免疫反応，Tfhは抗体産生反応と関連する。Tregは，T細胞の活性化を抑制する。これらのCD4陽性T細胞サブセットの誘導には特定のサイトカインが必要で，特定のサイトカイン産生を介して機能を発揮する。

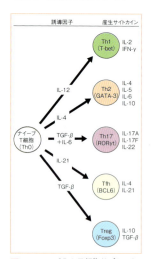

図7.1.9　CD4+T細胞サブセット

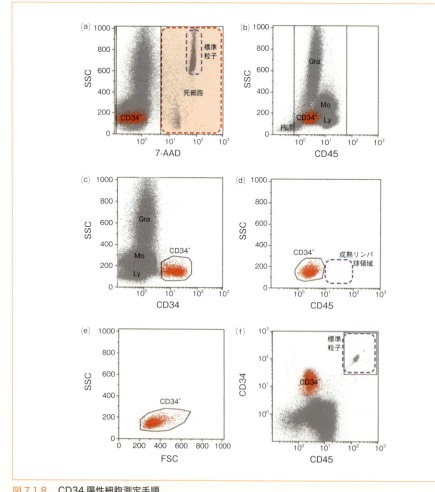

図7.1.8　CD34陽性細胞測定手順
PLT：platelet

用語　7-アミノ-アクチノマイシンD（7-amino-actinomycin D；7-AAD），末梢血幹細胞採取（peripheral blood stem cell harvest；PBSCH），日本臨床検査標準協議会（Japanese Committee for Clinical Laboratory Standard；JCCLS），制御性T細胞（regulatory T cell；Treg）

Q 造血器腫瘍細胞の表面マーカー解析ではどのようにして腫瘍細胞だけを解析するのか？

A　フローサイトメーターによる表面マーカーにおいては，ゲーティング法の選択が測定結果や解釈に大きく影響する。フローサイトメーターでは，大きさの指標であるFSCと細胞内構造の複雑さを反映するSSCを組み合わせることで大まかに細胞を分別することを図7.1.5aに示したが，このようなスキャッタグラムではともに単核細胞である芽球とリンパ球とを完全に区別することができない。そのため，細胞表面マーカー解析においては，特定の細胞を分離するための方法が必要となる。急性白血病細胞の表面マーカー解析では，芽球がCD45弱陽性であることを利用して芽球と成熟リンパ球を分別するCD45ゲーティングが用いられる（図7.1.3a，7.1.10a）。気管支洗浄液や腹水，胸水中の悪性リンパ腫細胞の表面マーカー解析を行う場合には，試料中に非血液細胞成分も含まれているため，CD45ゲーティングを利用する（図7.1.10bは皮膚組織）。骨髄腫細胞の表面マーカー解析では，混在する赤芽球がCD45抗原陰性であるためCD45ゲーティングでは両者を分別できない。そのため骨髄腫細胞の解析には，骨髄腫細胞がCD38やCD138強陽性であることを利用したCD38ゲーティングあるいはCD138ゲーティング（図7.1.10c）が行われる。CD38は形質細胞に特異的ではないので，CD38ゲーティングではCD38抗体とCD45抗体の組み合わせでゲーティングする（図7.1.10d）。このほか，成人T細胞白血病／リンパ腫（ATL）ではATL細胞のCD3抗原発現が正常T細胞に比べ減少しているので，CD3ゲーティングを用いると正常T細胞とATL細胞を区別できる。慢性リンパ性白血病のような成熟B細胞腫瘍の解析には，B細胞特異的なCD19ゲーティングやCD20ゲーティングによって解析するとより正確な結果が得られる。

▶参考情報
モノクローナル抗体を用いたクロナリティー検索

　モノクローナル抗体を用いて，細胞のクロナリティーを判定する方法には免疫グロブリン軽鎖の偏りを調べる方法がある。免疫グロブリンの軽鎖にはκ鎖とλ鎖の2種類があるが，1個のB細胞は1種類の免疫グロブリンしか産生しないので，単一の細胞から発生した成熟B細胞系腫瘍はκ鎖かλ鎖のどちらか一方しか発現しない。この特性から，κ鎖もしくはλ鎖のどちらかを発現しているかを検索することがB細胞系腫瘍の鑑別に役立つ（図7.1.11c）。
　成熟B細胞腫瘍の病型は，CD5抗原およびCD10抗原の発現の有無によって大別される（図7.1.11d）。成熟B細胞腫瘍の比率が少ないと予想されるような検体では，CD5抗原あるいはCD10抗原陽性B細胞において免疫グロブリンH鎖別のκ鎖とλ鎖解析がクロナリティーの鑑別に有効である（図7.1.11e，f）。

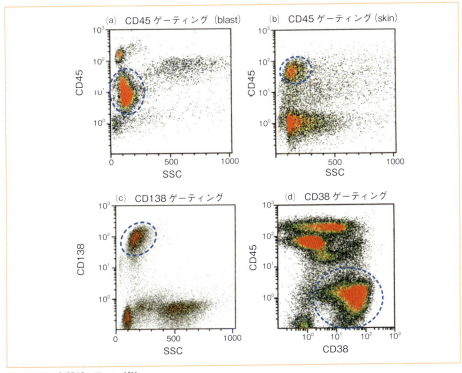

図7.1.10　各種ゲーティング法

7章 フローサイトメトリー検査

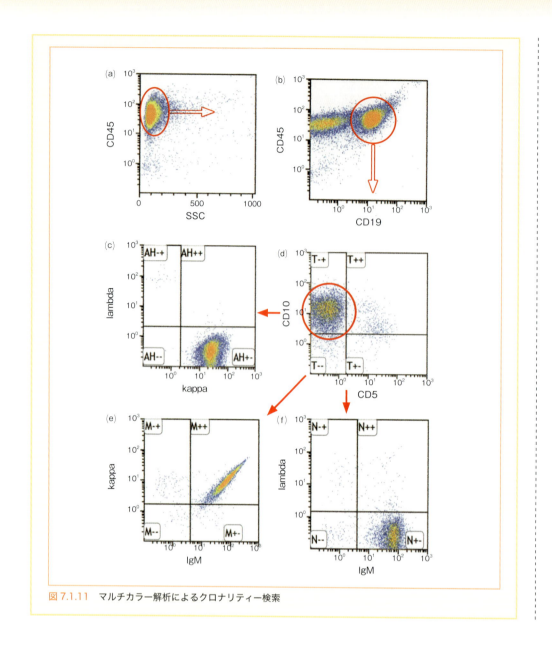

図 7.1.11　マルチカラー解析によるクロナリティー検索

[池本敏行]

参考文献

1) 池本敏行：「モノクローナル抗体を応用した細胞の解析」, ビジュアル臨床血液形態学 改訂第3版, 314-357, 平野正美(監), 南江堂, 2011.
2) 日本臨床検査標準協議会 血液検査標準化検討委員会フローサイトメトリーワーキンググループ：「フローサイトメトリーによる末梢血リンパ球表面抗原検査に関するガイドライン」(JCCLS H1-A, V2.0)　http://jccls.org/approval/index.html
3) 日本臨床検査標準協議会 血液検査標準化検討委員会フローサイトメトリーワーキンググループ：「フローサイトメトリーによる CD34 陽性細胞検出に関するガイドライン(JCCLS H3-A, V2.0)　http://jccls.org/approval/index.html
4) Wood BL et al : "2006 Bethesda International Consensus recommendations on the immunophenotypic analysis of hematolymphoid neoplasia by flow cytometry: optimal reagents and reporting for the flow cytometric diagnosis of hematopoietic neoplasia", Cytometry B Clini Cytom, 2007；72, Suppl 1:S14-22.
5) Swerdlow SH et al (ed)："WHO Classification of Tumors of Haematopoietic and Lymphoid Tissues", WHO, International Agency for Research on Cancer, Lyon, 2008.

8章 染色体・遺伝子検査

章目次

8.1：造血器腫瘍の染色体・遺伝子検査…176
   8.1.1　検査の意義
   8.1.2　染色体検査の種類
   8.1.3　遺伝子検査法
   8.1.4　異常値を示すメカニズム
   8.1.5　検査結果の解釈
   8.1.6　基準範囲

SUMMARY

　造血器腫瘍にはその病型に特異的な染色体・遺伝子異常がある。染色体・遺伝子検査は病型の診断と治療法の選択や治療モニタリング，予後予測に利用されている。なかでも慢性骨髄性白血病（CML）や急性前骨髄球性白血病（AML-M3）には極めて有効な分子標的療法があることから，当検査によるモニタリングが必須となっている。とくに遺伝子検査法は高い感度を有するため，光学顕微鏡による検査では検出困難な微小残存病変（minimal residual disease；MRD）を感度よくとらえる。治療効果判定のためにReal-time PCR法を用いたMRD定量が広く利用されている。また，遺伝子変異解析も利用されている。*BCR-ABL1* 変異解析はチロシンキナーゼ阻害剤の耐性症例に対して，*FLT3* および *NPM1* 変異解析は急性骨髄性白血病（AML）に対する予後判定の側面から，*JAK2* 変異解析は骨髄増殖性腫瘍の診断に利用されている。

8.1 造血器腫瘍の染色体・遺伝子検査

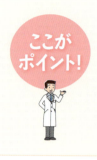

ここがポイント！

- 造血器腫瘍の病型特異的な染色体異常に染色体の構造異常および数的異常がある。
- 染色体の構造異常には転座，逆位，挿入，欠失などがある。
- 病型特異的な染色体異常の検出により病型診断が可能となる。
- 見出された染色体・遺伝子異常の種類により，予後の推定や治療反応性の予測が可能となる場合がある。
- CML や AML-M3 には極めて有効な分子標的療法が可能なことから，正確な診断のために染色体・遺伝子検査が有用である。

8.1.1 検査の意義

　造血器腫瘍には，病型特異的な染色体異常（染色体の構造異常や数的異常），遺伝子異常が認められる。染色体の構造異常には転座，逆位，挿入，欠失などがある。これらの染色体異常の有無を検出することで，造血器腫瘍であるか否かの診断が可能となる。また，染色体異常とその予後予測が可能となる。したがって，染色体・遺伝子検査は急性リンパ性白血病，急性骨髄性白血病，骨髄異形成症候群，骨髄増殖性腫瘍，慢性リンパ性白血病，悪性リンパ腫，多発性骨髄腫などの診断に有用である[1]。表8.1.1 に造血器腫瘍のおもな染色体異常，遺伝子異常およびその検査法，検査の意義を，表8.1.2, 8.1.3 に染色体異常，遺伝子異常とその予後分類を示した。

　染色体・遺伝子検査の進め方として，まず，染色体検査で異常の有無を検査する。その結果，転座型白血病などの遺伝子検査が可能な場合はこの検査に進む。遺伝子検査は後述する利点を有するからである。

　急性白血病の初発時には体内に 10^{10}〜10^{12} 個の白血病細胞があるとされ，治療により血液学的寛解に導入された後も，なお 10^9 個程度の白血病細胞が残存するとされる。残存している白血病細胞はやがて増殖し再発の原因になり得る。これら微小残存病変（MRD）を検出することが，遺伝子検査の目的である。MRD は従来の光学顕微鏡による検査法では検出し得なかったが，RT-PCR 法，Real-time PCR 法では $1/10^5$ の高感度で検出可能である。したがって，遺伝子検査は造血器腫瘍病型の確定診断や化学療法および造血幹細胞移植後の治療効果判定に意義がある。

8.1.2 染色体検査の種類[2]

1. 分染法

　染色体検査法としてG分染法，Q分染法があり，通常はG分染法が行われる。対象検体は骨髄血または末梢血で，専用容器に無菌的に採取する。染色体検査は染色体標本に種々の処理を行い，染色体上に縞模様（バンド）を表出させ，20個の分裂期（M期）にある細胞の染色体を形態的に解析する。近年，治療法の確立している染色体異常（とくに転座）においてはFISH法，遺伝子検査法が頻用されるようになっているが，染色体検査は網羅的にその異常を見つけることができるため，造血器腫瘍の初発時の診断・病型分類に必須であり，その意義は失われていない。

2. FISH 法

　既知の染色体異常の有無を検出，治療後のモニタリングにおいてFISH法が行われる。また，G分染法では識別困難な類似バンド同士の転座や複雑な構造異常の検出，微細

用語 微小残存病変（minimal residual disease ; MRD），ポリメラーゼ連鎖反応（polymerase chain reaction ; PCR），逆転写 PCR（reverse transcription PCR ; RT-PCR），G 分染法（G-banding），Q 分染法（Q-banding），蛍光 in situ ハイブリダイゼーション（fluorescence in situ hybridization ; FISH）

表 8.1.1 造血器腫瘍のおもな染色体・遺伝子異常とその検査法・検査の意義

対象疾患	染色体異常	遺伝子異常	検査法	検査の意義
CML	t(9;22)(q34.1;q11.2)	BCR-ABL1	分染法, FISH, RT-PCR	診断, 治療効果モニタリング
			TMA(Amp-CML), Real-time RT-PCR	診断, 治療効果モニタリング
		BCR-ABL1変異解析	DNAシーケンス, PCR-Invader	チロシンキナーゼ阻害剤耐性の有無
CML-blast crisis	t(3;21)(q26.2;q22)	EVI1-RUNX1	RT-PCR	診断, 治療効果モニタリング
AML		FLT3 変異検出	PCR	AMLの予後診断
		FLT3 変異解析	DNAシーケンス	AMLの予後診断
	NPM1変異解析	NPM1 変異解析	DNAシーケンス, Real-time PCR	AMLの予後診断
	t(11;19)(q23;p13.3)	KMT2A-MLLT1	分染法, RT-PCR, Real-time RT-PCR	診断, 治療効果モニタリング
		KIT 変異解析	DNAシーケンス	AMLの予後診断
AML-M2	t(8;21)(q22;q22.1)	RUNX1-RUNX1T1	分染法, FISH, RT-PCR, Real-time RT-PCR	診断, 治療効果モニタリング
AML-M2 or -M4	t(6;9)(p23;q34.1)	DEK-NUP214	分染法, RT-PCR, Real-time RT-PCR	診断, 治療効果モニタリング
AML-M3	t(15;17)(q24;q21)	PML-RARA	分染法, FISH, RT-PCR, Real-time RT-PCR	診断, 治療効果モニタリング
AML-M4Eo	inv(16)(p13.1q22) or t(16;16)(p13.1;q22)	CBFB-MYH 11	分染法, FISH, RT-PCR, Real-time RT-PCR	診断, 治療効果モニタリング
AML-M5a	t(9;11)(p21.3;q23.3)	KMT2A-MLLT3	分染法, RT-PCR	診断, 治療効果モニタリング
AML/ALL	11q23	KMT2A DNA再構成	サザンブロット	診断, 治療効果モニタリング
ALL	t(9;22)(q34.1;q11.2)	BCR-ABL1	分染法, FISH, RT-PCR, Real-time RT-PCR	診断, 治療効果モニタリング
	t(1;19)(q23;p13.3)	TCF3-PBX1	分染法, RT-PCR, Real-time RT-PCR	診断, 治療効果モニタリング
	t(5;14)(q31.1;q32.3)	IL3-IGH	分染法	診断, 治療効果モニタリング
	t(12;21)(p13.2;q22.1)	ETV6-RUNX1	FISH, RT-PCR, Real-time RT-PCR	診断, 治療効果モニタリング
	t(4;11)(q21;q23)	KMT2A-AFF1	分染法, RT-PCR	診断, 治療効果モニタリング
Burkitt lymphoma	t(8;14)(q24;q32)	MYC-IGH	分染法, FISH	診断, 治療効果モニタリング
マントル細胞リンパ腫(MCL)	t(11;14)(q13;q32)	IGH-CCND1	分染法, FISH	診断, 治療効果モニタリング
MALTリンパ腫	t(11;18)(q21;q21)	API2-MALT1	分染法, FISH	診断, 治療効果モニタリング
濾胞性リンパ腫(FL)	t(14;18)(q32.3;q21.3)	IGH-BCL2	分染法, FISH	診断, 治療効果モニタリング
未分化型大細胞型リンパ腫	t(2;5)(p23;q35)	ALK1-NPM	分染法	診断, 治療効果モニタリング
T細胞性リンパ系腫瘍		TCRβ鎖Jβ1 DNA再構成	サザンブロット	診断, 治療効果モニタリング
		TCRβ鎖Jβ2 DNA再構成	サザンブロット	診断, 治療効果モニタリング
		TCRβ鎖Cβ1 DNA再構成	サザンブロット	診断, 治療効果モニタリング
		TCRγ鎖Jγ DNA再構成	サザンブロット	診断, 治療効果モニタリング
		TCRδ鎖JδI DNA再構成	サザンブロット	診断, 治療効果モニタリング
		TAL1 DNA再構成	サザンブロット	診断, 治療効果モニタリング
B細胞性リンパ系腫瘍		IgH鎖JH DNA再構成	サザンブロット	診断, 治療効果モニタリング
		IgH鎖Cμ DNA再構成	サザンブロット	診断, 治療効果モニタリング
		IgL鎖Jκ DNA再構成	サザンブロット	診断, 治療効果モニタリング
		IgL鎖Cκ DNA再構成	サザンブロット	診断, 治療効果モニタリング
		IgL鎖Cλ DNA再構成	サザンブロット	診断, 治療効果モニタリング
		BCL2 DNA再構成	サザンブロット	診断, 治療効果モニタリング
形質細胞骨髄腫(多発性骨髄腫)	t(4;14)(p16;q32)	IGH-FGFR3	分染法, FISH	診断, 治療効果モニタリング
	t(14;16)(q32;q23)	IGH-MAF	分染法, FISH	診断, 治療効果モニタリング
骨髄増殖性腫瘍(MPN)		JAK2変異解析	Real-time PCR, DNAシーケンス	診断, 治療効果モニタリング
		MPL・CALR変異解析	Real-time PCR, DNAシーケンス	診断, 治療効果モニタリング
好酸球増加症	del(4)(q12q12)	FIP1L1-PDGFRA	FISH, RT-PCR	診断, 治療効果モニタリング
		PDGFRA, PDGFRB, FGFR1再構成	FISH	診断, 治療効果モニタリング
	t(5;12)(q33;p13)	ETV6-PDGFRB	FISH	診断, 治療効果モニタリング
	t(8;13)(p11;q12)	ZNF198-EGFR1	FISH	診断, 治療効果モニタリング
	t(8;9)(p22;p24.1)	PCM1-JAK2	FISH	診断, 治療効果モニタリング
AML, ALL		WT1 mRNA定量	Real-time RT-PCR	治療効果モニタリング

📝 **用語** 慢性骨髄性白血病（chronic myeloid leukemia；CML），急性骨髄性白血病（acute myeloid leukemia；AML），急性骨髄芽球性白血病分化型（acute myeloblastic leukemia with maturation；AML-M2），急性前骨髄球性白血病（acute promyelocytic leukemia；AML-M3），急性骨髄単球性白血病（acute myelomonocytic leukemia；AML-M4），好酸球増加を伴う急性骨髄単球性白血病（acute myelomonocytic leukemia with eosinophilia；AML-M4Eo），急性単球性白血病未分化型（acute monoblastic leukemia；AML-M5a），急性リンパ性白血病（acute lymphoblastic leukemia；ALL），マントル細胞リンパ腫（mantle cell lymphoma；MCL），粘液関連リンパ組織節外性辺縁帯リンパ腫（extranodal mar mucosa-associated lymphoid tissue；MALTリンパ腫），濾胞性リンパ腫（follicular lymphoma；FL），骨髄増殖性腫瘍（myeloproliferative neoplasms；MPN），transcription mediated amplification（TMA）

表8.1.2 AMLにおける染色体・遺伝子異常とその予後

予後	染色体・遺伝子異常
Favorable	t(8;21)(q22;q22.1); *RUNX1-RUNX1T1* inv(16)(p13.1q22) or t(16;16)(p13.1;q22); *CBFB-MYH11* Mutated *NPM1* without *FLT3*-ITD (normal karyotype) Mutated *CEBPA* (normal karyotype)
Intermediate-I	Mutated *NPM1* and *FLT3*-ITD (normal karyotype) Wild-type *NPM1* and *FLT3*-ITD (normal karyotype) Wild-type *NPM1* without *FLT3*-ITD (normal karyotype)
Intermediate-II	t(9;11)(q21.3;q23.3); *KMT2A-MLLT3* Cytogenetic abnormalities not classified as favorable or adverse
Adverse	inv(3)(q21.3q26.2) or t(3;3)(q21.3;q26.2); *RPN1-EVI1* t(6;9)(p23;q34.1); *DEK-NUP214* t(v;11)(v;q23.3); *KMT2A* rearranged 5 or del(5q); 7; abnl(17p); complex karyotype

(Döhner H et al.: "Diagnosis and management of acute myeloid leukemia in adults: recommendations from an international expert panel, on behalf of the European LeukemiaNet", Blood, 2010 ; 115 : 459 より一部改変)

表8.1.3 MDSにおける染色体異常とその予後

予後	染色体異常
Very good	−Y, del(11q)
Good	Normal, del(5q), del(12p), del(20q), double including del(5q)
Intermediate	del(7q), +8, +19, i(17q), any other single or double independent clones
Poor	−7, inv(3)/t(3q)/del(3q), double including −7/del(7q), complex: 3 abnormalities
Very poor	Complex: > 3 abnormalities

(Greenberg PL et al.: "Revised international prognostic scoring system for myelodysplastic syndromes", Blood, 2012 ; 120 : 2457 より)

な染色体異常の検出，由来不明のマーカー染色体の同定や特異的な染色体異常の検出に有用である．本法はスライド標本上の細胞（間期核）の標的DNAに蛍光標識したDNAプローブをハイブリダイズし，特定波長の光を当て発色させ，蛍光顕微鏡で核内の蛍光シグナルを検出する．本法の種類として，*BCR-ABL1*などの融合遺伝子をとらえる融合FISH，分離FISH，5番染色体の長腕の欠失などの染色体の部分的欠失を検出する欠失FISH，染色体の動原体付近のプローブを用いることでモノソミー7などの特定の染色体の数を分析する動原体FISHがある．

8.1.3 遺伝子検査法[2)]

● 1. サザンブロット法

本法はリンパ性白血病・リンパ腫の診断に頻用される．Bリンパ球，Tリンパ球の分化，成熟過程には免疫グロブリン（Ig）遺伝子，T細胞受容体（TCR）遺伝子の再構成が関与している．Ig遺伝子やTCR遺伝子のDNA再構成の有無を調べることによって，リンパ系腫瘍の分化過程や腫瘍細胞の起源を知ることができる[3)]．

● 2. RT-PCR法

RNAを検出対象とした遺伝子増幅法である．RNAを逆転写酵素を用いてcDNAに変換し，このcDNAを鋳型としてPCRを行う方法である．RNAはDNAに比較して細胞当たりのコピー数が多いため遺伝子を高感度に検出することができる．転座型白血病のキメラmRNA検出など，広く利用されている．

● 3. Real-time PCR法

Real-time PCRはサーマルサイクラーと蛍光検出器が一体化された装置である．対象とする遺伝子配列に設定したプライマおよび蛍光標識したプローブを用いてPCRを行い，PCR産物の増幅過程を蛍光シグナルとしてリアルタイムに検出・解析する方法である．本法は遺伝子定量（図8.1.1）および遺伝子変異解析（図8.1.2）に利用される．

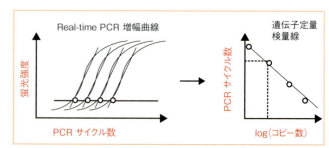

図8.1.1 Real-time PCR法による遺伝子定量の原理
遺伝子量既知の試料を用い，そのPCR増幅曲線からReal-time PCR装置により検量線（コピー数）が作成され，これを基準に対象とする遺伝子の量が算出される．

📝 用語　免疫グロブリン（immunoglobulin ; Ig），T細胞受容体（T-cell receptor ; TCR），相補的DNA（complementary DNA ; cDNA）

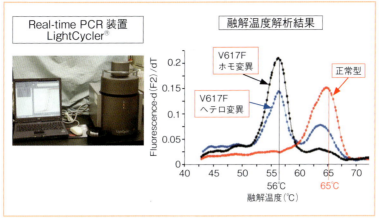

図 8.1.2 *JAK2* 遺伝子変異解析結果
Real-time PCR 装置を用いた融解温度解析（hybridization probe 法）による結果を示す。*JAK2* 遺伝子正常型の融解温度は 65℃のピークとして，*JAK2* 変異（V617F）の融解温度は 56℃のピークとして認められている。*JAK2* ヘテロ変異（V617F）は二峰性のピークとして認められている。正常型遺伝子と変異型遺伝子で融解温度の差を生じるため，これを利用して遺伝子変異解析が可能となる。

● 4. TMA 法

CML の治療モニタリング（*BCR-ABL1* mRNA 定量）において保険適用検査として Amp-CML が利用されている。本法は TMA 法を原理として，2 種類のプライマーと T7 RNA ポリメラーゼ（polymerase）と逆転写酵素を使用し，等温で RNA を増幅する方法である。

● 5. DNA シーケンス法

遺伝子の塩基配列を決定する方法。ジデオキシ法によるダイレクトシーケンスが一般的になっている。

8.1.4 異常値を示すメカニズム

細胞分裂には正確な遺伝情報の複製が必要であるが，この過程にミスが生じ突然変異を生じたものが染色体異常である。染色体異常の多くは遺伝子異常を伴う。染色体異常をもつ異常な細胞が分裂，増殖し腫瘍化が始まる。造血器腫瘍の病型に特異的な染色体転座では，転座の結果，形成される融合遺伝子（キメラ mRNA）が転座点近傍のがん遺伝子などを活性化し，発症に関与すると考えられている。

8.1.5 検査結果の解釈

造血器腫瘍の急性期，再発期では多くの染色体異常を生じて複雑な核型を呈し，判読困難なことがある。リンパ性白血病や悪性リンパ腫では良好な分裂細胞が得られにくいため，FISH 法などを考慮する。寛解導入療法後や造血幹細胞移植直後において白血球数が極めて低値にコントロールされた病期においては，分裂細胞が得られず染色体，FISH 法検査で偽陰性の結果を得ることがある。

造血器腫瘍の診療には血液形態学的検査（特殊染色を含む）を基本として，細胞表面マーカー，FISH 法，遺伝子検査などの結果と総合して，判断する必要がある。

8.1.6 基準範囲

染色体検査：男性　46, XY, 女性　46, XX
遺伝子検査：（RT-PCR 法）目的遺伝子を検出せず
　　　　　　（サザンブロット法）遺伝子再構成を認めず

Q CMLの治療効果判定基準とは？

A 治療効果の定義として以下が示されている。染色体・遺伝子検査が必須となる。

血液学的効果（HR）

血液学的完全寛解（CHR）とは以下の全項目を満たす。
- 白血球数 10.0×10^9/L 未満
- 血小板数 450×10^9/L 未満
- 白血球分画の正常化（幼若顆粒球の消失かつ好塩基球5%未満）
- 脾腫（触診）の消失

細胞遺伝学的効果（CyR）

骨髄染色体検査（Gバンド分染）で20個以上の細胞を分析し，フィラデルフィア染色体（Ph染色体）の消失度を以下の基準に従い評価。
- complete CyR（CCyR）：Ph 0 %
- partial CyR（PCyR）：Ph 1～35 %
- minor CyR：Ph 36～65 %
- minimal CyR：Ph 66～95 %
- none CyR：Phが 96～100 %

CCyRとPCyRを併せて細胞遺伝学的大寛解（MCyR）と称する。

分子生物学的効果（MR）

- 末梢血検査にて，Real-time PCRを行い *BCR-ABL1* mRNA値の動態を評価
- complete MR（CMR）：nested RT-PCR法で陰性
- 分子生物学的大寛解（MMR）：*BCR-ABL1*値の3-log以上の減少（Real-time PCRでは100コピー/μgRNA，Amp-CMLでは50コピー/アッセイ0.5μg RNAを3-log減少とする）

［横田浩充］

用語 血液学的効果（hematological response；HR），血液学的完全寛解（complete hematological response；CHR），細胞遺伝学的効果（cytogenetic response；CyR），フィラデルフィア染色体（Philadelphia chromosome；Ph 染色体），細胞遺伝学的大寛解（major cytogenetic response；MCyR），分子生物学的効果（molecular response；MR），分子生物学的大寛解（major molecular response；MMR）

参考文献

1) 押味和夫：「WHO血液腫瘍分類における表現型」，「遺伝子異常/発生機序」，WHO分類第4版による白血病・リンパ系腫瘍の病態学，1-214，押味和夫（監），中外医学社，2009.
2) 横田浩充：「遺伝子・染色体検査」，スタンダード検査血液学 第3版，209-213，日本検査血液学会（編），医歯薬出版，2018.
3) 清水 章：「リンパ球の分化とIg遺伝子，TCR遺伝子の再構成」，日本臨床，1989：47（増）：479-484.
4) Döhner H et al.："Diagnosis and management of acute myeloid leukemia in adults: recommendations from an international expert panel, on behalf of the European LeukemiaNet", Blood, 2010；115：453-474.
5) Greenberg PL et al.："Revised international prognostic scoring system for myelodysplastic syndromes", Blood, 2012；120：2454-2465.

9章 血管・血小板機能

章目次

9.1：止血機構の基礎知識……………182
    9.1.1　止血栓形成の開始
    9.1.2　一次止血（血小板血栓）
    9.1.3　二次止血（フィブリン血栓）

9.2：血管機能の基礎知識……………186
    9.2.1　血管収縮・拡張
    9.2.2　毛細血管透過性
    9.2.3　抗血栓性の発現
    9.2.4　VWFとADAMTS-13

9.3：血管・血小板機能の検査………189
    9.3.1　出血時間
    9.3.2　血小板粘着能
    9.3.3　血小板凝集能
    9.3.4　ヘパリン起因性血小板減少症

9.4：血管・血小板機能異常の検査評価…195
    9.4.1　血小板機能異常症
    9.4.2　血管の異常

SUMMARY

　ヒトの体内を流れる血液は循環中に凝固することはないが，何らかの原因で血管内皮が傷害を受けると，止血に向けて，血小板−凝固−線溶のカスケードが動きはじめる。血小板の粘着・凝集・放出による血小板血栓形成が一次止血である。活性化した血小板は凝固カスケードを活性化し，血小板血栓周囲にフィブリン塊を形成する。これにより，より強固な血栓ができ（二次止血），その後線溶機序により役割を終えた血栓は溶解される。本章では，一次止血に関わる血管，血小板の機能と検査について解説する。

　血小板の機能に関わる検査においては，操作中の血小板の活性化を抑えるために，駆血方法，採血針の太さ，適切な抗凝固剤の選択，採血方法，検査前の使用薬剤の中止等に十分留意して実施することが必要である。

9.1 止血機構の基礎知識

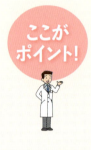

ここがポイント！

- 一次止血（血小板血栓）は血管内皮の損傷→血小板粘着→凝集・放出の過程である。
- 二次止血（フィブリン血栓）には外因系凝固機序と内因系凝固機序がある。
- 凝固制御機序に関する因子は，アンチトロンビン，トロンボモジュリン，プロテインC，プロテインS，組織因子経路インヒビターがある。
- ビタミンK依存性因子はビタミンKの存在下で生理機能をもつ因子となり，プロトロンビン，第Ⅶ因子，第Ⅸ因子，第Ⅹ因子，プロテインC，プロテインSが重要である。
- 線溶機序に関する因子は，プラスミノゲン，組織型プラスミノゲンアクチベータがあり，線溶制御因子にはプラスミンインヒビター，プラスミノゲンアクチベータ・インヒビターがある。

9.1.1 止血栓形成の開始

血管内を循環している血液は正常な場合では凝固せずに常に流動性を維持している。これは，血管内皮細胞から，血小板凝集物質〔一酸化窒素（NO），プロスタグランジンI_2（PGI_2），ADPase〕，凝固反応制御物質〔組織因子経路インヒビター（TFPI），トロンボモジュリン（TM），ヘパリン様物質〕，線溶促進物質〔組織型プラスミノゲンアクチベータ（t-PA）〕を産生・放出して血栓形成を回避し，血管内の恒常性を維持しているためである。しかし，何らかの原因で血管内皮細胞が傷害されると止血栓に向けて一次止血，二次止血が惹起される（図9.1.1）。

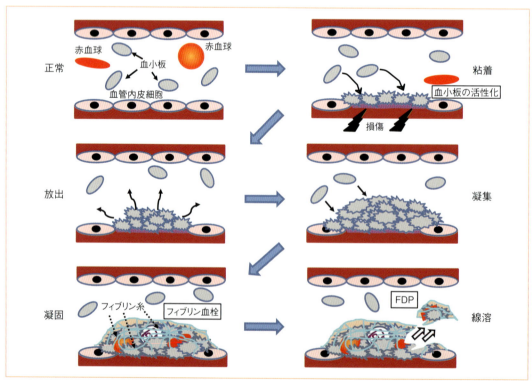

図9.1.1 血小板粘着から血栓形成と線溶過程
一次止血（血小板の粘着・放出・凝集），二次止血（凝固：フィブリン血栓），線溶

用語 一酸化窒素（nitric oxide；NO），プロスタグランジンI_2（prostaglandin I_2；PGI_2），組織因子経路インヒビター（tissue factor pathway inhibitor；TFPI），トロンボモジュリン（thrombomodulin；TM），組織型プラスミノゲンアクチベータ（tissue-type plasminogen activator；t-PA）

9.1.2　一次止血（血小板血栓）

1. 血小板粘着

血管内皮細胞が傷害を受け剥離すると，内皮下組織のコラーゲンが露出し，そこにフォン・ヴィレブランド因子（VWF）が結合する。その後VWFは立体構造が変化し，血小板は血小板膜上の糖蛋白GPⅠb（GPⅠb/Ⅸ/V複合体）を介して構造変化を起こしたVWFと結合して血管内皮細胞下組織に粘着する。この結合は比較的弱く，血流が速い場所では解離と結合が繰り返される。一方，血小板膜上にはコラーゲン受容体であるGPⅠa/ⅡaおよびGPⅥが存在する。GPⅥがコラーゲンと結合すると，血小板細胞内に活性化信号を発生させ，フィブリノゲン受容体であるGPⅡb/ⅢaとGPⅠa/Ⅱaを活性化させる。GPⅠa/Ⅱaが活性化されてコラーゲンと結合すると，安定な粘着となる。活性化GPⅡb/Ⅲaはフィブリノゲンに結合可能となる。同時にコラーゲン上のVWFとも結合してより強固な血小板粘着を起こすとされている。

2. 血小板凝集・放出

血小板が活性化されると，細胞内Ca^{2+}の上昇やプロテインキナーゼC（PKC）の活性化が生じる。これにより血小板内濃染顆粒からアデノシン二リン酸（ADP）やセロトニンが細胞外に放出され，ADPは血小板膜上のADP受容体と結合してさらなる活性化を引き起こす（ポジティブフィードバック機構）。活性化された血小板はアラキドン酸代謝を起こし，細胞質でトロンボキサンA_2（TXA_2）を合成して放出するが，これも強力な血小板活性化物質である。ADPとTXA_2は流血中の血小板のADP受容体やTXA_2受容体に作用して，これらの血小板のGPⅡb/Ⅲaも活性化させる。一方，α顆粒には血小板由来増殖因子（PDGF）やβトロンボグロブリンなどの複数の成長因子，フィブリノゲン，VWF，第Ⅴ因子も含まれる。とくにフィブリノゲンが放出されると血小板膜上でのGPⅡb/Ⅲaとの結合が促進される。

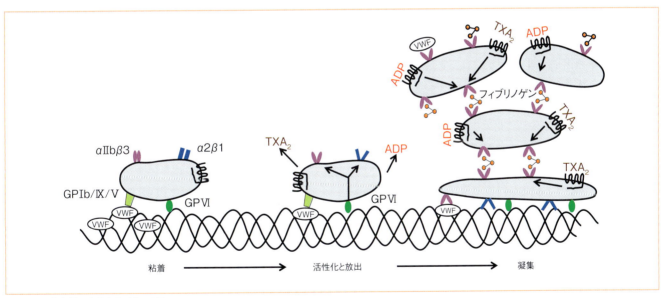

図 9.1.2　血小板一次止血のメカニズム

〔井上克枝：血小板の活性化機構と制御機構，日本臨牀，2014；72：1213 より一部改変〕

- GPⅠb/Ⅸ/V
- GPⅥ
- ADPまたはTXA_2受容体
- フォン・ヴィレブランド因子（VWF）
- フィブリノゲン
- 非活性化インテグリン$\alpha Ⅱb\beta 3$（GPⅡb/Ⅲa）
- 活性化インテグリン$\alpha Ⅱb\beta 3$（GPⅡb/Ⅲa）
- 非活性化インテグリン$\alpha 2\beta 1$（GPⅠa/Ⅱa）
- 活性化インテグリン$\alpha 2\beta 1$（GPⅠa/Ⅱa）
- コラーゲン

用語　フォン・ヴィレブランド因子（von Willebrand factor；VWF），糖蛋白（glycoprotein；GP），プロテインキナーゼC（protein kinase C；PKC），アデノシン二リン酸（adenosine diphosphate；ADP），トロンボキサンA_2（thromboxane A_2；TXA_2），血小板由来増殖因子（platelet-derived growth factor；PDGF）

フィブリノゲンはGPⅡb/Ⅲaに2か所で結合できるため，血流中の血小板は，すでに粘着した血小板にGPⅡb/Ⅲaとフィブリノゲンを介して結合することで血小板凝集反応が惹起される。その後次々に複数の血小板が結合して血小板凝集塊を形成する（図9.1.2）。

血小板が活性化されると血小板膜上にはホスファチジルセリンなどの陰性荷電リン脂質が表出される。このリン脂質が次項で述べる凝固カスケードを活性化させ，血小板周囲にフィブリンが析出する。これにより，血小板血栓（一次止血）よりも強固な血栓となり，二次止血が完了する。一次止血は土嚢を積んだ状態にたとえられ，二次止血は土嚢をセメントで固めた強固な状態にたとえられる[1]。

9.1.3 二次止血（フィブリン血栓）

1. 血液凝固機序

血液凝固反応には2種類の経路をもつ機序がある。1つは外因系凝固機序で，血管損傷部位から出る組織因子（TF）は第Ⅶ因子を活性化するとともに複合体を形成し，Ca^{2+}の存在下で第Ⅸ因子と第Ⅹ因子を活性化させる。活性化第Ⅸ因子（第Ⅸa因子）は活性化第Ⅷ因子（第Ⅷa因子）を補因子として第Ⅹ因子を，また活性化第Ⅹ因子（第Ⅹa因子）は活性化第Ⅴ因子（第Ⅴa因子）を補因子としてプロトロンビンをトロンビンに活性化させる。いずれの反応もCa^{2+}，リン脂質（ホスファチジルセリン）が関与する。ホスファチジルセリンは活性化された血小板膜および血管内皮細胞膜上に存在し，膜上を足場として血液凝固反応が進む。さらにトロンビンはフィブリノゲンをフィブリンに変換させるとともに，第ⅩⅢ因子を活性化する。Ca^{2+}の存在下で活性化第ⅩⅢ因子（第ⅩⅢa因子）は不安定なフィブリンを架橋化結合させ，安定化フィブリンとする。

もう1つは，内因系凝固機序と呼ばれ，陰性荷電物質との接触により凝固因子が活性化する凝固反応である。陰性荷電物質により活性化された第Ⅻ因子は第Ⅺ因子を活性化する。活性化第Ⅺ因子（第Ⅺa因子）はCa^{2+}の存在下で第Ⅸ因子を活性化させ，以後は外因系凝固機序と同様である。

一方，内因系で第Ⅻ因子，第Ⅺ因子の陰性荷電表面反応は別名接触相凝固反応ともよばれ，高分子キニノゲン（HMWK）や，プレカリクレインとも密接に関与している（図9.1.3）。

2. 凝固制御機構

生体内において血液凝固反応に対して凝固を制御（抑制）する機序も備わっている。おもな凝固制御機構はアンチトロンビン（AT），プロテインC（PC），組織因子経路インヒビター（TFPI）である。ATは活性化第Ⅻ因子（第Ⅻa因子），第Ⅺa因子，第Ⅸa因子，第Ⅹa因子，トロンビンを阻害するが，重要なのはトロンビンと活性化第Ⅹ因子に対してであり，ヘパラン硫酸と複合体を形成すると阻害作用は著しく増強する。PC制御機構において，トロンビンは血管内皮細胞上にあるトロンボモジュリン（TM）と結合すると本来の凝固促進活性作用や血小板活性化作用を失い，PCの活性化を促進させる。活性化PC（APC）はプロテインS（PS）を補助因子としてCa^{2+}の存在下で第Ⅷa因子，第Ⅴa因子を失活化させる。また，APCはPCインヒビター（PCI）により失活化される。TFPIは外因系凝固機序の組織因子/第Ⅶa因子複合体をおもに抑制する重要な凝固阻害因子で大部分は血管内皮細胞で産生されているが，単球や血小板でも産生される（図9.1.3）。

3. ビタミンK依存性因子

凝固因子のプロトロンビン，第Ⅶ因子，第Ⅸ因子，第Ⅹ因子および凝固制御因子のPC，PSはビタミンK（VK）依存性因子とよばれており，肝細胞内においてVKの存在下で生理機能を有するGla残基に変換される。摂取・吸収不良によるVK欠乏症ではGlaへの変換が進まずGlu残基が残るため，正常な生理活性を発揮できず，出血傾向が生じる。この異常な凝固因子をPIVKAという。この作用を利用したのが抗凝固剤として使用されているVK拮抗薬，ワルファリンである。とくにプロトロンビン，第Ⅶ因子，第Ⅸ因子，第Ⅹ因子の活性低下は出血傾向を示す。一方，先天性PC欠損症（ヘテロ結合体：PC活性約50%）患者にワルファリンを投与すると，PCの半減期は短く，他のVK凝固因子が十分に低下する前に急激な低下をするため，反対に凝固活性化状態を招くことも知られている。

4. 線維素溶解（線溶）機構

凝固反応が進みフィブリンが形成（フィブリン血栓）されると，それに伴って線溶反応が始まる。フィブリン上に

用語 組織因子（tissue factor；TF），高分子キニノゲン（high molecular weight kininogen；HMWK），アンチトロンビン（antithrombin；AT），プロテインC（protein C；PC），プロテインS（protein S；PS），PCインヒビター（protein C inhibitor；PCI），ビタミン（vitamin；V），γ-カルボキシグルタミン酸（γ-carboxyglutamic acid；Gla），グルタミン酸（glutamic acid；Glu），protein induced by vitamin K absence or antagonists；PIVKA

プラスミノゲン（PLG）と血管内皮から産生された組織型プラスミノゲンアクチベータ（t-PA）が特異的に結合すると，PLGはt-PAにより効率的にプラスミンに変換され，フィブリンを分解する。t-PAによるプラスミン生成は循環血液中では効率が悪くほとんど起こらないが，フィブリン上で結合したPLGはt-PAとの親和性が高まるためプラスミン生成が促進する。線溶機構に対しこちらにも制御機構があり，プラスミノゲンアクチベータ・インヒビター1（PAI-1）とプラスミンインヒビター（PI）が制御している。PAI-1は血漿や血小板α顆粒中に存在し，t-PAと結合して失活させる。一方，PIは血中に遊離したプラスミンと速やかに結合し失活させる。

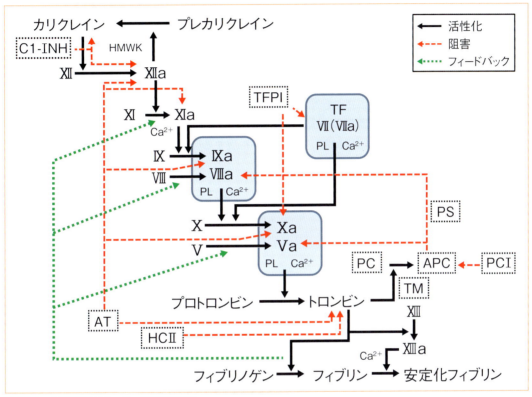

図9.1.3　血液凝固カスケード・凝固制御機構
V：第V因子，VII：第VII因子，VIII：第VIII因子，IX：第IX因子，X：第X因子，XI：第XI因子，XII：第XII因子，XIII：第XIII因子，PL：リン脂質，Ca^{2+}：カルシウムイオン，HMWK：高分子キニノゲン，C1-INH：C1インヒビター，TF：組織因子，TFPI：組織因子経路インヒビター，AT：アンチトロンビン，PC：プロテインC，APC：活性化プロテインC，PS：プロテインS，TM：トロンボモジュリン，HCII：ヘパリンコファクターII，PCI：プロテインCインヒビター
a：active（活性化）〔例　Xa：活性化第X因子〕
☐：複合体

［雨宮憲彦］

用語
プラスミノゲン（plasminogen；PLG），プラスミノゲンアクチベータ・インヒビター（plasminogen activator inhibitor；PAI），プラスミンインヒビター（plasmin inhibitor；PI），リン脂質（phospholipid；PL），C1インヒビター（C1 inhibitor；C1-INH），活性化プロテインC（activated protein C；APC），ヘパリンコファクターII（heparin cofactor II；HCII）

参考文献
1) 尾崎由基男：「B 血小板」，スタンダード検査血液学 第2版，61-64，日本検査血液学会（編），医歯薬出版，2008.
2) 井上克枝：「血小板の活性化機構と制御機構」，日本臨牀，2014；72：1212-1217.

9.2 血管機能の基礎知識

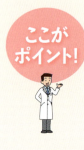

ここがポイント！

- 血管の収縮物質にはノルアドレナリン，バソプレシン，アンギオテンシンⅡ，セロトニン，エンドセリンなどがある。
- 血管の拡張物質にはキニン，プロスタグランジン，一酸化窒素がある。
- 血管の作用として炎症の調節も重要であり，血管透過性の亢進が重要である。
- 血管内皮細胞にはTM，ヘパリン様物質，プロスタグランジンI_2，一酸化窒素，t-PAなどさまざまな抗血栓性物質が存在する。
- VWFは血管内皮細胞と骨髄巨核球から産生される。VWFは刺激に応じて血中に放出され，血小板粘着や血小板凝集の一次止血に重要な役割を果たしている。
- ADAMTS-13はADAMTSファミリーに属する亜鉛型メタロプロテアーゼでVWF分解酵素である。

9.2.1 血管収縮・拡張

血管は，内膜，中膜，外膜という3つの層から構成されており，内膜は1層の血管内皮細胞で覆われている。血管内皮細胞は種々の液性物質を放出し，血管の収縮・拡張を調節するほか，血小板の粘着，凝集を抑制し血管の保護をしている。血管の収縮物質にはノルアドレナリン（ノルエピネフリン），バソプレシン，アンギオテンシンⅡ，セロトニン，エンドセリンなどがあるが，とくにセロトニンは血小板内濃染顆粒から細胞外に放出され，局所の血管収縮を起こす。エンドセリンは内皮細胞に含まれるポリペプチドであり，強い血管収縮作用をもつ。

一方，血管の拡張物質にはキニン，プロスタグランジン（PG），一酸化窒素（NO）がある。キニンは強力な血管拡張物質である。キニノゲンはカリクレインにより分解されキニンとなり，血管を拡張させることで毛細血管の透過性を亢進する。PGの中でもプロスタグランジンE_2（PGE_2），プロスタグランジンI_2（PGI_2）が血小板機能抑制作用と血管拡張作用をもつ。NOも血小板機能抑制作用と血管拡張作用をもつ。

9.2.2 毛細血管透過性

血管内皮細胞の作用として血管収縮・拡張や血液凝固のほかに炎症の調節も行う。炎症時には，ヒスタミン（肥満細胞から放出），キニン，PGE_2，PGI_2，NOなどが関わり毛細血管を拡張させ，血管透過性を亢進させる。血管透過性が亢進した毛細血管は，血管内皮細胞のアクチンが収縮し細胞同士の隙間が広がる。そして血管内を流れる血液中の血漿蛋白が多量に組織に漏出し，腫脹（浮腫）が生じ，その後白血球（おもに好中球と単球）が血管内皮細胞への粘着性亢進と血管外遊走となる。

用語 プロスタグランジン（prostaglandin；PG），プロスタグランジンE_2（prostaglandin E_2；PGE_2）

9.2.3 抗血栓性の発現

血管内皮細胞にはTM[*1], ヘパリン様物質, PGI_2, NO, t-PAなどさまざまな抗血栓性物質が存在する。

トロンビンは血管内皮細胞上にあるTMと結合すると本来の凝固促進活性作用や血小板活性化作用を失い, PCの活性化を促進させる。APCはPSを補助因子としてCa^{2+}の存在下で第Ⅷa因子, 第Ⅴa因子を失活させる。ヘパリン様物質（ヘパラン硫酸プロテオグリカン；HS-PG）は血管内皮細胞上に存在しており, 結合しているATはセリンプロテアーゼの第Ⅻa因子, 第Ⅺa因子, 第Ⅸa因子, 第Ⅹa因子, トロンビンを失活させ, TFPIは組織因子/第Ⅶa因子複合体を失活させる。PGI_2やNOは血管内皮細胞から産生され, 血小板機能抑制作用と血管拡張作用として抗血栓性に作用する。t-PAも血管内皮細胞で産生され, フィブリンが形成されると血中のPLGとともにフィブリンと結合してプラスミノゲンをプラスミンに変換する。プラスミンはフィブリンを分解してフィブリン分解産物（FDP）にする。t-PAはフィブリン上でPLGと結合することで親和性が高いため効率よく線溶が進み, この作用も抗血栓性の1つといえる[1]（図9.2.1）。

> **参考情報**
> [*1]: TMは全身の血管内皮細胞に分布するが, 唯一脳の血管内皮細胞にはほとんど認めない。

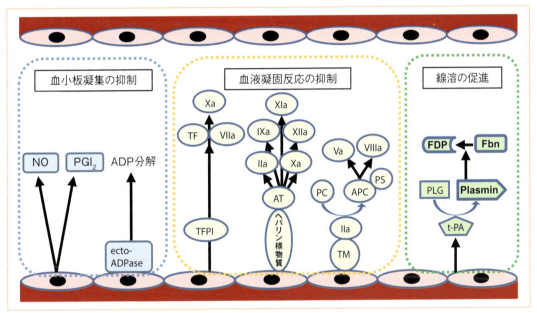

図9.2.1　血管の抗血栓性
↷：活性化, NO：一酸化窒素, PGI_2：プロスタグランジンI_2, ecto-ADPase：ECTO-ADP分解酵素, TFPI：組織因子経路インヒビター, TF：組織因子, Ⅶa：活性化凝固第Ⅶ因子, Xa：活性化凝固第Ⅹ因子, Ⅱa：トロンビン, Ⅸa：活性化凝固第Ⅸ因子, Ⅺa：活性化凝固第Ⅺ因子, Ⅻa：活性化凝固第Ⅻ因子, TM：トロンボモジュリン, PC：プロテインC, APC：活性化プロテインC, PS：プロテインS, Ⅴa：活性化凝固第Ⅴ因子, Ⅷa：活性化凝固第Ⅷ因子, t-PA：組織プラスミノゲンアクチベーター, PLG：プラスミノゲン, Plasmin：プラスミン, Fbn：フィブリン, FDP：フィブリノゲン・フィブリン分解産物

9.2.4　VWFとADAMTS-13

VWFは分子量約50万〜2000万に及ぶマルチマー構造を形成し, 血漿蛋白としては最大分子の糖蛋白であり, 血管内皮細胞と骨髄巨核球から産生される。血管内皮細胞で産生されたVWFは細胞内の小器官Weibel-Palade体に蓄積される。蓄積された大部分のVWFは刺激に応じて血中に放出され, 血小板粘着や血小板凝集の一次止血に重要な役割を果たしている。VWFは大小さまざまなマルチマーとして存在するが, 高分子量のマルチマーほど止血能が高い。

一方, ADAMTS-13はADAMTSファミリーに属する亜鉛型メタロプロテアーゼでVWF分解酵素である。血中

用語　ヘパラン硫酸プロテオグリカン（heparan sulfate proteoglycan；HS-PG）, フィブリノゲン・フィブリン分解産物（fibrinogen and fibrin degradation products；FDP）, von Willebrand因子切断酵素（a disintegrin-like and metalloprotease with thrombospondin type 1 motifs-13；ADAMTS-13）

9章 血管・血小板機能

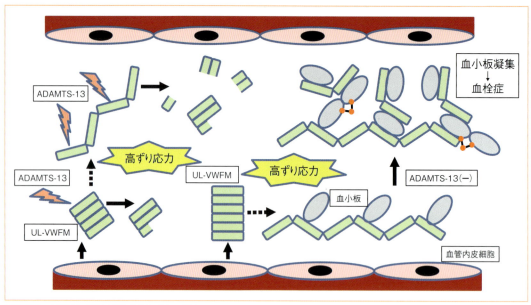

図9.2.2　VWFとADAMTS-13のメカニズム
左側の機序：
通常では血中に放出されたUL-VWFMはADAMTS-13により適度に分解される。また，高ずり応力下ではUL-VWFMは伸展するがADAMTS-13により断片化され血小板凝集は生じない。
右側の機序：
ADAMTS-13が著しく低下または欠損している場合，UL-VWFMのまま存在して高ずり応力下ではUL-VWFMは伸展しても分解されず過剰な血小板凝集を生じ血栓を形成する。
➡ 高ずり応力下
→ UL-VWFMの機序
⚡ ADAMTS-13，▮▮▮▮ UL-VWFM，◀ フィブリノゲン

に放出された直後のVWFは超高分子量VWF多重体（UL-VWFM）であるが，通常では直ちにADAMTS-13により部分的に分解されるため，血小板凝集は起こらない。しかし，種々の原因でADAMTS-13活性が著しく低下すると巨大VWF分子は分解されず血中に蓄積して過剰な血小板凝集を生じ血栓を形成する（図9.2.2）。また，毛細血管が閉塞傾向だと高ずり応力が生じやすくなり，VWFの立体構造の変化が起こり伸展した構造をとる。このような構造状態ではADAMTS-13による分解が進まず，巨大VWF分子が過剰に血中に存在することにより血小板の凝集を促進し，血栓を形成する。ADAMTS-13が関与する代表的な疾患として血栓性血小板減少性紫斑病（TTP）がある[2]。

［雨宮憲彦］

用語　超高分子量VWF多重体（unusually large VWF multimers；UL-VWFM），血栓性血小板減少性紫斑病（thrombotic thrombocytopenic purpura；TTP）

参考文献

1) 朝倉英策，中尾眞二：「止血の生理と血栓の病態」，臨床に直結する血栓止血学，2-11，朝倉英策（編著），中外医学社，2013.
2) 八木秀男：「VWFとADAMTS13」，スタンダード検査血液学 第2版，82-85，日本検査血液学会（編），医歯薬出版，2008.

9.3 血管・血小板機能の検査

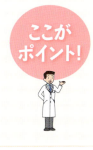

ここが ポイント！

- 血小板の検査には，①血小板数の測定，②形態観察，③機能検査の3つがある。
- 血小板数は血球計数器で，形態の異常は顕微鏡での標本観察で行う。
- 機能の検査は，出血時間，凝集能，粘着能で調べることができるが，凝集能，粘着能の検査を実施している検査室は少ない。
- 先天性の疾患では幼少時から出血傾向が見られることから，十分な医療面接（問診）が必要である。

9.3.1 出血時間

　出血時間は，血小板による一次止血異常とVWFの異常，血管の脆弱性を総合的に簡便に知る検査である。Duke法やIvy法が知られているが，手技の簡便さからDuke法が一般的である。いずれも，皮膚に切創をつくり，湧出する血液を30秒ごとにろ紙に吸い取る。最初の血液斑は1cm以上であることが望ましいとされている。注意事項としては，消毒液を十分に乾燥させてから穿刺すること，濾紙を直接穿刺創に触れさせないこと，できるだけ穿刺の深さを一定にすることである（図9.3.1）。しかし，Duke法では，穿刺創を一定にする手技は実際には難しい。

　「手術中の出血量と出血時間は相関しない」という報告[1])がなされてから，検査を実施する施設は少なくなっている。

参考情報

出血時間用ランセット

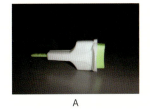 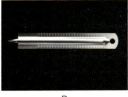

A　　　　　　　B

- Aはキャップを外し，後ろを押すと隠れている針が飛び出し，穿刺することができる。直接刃先を見なくてよいことから安心感がある。
- Bは刃先を含む本体が完全に見えるタイプである。

いずれも単回使い捨てである。

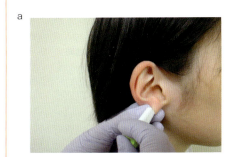 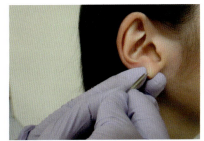 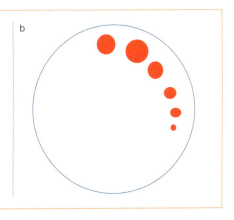

図9.3.1　出血時間（Duke法）
a. 耳朶をアルコール綿で消毒した後，ランセットを用いて穿刺する。同時にストップウォッチを始動させる。このとき，血液が垂れて衣服を汚さないように，肩にはガーゼを置く。また，穿刺時に自身の指を刺さないように注意する。
b. 皮膚を切創後，浸出する血液を30秒ごとにろ紙で吸い取る。最初の血液斑は直径1cm以上あることが望ましい。最後の血液斑が1mm以下となった時間を出血時間とする（血液斑数/2で求める。この場合は3分）。基準値は1～3分であるが，5分以上を延長とする。

9.3.2 血小板粘着能

止血および血栓形成に重要な役割を果たす血小板の基本的機能は，粘着，放出，凝集反応である．血小板は正常な血管内皮には粘着しないが，血管内皮が傷害されると，露出した血管内皮下組織に粘着する．血管損傷部位で血小板の粘着，放出，凝集反応が起こり，血小板血栓が形成される．血小板粘着に関与する粘着性蛋白としては，VWF，コラーゲン，フィブリノゲン，フィブロネクチンなどがある．

図9.3.2に一次止血の流れと関連する先天性疾患および検査についてまとめた．

血小板粘着能検査（血小板停滞率）の目的は図9.3.3に示すように，血小板粘着が血栓形成の最も早期の反応（血管が傷害を受け血管内皮下組織が露出すると，血小板は速やかにコラーゲンを主体とする内皮下組織に粘着し，これを基盤として血小板が凝集し血栓をつくる）であり，血栓形成疾患において，この過程の評価が重要な意味をもつか

らである．血栓形成には，①血管壁の変化，②血流の変化，③血液成分の変化，の3つの要因が関与している．コラーゲンビーズカラム内での反応は，全血，流動条件下で内皮下コラーゲンに血小板が粘着凝集する現象であることから，生体内での血栓止血機構を反映する現象であり，生理的条件に近い検査法といえる．3.2%（109mmol/L）クエン酸ナトリウムを充填したプラスチックシリンジに太めの採血針を用いゆっくり採血する（血小板活性化を起こさないため）．これを小分注し，そのうちの1本にはEDTA塩を加える．EDTA塩の添加されていない小試験管の血液を2.5mL用プラスチックシリンジに1.5mL吸引してシリンジポンプにセットする．一定速度で血液をコラーゲンビーズカラムに通し，カラム通過前後の血小板数を測定し，その差を通過前の血小板数で割ることにより血小板停滞率を求める．基準値は30〜80%である[3]．

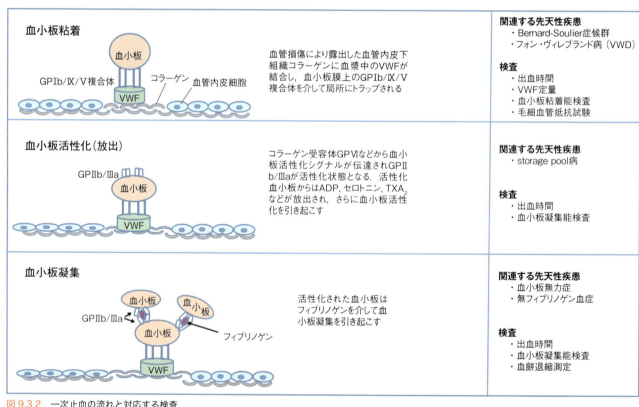

図9.3.2 一次止血の流れと対応する検査

> **用語** エチレンジアミン四酢酸（ethylenediaminetetraacetic acid；EDTA），フォン・ヴィレブランド病（von Willebrand disease；VWD）

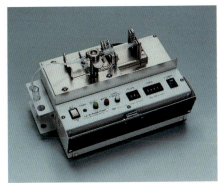
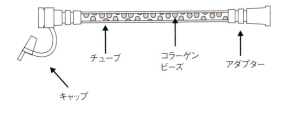
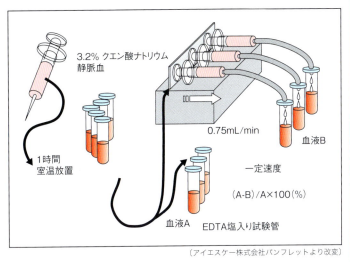

①血液：クエン酸ナトリウム＝9：1で採血した血液を小試験管に分注し，室温に1時間静置する。
②対照用として①の血液をEDTA加小試験管に分注しておく（血液A）。
③2.5mL用のプラスチックシリンジに①の血液1.5mLを採取し，シリンジポンプにセットする。
④シリンジポンプから，血液は一定速度でカラム内に押し出される。
⑤通過した血液をEDTA塩入りチューブに採取する（血液B）。
⑥AとBの血小板数を算定し，以下の式により停滞率を求める。
　　　　(A－B)／A×100（％）

写真はシリンジを1本セットするタイプであるが，3連装着にすると右図のように同時に3検体の測定ができる。

〔アイエスケー株式会社パンフレットより改変〕

図9.3.3　血小板粘着能検査（プラビーズカラム法）

9.3.3　血小板凝集能

　血管損傷部位で起こる一連の反応（粘着，放出，凝集）により血小板血栓が形成されるが，この生体内における血小板の凝集度合いを in vitro で確認する検査が血小板凝集能検査であり，血小板の機能検査の中で最も普及している。使用する惹起物質の種類，濃度により血小板機能異常の詳細を把握することができる。

　血小板凝集の検査は，Bornらが1962年に開発した，血小板凝集の程度を吸光度の変化として記録する吸光度法がスタンダードである。検査のための採血は空腹時に行う。3.2％クエン酸ナトリウム1容に対し血液9容を混和したものを試料として用いる（図9.3.4）。この血液を遠心した後に得られる多血小板血漿（PRP）と乏血小板血漿（PPP）を測定検体とする。遠心条件は，国際血栓止血学会から推奨案が出ており，PRPは200g（あるいは250g）10分間，PPPは1,500g 15分とされている[4]。採血後長時間経過すると血小板凝集能が低下する可能性があるため，採血後速やかにPRPを作製し，3～4時間以内に測定を終了する。吸光度法の問題点として，①乳び検体では不可能，②血小板数$100×10^9$/L以下の例では凝集前後の吸光度の差が小さく，わずかな変化は見出しにくいこと，③採血から測定までの検体処理が煩雑なこと，などがあげられる。検査実施にあたっては，血小板に影響する薬剤の服用中止後1週間以上経過してから行う必要がある。

　この検査には明確な基準値はないため，健常者の検体をコントロールとして測定し，患者検体との反応の差異をみることが多い。また日内変動があるため，治療前後で比較するような場合はなるべく同じ時間帯に測定することが望ましい。

　血小板の機能異常には先天性のものと後天性のものがあるが，日常臨床では後天性のものの頻度が高い。先天性血小板機能異常症は，粘着異常〔Bernard-Soulier症候群，フォン・ヴィレブランド病（VWD）〕，凝集障害（血小板無力症），放出障害（storage pool病；放出物質の欠如）に分けることができる。

　血小板凝集能検査の最大の目的は血小板機能異常症のスクリーニングであり，血小板無力症，VWD，Bernard-Soulier症候群ではADP，コラーゲン，リストセチン添加による血小板凝集曲線のパターンにより鑑別が可能である（図9.3.5）。

　血小板無力症ではリストセチン凝集は正常であるが，

用語　多血小板血漿（platelet rich plasma；PRP），乏血小板血漿（platelet poor plasma；PPP）

ADP，コラーゲン凝集は欠如している。VWD，Bernard-Soulier症候群ではADP，コラーゲン凝集は正常であるが，リストセチン凝集は低下している。このリストセチン凝集低下は，患者PRPに健常人PPPを添加するとVWDでは改善するが，Bernard-Soulier症候群では改善しない。

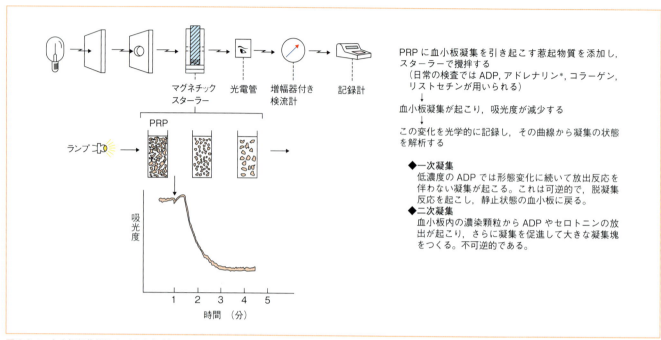

図 9.3.4 血小板凝集能検査（吸光度法）
＊第15改正日本薬局方（2006年）により，「エピネフリン」から「アドレナリン」に変更された。
〔塚田理康：「血小板の基礎と臨床 臨床検査からみた血小板」，Tokyo Tanabe Q，1987；35：49 より改変〕

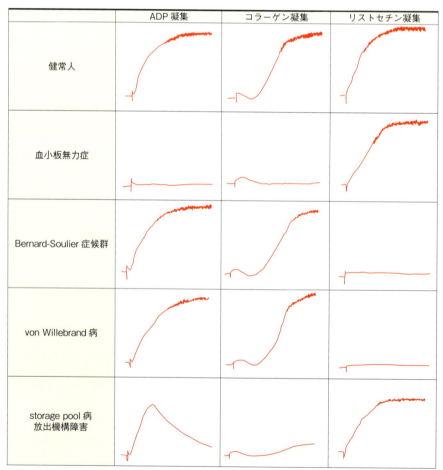

図 9.3.5 先天性血小板機能異常症の血小板凝集パターン
〔松野一彦：「血小板凝集能検査」，血小板検査ハンドブック，p.25，ベックマン・コールター，2004 より〕

9.3.4 ヘパリン起因性血小板減少症

● 1. ヘパリン起因性血小板減少症とその発症機序

ヘパリンは，血栓・塞栓症，播種性血管内凝固（DIC）の治療や，血液体外循環時などにおいて使用されるが，その副作用として，出血とともにヘパリン起因性血小板減少症（HIT）がある。HITには，非免疫機序で発症するⅠ型と，ヘパリン依存性の自己抗体が出現するⅡ型がある。Ⅰ型は，ヘパリン投与後2〜3日後に10〜30％の血小板減少が起こるが，一過性の血小板減少であり，ヘパリンを中止しなくても血小板数は自然に回復する。一方Ⅱ型は，ヘパリン投与後5〜14日後に発症し，ヘパリンを中止しない限り血小板減少は続く。HIT発症患者の約30〜50％が血栓塞栓症を伴い，その死亡率は約10〜20％とされる[5]。

Ⅱ型HIT発症機序を図9.3.6に示す[6]。活性化された血小板から放出された血小板第4因子（PF4）とヘパリンの複合体に対する抗体（HIT抗体）が抗原と免疫複合体を形成し，Fc受容体依存性の血小板の活性化と血小板減少をもたらす。そして内皮の活性化が起こり，凝固反応が加速化されてトロンビンの過剰産生により，血栓症発症となる。

● 2. HITの診断

ヘパリン投与後に血小板減少and/or血栓症の発症が見られた場合には，HITを疑い，4T's臨床スコアリングシステム（**T**hrombocytopenia：血小板減少症，**T**iming：血小板減少，血栓症の発症時期，**T**hrombosis：血栓症，o**T**her cause for thrombocytopenia not evident：他に説明がつかない）でスコアリングする方法が提唱されている。4T's scoreで4点以上であればHITを疑い検査を進める（表9.3.1）。

HITの診断のための臨床検査には，免疫学的測定法（ELISA法，ラテックス比濁法）と機能的測定法（血小板凝集法，SRA法）がある。

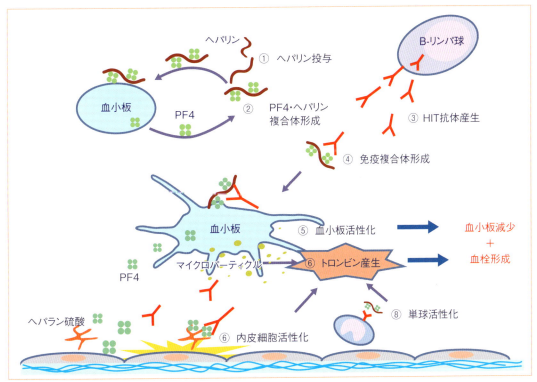

図9.3.6　HIT発症のメカニズム
〔松尾武文（監），和中敬子，松尾美也子（編）：Okamoto's 目で見る HIT：ヘパリン起因性血小板減少症 第3版．HIT情報センター，2008 より改変〕

用語　播種性血管内凝固（disseminated intravascular coagulation；DIC），ヘパリン起因性血小板減少症（heparin-induced thrombocytopenia；HIT），血小板第4因子（platelet factor 4；PF4），酵素免疫測定法（enzyme-linked immunosorbent assay；ELISA法），セロトニン放出試験（serotonin release assay；SRA）

表9.3.1 HIT診断のための4T's臨床スコアリングシステム

	血小板減少 (Thrombocytopenia)	血小板減少の時期 (Timing of platelet fall)	血栓 (Thrombosis or other sequelae)	その他の原因 (Other cause for thrombocytopenia)
2点	50%以上の低下もしくは血小板最低値が2×10^9/L以上	投与後5〜10日。過去30日以内のヘパリン投与歴がある場合の1日以内の発症	新たな血栓の発症。ヘパリン投与部位の皮膚の壊死。ヘパリン大量投与時の急性全身反応	明らかな血小板減少の原因がない
1点	血小板数の30〜50%減少。もしくは最低値が$1〜2\times10^9$/L未満	投与後5〜10日以内の不明確な発症。10日以降の血小板減少。過去31〜100日以内のヘパリン投与歴がある場合の1日以内の発症	血栓症の進行や再発。皮膚の発赤。血栓症の疑い	他に疑わしい血小板減少の原因がある
0点	血小板の30%未満の減少。血小板最低値が1×10^9/L未満	今回のヘパリン投与による4日以内の血小板減少	なし	他に明確な血小板減少の原因がある

4つのカテゴリーにそれぞれ0, 1, 2の点数をつけてその総和で判断(最大8点)。
0〜3点(低い), 4〜5点(中間), 6〜8点(高い)。

(① Warkentin TE, Kelton JG : "A 14-year study of heparin-induced thrombocytopenia", Am J Med, 1996 ; 101 : 502-507.
② Warkentin TE et al. : "Heparin-Induced Thrombocytopenia, 4th ed", 531, CRC Press, 2007 より改変)

(1) 免疫学的測定法

PF4・ヘパリン複合体に対する抗体を測定する。

固相化PF4・ヘパリン酵素抗体法(ELISA法), particle gel immunoassay, 液相PF4・ヘパリン酵素抗体法(ELISA法), ラテックス比濁法がある。ELISA法は定性反応であるため, 判定は陰性, 陽性の表記となり偽陽性が問題となる。IgGのほかに臨床的にあまり意味のないIgM, IgAも測定する。ラテックス比濁法は定量測定であり, 実測値の報告ができる。

(2) 機能的測定法

血小板凝集法は, 健常者血小板血漿に患者血漿を添加し, 混和後ヘパリンを添加して血小板最大凝集率を測定する。健常者血小板血漿のみにヘパリンを添加しても凝集は起こらないが, 健常者血小板血漿に患者血漿を加えたものにヘパリンを添加すると凝集を起こす。

SRA法は, 健常者の洗浄血小板にヘパリンと患者血漿を加え, 血小板からの放出物質(セロトニンなど)を測定する。感度・特異度が高く, 本検査が陽性で臨床的に強くHITが疑われる場合には確定診断につながるが, 日本では施行されていない。

[丸茂美幸]

📖 参考文献

1) 渡辺清明, 小野文子:「血小板機能検査, 現状と問題点」, 臨床病理, 1992 ; 40 : 507-514.
2) 塚田理康:「血小板の基礎と臨床 臨床検査からみた血小板」, Tokyo Tanabe Q, 1987 ; 35 : 43-54.
3) 尾崎由基男:「血小板機能検査(血小板機能, 血小板放出能, 血小板粘着能)」, 日本臨床, 2010 ; 68(増刊号1) : 789-792.
4) Cattaneo M et al. : "Recommendations for the Standardization of Light Transmission Aggregometry : A Consensus of the Working Party from the Platelet Physiology Subcommittee of SSC/ISTH", J Thromb Haemost, 2013 ; 11 : 1183-1189.
5) Warkentin TE, Kelton JG : "A 14-year study of heparin-induced thrombocytopenia", Am J Med, 1996 ; 101 : 502-507.
6) 松尾武文(監), 和中敬子, 松尾美也子(編) : Okamoto's 目で見るHIT : ヘパリン起因性血小板減少症 第3版, HIT情報センター, 2008.
7) Warkentin TE et al. : "Heparin-Induced Thrombocytopenia, 4th ed", 531, CRC Press, 2007.
8) 宮田茂樹, 山本晴子:「3. Heparin-induced thrombocytopenia(HIT)―診断と治療, 最近の進歩」, Annual Review 血液, 199-210, 高久史麿, 他(編), 中外医学社, 2008.

9.4 血管・血小板機能異常の検査評価

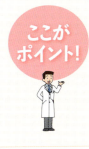

ここがポイント！

- 血小板機能検査は，多くの場合，出血傾向が見られた場合に実施される。
- スクリーニング検査として，血小板数，凝固検査（PT，APTT，フィブリノゲン）を実施し，どの検査にも異常が認められないときには血小板機能の異常を疑い，出血時間や血小板凝集能検査を実施する。
- これら検査において異常が認められない場合は，血管の異常を疑う。
- 血管の機能異常を測定する検査としては毛細血管抵抗試験がある。

9.4.1 血小板機能異常症

1. 血小板機能異常症とその起因薬剤

血小板機能に障害があり，粘膜，皮膚の出血，止血困難，出血傾向を呈する病態であり，先天的な異常と後天的な異常がある。血小板数は正常から軽度低下，出血時間の延長，凝固検査〔プロトロンビン時間（PT），活性化部分トロンボプラスチン時間（APTT）〕は正常であることが本症を疑うきっかけとなる。先天性疾患は，幼少時からの出血傾向があることから十分な問診が必要となる。後天性疾患では薬剤による機能異常の頻度が高いため，服用薬剤を確認することが重要である。

血小板機能異常の起因薬剤には，①抗血小板薬：a）アラキドン酸代謝阻害薬（アスピリン），非ステロイド系抗炎症薬（イブプロフェン，インドメタシンなど），b）ADP受容体阻害薬〔チエノピリジン系抗血小板薬（チクロピジン，クロピドグレル）〕，c）cAMP代謝作動薬〔アデニル酸シクラーゼ活性化薬（ベラプロストなど）〕，ホスホジエステラーゼ阻害薬（シロスタゾール，ジピリダモール），d）セロトニン受容体阻害薬（サルポグレラート），e）その他（エイコサペンタエン酸など），②抗生物質（ペニシリン，セファロスポリン），③抗血栓薬（ヘパリン，血栓溶解薬），④心臓病（狭心症）治療薬（カルシウム拮抗薬，βブロッカー，ニトログリセリン），⑤キサンチン系製剤（カフェイン，テオフィリン），⑥血漿増量薬（デキストラン），⑦向精神薬（三環系抗うつ薬，フェノチアジン系製剤），⑧抗腫瘍薬（抗腫瘍性抗生物質，ビンカアルカロイド），⑨抗ヒスタミン薬，⑩造影剤などがある[1]。

2. 血小板機能の検査項目

血小板機能を知るための各検査における異常についてそれぞれの検査ごとに解説する（一次止血の過程における先天性疾患と対応する検査については，図9.3.2を参照）。

(1) 出血時間検査

血小板数減少で延長する。血小板数が正常であるにもかかわらず延長する疾患としては血小板機能異常症（Bernard-Soulier症候群，血小板無力症，VWD）がある。血管損傷部位での血管と血小板の相互作用を評価する検査であるので，血管の脆弱性にも左右される。

(2) 血小板粘着能検査

血小板上のコラーゲン受容体による血小板粘着，TXA_2やADPなどの内因性血小板活性化物質，フィブリノゲン受容体であるGPIIb/IIIaの関与する血小板凝集により血小板停滞率が決定される[2]ため，コラーゲンビーズ表面での血小板粘着能と凝集能の両方を観察している。コラーゲン受容体欠損症では粘着が起こらないため，著明な低下を示す。

(3) 血小板凝集能検査

スクリーニング検査時の血小板凝集惹起物質として，ADP，コラーゲン，リストセチン，アドレナリンが用い

用語 プロトロンビン時間（prothrombin time；PT），活性化トロンボプラスチン時間（activated partial thromboplastin time；APTT），サイクリックAMP（cyclic adenosine monophosphate；cAMP）

られる。これら惹起物質の濃度と，PRPに添加したときの凝集パターンから疾患を鑑別する。

① 血小板無力症
GPIIb/IIIaの量的異常（欠如，減少）または質的異常（機能異常）であり，常染色体劣性遺伝である。リストセチン以外のADP，コラーゲン，アドレナリン，トロンビンなどの惹起物質による凝集が欠如する。

② Bernard-Soulier症候群
GPIb/IX/V複合体の遺伝的異常症（量的，質的）であり，常染色体劣性遺伝である。血小板凝集能検査でリストセチンによる血小板凝集は血小板GPIb/IX/V複合体とVWFの両方を評価するため，Bernard-Soulier症候群ではリストセチンに対し凝集障害を示すが，他の惹起物質に対しては正常の凝集を示す。また血小板形態異常（巨大血小板），血小板数の異常を認めるため，必ず塗抹標本で確認することが重要である。

③ VWD
Bernard-Soulier症候群同様に，リストセチンに対し凝集障害を示すが，他の惹起物質に対しては正常の凝集を示す。ただし，Bernard-Soulier症候群は血小板の異常（GPIb/IX/V複合体）であるのに対し，VWDは血漿蛋白であるVWFの異常である。

④ storage pool病
血小板顆粒の減少または欠損による血小板凝集異常症であり，ADP凝集の異常を認める。健常者の場合は，低濃度（0.5～1μM）のADP添加では，フィブリノゲンがGPIIb/IIIa複合体に結合して凝集を起こすが，その後フィブリノゲンは結合部位から離れ，凝集は解離する（可逆凝集）。2.5～5μMでは濃染顆粒やα顆粒中の物質を放出させ解離しない凝集塊を形成する（不可逆凝集）。しかし，storage pool病の場合，ADPによる一次凝集は起こすが，二次凝集は欠如する。

⑤ 抗血小板薬（アスピリン）服用
TXA_2生成阻害により，血小板凝集が抑制される。したがって，storage pool病と同様にADPによる一次凝集は起こすが，二次凝集は欠如する。

9.4.2 血管の異常

皮膚への出血には紫斑（出血斑のサイズが3mm以上）と点状出血（出血斑サイズ3mm以下）がある。紫斑や点状出血の原因は，①血小板の異常，②凝固線溶因子の異常，③血管の異常に分けることができる。

血管の異常による出血傾向には，その傷害部位により，血管内皮傷害によるものと血管内皮下傷害によるものとに分類することができ，さらに先天性のものと後天性のものに分けられる。

血管性紫斑病は表9.4.1のように分類される。

表9.4.1 血管性紫斑病の分類

		疾患名
血管内皮下傷害	先天性	1. 弾力線維性偽黄色腫 2. Ehles-Danlos症候群 3. Marfan症候群 4. 骨形成不全症
	後天性	1. 単純性紫斑 2. 老人性紫斑 3. 壊血病 4. 副腎皮質ステロイド投与によるもの 5. アミロイドーシス
血管内皮傷害	先天性	遺伝性出血性毛細血管拡張症

	後天性	1. 炎症性ならびに免疫性疾患
		  a. 急性炎症
		    1）アレルギー性血管炎（Henoch-Schönlein purpura）
		    2）動脈炎（結節性動脈炎，アレルギー性肉芽腫症）
		    3）感染症に伴うもの
		  b. 慢性炎症
		    1）Wegener肉芽腫症
		    2）リンパ肉芽腫症
		    3）側頭動脈炎
		    4）高安病
		2. 機械的傷害
		  a. 起立性紫斑病
		  b. 機械的紫斑病
		3. その他
		  a. Kaposi肉腫
		  b. 自己赤血球感作症
		  c. 自己DNA感作症

〔中川雅夫：「血管性紫斑病」，内科学 第7版，1744，小俣政雄，他（編）朝倉書店，1999より〕

［丸茂美幸］

参考文献

1) 金子 誠，矢冨 裕：「血小板関連疾患 血小板機能異常症の診断と対応」，日本血栓止血学会誌，2009；20：487-494．
2) Kaneko M et al.: "Mechanisms of platelet retention in the collagen-coated-bead column", J Clin Lab Med, 2003；142：258-267.
3) 中川雅夫：「血管性紫斑病」，内科学 第7版，1743-1744，小俣政雄，他（編），朝倉書店，1999．

10章 凝固・線溶系

章目次

- 10.1：凝固の基礎知識 … 198
  - 10.1.1 凝固機序
  - 10.1.2 凝固因子の産生・構造・機能
  - 10.1.3 凝固の制御機構
  - 10.1.4 抗凝固療法
- 10.2：凝固系の検査 … 204
  - 10.2.1 プロトロンビン時間
  - 10.2.2 活性化部分トロンボプラスチン時間
  - 10.2.3 フィブリノゲン
  - 10.2.4 フォン・ヴィレブランド因子（抗原量，活性）
  - 10.2.5 凝固因子活性
  - 10.2.6 アンチトロンビン
  - 10.2.7 プロテインC，プロテインS
  - 10.2.8 可溶性フィブリンモノマー複合体
  - 10.2.9 トロンビン・アンチトロンビン複合体，プロトロンビンフラグメントF1＋2
  - 10.2.10 クロスミキシング試験
  - 10.2.11 凝固因子インヒビター
  - 10.2.12 ループスアンチコアグラント
  - 10.2.13 抗リン脂質抗体
- 10.3：凝固異常・血栓性素因の検査評価 … 225
  - 10.3.1 先天性凝固障害
  - 10.3.2 後天性凝固障害
  - 10.3.3 血栓性素因
- 10.4：線溶系の基礎知識 … 235
  - 10.4.1 線溶機序
  - 10.4.2 線溶因子の産生・機能
  - 10.4.3 線溶の制御機構
- 10.5：線溶の検査 … 239
  - 10.5.1 プラスミノゲン
  - 10.5.2 フィブリノゲン・フィブリン分解産物
  - 10.5.3 Dダイマー
  - 10.5.4 プラスミンインヒビター
  - 10.5.5 プラスミン・プラスミンインヒビター複合体
  - 10.5.6 プラスミノゲンアクチベータ・インヒビター1
- 10.6：線溶異常の検査評価 … 246
  - 10.6.1 線溶の異常
  - 10.6.2 プラスミンインヒビター欠損症
  - 10.6.3 その他の線溶の異常—播種性血管内凝固

SUMMARY

　血管内を血液は流動性を保ちながら循環している．局所で血管が破綻すると出血するが，血小板が粘着，凝集し，やがて凝固因子の活性化により血栓が形成され止血される．形成された血栓は，血管が修復されると線溶活性により除去される．それらのバランスが壊れたときに，出血性または血栓性疾患の原因となる．

　血液凝固線溶活性は，多くの凝固線溶因子や凝固線溶阻止因子によって調整されているが，試験管内で起こっている凝固反応がそのまま生体内で起こっているわけではない．しかし，試験管内での凝固線溶検査の結果が，出血性または血栓性疾患の解明や把握につながり，1つひとつの検査結果が臨床検査においてとても重要な意味をもつ．

　それらの凝固検査は，術前検査のスクリーニング，肝機能の把握や抗凝固薬のモニタリング等で実施されることが多いが，凝固検査は採血するところから始まっているといってもよい．生体情報を反映する正確なデータを報告するためには，最適な採血量と採血手技，適切な処理方法が必要となってくることを忘れてはいけない．

10.1 凝固の基礎知識

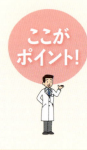

ここがポイント！
- 多くの凝固因子はおもに肝臓で生成され，活性中心にセリンをもつセリンプロテアーゼであり，これらの活性化はカスケード凝固反応とよばれている。
- 血管内においては凝固因子と凝固阻止因子のバランスが保たれている状態で，血液の流動性が維持される。
- 試験管内と生体内での凝固反応経路は大きく異なる。
- 凝固機序と炎症，補体などのクロストークが生体内では複雑に関連している。

10.1.1 凝固機序

凝固反応はセリンプロテアーゼ前駆体と補酵素からなる凝固因子の連続的な限定分解反応であり，カスケード凝固反応ともよばれる。これらは，活性化された血小板膜上の酸性リン脂質の表面でCa^{2+}に依存して濃縮され，急速に進行していく。凝固反応は血管内皮下組織に存在する組織因子（TF）によって開始される外因系凝固反応と，血管内の接触因子によって開始される内因系凝固反応に大別される[1〜3]（図10.1.1；各凝固因子の番号と名称の対応は表10.1.1を参照）。

● 1. 外因系凝固反応

組織因子は血液が直接に接する組織や細胞（心内膜，血球）には存在しないが，血管壁の傷害や炎症性サイトカインの刺激によって血管内腔や単球系細胞に組織因子の発現が誘導される。また，血管内皮下の線維芽細胞や平滑筋細胞に存在する組織因子が外傷や感染症により，血中の微量の第Ⅶ因子あるいは活性化第Ⅶ因子（第Ⅶa因子）と複合体を形成することから凝固反応が開始される。組織因子・第Ⅶa因子複合体は生体内では生理的なマグネシウムイオンの存在下にて第Ⅸ因子を活性化し，その後，第Ⅹ因子の活性化へ進んでいく。一方，PT試薬に含まれるような過剰な組織因子の存在下では直接第Ⅹ因子を活性化する。活性化第Ⅹ因子（第Ⅹa因子）は活性化第Ⅴ因子（第Ⅴa因子）とともにリン脂質（ホスファチジルセリン）上でプロトロンビン活性化複合体（プロトロンビナーゼ複合体）を形成し，プロトロンビンを活性化し，トロンビンを生成する。トロンビンはフィブリノゲンを限定分解し，フィブリンに変換する。同時にトロンビンは第XI因子，第Ⅴ因子，第Ⅷ因子も活性化する（ポジティブフィードバック）。さらに，トロンビンは第XIII因子を活性化してフィブリンを架橋結合し，より強固な安定化フィブリンに変換させる[2]。

● 2. 内因系凝固反応

接触因子からなる接触相反応から開始される。接触因子は高分子キニノゲン（HMWK），プレカリクレイン（PK），第XII因子，第XI因子の4種類からなる。これらの活性化には，陰性荷電をもつ物質が必要であり，生理物質としてはスルファチド，ヘパリン，基底膜，コラーゲンなどである。内皮細胞の傷害による内皮下組織のコラーゲンの露出などにより，第XII因子が活性化され活性化第XII因子（第XIIa因子）がPK・HMWK複合体，第XI因子・HMWK複合体を限定分解して，カリクレイン，活性化第XI因子（第XIa因子）を生成する。また，カリクレインは第XII因子を活性化，ポジティブフィードバックによって反応が促進されるが，この接触反応系はまだ不明な点も多い。第XIa因子は第IX因子を活性化し，活性化第Ⅷ因子（第Ⅷa因子）とともに活性化された血小板表面のホスファチジルセリン上で第Ⅹa因子を生成し，以降は外因系と同じ経路をたどりフィブリンを形成する[2]。

第XII因子，HMWK，PKの欠損症では出血症状が認めら

用語 組織因子（tissue factor；TF），外因系凝固反応（extrinsic coagulation pathway），内因系凝固反応（intrinsic coagulation pathway），高分子キニノゲン（high molecular weight kininogen；HMWK），プレカリクレイン（prekallikrein；PK）

10.1 | 凝固の基礎知識

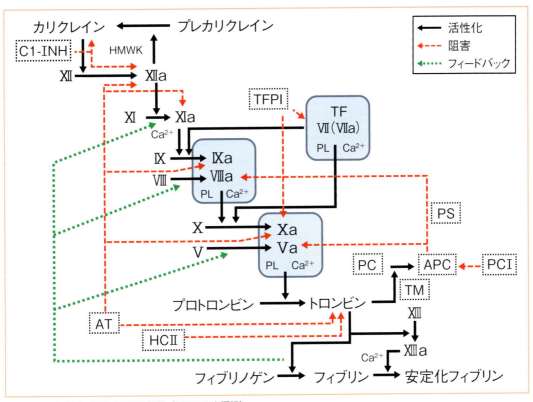

図 10.1.1　凝固系の活性化と制御機構（図 9.1.3 を再掲）
V：第 V 因子，VII：第 VII 因子，VIII：第 VIII 因子，IX：第 IX 因子，X：第 X 因子，XI：第 XI 因子，XII：第 XII 因子，XIII：第 XIII 因子，PL：リン脂質，Ca^{2+}：カルシウムイオン，HMWK：高分子キニノゲン，C1-INH：C1 インヒビター，TF：組織因子，TFPI：組織因子経路インヒビター，AT：アンチトロンビン，PC：プロテイン C，APC：活性化プロテイン C，PS：プロテイン S，TM：トロンボモジュリン，HCII：ヘパリンコファクター II，PCI：プロテイン C インヒビター
a：active（活性化）〔例 Xa：活性化第 X 因子〕
☐：複合体

表 10.1.1　血液凝固因子・抑制因子

因子番号	慣用名	分子量（×10³）	血中濃度（μg/mL）	半減期	機能または阻害するおもな因子
I	フィブリノゲン	340	2,000 〜 4,000	4 日	フィブリン血栓形成
II	プロトロンビン	72	100 〜 150	60 〜 100 時間	セリンプロテアーゼ
III	組織因子	37			補因子
IV	Ca^{2+}	0.04	1.2mM		補因子
V	Ac グロブリン	330	5 〜 9	15 〜 20 時間	補因子
VII	プロコンバーチン	50	0.4 〜 0.7	4 〜 11 時間	セリンプロテアーゼ
VIII	抗血友病因子	330	0.1 〜 0.2	14 時間	補因子
IX	クリスマス因子	55	3 〜 5	20 時間	セリンプロテアーゼ
X	スチュワート因子	56	5 〜 10	1 〜 2 日	セリンプロテアーゼ
XI	血漿トロンボプラスチン前駆物質	160	4	1.7 〜 3.5 日	セリンプロテアーゼ
XII	ハーゲマン因子	80	30	50 〜 70 時間	セリンプロテアーゼ
XIII	フィブリン安定化因子	320	10 〜 20	10 日	トランスグルタミナーゼ
	プレカリクレイン	85	50	1.5 日	セリンプロテアーゼ
	高分子キニノゲン	120	70	6 日	補因子
	フォン・ヴィレブランド因子	260	5 〜 10		血小板粘着，VIII の安定化
	アンチトロンビン	55	150 〜 300		トロンビン，Xa，IXa
	ヘパリンコファクター II	72	100		トロンビン
	C1 インヒビター	104	250		XIIa，カリクレイン
	プロテイン C	62	4		Va，VIIIa
	プロテイン S	80	30		Va，VIIIa
	プロテイン C インヒビター	57	5		セリンプロテアーゼ，APC
	TFPI	38	0.1		Xa，TF/VIIa
	トロンボモジュリン	78			補因子：トロンビンの基質特異性を変換

a は活性化因子を指す（例：活性化第 V 因子；Va）
〔新井盛大：「血栓・止血検査」，臨床検査法提要 改訂第 34 版，358-360，金井正光（監），金原出版，2015 より改変〕

用語　組織因子経路インヒビター（tissue factor pathway inhibitor；TFPI）

れないことから，止血への関与は重要でないと考えられていたが，近年，血小板や微生物の産生するポリリン酸が，陰性荷電物質として第XII因子を活性化することが明らかにされている[4]。一方第XI因子欠損症では一部で出血症状が認められることから，第XI因子は止血凝固に関連するとされている[1]。また，第XI因子はトロンビンにより活性化されることが明らかになっており，初期のトロンビン生成に続いて大量のトロンビンの生成に関与していると考えられている[2]。

3. 細胞基盤凝固反応

最近，Hoffmanらにより凝固反応が適切に進行するために凝固因子の局在と活性を制御する細胞を含めた細胞基盤凝固反応（cell-based model of coagulation）モデルが提唱された。in vivo に即したこのモデルは，細胞膜上の組織因子と第VIIa因子が結合し，第Xa因子の産生を介して少量のトロンビンが産生される。トロンビンは血小板を活性化し，その活性化血小板上で第VIII因子や第IX因子などの凝固因子が活性化され，やがて加速度的に活性化が進み，大量のトロンビンが産生されるという[5,6]。

4. 凝固反応と炎症

病原体などの感染に伴う炎症・免疫反応と凝固活性化は生体防御反応であり，相互に作用しつつ増強する。感染により病原微生物由来物質（PAMPs）や傷害組織の壊死細胞から放出される傷害関連物質（DAMPs）は，血管内皮細胞や白血球を刺激して炎症を誘発し，凝固活性化に導く[7,8]。DAMPsの代表的なものにHMGB1がある。最近では，好中球などが有する病原体処理能力（NETs）も組織傷害を発揮することが知られている[9]。

近年，補体と凝固活性化経路が密接に関係することがわかってきている。C5aは単球，好中球や血管内皮細胞で組織因子の発現を亢進させ，第XIIa因子はC1を活性化し，トロンビンはC5をC3の存在下でC5aに分解し産生する[10,11]。また，非典型（atypical）溶血性尿毒症症候群（HUS）の約70%の症例で，補体活性化第二経路に属する因子の遺伝子異常が報告されている[12]。

10.1.2　凝固因子の産生・構造・機能

凝固因子と凝固制御因子の多くは肝臓で産生される（表10.1.1参照）。

1. プロトロンビン，第VII因子，第IX因子，第X因子，プロテインC，プロテインS

凝固因子のうち，プロトロンビン，第VII因子，第IX因子，第X因子の4因子は肝臓での生合成の最終段階で，ビタミンK（VK）の関与によりN末端側近傍にあるグルタミン酸がγ-カルボキシグルタミン酸に変換されて初めてそれぞれ完全な機能を発現することができるため，VK依存性凝固因子とよばれる。プロテインC（PC），プロテインS（PS）もVK依存性因子である。PCの血中半減期は3～6時間と非常に短く，ワルファリン投与初期には他の凝固因子よりも早く低下するために一過性の過凝固状態が生じる。PSは，血中では40%が遊離型として存在し，残りの60%は補体系制御因子のC4b結合蛋白（C4BP）との複合体として存在している。遊離型PSのみが活性化プロテインC（APC）の補助因子として機能する[3]。

第IX因子の責任遺伝子はX染色体に存在し，その欠損症は血友病Bとして知られる。第IX因子に対するインヒビターは，おもにIgG4に属する同種抗体で，血友病Bの補充療法後に発生するものがほとんどであり，第IX因子に対する自己抗体の発生は稀であるという[13]。

2. 第V因子，第VIII因子，フォン・ヴィレブランド因子

第V因子は肝臓および巨核球で産生され，血中第V因子の約20%は血小板α顆粒に貯蔵されている。第V因子の責任遺伝子は第1番染色体に存在し，欠乏症は常染色体性劣性遺伝により男女両性に発生する。日本人では発見されていないが，欧米ではAPCにより分解されない第V因子の分子異常として，APCレジスタンスという疾患概念がある。その中の1つに第V因子としての凝固活性はもつが，APCによる活性化第V因子の不活化が阻害される異常を第V因子ライデン変異と称され，血栓症を発症する[14]。

第VIII因子は肝臓で産生され，血中ではフォン・ヴィレブ

用語　細胞基盤凝固反応（cell-based model of coagulation），病原微生物由来物質（pathogen-associated molecular patterns；PAMPs），傷害関連物質（damage-associated molecular patterns；DAMPs），HMGB1（high mobility group box-1 protein），好中球細胞外トラップ（neutrophil extracellular traps；NETs），溶血性尿毒症症候群（hemolytic uremic syndrome；HUS），ビタミン（vitamin；V），プロテインC（protein C；PC），プロテインS（protein S；PS），C4b結合蛋白（C4b binding protein；C4BP），活性化プロテインC（activated protein C；APC），免疫グロブリン（immunoglobulin；Ig），第V因子ライデン変異（Factor V Leiden），フォン・ヴィレブランド因子（von Willebrand factor；VWF）

ランド因子（VWF）と複合体を形成して存在している。第Ⅷ因子の責任遺伝子はX染色体上に存在し，その欠損症は血友病Aで知られている。血友病Aの患者に第Ⅷ因子製剤を投与していると約25％にインヒビターが発生するようになるという。この抗体は同種抗体であり，IgGである。それに対し，自己の第Ⅷ因子に対し自己抗体が生じ，第Ⅷ因子を不活化するものを後天性血友病という[15]。第Ⅴ因子，第Ⅷ因子はそれ自体に酵素活性はもたないが，活性化されると補酵素として働き，凝固増幅反応の中心的役割を担う。

VWFは血管内皮細胞および骨髄巨核球より産生され，マルチマー構造を有し，傷害血管での血小板粘着や血小板血栓形成を促す。健常成人では血管内皮細胞からのVWFの産生と血漿中のVWF切断酵素（ADAMTS-13）による分解のバランスがとれている。ADAMTS-13の機能が障害されるとVWFマルチマーの分解が起こらなくなり，大きなサイズのマルチマーが増加するため微小血栓が形成され，血栓性血小板減少性紫斑病（TTP）を発症する[16]。

● 3. 第Ⅻ因子，第Ⅺ因子，プレカリクレイン，高分子キニノゲン

第Ⅻ因子，第Ⅺ因子，プレカリクレイン（PK），HMWKもおもに肝臓で産生される。HMWKは血中で活性化第Ⅻ因子の基質となるPKや第Ⅺ因子と複合体を形成し，活性化第Ⅻ因子の反応を促進する補助因子的な役割をしている。これら接触相の反応には，Ca^{2+}を必要としない。C1インヒビター（C1-INH）は第Ⅻa因子やカリクレインに対してセリンプロテアーゼインヒビター（SERPIN）として制御している。

● 4. フィブリノゲン，プロトロンビン，第ⅩⅢ因子

フィブリノゲンは凝固反応の最終段階で働く凝固因子で，肝臓で産生される分子量約34万の巨大糖蛋白である。約80％が血漿中に存在し，残りは組織中に存在する。フィブリノゲンはAα，Bβ，γという3種類のペプチド鎖がS-S結合して形成される分子（Aα-Bβ-γ）が2個，さらにS-S結合した2量体（Aα-Bβ-γ）$_2$として存在している。トロンビンにより，Aα鎖，Bβ鎖のN末端側からフィブリノペプチドAおよびBが切断され，フィブリンモノマーとなり，フィブリンポリマーを経て，活性化第ⅩⅢ因子（第ⅩⅢa因子）の作用により安定化フィブリンとなる[17]。第ⅩⅢ因子はフィブリン安定化因子ともよばれ，凝固因子の中で唯一のトランスグルタミナーゼに属するSH酵素である。第ⅩⅢ因子は分子量約75,000の活性を有するAサブユニットと分子量約88,000のキャリア蛋白のBサブユニットがそれぞれ非共有結合によって分子量約32万のA_2B_2による4量体構造をとっている。胎盤や血小板などの細胞内ではA_2の形で存在し，Aサブユニットの産生は脳を除いた全身の細胞で行われていると報告されているが，骨髄巨核球が中心的な役割をもつとも考えられている。Bサブユニットはおもに肝細胞で産生されているという[18]。

10.1.3 凝固の制御機構

凝固反応の制御機構には，組織因子経路インヒビター（TFPI），アンチトロンビン（AT）などのSERPINやPCを中心とするプロテアーゼによる制御機構がある[1~3]。

● 1. 組織因子経路インヒビター

TFPIはおもに血管内皮細胞で合成され，分子内に3つのKunitzドメイン（K1，K2，K3）が存在し，K1が組織因子・第Ⅶa因子複合体と，K2が第Ⅹa因子と結合することにより阻害作用を示す[1]。

● 2. アンチトロンビン

アンチトロンビン（AT）はセリンプロテアーゼ〔トロンビン，第Ⅶa因子，活性化第Ⅸ因子（第Ⅸa因子），第Ⅹa因子，第Ⅺa因子，第Ⅻa因子，カリクレイン〕を制御している。ATのN末端領域にはヘパリン結合部位が存在し，ヘパリンと結合すると立体構造が変化し，トロンビンと結合しトロンビンを失活させる。ヘパリン存在下での阻害速度は非存在下に比べて1,000倍促進される。第Ⅹa因子に対する阻害速度も300倍促進される[19]。ヘパリンコファクターⅡ（HCⅡ）もおもに肝臓で合成されるSERPINで，凝固線溶酵素ではトロンビンだけを特異的に阻害する[20]。

📝 **用語** von Willebrand因子切断酵素（a disinteglin-like and metalloprotease with thrombospondin type1 motifs-13；ADAMTS-13），血栓性血小板減少性紫斑病（thrombotic thrombocytopenic purpura；TTP），C1インヒビター（C1 inhibitor；C1-INH），セリンプロテアーゼインヒビター（serine protease inhibitor；SERPIN），組織因子経路インヒビター（tissue factor pathway inhibitor；TFPI），アンチトロンビン（antithrombin；AT），ヘパリンコファクターⅡ（heparin cofactor Ⅱ；HCⅡ）

3. トロンボモジュリン

血管内皮細胞上のトロンボモジュリン（TM）にトロンビンが結合すると，トロンビンは基質特異性を変換し，PCをAPCにする。APCはPSの存在下に第Ⅷa因子および第Va因子を分解して失活させる。これらによりプロトロンビンの活性化が著しく制御される。PCはセリンプロテアーゼ前駆体であると同時に，VK依存性因子でもある。また，APCはPCインヒビター（PCI）によって制御されている[21]。

10.1.4 抗凝固療法

抗凝固療法の代表的な薬剤としては，ワルファリンとヘパリン類がある。最近では，ワルファリンに代わって直接作用型経口抗凝固薬（DOAC）が使用されるようになってきている。DOACには抗トロンビン作用を有するダビガトラン，抗第Xa因子作用を有するリバーロキサバン，エドキサバン，アピキサバンがある。ヘパリン類では，未分画ヘパリン，低分子ヘパリン，ダナパロイド，フォンダパリヌクスがある。他にも，アルガトロバン，遺伝子組換えトロンボモジュリンなどさまざまなものが使用されるようになってきている。

表10.1.2 DOACの薬理学的特性の比較

特徴	リバーロキサバン	アピキサバン	エドキサバン	ダビガトラン
標的	第Xa因子	第Xa因子	第Xa因子	トロンビン
プロドラッグ*1	No	No	No	Yes
生物学的利用率	80%	60%	50%	6%
最高血中濃度到達時間	3時間	3時間	2時間	2時間
半減期	7～11時間	12時間	9～11時間	12～17時間
腎臓からの排泄率	66%*2	25%	35%	80%

*1 体内で代謝されてから作用を及ぼす薬
*2 33%未変化体，33%不活性化代謝物
（山本　剛：経口抗凝固薬の適正使用—DOAC，日本血栓止血学会誌，2019；30（1）：113より改変）

1. ワルファリン，直接作用型経口抗凝固薬

ワルファリンは半世紀以上にわたり経口凝固薬として抗血栓療法に使用されてきた。VK依存性因子はVKの存在下において，合成の最終段階で前駆物質のN末側にあるすべてのグルタミン酸（Glu）残基が，γ-カルボキシグルタミン酸（Gla）残基に変換されることによって，Ca^{2+}と結合できる正常な機能をもつ凝固因子として産生される。ワルファリンが存在すると，凝固活性をもたない凝固因子（PIVKA）が増加し，抗凝固作用を示すことになる。ワルファリンは肝臓でのVKの作用を拮抗的に阻害し，二次的に抗凝固作用を発揮する。したがって，VKが豊富に含まれている食物摂取（納豆，クロレラなど）はワルファリンの効果を減弱させる。また，ワルファリン代謝酵素の遺伝子多型によりワルファリンの代謝分解速度の個人差が認められる[22]。一方，DOACはその効果発現にVKの関与はなく，食事の影響を受けない。ワルファリンはその効果が安定するまでに4日以上必要だが，DOACはいずれも半減期が12時間程度と短く，その作用は単一の凝固因子に対し拮抗的に作用するため，抗凝固作用は血中濃度に依存する[23]。ワルファリン投与量の調整には，プロトロンビン時間（PT）の国際標準比（PT-INR）が用いられモニタリングされているが，ほとんど日内変動はない。それに対しDOACは，半減期が短いため内服後から採血するまでの時間により結果が大きく影響される。他に活性化部分トロンボプラスチン時間（APTT）や抗第Xa因子活性によるモニタリングも検討されているが，PTやAPTTの測定試薬の種類による試薬間差の問題もあり，今後の検討結果が待たれる[23]。また，ダビガトランは80%が腎臓から排出されるため，腎機能が低下すると血中濃度が増加するので腎機能の評価も必要となってくる[24]。DOACの薬理学的特性の比較を表10.1.2に示す[25]。

他に注意しなければならないのは，DOACがAT活性やフィブリノゲンの定量結果に，測定試薬による差はあるが，影響を与えることである。トロンビン法を原理とするAT活性測定において，ダビガトラン服用時では実際よりも高値となり，第Xa因子法を原理とする測定系ではリバーロキサバン服用時に高値となる。フィブリノゲン測定においても，試薬によっては低値を示す場合がある[26]。

2. ヘパリン

ヘパリン類には，未分画ヘパリン（分子量4,000～30,000），低分子ヘパリン，ダナパロイドナトリウム，フォンダパリヌクスがある。これらは強いAT活性促進作用を示すが，種類により大きく相違が認められる。未分画ヘ

用語 トロンボモジュリン（thrombomodulin；TM），PCインヒビター（PC inhibitor；PCI），直接作用型経口抗凝固薬（direct oral anticoagulants；DOAC），グルタミン酸（Glutamic acid；Glu），γ-カルボキシグルタミン酸（γ-carboxyglutamic acid；Gla），protein induced by vitamin K absence or antagonist；PIVKA，プロトロンビン時間（prothrombin time；PT），国際標準化比（international normalized ratio；INR），プロトロンビン時間の国際標準比（international normalized ratio of PT；PT-INR），活性化部分トロンボプラスチン時間（activated partial thromboplastin time；APTT）

パリンの短所として，ヘパリン起因性血小板減少症（HIT）の発症が問題となっている。HITを発症した場合の抗凝固薬として，アルガトロバンが選択される[27]。

［田中秀磨］

用語 ヘパリン起因性血小板減少症（heparin-induced thrombocytopenia；HIT）

参考文献

1) 新井盛大：「血栓・止血検査」，臨床検査法提要 改訂第33版，311-317，金井正光(監)，金原出版，2010.
2) 尾崎 司，一瀬白帝：「凝固系の活性化機構と制御機構」，日本臨床，2014；72：1207-1211.
3) 鈴木宏治：「凝固・線溶系」，スタンダード検査血液学 第2版，68-77，日本検査血液学会(編)，医歯薬出版，2011.
4) Morrissey JH et al.："Polyphosphate: an ancient molecule that links platelets, coagulation, and inflammation", Blood, 2012；119：5972-5979.
5) Hoffman M, Dargaud Y："Mechanisms and monitoring of bypassing agent therapy", Journal of Thrombosis and Haemostasis, 2012；10：1478-1485.
6) Hoffman M："Remodeling the blood coagulation cascade", J Thromb Thrombolysis, 2003；16：17-20.
7) Geddings JE, Mackman N："New players in haemostasis and thrombosis", Thromb Haemost, 2014；111：570-574.
8) 鈴木宏治：「血栓症の分子病態と臨床検査」，臨床検査，2014；58：940-948.
9) 射場敏明，他：「敗血症における neutrophil extracellular traps (NETs), damage-associated molecular pattens (DAMPs)，そして細胞死」，日救急医会誌，2013；24：827-836.
10) Wiedmer T et al.："Complement proteins C5b-9 stimulate procoagulant activity through platlet prothrombinase", Blood, 1986；68：875-880.
11) Ghebrehiwet B et al.："Activation of the classical pathway of complement by Hageman factor fragment", J Exp Med, 1981；153：665-676.
12) 古田瑶子，松木雅則：「補体関連因子の異常によるaHUS」，臨床血液，2015；56：185-191.
13) 日笠 聡：「第Ⅸ因子および第Ⅸ因子インヒビター」，日本臨床，2010；68(suppl1)：712-714.
14) 天野景裕：「第Ⅴ因子」，日本臨床，2010；68(suppl1)：695-697.
15) 鈴木伸明，山本晃士：「第Ⅷ因子および第Ⅷ因子インヒビター」，日本臨床，2010；68(suppl1)：703-706.
16) 後藤信哉：「von Willebrand 因子(抗原および活性)，von Willebrand 因子 multimer 構造，von Willebrand 因子リストセチンコファクター」，日本臨床，2010；68(suppl1)：707-711.
17) 日裏久英，佐守友博：「フィブリノゲン(凝固第Ⅰ因子)」，日本臨床，2010；68(suppl1)：653-656.
18) 福武勝幸：「第ⅩⅢ因子」，日本臨床，2010；68(suppl1)：725-728.
19) 阪田敏幸：「トロンビン，アンチトロンビン，トロンビン・アンチトロンビン複合体」，日本臨床，2010；68(suppl1)：688-690.
20) 鈴木宏治：「ヘパリンコファクターⅡ(HCⅡ)」，日本臨床，2010；68(suppl1)：732-735.
21) 鈴木宏治：「プロテインCインヒビター」，日本臨床，2010；68(suppl1)：742-743.
22) 小嶋哲人：「ワルファリン」，臨床に直結する血栓止血学，317-320，朝倉英策(編)，中外医学社，2013.
23) 朝倉秀策：「新経口抗凝固薬」，臨床に直結する血栓止血学，321-329，朝倉英策(編)，中外医学社，2013.
24) 是恒之宏：「抗凝固薬」，日本臨床，2014；72：1243-1247.
25) 山本 剛：「経口抗凝固薬の適正使用—DOAC」，日本血栓止血学会誌，2019；30(1)：112-115.
26) Hillarp A et al.："Effects of the oral, direct factor Xa inhibitor rivaroxaban on commonly used coagulation assays", J Thromb Haemostasis, 2010；9：133-139.
27) 朝倉秀策：「ヘパリン類，アルガトロバン」，臨床に直結する血栓止血学，330-336，朝倉英策(編)，中外医学社，2013.

10.2 凝固系の検査

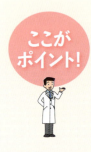

ここがポイント！

- 凝固系の検査においては，採血，遠心，保存などの諸条件が測定結果に大きく影響するため，検体の取扱いには十分に注意する必要がある。
- 異常を認めた場合，単独の項目で判断せず必ず他の検査項目や臨床症状などと併せて評価し，矛盾した場合など必要に応じて再採血も考慮する。
- 使用試薬により各種疾患，病態および治療薬剤に対する感受性が大きく異なる場合があるため，試薬性能を十分に理解する必要がある。
- 活性（生物活性を利用した方法）と抗原量（蛋白量）の測定がある場合には，分子異常症などを念頭におき，異常を認めた場合には両者の測定を考慮する。
- 凝固系の検査で検出される抗体には，凝固因子インヒビターやループスアンチコアグラント（LA）があり，その鑑別にはクロスミキシング試験が有用である。
- 抗リン脂質抗体（aPL）には，リン脂質依存性凝固時間の延長で検出されるLAと酵素免疫測定法（ELISA）で測定されるaCL，aCL/β_2GPI，aβ_2GPIなどがある。

10.2.1 プロトロンビン時間

● 1. はじめに

プロトロンビン時間（PT）は，次項のAPTTとともに凝固機能検査の入り口に位置する最も一般的なスクリーニング検査であり，凝固カスケードにおける外因系凝固機序を反映する。すなわち，組織因子を起点とする凝固活性化によるプロトロンビン，第V因子，第Ⅶ因子，第X因子およびフィブリノゲンの量的・質的異常に加え，これらの過程に影響する循環抗凝血素のスクリーニングに用いられる。また，これらの凝固因子は肝細胞で合成されるため，肝疾患の進行の指標として，また，プロトロンビン，第Ⅶ因子，第X因子はVK依存性凝固因子であることから，VK拮抗薬であるワルファリンによる経口抗凝固療法のモニタリング検査としてもPTが用いられる。さらに，直接作用型の活性化第X因子（第Xa因子）阻害薬投与時のチェック検査としても取り上げられる。測定に使用するPT試薬は，PT測定のほか凝固一段法による凝固因子活性測定（プロトロンビン，第V因子，第Ⅶ因子，第X因子）にも利用される。

● 2. 測定方法

被検血漿にPT試薬を添加し，外因系凝固機序の活性化によりフィブリンが析出するまでの時間を計測する凝固時間法（Quick一段法）が広く行われている。内径8mmのガラス試験管を使用した用手法のほか，現在では自動分析装置による測定が一般的である。用手法では37℃に加温した血漿100μLに，同じく加温したPT試薬200μLを加えると同時にタイマーをスタートし，フィブリンの析出までの時間を測定する。自動分析装置は機種により凝固終末点のとらえ方が若干異なるが，フィブリンの析出による濁度や散乱光の変化を計測する光学的原理と，粘性の変化を計測する力学的原理の2つの測定原理が多く使用されている。その他ドライ方式の装置もベッドサイド検査や緊急検査などで用いられている。

● 3. 測定試薬

PT試薬は，動物やヒト胎盤から抽出，精製された組織トロンボプラスチン（組織因子＋リン脂質）とCa^{2+}の混液で，近年，遺伝子組換え型組織因子と合成リン脂質を用いた試薬も市販されている。組成の異なる試薬が多く存在し，各種疾患・病態に対する感受性が異なる場合がある。

● 4. 結果報告

(1) プロトロンビン時間

凝固時間を秒数でそのまま表現する。試薬や分析装置に

より秒数が異なるため，必ず標準血漿の秒数を併記し，これと対比させて結果を判定する。

(2) PT比（PR）

被検血漿の秒数を標準血漿の秒数で除した比で表現する。旧厚生省のDIC診断基準に用いられている。

(3) プロトロンビン濃度（活性）

正常血漿を100%として，その希釈系列より検量線を作成し，被検血漿の秒数をPT%に換算して表現する。

(4) 国際標準化比（INR）

ワルファリン療法のモニタリングを目的として標準化された指標である。WHOの国際標準試薬の感度を1.00と定義して，各試薬，ロットごとに求めた国際感度指数（ISI）をPT比に累乗して算出する。ISIが1.00に近い試薬（0.9～1.1），すなわち標準試薬と同等の感度を示す試薬の使用が推奨されている。

● 5. 基準範囲

試薬ごとに異なるため厳密な意味での基準範囲の設定は難しいが，おおむね正常対照の±20%以内と考えられる（PT秒数では10～13秒，PT比では0.80～1.20，PT活性は80～120%，PT-INRは0.80～1.20程度）。

● 6. 結果の評価

PTは外因系凝固機序を反映するが，第Ⅶ因子以外はAPTTにも反映されるため，実際は第Ⅶ因子の欠乏，異常および抗体（インヒビター）などがおもな対象となる。主たる延長要因は，肝疾患などの産生障害，VK欠乏，ワルファリン療法，消費性凝固障害および外因系凝固に関与するインヒビターなどである。

● 7. 注意点

組織因子の由来（ヒト，動物，遺伝子組換え型）が異なる試薬が存在するため，PT-INRでもワルファリン療法のモニタリング以外の目的においては差が生じる可能性がある。また，抗Xa因子薬に対する感受性もPT試薬間で大きく異なるため，自施設試薬の感受性について診療サイドにも情報提供する必要がある。メーカー添付のISIについては，試薬／分析装置が同一であればそのまま使用して大きな問題はないが，それ以外の組み合わせを使用する場合には施設ごとにlocal SI値を設定する必要がある。

▶参考情報

コールドアクチベーション

詳細は明らかになっていないが，第Ⅻ因子，第Ⅺ因子，カリクレインに抑制的に作用するC1エステラーゼインヒビター（C1-INH）が長時間の冷蔵保存によって不活化されることにより接触因子系が活性化され，これにより第Ⅶ因子の活性化が起こるとされる現象。

検査室ノート　PT測定における検体の取扱い

PTをはじめとする凝固時間を測定する項目を対象に日本検査血液学会から「凝固検査検体取扱いに関するコンセンサス」が示されている。PT測定に用いる血漿は，長時間の冷蔵保存による第Ⅶ因子のコールドアクチベーションを避けるため室温保存（18～25℃）が推奨されている[1～3)]。臨床・検査標準協会（CLSI）のガイドラインでは全血，血漿ともに室温，24時間までを許容しているが，可能な限り1時間以内でのすみやかな遠心分離の後，4時間以内に測定するのが理想的である。すぐに測定できない場合には−70℃以下で急速冷凍し保存することが望ましい。

検査室ノート　血液とクエン酸ナトリウム溶液の量比

凝固時間の測定おいて，血液と3.2%クエン酸ナトリウム溶液の量比は結果値に影響するため重要なポイントとなる。検査血液学会のコンセンサスにおいても許容採血量は採血管推奨量の±10%以内とされている。また，ヘマトクリット値が高い場合も血漿に対する抗凝固剤の比率が高くなるため，55%以上の場合は抗凝固剤の容量を調整する。以下に採血量による違い（表10.2.1），および，ヘマトクリット値の違いによるクエン酸ナトリウム濃度の差異と調整後クエン酸ナトリウム量（表10.2.2），自験

用語　PT比（prothrombin ratio；PR），播種性血管内凝固（disseminated intravascular coagulation；DIC），国際標準化比（international normalized ratio；INR），国際感度指数（international sensitivity index；ISI），臨床・検査標準協会（Clinical and Laboratory Standards Institute；CLSI）

10章 凝固・線溶系

例として健常人2例を対象とした採血量の違いによる凝固時間への影響を例示する（図10.2.1）。

表10.2.1 採血量による血漿中クエン酸ナトリウム濃度の差異

血液量 (mL)		NaCit.量 (mL)	比率	Ht＝50% 血漿量 (mL)	血漿中クエン酸Na終濃度 (%)
2.0	:	0.2	10 : 1	1.0	0.64
1.8	:	0.2	9 : 1	0.9	0.71 ±10%
1.6	:	0.2	8 : 1	0.8	0.80
1.4	:	0.2	7 : 1	0.7	0.91
1.2	:	0.2	6 : 1	0.6	1.07

※ヘマトクリット値を50%とした場合　　　　　　　　　（NaCit.：クエン酸ナトリウム）

表10.2.2 ヘマトクリット値による血漿中クエン酸ナトリウム濃度の差異

Ht (%)	血液量 (mL)	NaCit.量 (mL)	血漿量 (mL)	血漿中クエン酸Na終濃度 (%)	調整後クエン酸Na量 (mL)	
80	1.8	0.2	0.36	1.78	0.067	要調整
75	1.8	0.2	0.45	1.42	0.083	
70	1.8	0.2	0.54	1.19	0.100	
65	1.8	0.2	0.63	1.02	0.117	
60	1.8	0.2	0.72	0.89	0.133	
55	1.8	0.2	0.81	0.79	0.150	
50	1.8	0.2	0.90	0.71	0.167	
45	1.8	0.2	0.99	0.65	0.183	
40	1.8	0.2	1.08	0.59	0.200	

※調整後クエン酸Na量は，クエン酸ナトリウム溶液補正式により算出

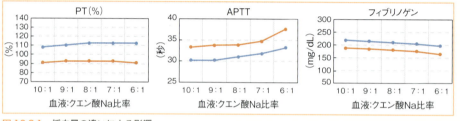

図10.2.1 採血量の違いによる影響
※ PT（%）は大きな影響は認めていない，APTT は明らかな延長傾向，フィブリノゲンは希釈率に一致した低下傾向．ただし，病態や測定試薬によっても影響が異なる可能性を考慮する必要がある．

> ▶参考情報
>
> **クエン酸ナトリウム溶液補正式**
>
> $C = (1.85 \times 10^{-3}) \times (100 - Ht) \times (V\ blood)$
>
> C：クエン酸ナトリウム溶液量（mL）
> Ht：患者ヘマトクリット値（%）
> $V\ blood$：採血量（mL）
> （例：2mL採血管の場合は1.8mL）
> 1.85×10^{-3}：定数
> （クエン酸量，血液量およびクエン酸濃度より算出）

10.2.2 活性化部分トロンボプラスチン時間

1. はじめに

活性化部分トロンボプラスチン時間（APTT）は，凝固カスケードにおける内因系凝固機序を反映する．すなわち，陰性荷電物質による接触因子系の活性化を起点とし，高分子キニノゲン，プレカリクレイン，第XII因子，第XI因子，第IX因子，第VIII因子，第X因子，第V因子，プロトロンビンおよびフィブリノゲンの先天的または後天的な量的・質的異常のスクリーニング検査として用いられる．最も一般的な凝固検査の1つであるが，標準化には至っていない．また，ヘパリン療法のモニタリングや循環抗凝血素〔凝固因子に対する抗体（インヒビター）やループスアンチコアグラント（LA）〕の検索など使用目的は多岐にわたる．さらに，直接作用型の抗トロンビン薬（ダビガトラン）投与時のチェック検査としても取り上げられている．APTT測定試薬は，凝固一段法による内因系凝固因子活性測定（第XII因子，第XI因子，第IX因子，第VIII因子）や，そのインヒビター測定にも利用される．

2. 測定方法

被検血漿とAPTT試薬（接触因子系の活性化剤とリン脂質）を添加し，内因系凝固機序の活性化によりフィブリンが析出するまでの時間を計測する凝固時間法が一般に行われている．用手法のほか，自動分析装置による測定が一般的であり前項のPTと同様である．用手法では，血漿

用語 ループスアンチコアグラント（lupus anticoagulant；LA）

100 μL と APTT 試薬 100 μL を混和，37℃で 3 分間（2～5 分）加温し，同じく加温した塩化カルシウム溶液（0.025mol/L または 0.02mol/L）100 μL を加えると同時にタイマーをスタートし，フィブリンの析出までの時間を測定する。接触因子系の活性化反応時間は試薬により異なるため各試薬添付文書に従う必要があり，自動分析法においても同様である。

3. 測定試薬

APTT 試薬は，接触因子系の活性化剤（シリカ，エラグ酸，セライトなど）とリン脂質（動物，植物由来や合成リン脂質）より構成される。これらの組み合わせや濃度，リン脂質の由来などにより凝固因子，ヘパリン，LA などに対する感受性の異なる試薬が多く存在する[*1]。

> **参考情報**
> *1：APTT 試薬は動・植物由来や合成のリン脂質を使用することに加え，結果を秒数で表現することもあり，試薬間差のみならず試薬ロット間でも凝固時間に差を生じる場合がある。したがって，ロット変更時にも十分な比較，検証が必要となる。

4. 結果報告

凝固時間を秒数のままで表現するのが一般的である[*2]。ただし，試薬／分析装置の組み合わせにより凝固時間が異なるため，正常対照の秒数を必ず併記する。

> **参考情報**
> *2：秒数以外での表現として，血液製剤の使用指針における新鮮凍結血漿の適正使用の項では，APTT の "%" での表現も使用されている。

5. 基準範囲

PT 同様，使用する試薬／分析装置により凝固時間が異なるため，共通の基準値を設定することは難しい。健常者平均値は 30.0～35.0 秒程度となり，おおむね 1.2 倍以上の延長を異常値とする。短縮については，採血条件などのアーチファクトの可能性も否定できず，明確な臨床的意義の根拠は少ない。

6. 結果の評価

APTT は内因系凝固機序，すなわち高分子キニノゲン，プレカリクレイン，第XII因子，第XI因子，第IX因子，第VIII因子，第X因子，第V因子，プロトロンビンおよびフィブリノゲンの先天的または後天的な量的・質的異常や凝固阻止物質（ヘパリン類などの薬剤および凝固因子やリン脂質などに対する抗体）の存在を反映する。日常検査において延長する病態としては，後天的な凝固因子の低下が多く，肝疾患など凝固因子合成能の低下や播種性血管内凝固（DIC）などではPTの延長も伴う。また，原因不明の APTT 延長では，後述のクロスミキシング試験を実施し，欠乏症であるのかインヒビターであるのか鑑別する必要がある。いずれの疾患・病態においても使用する試薬の性能を理解したうえで評価することが肝要である。

検査室ノート　凝固検査の検体処理条件

凝固系の検査においては検体の取扱いが結果値に大きく影響する場合があり，なかでも APTT など凝固時間を測定する項目では血漿中の残存血小板を十分に考慮する必要がある。

遠心処理条件として，海外のガイドライン[1, 2]や日本検査血液学会のコンセンサス[3]では，室温（18～25℃），1,500gで15分以上または2,000gで10分以上となっている。いずれも血漿中の残存血小板数を 10×10^9/L 未満とすることが求められている。とくに，凍結保存後に測定する場合には，LA などの評価に影響するため，自施設の遠心機や採血管にあわせた遠心処理条件を設定し，残存血小板数が確実に 10×10^9/L 未満であることを確認する必要がある。ただし，過剰な遠心力による血小板など細胞成分への負荷によると考えられる結果値への影響を十分に考慮する。

> 遠心条件については，p.28 検査室ノート「遠心力 g と回転数 rpm の関係について」を参照。

用語　播種性血管内凝固（disseminated intravascular coagulation；DIC）

7. 注意点

未分画ヘパリン，内因系凝固因子，LAなどに対する感受性が試薬により大きく異なるため[4]，自施設の試薬特性を十分に認識することが望まれる。とくに，未分画ヘパリンでは正常秒数の1.5〜2.5倍となるように投与するなど延長度を指標とする場合があるため，診療サイドへの情報提供も重要となる。

10.2.3 フィブリノゲン

1. はじめに

フィブリノゲンは止血機構の最終段階にあたる重要な凝固因子であり，血小板血栓形成にも関与し，止血，創傷治癒の中心的役割を担っている。また，急性相反応物質であり，炎症により増加し，おもに肝臓で合成されることから肝合成能の指標としても使用される。さらに，DICの診断における，旧厚生省DIC診断基準[5]や国際血栓止血学会／学術標準化委員会（ISTH/SSC）のovert-DIC診断基準[6]でPTとともに評価項目として使用される。

2. 測定方法

フィブリノゲン量の測定は，トロンビン時間法（Clauss法）が最も普及している。これは，希釈した血漿に過剰のトロンビンを加えると凝固時間が希釈血漿中のフィブリノゲン量に依存することを原理とする。被検血漿を希釈することで，ATなど生理的に存在する抗トロンビン物質の影響を抑えることができる。その他，抗ヒトフィブリノゲン抗体を用いた免疫学的方法（免疫比濁法やラテックス凝集法）による抗原量（蛋白量）測定も使用されており，とくに，凝固時間法で低下を認めた場合，抗原量が正常であれば異常フィブリノゲン血症を疑う。従来は，重量法，塩析法およびチロシン法なども行われていたが，現在の日常検査ではほとんど利用されていない。

トロンビン時間法による測定は，被検血漿をオーレン緩衝液で10倍希釈した希釈血漿200μLにトロンビン（100U/mL）100μLを加えたと同時にタイマーをスタートし，フィブリンの析出までの時間を測定する。同様に測定したフィブリノゲン量が表示された標準血漿の希釈系列の結果から，両対数グラフにプロットして検量線を作成し，フィブリノゲン量を求める。日常検査では自動分析装置での測定が一般的である。

3. 測定試薬

ウシまたはヒト由来のトロンビンが使用され，多くは100U/mLが使用されているが，一部濃度が異なる試薬も存在しており，抗トロンビン薬による治療時など影響度合いが異なるため使用試薬中のトロンビン濃度を認識しておく必要がある。

4. 結果報告

フィブリノゲン濃度（mg/dL）として表記され，トロンビンによりフィブリノゲンがフィブリンに転化する反応速度を濃度として表現している。

5. 基準範囲

基準範囲は，200〜400mg/dLであり，60mg/dL以下では出血傾向を，700mg/dL以上では血栓傾向を呈する。

6. 結果の評価

フィブリノゲンは生理的に加齢により増加傾向となり，妊娠中や運動によっても有意に増加するため，評価にあたって考慮する必要がある。また，肝臓で合成される急性相反応蛋白であり，感染症，炎症性疾患，悪性腫瘍，脳梗塞，心筋梗塞，ネフローゼ症候群などで増加する。先天性の障害としては先天性無（低）フィブリノゲン血症，先天性異常フィブリノゲン血症があり，後天性としては，肝機能障害，L-アスパラギナーゼ投与など産生の低下と，DIC，血栓症，大量出血，蛇毒製剤の投与および線溶亢進などの消費の亢進などがある。生理的または病態としてフィブリノゲンの増加を伴う場合には，消費の亢進が明瞭に認められない場合があるため慎重に経過を把握する。

用語 急性相反応物質（acute phase reactant），国際血栓止血学会／学術標準化委員会（International Society on Thrombosis and Haemostasis/Scientific Standardization Committee；ISTH/SSC）

7. 注意点

トロンビン時間法で低下が認められた場合，無（低）フィブリノゲン血症や異常フィブリノゲン血症などが示唆される場合には免疫学的方法での抗原量測定を考慮する。両法ともに低下している場合には低下症，抗原量が正常であれば異常症が疑われる。ただし，免疫学的方法ではFDPも測り込む点に注意する。また，経口抗凝固薬である直接作用型の抗トロンビン薬（ダビガトラン）服用中では，トロンビン時間法によるフィブリノゲン量が低値を示す場合があり，試薬中のトロンビン濃度により影響度が異なるため注意を要する。

> **参考情報**
> ・免疫学的方法として，抗ヒトフィブリノゲン抗体を使用した血清FDP測定試薬や尿中FDP測定試薬を利用してフィブリノゲン抗原量を測定できる。
> ・抗血栓性末梢循環改善剤として使用される蛇毒（バトロキソビン）投与によりフィブリノペプチドAが遊離しフィブリノゲン濃度が低下し，FDPなどの増加が認められる。

10.2.4　フォン・ヴィレブランド因子（抗原量，活性）

1. はじめに

フォン・ヴィレブランド因子（VWF）は，血小板膜糖蛋白（GP）Ibを介して血小板と結合し血管内皮下組織へ血小板を粘着させ一次止血に関与する機能と，第Ⅷ因子と結合して安定化させるキャリア蛋白としての機能の2つの役割を有する。血管内皮細胞と骨髄巨核球より産生され，血液中だけでなく血管内皮，骨髄巨核球および血小板中にも存在する。血管内皮細胞より産生されたVWFは，分子量50万～約2,000万のマルチマー構造をとっており，高分子量のマルチマーほど血小板との結合活性が高い。したがって，VWFの量的低下により一次止血の障害（出血傾向）と二次的な第Ⅷ因子の低下を示す。また，高分子量マルチマーの減少により血小板との結合活性は低下し，同じく出血傾向を呈する。先天的なVWFの量的・質的異常症がフォン・ヴィレブランド病（VWD）である。また，VWFを切断するADAMTS-13活性がインヒビターにより極度に低下する血栓性血小板減少性紫斑病（TTP）では，高分子量マルチマーが過剰に存在し血栓症状をきたす。

2. 測定方法

(1) 抗原量

VWFを蛋白量，すなわちVWF抗原（VWF:Ag）として測定する。酵素免疫測定法（ELISA），ラテックス凝集法およびロケット免疫電気泳動法など免疫学的測定法により定量される。一般的に用いられるラテックス凝集法による自動分析法では，抗ヒトVWFポリクローナル抗体を感作させたラテックス試薬と希釈血漿を混合し，検体中のVWFレベルに比例して生じる濁度変化を計測しVWF抗原量を求める。

(2) 活性

VWFと抗生物質であるリストセチンを共存させると血小板膜GPIbを介して結合し血小板が凝集する。血小板凝集能としてのリストセチン凝集や，固定血小板を用いたリストセチンコファクター活性（VWF:RCo）として測定される。後者の測定は，固定ヒト血小板およびリストセチンを含む試薬と被検血漿の希釈系列を反応させて凝集を観察する。検体の希釈倍率と試薬の感度係数からVWF:RCo（％）を求める[*1]。

(3) マルチマー解析

とくに，VWFの質的異常症であるVWD2型を鑑別する際に，マルチマー解析が必要となる。

被検血漿をSDS-アガロースゲル電気泳動で分離し，ウエスタンブロット法によりメンブレンに転写する。転写後のメンブレンを酵素免疫染色しマルチマー像を得る。正常血漿のマルチマー像と対比させて判定する（図10.2.2）。

> **参考情報**
> ＊1：VWF:RCo測定では，固定血小板を使用した測定法が一般的だが，VWFのGPIb結合部位に対するモノクローナル抗体を使用したラテックス免疫比濁法の試薬も存在する。

3. 測定試薬

数種のVWF:AgおよびVWF:RCo測定キットが市販されている。

用語　フィブリノゲン・フィブリン分解産物（fibrinogen and fibrin degradation products；FDP），フォン・ヴィレブランド因子（von Willebrand factor；VWF），糖蛋白（glycoprotein；GP），フォン・ヴィレブランド病（von Willebrand disease；VWD），VWF抗原（VWF antigen；VWF：Ag），酵素免疫測定法（enzyme-linked immunosorbent assay；ELISA），固定血小板を用いたリストセチンコファクター活性（VWF ristocetin cofactor activity；VWF：RCo）

● 4. 基準範囲

VWF:Ag：50～150％，VWF:RCo：50～150％。

● 5. 結果の評価

VWFが低値となる場合，産生の低下や消費，クリアランスの増大などが考えられ，高値の場合は，逆に産生（放出）亢進やADAMTS-13活性の低下などが考えられる[*2]。VWF:AgおよびVWF:RCoが異常となる疾患として，VWDおよび後天性フォン・ヴィレブランド症候群では低値となり，肝炎，肝硬変，ネフローゼ，川崎病の急性期，心筋梗塞，脳梗塞，DICなどで高値となる。低値を認めた場合，抗原と活性を併せて評価する必要があり，健常者やVWD1型では，VWF:RCo/VWF:Ag比がほぼ1.0付近（0.7以上）となるが，VWF2A型では0.3程度まで低下する。また，定型的TTPでは，ADAMTS-13活性の著減に伴い超高分子量VWF多重体（UL-VWFM）が出現する。

> **参考情報**
> * 2：高いレベルのVWFの存在は，心血管疾患（CVD）の危険因子とされ，CVDの既往例における心血管イベントの再発と死亡率に関連する。しかし，高いVWFレベルがCVDの実際の原因を意味するか，原因となり得る内皮細胞障害を意味するのかは明らかではない[7]。

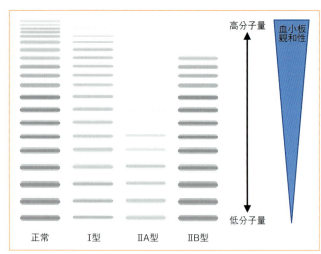

図10.2.2　VWDにおける特徴的なVWF多重体（マルチマー）

● 6. 注意点

血液型がO型の人では，他の血液型と比較してVWFの抗原量，活性ともに約30％低値となるため，結果を評価する際には注意する。VWDはVWFの量的低下であるⅠ型，質的異常であるⅡ型および完全欠損のⅢ型に分類され，Ⅱ型はさらにA，B，M，Nに細分類される。詳細については，後述のVWDの項を参照されたい。とくに，Ⅰ型とⅡA型ではマルチマー解析による鑑別が重要となる（図10.2.2参照）。また，VWDⅠ型やⅡ型の治療に使用されるデスモプレシン（DDAVP）投与により血管内皮細胞からVWFが放出され，抗原，活性ともに上昇する。

10.2.5　凝固因子活性

● 1. はじめに

PTやAPTTなど凝固スクリーニング検査で凝固時間の延長を認めた場合，PT単独の延長であれば第Ⅶ因子が，APTT単独の延長であればプレカリクレイン，高分子キニノゲン，第Ⅻ因子，第Ⅺ因子，第Ⅸ因子，第Ⅷ因子が，PT，APTTともに延長の場合は共通系の凝固因子（第Ⅹ因子，第Ⅴ因子，プロトロンビン）が検索対象となる。ただし，ヘパリンなど抗凝固薬の投与や混入によるアーチファクトを否定したうえで，次にクロスミキシング試験を実施し凝固因子の欠乏なのか何らかのインヒビターの存在なのかを評価する必要がある。また，PT，APTTは正常であり，いったん止血した創傷から再度出血を認める場合などには第ⅩⅢ因子の欠乏症が疑われる。

● 2. 測定の実際

わが国においては，外因系，内因系ともに凝固一段法による凝固因子活性測定が一般的である。その他，活性測定としては発色性合成基質を用いた方法や，抗原量（蛋白量）測定としてはELISA法やロケット免疫電気泳動などの免疫学的測定法がある。また，第ⅩⅢ因子については，活性測定として合成基質法，抗原量測定としてラテックス免疫比濁法が一般的である。その他，ELISA法やローレル法がある。用手法による凝固一段法の概略を記載する。

(1) 外因系凝固因子

ベロナール緩衝液などで10～20倍に希釈した被検血漿100μLに目的因子の欠乏血漿100μLを添加，混和し37℃，

用語　超高分子量VWF多重体（unusually large VWF multimer；UL-VWFM），心血管疾患（cardiovascular disease；CVD），デスモプレシン（desmopressin, 1-deamino-8-D-arginine-vasopressin；DDAVP）

約3分間加温する。次にあらかじめ37℃に加温したPT試薬200μLを添加したと同時にタイマーをスタートし，凝固時間を計測する。

(2) 内因系凝固因子

外因系と同様に，希釈した被検血漿100μLに欠乏血漿100μLを添加し，さらにAPTT試薬100μLを加え混和後，37℃，2～5分加温する。同じく加温した塩化カルシウム溶液100μLを添加したと同時にタイマーをスタートし，凝固時間を計測する。

(3) 検量線

被検血漿と同じ希釈倍率に希釈した正常血漿を100%として希釈系列を作成する。これを検体と同様に測定し，凝固時間（秒）を整数軸に，凝固因子活性（%）を対数軸となるよう片対数グラフにプロットして検量線を作成する[*1]。各検体より得られた凝固時間を検量線より読み取り凝固因子活性（%）を求める。図10.2.3に第Ⅷ因子の検量線を例示した。

> **参考情報**
> [*1]：検量線は，片対数グラフ，両対数グラフどちらも活性と秒数に直線関係が得られ使用できる。

3. 測定試薬

凝固一段法では，外因系凝固因子はPT試薬とプロトロンビン，第Ⅴ因子，第Ⅶ因子，第Ⅹ因子欠乏血漿，内因系凝固因子ではAPTT試薬と塩化カルシウムおよび第Ⅻ因子，第Ⅺ因子，第Ⅸ因子，第Ⅷ因子，プレカリクレイン，高分子キニノゲン欠乏血漿を使用する[*2]。また，検量線作成用にWHOの標準品に基づいて値付けされた標準血漿または健常者プール血漿を使用する。

> **参考情報**
> [*2]：第Ⅷ因子欠乏血漿では，メーカーによりVWFの含量が異なる場合があり，インヒビター測定に影響するとの報告もある[8]。

4. 結果報告

日常臨床においては，活性%で表記するのが一般的であるが，凝固因子製剤の力価表示や学術論文などでは単位（unit；U）表記が用いられる。1U/mL＝100%である。

5. 基準範囲

いずれの凝固因子も70～140%程度。

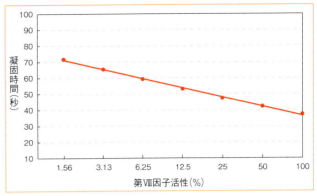

図10.2.3　第Ⅷ因子の検量線例

6. 結果の評価

先天的な欠乏症としては血友病AおよびBが代表的疾患であり，1%未満を重症，1～5%を中等症，5～40%を軽症と病型分類される[*3]。凝固因子活性が低値であった場合，産生量の低下と分子異常が考えられる[*4,5]。鑑別には免疫学的方法による抗原量測定が必要となる。凝固一段法で測定した場合，何らかのインヒビターが存在すると低く測定される。凝固因子インヒビターであれば直接的に活性が阻害され，LAであれば凝固過程が抑制され凝固時間が延長することで見かけ上活性は低値に表現される。したがって正確な活性を測定することは困難である。

> **参考情報**
> [*3]：定期補充療法が行われるようになり，重症血友病患者でも外来診療において第Ⅷ因子または第Ⅸ因子活性が数～十数%程度存在する場合がある。
> [*4]：分子異常症では，凝固一段法と合成基質法で活性が乖離するとの報告もある[9]。
> [*5]：基本的には凝固因子の低下および分子異常は出血のリスクと考えられるが，第Ⅴ因子ライデン変異のように凝固制御系に対する抵抗性により血栓症のリスクとなる場合も存在する。

7. 注意点

WHOの標準品に基づいて値付けされた標準血漿が市販されているが，凝固時間法を基盤としていることからPT，APTTの項で記載したように感受性差が存在するため，症例によっては試薬や分析装置により測定値に差が生じる場合があるため注意を要する。欠乏症と分子異常症を鑑別するためには，免疫学的測定法による抗原量測定が必要となる。第ⅩⅢ因子欠乏症では，PT，APTTは正常であるが，トロンボエラストグラフィー（TEG）では最大振幅の低下を認める。また，稀に第ⅩⅢ因子に対する抗体を保有する症例が存在することが報告されており，この場合には出血傾向を呈する。

用語　第Ⅴ因子ライデン変異（Factor V Leiden），トロンボエラストグラフィー（thromboelastography；TEG）

10章 凝固・線溶系

検査室ノート　インヒビター保有例の注意点

　凝固一段法では，凝固因子インヒビターやLAを保有する症例では，被検血漿の希釈倍率が低いとインヒビターの影響により活性値が低値となることがある。この場合には，複数の異なる希釈倍率で測定を実施し，変動を確認する必要がある[10]。第Ⅸ因子欠乏症である血友病B症例（図10.2.4左）では，希釈倍率を5〜20倍で測定しても何れの因子もほぼ一定した結果値となるのに対し，LA陽性症例（図10.2.4右）などでは，低希釈倍率ではインヒビターの影響で低値となり，希釈倍率が高くなるとインヒビターが希釈されることから影響が軽減され結果値が上昇する。

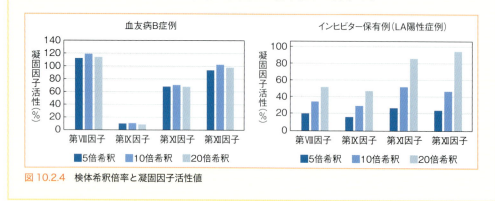

図10.2.4　検体希釈倍率と凝固因子活性値

▶参考情報
- 第Ⅷ因子，第Ⅸ因子製剤管理のための活性測定には合成基質法が標準法とされており，特に欧州では低活性域の精度などの理由から，合成基質法が併用されている。わが国においても2019年現在で第Ⅷ，第Ⅸ因子ともに合成基質法は保険適用となっている。
- 第Ⅷ因子のBドメインを除去した遺伝子組換え第Ⅷ因子製剤で，方法により活性値が乖離する（合成基質法＞凝固一段法）[11]。また，半減期延長型の製剤では，試薬選択に起因する一段法と合成基質法の乖離が報告されている[12]。
- さらに，凝固因子以外の抗体製剤が血友病治療薬として利用可能となっており，この場合，通常の凝固時間を基盤とする測定法は使用できない。

10.2.6　アンチトロンビン

● 1. はじめに

　アンチトロンビン（AT）は，おもにトロンビン，第Xa因子などと1：1で複合体を形成して凝固因子活性を阻害する生理的に最も重要な凝固抑制因子である。また，ヘパリン存在下で複合体を形成し活性化凝固因子の阻害作用が著しく増強される。生体内においては，血管内皮細胞上に存在するヘパラン硫酸（ヘパリン様物質）と複合体を形成して抗凝固作用を示す。主として肝臓で産生されるため肝障害では低下するほか，DICなど血栓症では消費性に低下する。ヘパリンによる抗凝固療法では，AT活性が70％以上必要であり，不足する（50％以下）とヘパリンの作用が減弱することから，AT製剤による補充療法が必要となる。これらの病態を把握する目的でAT測定が行われる。

● 2. 測定方法

　ATの測定には活性測定と抗原量測定があり，前者は合成基質法，後者は免疫学的測定法として抗AT抗体を用いたELISA法，ラテックス免疫比濁法，ロケット免疫電気泳動などがあり，日常検査としては自動分析装置を用いた合成基質法による活性測定が一般的である。
　合成基質法にはトロンビンにより分解される基質（図10.2.5）または第Xa因子により分解される基質（図10.2.6）を用いる2種類の方法が存在する[*1,2]。測定法の概略は，希釈被検血漿に試薬としてヘパリンと過剰量のトロンビンまたは第Xa因子を加え反応させると，それぞれAT・ヘパリン・トロンビン複合体またはAT・ヘパリン・第Xa因子複合体を形成し，凝固因子活性が阻害される。そこに各因子に特異的な発色性合成基質を加えると，残存するトロンビンまたは第Xa因子により分解され発色するので，これを比色定量する方法である。

参考情報
- ＊1：ヘパリンコファクターⅡ（HCⅡ）は，ATと同様に生理的な凝固抑制因子であり，トロンビンを特異的に阻害する。
- ＊2：トロンビン法によるAT活性測定法では，HCⅡも含めて測定される。

● 3. 測定試薬

　前述のとおり合成基質法ではトロンビンまたは第Xa因子による2種類の方法に基づいた試薬が市販されているため，測定に使用する試薬の反応系を理解する必要がある。

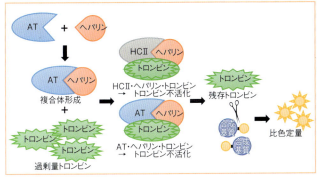

図10.2.5　AT活性測定（トロンビン法）

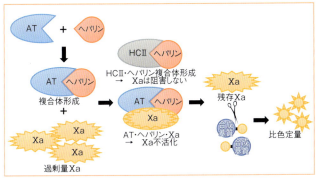

図10.2.6　AT活性測定（Xa法）
Xa：活性化第X因子

4. 結果報告

活性値：健常者血漿を100%とした活性（%）で表す。
抗原量：測定試薬専用の標準物質の表示値に基づいて，濃度（mg/dL）で表す。

5. 基準範囲

活性値：80～120%。
抗原量：方法や標準物質により異なる場合があるが，おおむね15～31mg/dL。

6. 結果の評価

おもに肝臓で産生されるため肝硬変などの重症肝機能障害による合成の低下や，とくに敗血症に伴うDICなど血栓症では消費性に低下する。また，先天性AT欠乏症では，欠損症であるⅠ型では活性，抗原量ともに低下しており，分子異常症であるⅡ型では，活性の低下に対して抗原量が乖離を示す。さらに，Ⅱ型欠乏症は，凝固因子の阻害活性が低下したⅡ-RS型，ヘパリンコファクター活性が低下したⅡ-HBS型，両者の多面的異常を伴うⅡ-PE型に分類される。このような先天性AT欠乏症では，さまざまな程度にATが低下しており，深部静脈血栓症などおもに静脈系の血栓症をきたすが，その発症リスクの程度はサブタイプによって異なる[3,4]。疑われる場合には，活性測定と併せて抗原量の測定が必要となる。その他，ヘパリンの長期投与やL-アスパラギナーゼ投与によっても低値となる。

AT低値を認めた場合，DICなど凝固亢進による場合にはトロンビン・AT複合体（TAT）など他の分子マーカーと，また，肝機能障害では，血清アルブミンやPTなど肝合成能を反映する検査と併せて評価する。

検査室ノート　リバーロキサバンによるAT測定への影響

第Xa因子阻害薬であるリバーロキサバンのAT測定への影響の例として添加血漿を作成して2法によるAT測定を実施した（図10.2.7）。トロンビン法では一定したAT活性値となったのに対し，第Xa因子法ではリバーロキサバン濃度依存性にAT活性値の上昇を認めた。トロンビン阻害剤では影響を受ける測定法が逆になる。したがって，測定原理を認識して使用することが重要となる。

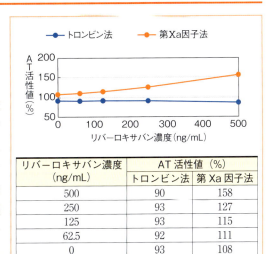

リバーロキサバン濃度 (ng/mL)	AT活性値（%）	
	トロンビン法	第Xa因子法
500	90	158
250	93	127
125	93	115
62.5	92	111
0	93	108

図10.2.7　リバーロキサバン添加血漿のAT活性

▶参考情報

アンチトロンビン（AT）の呼称について

抗（アンチ）トロンビン作用のある蛋白質は6種類ありそうだとのことでⅠからⅥまで命名されたが，1966年に抗トロンビン作用のある物質はアンチトロンビンⅢのみであることが判明した。さらに1994年には国際血栓止血学会において「アンチトロンビンⅢ」を「アンチトロンビン」と呼ぶように決定された。

用語　トロンビン・AT複合体（thrombin-antithrombin complex；TAT）

10章 凝固・線溶系

> **参考情報**
> *3：AT欠損症のサブタイプによってトロンビン法，第Xa因子法で結果が乖離する場合があり，サブタイプ分類は困難なため，正確な分類には遺伝子解析が必要となる[13]。
> *4：近年，新たな血栓性素因として，ATによる不活化に抵抗性を示すプロトロンビン異常症が報告されている[14]。

7. 注意点

DIC（とくに敗血症に合併したDIC）などでは消費性にATは低値を示すことが多いが，急性前骨髄性白血病ではTATの増加に比してATは必ずしも低下しない場合がある。トロンビン法によるAT測定は，トロンビン阻害剤（ダビガトラン）により，第Xa因子法では第Xa因子阻害剤（リバーロキサバン，エドキサバン，アピキサバン）により偽高値となるため注意する。

10.2.7　プロテインC，プロテインS

1. はじめに

血液凝固制御機構は，ATによるトロンビンをはじめとする活性化凝固因子に対するプロテアーゼ阻害作用と，プロテインC（PC）による第Ⅷa因子，第Va因子を分解，不活化する制御作用に大別される。PCは血管内皮細胞上の内皮細胞PC受容体（EPCR）と結合し，トロンビン・トロンボモジュリン複合体により限定分解されて活性化PC（APC）となり，補助因子であるプロテインS（PS）の存在下で第Ⅷa因子，第Va因子を分解，不活化する[*1]。PCおよびPSはいずれも肝臓で合成されるVK依存性蛋白であり，ともにγ-カルボキシグルタミン酸残基（Gla）ドメインを有しCa^{2+}存在下でリン脂質と結合し，傷害部位における凝固制御に重要な役割をもつ。PSの約60％は補体系制御因子であるC4b結合蛋白（C4BP）と結合しており，残りの約40％が遊離型PSとして存在し，この遊離型PSがAPCの補助因子として作用する。先天性血栓性素因として，AT欠損症，PC欠損症，PS欠損症が知られており，とくにPS欠損症は欧米人と比較して日本人は5〜10倍頻度が高い。PS分子異常症であるPS Tokushima変異ヘテロ接合体は約55人に1人とされ，日本人における重要な遺伝子多型である。

> **参考情報**
> *1：PCはEPCRに結合することによりトロンビン・トロンボモジュリン複合体による活性化が約20倍亢進する。

2. 測定方法

(1) PC測定法

合成基質法と凝固（クロット）法による活性測定と，ELISA法やラテックス免疫比濁法など免疫学的方法による抗原量測定がある。活性測定では，蛇毒由来のPCアクチベータにより被検血漿中のPCを活性化した後，合成基質法ではAPCに特異的な発色性合成基質を用いて測定し，凝固法ではPC欠乏血漿と混合しAPTTの延長度合いを測定する。いずれも正常血漿や標準物質の希釈系列より作成した検量線より活性値を求める。抗原量測定は，抗PCポリクローナル抗体を用いたELISA法またはラテックス免疫比濁法があり，総PC測定法と正常なGlaを有するPCを特異的に測定する方法がある。

(2) PS測定法

PCと同様に活性測定と抗原量測定がある[*2]。PSは補助因子であるため合成基質法はなく，APCの補助因子活性を測定する凝固法となる。抗原量測定には総PSの測定と補助因子作用を有する遊離型PSのみを測定する方法がある。前者は，抗総PSモノクローナル抗体を用いてC4BPとの複合体と遊離型の両者を測定する。後者は，抗遊離PSモノクローナル抗体を使用し，PCの補助因子活性を有する遊離型PSのみを測定する。検量線の作成はPCと同様である。通常，遊離PSはPS活性を反映するが，異常PS分子の場合は乖離する場合があるので，先天性血栓性素因の検索にはPS活性の測定が望ましい。

> **参考情報**
> *2：近年，総PS活性／総PS抗原量比が測定可能な試薬が開発され，PS Tokushima変異の検出への臨床応用が期待される[15]。

3. 測定試薬

PC，PSともに測定原理の異なる活性測定と抗原量測定の試薬が複数市販されているため，試薬特性を理解して使用する。

用語　内皮細胞PC受容体（endothelial protein C receptor；EPCR）

4. 結果報告

正常血漿を100％，または標準物質の表示値に基づいて各濃度を％表示で報告する。

5. 基準範囲

方法により若干異なるため施設ごとの設定が必要となるが，おおむね以下の範囲となる。

　　PC：活性・抗原　　70〜140％
　　PS：活性　　　　　60〜150％
　　　　遊離PS　　　　60〜150％
　　　　総PS　　　　　70〜140％

6. 結果の評価

PC，PSともにおもに肝臓で合成されるため肝障害，VK欠乏やワルファリンの服用により低下するほか，重症感染症やDICなどさまざまな疾患で低下する。また，乳幼児では肝合成能が未熟なため低値となる。先天性PC欠損症は常染色体優性遺伝形式をとり，多くはヘテロ接合体でPC活性が30〜50％程度に低下しており，20歳代前半までは無症候であることが多いが，加齢に伴い深部静脈血栓症，肺血栓塞栓症など静脈系血栓症をきたす。稀にホモ接合体や複合型ヘテロ接合体が見られ，PC活性が5％以下に著減しており新生児期に電撃性紫斑病をきたす。合成基質法ではワルファリン服用によるPIVKA-PCやGlaドメインなどに変異がある先天性PC異常症などで偽高値となり，診断を見落とす可能性があるため注意する。先天性PS欠損症は同じく常染色体優性遺伝形式をとり，報告の大部分がヘテロ接合体であり，PC欠損症と同様の病態を示す。また，PSは妊娠中にC4BPの増加とエストロゲンによる産生低下により低値となる。遊離PS抗原量は，女性が男性より低値であり，加齢による変動が男性で認められ，80歳代では30歳代の8割以下まで低下する。

7. 注意点

PC，PSともにVK欠乏やワルファリンの服用によりPIVKA-PCおよびPIVKA-PSが産生される。抗原量測定では，PIVKAも測り込むため活性値より高値に乖離することがある。また，PC，PSいずれにおいても，凝固法では凝固阻害物質（薬剤，LAなど）の影響を受け偽高値となるため注意を要する。

> **参考情報**
> ・欧米白人に特有な先天性血栓性素因として第V因子ライデン変異があり，アジア人には確認されていない。これは，第V因子の分子異常によりAPCによる分解が遅れるAPC抵抗性（APCR）を示す。
> ・2014年に第V因子ライデン変異より強いAPCRを呈する血栓性素因である第V因子Nara変異が日本人に発見された[16]。

10.2.8　可溶性フィブリンモノマー複合体

1. はじめに

血管内で何らかの原因により凝固系が活性化され，血中にトロンビンが産生されると，フィブリノゲンからフィブリノペプタイドA（FPA）が切断（desAA-fibrin）されフィブリンモノマー（FM）となる。さらに創傷などで大量のトロンビンが産生されると，局所で大量のFMが産生され互いに重合してポリマーを形成し，さらなるトロンビンの作用によりフィブリノペプタイドB（FPB）が放出され，desAABB-fibrinとなり結合が進展しフィブリン血栓形成へと進む*1。しかし，上記過程で産生されたdesAA-fibrinの一部や，トロンビンの産生が少量であるとdesAA-fibrinの産生も限られるため，多量に存在するフィブリノゲンとおもに結合し，1分子のdesAA-fibrinと2分子のフィブリノゲンが結合した複合体を形成し，可溶性フィブリン（SF）となる。また，種々のFDPやフィブロネクチンとも複合体を形成するとされ，可溶性フィブリンモノマー複合体（SFMC）として血中を循環する。したがって，SFMCの存在は血管内でトロンビンが産生されフィブリノゲンに作用したことを示す指標であり，DICをはじめ血栓症および血栓準備状態の危険因子とされる。FM，SF，SFMCはときとして混同して表現されることがあるが，これらの関係を図10.2.8に示す。

> **参考情報**
> ＊1：治療目的で使用される蛇毒製剤（バトロキソビン）では，トロンビンと同様にフィブリノゲンを分解し，desAA-fibrinが産生されSFが高値となる。

用語 APC抵抗性（APC resistance；APCR），フィブリノペプタイドA（fibrinopeptide A；FPA），フィブリンモノマー（fibrin monomer；FM），フィブリノペプタイドB（fibrinopeptide B；FPB），可溶性フィブリン（soluble fibrin；SF），可溶性フィブリンモノマー複合体（soluble fibrin monomer complex；SFMC）

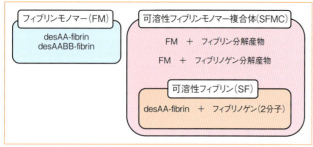

図 10.2.8　FM, SF, SFMC の関係

2. 測定方法

複数の測定試薬が存在するが，それぞれ特異的なエピトープを認識するモノクローナル抗体をラテックス粒子に感作させたラテックス免疫比濁法を用いた自動分析法による定量が一般的に用いられている。その他，フィブリノゲン感作赤血球を使用した凝集法などがある。

3. 測定試薬

使用するモノクローナル抗体により3種（IF-43抗体，J2-23抗体，F405抗体）に分類される。いずれも可溶性フィブリンモノマー複合体キットとして発売されているが，IF-43抗体とJ2-23抗体を使用した試薬ではSF，F405抗体を使用した試薬ではFMCと記載されており，それぞれ異なるエピトープを認識する抗体であるため，必ずしも同じ分子種のみと反応するとは限らないことを十分に認識する必要がある*2。

> **参考情報**
> *2：F405抗体では，FM，SFのほか，一部フィブリン分解産物とも反応するとの報告があり，凝固亢進のみならず，線溶亢進も併せて測定している可能性がある。

4. 結果報告

ラテックス免疫比濁法による定量では，濃度（μg/mL）で報告する。

5. 基準範囲

IF43抗体，J2-23抗体試薬　：7μg/mL 未満

F405抗体試薬　　　　　　：6.1μg/mL 以下

基準範囲としてはおおむね差異はないが，病態により種々の複合体が存在すると推定されるため，患者検体においては結果値の乖離する症例が存在する。

6. 結果の評価

SF，SFMCの存在は，血管内で産生されたトロンビンがフィブリノゲンに作用したことを示し，凝固活性化を反映する。すなわち，DICをはじめとする種々の血栓症で上昇する。旧厚生省のDIC診断基準[5]や国際血栓止血学会のDIC診断基準[6]においても有用な検査項目として扱われており，日本血栓止血学会のDIC診断基準2017年版では，「TAT，SFまたはF1+2」としてDICスコアの対象項目となっている[17]。しかしながら，病態によってトロンビン産生の程度や血流うっ滞の程度などさまざまな要因により必ずしも高値を示さない場合も存在する。また，前述のとおり，測定に使用する抗体のエピトープが異なることから，試薬によっても結果値やその動態が異なる場合があるため，他の凝固活性化マーカーや臨床症状などと併せて評価する必要がある。その他，直接経口抗凝固薬（DOAC）など抗凝固療法の効果判定の指標としても測定の有用性が期待されている。

7. 注意点

SF，SFMCと同様に凝固活性化のマーカーであるTATと比較して採血困難などによるサンプリングの影響は受けにくいとされるが，程度により異なるため注意する。また，血栓症において，SFは発症早期に上昇し速やかに減少するが，Dダイマーはやや遅れてピークに達し持続期間も長いため時期によって乖離が生じる場合がある。ただし，Dダイマーが正常であるのにSFが単独で高値を示すような場合には何らかのアーチファクトの影響も考慮する。測定試薬に使用されている3種類の抗体は，desAA-fibrinおよびdesAABB-fibrinとフィブリノゲンの複合体（すなわちSF）とはいずれも反応するが，IF-43抗体はdesAA-FM，desAABB-FMとは反応せず，J2-23抗体とF405抗体は両FMとも反応性を有するとされるため，使用試薬の特性を理解することが重要となる。

10.2.9　トロンビン・アンチトロンビン複合体，プロトロンビンフラグメント F1+2

1. はじめに

血管内で何らかの原因によって凝固系の活性化が起こると，形成されたプロトロンビナーゼ複合体（第Xa因子＋第Va因子＋リン脂質＋Ca^{2+}）がプロトロンビンを分解してトロンビンが生成されフィブリノゲンをフィブリンに転

換する。生成されたトロンビンはATと1:1の複合体を形成しトロンビン・アンチトロンビン複合体（TAT）となりトロンビンは不活化される。一方，プロトロンビンがプロトロンビナーゼ複合体（第Xa因子＋第Va因子＋リン脂質＋Ca^{2+}）による分解を受けた際に遊離するのがプロトロンビンフラグメント1+2（PF1+2）である（図10.2.9）。したがって，TATおよびPF1+2はいずれも生成されたトロンビン量を反映し，凝固活性化の状態を評価する手段となる[*1]。

> **参考情報**
> ＊1：血栓症の急性期など著明な凝固活性化ではTATがより鋭敏に上昇するとされる。

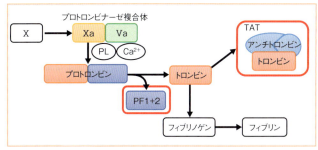

図10.2.9　トロンビン生成とTATとPF1+2の関係
X：第X因子，Xa：活性化第X因子，Va：活性化第V因子，PL：リン脂質

2. 測定方法

(1) TAT測定

抗ヒトトロンビン抗体と抗ヒトアンチトロンビン抗体を使用したサンドイッチ法による酵素免疫測定法（ELISA）または化学発光酵素免疫測定法（CLEIA）が用いられている。マイクロプレートによる用手法とその他は自動分析装置での測定となる。各試薬キットの専用標準品を使用した検量線より濃度を求める。

(2) PF1+2測定

2種類の抗ヒトプロトロンビンフラグメント1+2モノクローナル抗体を使用したサンドイッチELISA法が用いられる。キットに添付の標準品を使用した検量線より濃度を求める。

3. 測定試薬

酵素免疫測定法を基本とした測定試薬が市販されている。

4. 結果報告

TAT，PF1+2とも濃度での報告となるが，TATはng/mL，PF1+2はpmol/Lが一般に使用されている。

5. 基準範囲

1) TAT：3.0または4.0ng/mL未満。
2) PF1+2：69～229pmol/L（健常者の5～95パーセンタイル値）（測定キットの添付文書に記載）。
対象集団や試薬，ロットなどで異なる可能性も考えられるため各施設で確認することが望ましいが，おおむね上記の基準範囲が用いられている。

6. 結果の評価

TATは旧厚生省DIC診断基準の補助的検査項目に含まれており，PF1+2とともにトロンビンの産生量，すなわち凝固亢進状態を反映する[*2]。日本血栓止血学会のDIC診断基準2017年版ではDICスコアの対象項目となっている。いずれも凝固が活性化した状態で高値となり，DICおよびその準備状態をはじめ心筋梗塞，脳梗塞，肺梗塞，深部静脈血栓症などさまざまな血栓症で上昇する。理論的には両者は一致した動態を示すと考えられるが，血中半減期が異なり，TATは15分程度，PF1+2は約90分とされ，採血のタイミングや病期によって一致しないことも少なくない。DICや血栓症において，その診断や経過観察に有用とされるが，FDP，Dダイマー，プラスミン・プラスミンインヒビター複合体（PIC）など各種凝固線溶マーカーと併せて評価する必要がある。また，採血困難時などアーチファクトによって偽高値となることがあるため，Dダイマーなど他の検査と明らかに乖離した場合には再採血も考慮する。

> **参考情報**
> ＊2：F1+2はワルファリン療法などが奏功している場合，基準値以下となるほどに低下するため，抗凝固療法のモニタリングに有用とされる。

7. 注意点

ワルファリン療法など抗凝固療法により低値となる。凝固活性化マーカーはいずれも採血困難時など，採血以降の凝固活性化により影響されるため，採血，検体保存など注意が必要である。一般に，TAT，SF，PF1+2の順で採血等の影響を受けやすいとされ，それぞれ単独で高値となっ

用語　プロトロンビンフラグメント1+2（prothrombin fragment 1+2；PF1+2），化学発光酵素免疫測定法（chemiluminescent enzyme immunoassay；CLEIA），プラスミン・プラスミンインヒビター複合体（plasmin-plasmin inhibitor complex；PIC）

た場合は，他の検査と併せて評価し，矛盾したら再測定だけでなく再採血も考慮する．DICの治療としてアンチトロンビン（AT）製剤が投与された場合，TATの上昇がみられるため結果の評価に注意する．

[山﨑　哲]

10.2.10　クロスミキシング試験

1. はじめに

APTTが延長する場合には，①凝固因子量の低下（凝固因子欠損），②凝固因子に対するインヒビター（凝固因子インヒビター），③その他〔ループスアンチコアグラント（LA）〕が病態として考えられる．

凝固因子欠損や凝固因子インヒビターとLAでは治療方針が正反対となるため，正確な診断が必要となる．PTが延長した場合も，凝固因子欠損と凝固因子インヒビターでは免疫抑制療法など対処法が異なってくる．このような凝固時間延長例を鑑別診断できるのがクロスミキシング試験である．臨床的にはAPTT延長例で用いることが多いためAPTTによるクロスミキシング試験について解説する．

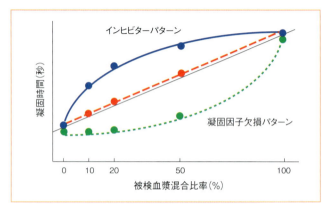

図10.2.10　クロスミキシング試験の実際（即時反応）
①混合比率とポイント数：被検血漿比率0，10，20，50，100％の5点で行う．②反応曲線のグラフ化：横軸に被検血漿比率（％），縦軸に凝固時間（秒）をプロットする．③判定方法：被検血漿比率0％と100％を結ぶ直線より下に凸の反応曲線が得られれば，凝固因子欠損パターン，直線上またはそれより上に凸の反応曲線であればインヒビターパターン（LAまたは凝固因子インヒビター*）と判断する．
＊：37℃，2時間加温後の反応曲線が即時反応での曲線よりさらに上に凸の曲線が得られる場合．
〔家子正裕：「ループスアンチコアグラント」，スタンダード検査血液学 第2版，171，日本検査血液学会（編），医歯薬出版，2008より〕

2. 測定方法

被検血漿と正常血漿の混合血漿を用いてAPTTを測定する．混合血漿を混合直後に凝固時間を測定する「即時反応」と，混合血漿を37℃で2時間加温後に測定する「遅延反応」*がある．縦軸に凝固時間（秒），横軸を被検血漿混合比率（％）としてグラフを作成し，視覚的に判定する．

> **参考情報**
> ＊遅延反応（インキュベーション）の意義
> 　LAの場合は，即時的に凝固反応を阻害するので，原則的にインキュベーション時間は必要とはしない．しかし，凝固因子インヒビター（主に抗第Ⅷ因子抗体）が疑われる場合には，調整した混合血漿を，37℃で2時間加温後に測定すると，上に凸のパターンがより明確になる．これは抗第Ⅷ因子抗体が比較的緩やかに第Ⅷ因子と結合して不活化する特性（時間温度依存性）のためである．すなわち，遅延反応を行わないと凝固因子インヒビターを見落とす可能性がある．

3. 測定の手順

1) 混合血漿の準備：患者血漿比率0，10，20，50，100％となるように正常血漿との混合血漿を作製する（自動希釈機能が搭載されている装置もある）．同時に遅延反応用の混合血漿（患者血漿比率0，50，100％）も作製し，37℃で2時間加温する．
2) 即時反応の測定：可能な限り混合後速やかに測定する．
3) 遅延反応の測定：37℃，2時間加温後の混合血漿の凝固時間を2)と同一の試薬で測定する．
4) 結果の作図：縦軸に凝固時間（秒），横軸を被検血漿混合比率（％）としてグラフを作成する．微妙なLA活性を見落とさないためには右肩上がりのグラフが推奨される（図10.2.10）．

4. 結果の評価

判定は現状では患者血漿比率0％と100％を結ぶ直線を基準に視覚的な判断を行うのが望ましい．判定方法は図10.2.11のチャートに従うのが特殊な場合を除いて有用である．

1) 内因系凝固因子欠損症（血友病など）：即時反応で「下に凸」，遅延反応でも同様のパターンを示す．これは混合した正常血漿により，欠損（低下）していた凝固因子が補充され，延長していた凝固時間が短縮されるためである．
2) 内因系凝固因子インヒビター（後天性血友病など）：即時反応では「下に凸（典型例）」，「直線」，「やや上に凸（強いインヒビター例など）」とさまざまなパターンがあるが，遅延反応ではさらに上に凸が強く明確になる．被検血漿中の凝固因子インヒビターの存在により，正常血漿中の凝固因子が不活性化され，凝固時間は延長する．

3) LA：即時反応で「上に凸」または「直線」で，遅延反応でもほぼパターンは変わらない。被験血漿中にLAが存在すると，凝固反応を阻害するため凝固時間は延長するが，時間温度非依存性のため即時反応，遅延反応ともに同様なパターンを示す。筆者らは，一部でも上に凸の部分があればLAと判断している。

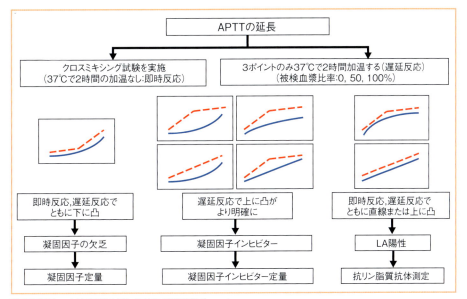

図10.2.11　APTT延長例における鑑別診断チャート
凝固因子欠損では即時反応も遅延反応も同様な形で下に凸を示す（図左），凝固因子インヒビターでは即時反応では下に凸，直線，上に凸などを示すが，遅延反応ではより上に凸を示す（図中央）。LAでは即時反応も遅延反応も同様な形で直線または上に凸を示す（図右）。実線は即時反応，破線は遅延反応を示す。
〔家子正裕：「クロスミキシング試験を臨床に生かすには」，医療と検査機器・試薬，2012；35：870 より〕

検査室ノート　クロスミキシング試験における問題点

　クロスミキシング試験における被検血漿と正常血漿の混合比率や測定のポイント数は標準化されていない。国際血栓止血学会標準化委員会（ISTH-SCC）では，LA検出として患者血漿0，50，100％を推奨している。しかし，われわれの検討では凝固因子欠損や凝固因子インヒビターの検出には患者血漿50％が，またLAでは患者血漿10～20％の混合血漿がきわめて有用であった。

　APTT試薬には凝固因子活性やLA活性に対する感度差がある。とくにLAではAPTT試薬の選択が判定に大きく影響する。正常血漿および患者血漿は，残存血小板に注意し，LA検出の考慮や凍結保存する場合は10×10^9/L未満とする。

　判定方法として，ISTH-SSCではICAを算出し，健常者の99パーセンタイルをカットオフ値として判断することを推奨しているが，十分なエビデンスが得られていない。

10.2.11　凝固因子インヒビター

1. はじめに

　血友病患者における止血管理には血液凝固因子製剤の補充療法が行われるが，経過中に血液凝固因子製剤が免疫刺激となって同種抗体としてインヒビターを発生することがある。インヒビターの出現は止血管理を困難にするため，インヒビターの有無を正確にとらえることが重要である。またインヒビター低力価例で考慮される中和療法では，インヒビターの実測値をもとに製剤中和量を求めるため，正確なインヒビター値の測定が重要となる。

用語　ICA (index of circulating anticoagulant)

一方，血友病患者以外にも自己免疫疾患や悪性腫瘍，妊娠などを誘因として自己抗体によるインヒビターが発生することがある。したがって，APTTやPTの延長例における精密検査として凝固因子インヒビターの測定が行われる。日常検査では第Ⅷ因子インヒビターを扱うことが多いが，稀に第Ⅴ因子インヒビターなど他の凝固因子に対するインヒビターにも遭遇することがある。

● 2. 測定方法

　スクリーニング検査としてAPTTおよびPTを行い，延長を認めたならAPTTまたはPTのクロスミキシング試験と目的凝固因子活性の測定を行う（クロスミキシング試験は10.2.10項を参照）。クロスミキシング試験で凝固因子インヒビターが疑われた場合，インヒビター力価の測定を行う。

　その方法としてBethesda法が最も広く行われており，インヒビター力価の定量単位としてBethesda単位（BU）が使用される。1BUとは，健常者血漿の凝固因子活性の50％を中和するのに必要なインヒビターの存在を示す。

Bethesda法の実際と解釈
第Ⅷ因子インヒビター測定方法（Bethesda法）
1) 患者血漿と正常血漿の等量混合サンプル（A）を作製し，37℃で2時間反応させる。対照としてイミダゾール緩衝液と正常血漿の等量混合サンプル（B）も作製し，同様に反応させる。
2) AおよびBの第Ⅷ因子活性を測定する。
3) 残存第Ⅷ因子活性比率（R）を次の式により求める。

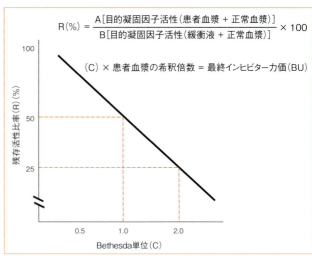

図10.2.12　Bethesda法によるインヒビター力価の求め方
〔家子正裕：「抗凝固因子抗体」，スタンダード検査血液学 第3版，176，日本検査血液学会（編），2014 より〕

（Aの第Ⅷ因子活性／Bの第Ⅷ因子活性）×100％

4) 図10.2.12の検量線よりRのときのBethesda（BU/mL）単位（C）を求める。

　実際の測定では，インヒビターの力価に応じて，患者血漿を希釈した試料を作製し測定する。検量線より得られたBethesda単位（C）に，希釈倍率を掛けて，最終のBethesda単位とする。

● 3. 結果の評価

　通常は0.5 BU/mL以上を陽性と判断する。
　インヒビターによる抗凝固因子作用は，抗体濃度依存性を示す型（タイプ1インヒビター）と濃度非依存性を示す

検査室ノート　Nijmegen法

　Bethesda法では1BU/mL以下の低力価インヒビター測定の同時再現性がよくないため，測定の信頼性は低いと考えられている。そのため低力価の判定にはBethesda法の変法であるNijmegen法を用いるのがよい。イミダゾールでpH7.4に調整した正常血漿と検体希釈には凝固因子欠乏血漿を用いる。これによりインヒビター力価の特異性と信頼性が増し，グレーゾーンでの偽陰性が減少する。

検査室ノート　内因系凝固因子活性測定への影響

　抗第Ⅷ因子（または第Ⅸ因子）抗体保有患者で，他の内因系凝固因子活性の測定を行う場合，検体中の第Ⅷ因子（または第Ⅸ因子）インヒビターが一段法での測定時に基質として用いる各欠乏血漿中の第Ⅷ因子（または第Ⅸ因子）活性を失活させるため，見かけ上，各因子が低く測定されることがあるので注意する。

用語　Bethesda単位（Bethesda unit；BU）

型（タイプ2インヒビター）の2つがある（図10.2.13）。一般的に，先天性凝固欠乏症に発生する同種抗体のインヒビターはタイプ1が多く，後天性に発生する自己抗体では，タイプ2インヒビターが多い。タイプ2インヒビターでは，残存する凝固因子活性が同時に検出されるのが特徴である。

タイプ1インヒビターでは，残存第Ⅷ因子活性比率が25％から75％に入る複数の希釈検体から得られる結果は，比較的近い値を示すことが多いので，これらの希釈列の測定結果（最終のBethesda単位）を平均値して成績とする。

一方，タイプ2インヒビターでは，複数の要素からなる複雑な阻害動態を示すために希釈倍率を上げるほどインヒビター力価が高くなることも多い。

したがって，タイプ2インヒビターでは残存第Ⅷ因子活性比率が初めて50％を超えた希釈倍率をもってインヒビター力価を算出するのがよい。

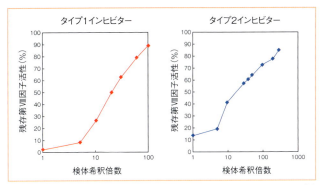

図10.2.13　タイプ1インヒビターとタイプ2インヒビターの残存第Ⅷ因子活性
〔天野景裕：「後天性血友病Aに関する凝血学的検査の注意点」，臨床病理，2009；57：1002より〕

10.2.12　ループスアンチコアグラント

1. はじめに

ループスアンチコアグラント（LA）は抗リン脂質抗体（aPL）の1つであるとともに，血栓症の独立したリスクファクターである。LAは「個々の凝固因子活性を阻害することなく，リン脂質依存性の血液凝固反応を阻害する免疫グロブリン」と定義され，リン脂質依存性凝固時間の延長として検出される。LAにはAPTT系LAと希釈ラッセル蛇毒時間（dRVVT）系LAとがある。出血傾向を認めないAPTT延長例などや，原因不明の血栓症例ではLAを疑い検査が行われる。

2. 測定方法

LAの測定方法は，現在のところ国際血栓止血学会標準化委員会（ISTH-SCC）のガイドライン（表10.2.3）に従う。その原則は，①凝固時間の延長がリン脂質依存性であることを確認，②凝固時間の延長が凝固因子欠損ではないことを確認，③その他，凝固因子活性に影響するような薬剤の使用例を除外する。

3. 測定の手順と結果の評価

LAを疑い検査を進める場合，APTT法とdRVVT法の両者でスクリーニングした方がよい。一方のみではLAを見落とすことがある。APTT系LAのスクリーニング検査は，LA感受性の良好なAPTT試薬を用いて測定する。日本血栓止血学会では低濃度リン脂質を用いたPTT-LA®を推奨している。APTTに延長を認めた場合にはクロスミキシング試験でインヒビターパターンを確認する（詳細は10.2.10項を参照）。LAタイプのインヒビターパターンを認めたなら，過剰リン脂質添加試験を行い，延長した凝固時間が短縮することを確認する。APTTの基準範囲は10.2.2項を参照していただきたいが，PTT-LA®は分析装置により異なるが，31.8～46.5秒程度とされている。また，過剰リン脂質添加試験は，現在わが国では2種類の試薬が利用可能である。1つはスタクロットLA®（富士レビオ）で，検体を分注後に，緩衝液とHexagonal（Ⅱ）phaseのリン脂質溶液をそれぞれ添加し，さらに健常人血漿を等量混和後に，対照である緩衝液を添加した検体（CT1）とリン脂質溶液を添加した検体（CT2）のAPTTを測定する。これらの凝固時間の差（CT1−CT2）を算出して判断する。基準範囲は8秒未満とされている。もう1つはシリカを活性化剤としたAPTT試薬を用いたヒーモスアイエルSCT（アイ・エル・ジャパン）で，リン脂質未添加凝固時間（Screen）と過剰リン脂質添加凝固時間（Confirm）の比（SCT比）

表10.2.3　LA測定のガイドライン

1. スクリーニング検査によるリン脂質依存性凝固時間の延長
2. 正常血漿添加によっても凝固時間の延長が是正されない（インヒビターの確認）
3. 過剰リン脂質添加による凝固時間の短縮（リン脂質依存性の確認）
4. 単一凝固因子に対するインヒビターの除外（第Ⅷ因子インヒビターや第Ⅴ因子インヒビターの除外）

(Brandt JT et al.: "Criteria for the diagnosis of lupus anticoagulants: an update. On behalf of the Subcommittee on Lupus Anticoagulant/Antiphospholipid antibody of the Scientific and Standardisation Committee of the ISTH", Thromb Haemost, 1995；74：1185-1190 より改変)

用語　ループスアンチコアグラント（lupus anticoagulant；LA），抗リン脂質抗体（antiphospholipid antibody；aPL），希釈ラッセル蛇毒時間（dilute Russell's viper verom time；dRVVT）

を算出して判断する。基準範囲は1.16未満とされている。

一方，dRVVT系LAの測定は，ラッセル蛇毒を用い第X因子を直接活性化し凝固時間を測定する検査法で，接触系因子の異常，第VIII因子低下や抗体に影響されにくく，ヘパリンの影響も少ないが，ワルファリン療法中のサンプルでは偽陽性が出ることもある。この試薬キットは低濃度リン脂質試薬と高濃度リン脂質試薬がセットになっており，リン脂質依存症の確認を同時に行うことができる。測定結果は，低濃度リン脂質試薬（Screen）と高濃度リン脂質試薬（Confirm）における凝固時間の比を求め判断し，基準範囲は1.3未満とされている。

わが国におけるLA測定の流れを図10.2.14に示すが，より正確なLA測定や判断に苦慮する場合には専門の研究施設に依頼するのが望ましい。

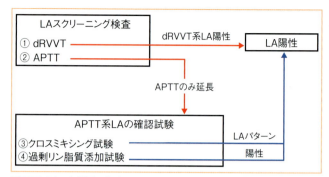

図10.2.14　わが国におけるループスアンチコアグラント（LA）の測定手順
〔家子正裕：「ループスアンチコアグラントとクロスミキシング試験」，臨床に直結する血栓止血学，38，朝倉英策（編著），中外医学社，2013より改変〕

検査室ノート　クロスミキシング試験およびLA測定におけるサンプル調整の注意点

クロスミキシング試験およびLA測定を含む凝固時間検査に用いる血漿サンプルの調整は，残存血小板数に注意が必要である。血漿中に存在する血小板などのリン脂質供給源が多ければ，LA陽性サンプルでも偽陰性となることがある。そのため残存血小板数を10×10^9/L未満とする必要があり，1,500g，15分間以上，あるいは2,000g，10分間以上，室温で遠心分離し，上清をbuffy coat付近まで採取しないようにして作製する。

10.2.13　抗リン脂質抗体

● 1. はじめに

抗リン脂質抗体（aPL）とはリン脂質またはリン脂質に結合した蛋白質を認識する自己抗体の総称である。aPLの検出の報告は古く，当時はリン脂質そのものに対する自己抗体と考えられていたが，近年自己免疫性疾患患者のaPLはリン脂質に結合した蛋白質に新たに出現するエピトープを認識する自己抗体であることが解明された。しかし，aPLの発現機序はいまだ解明されてはいない。

aPLにはさまざまなものがあり，抗カルジオリピン抗体（aCL），β_2-glycoprotein I 依存性抗カルジオリピン抗体（aCL/β_2GPI），抗β_2-glycoprotein I 抗体（aβ_2GPI）などは，酵素免疫測定法（ELISA法）により定量される代表的な抗リン脂質抗体である[*1]。唯一LAはリン脂質依存性凝固時間法で検出されるaPLである（10.2.12項を参照）。aPLは抗リン脂質抗体症候群（APS）の診断として重要な検査項目である。

> **参考情報**
>
> *1：その他の注目される抗リン脂質抗体：抗リン脂質抗体症候群の診断で考慮されているその他の抗リン脂質抗体として以下のものがある。
> - ホスファチジルセリン依存性抗プロトロンビン抗体（aPS/PT）：未処理プレートにホスファチジルセリンを固相化しカルシウムを介してプロトロンビンを結合させ，その複合体に結合する自己抗体。aPS/PTはAPSの血栓症状と強く相関しており，LAの責任抗体の1つと考えられている。
> - 抗ホスファチジルエタノラミン抗体（aPE）：ホスファチジルエタノラミンに結合した高分子キニノゲンを認識する自己抗体であり，トロンビン惹起性血小板凝集能を亢進し血栓形成に影響すると報告されている。
> - β_2-GPIのdomain Iに対する抗体（抗β_2GPI domain I抗体）：β_2-GPIは5つのドメインからなる蛋白質で，各ドメインに対する抗体が検出されている。そのなかでも抗domain I抗体はAPS患者における臨床症状との関連が深いことが明らかになったことから，APS診断に有用な新しい抗体として注目されている。

📝 **用語**　抗カルジオリピン抗体（anticardiolipin antibody；aCL），β_2グリコプロテインI依存性抗カルジオリピン抗体（β_2-glycoprotein I -dependent aCL；aCL/β_2GPI），抗リン脂質抗体症候群（antiphospholipid syndrome；APS），ホスファチジルセリン依存性抗プロトロンビン抗体（phosphatidylserine-dependent antiprothrombin antibody；aPS/PT），抗ホスファチジルエタノラミン抗体（anti-phosphatidylethanolamine；aPE）

2. 測定方法

わが国で保険収載されているELISA法で測定されるaPLは，aCLとaCL/β_2GPIである。aCLの測定原理は，未処理ELISAプレートにカルジオリピンを固相化し，ウシ血清で希釈した患者血清を添加し，プレートに結合した患者血清中の免疫グロブリンを検出するものである。ウシ血清中にはヒト蛋白と抗原類似性を有しているプロトロンビンやβ_2GPIなどが存在しており，これらのリン脂質結合蛋白とカルジオリピンの複合体を認識する自己抗体を検出する。aCLはaPLのスクリーニングのような意味合いがある。一方，aCL/β_2GPIは未処理ELISAプレートにカルジオリピンを固相化し，ヒト精製β_2GPIを添加しカルジオリピン/β_2GPI複合体を作製し，その複合体に結合する患者血清中の免疫グロブリンを測定するものである。aCL/β_2GPIを特異的に定量できるELISA法であり臨床的有用性が高いが，国際的には一般的ではなくaCLとの比較が難しい。

わが国で利用可能なキットは，aCL測定キット「MESACUP™カルジオリピンテスト」とaCL/β_2GPI測定キット「抗CL・β_2GPIキット」の2種類であるが，どちらのキットもIgG型抗体の測定系のみでIgM型aCLは収載されていない。MESACUP™カルジオリピンテストは，Harrisらの標準血清を用いており，国際単位1GPL（1μg/mLのaCL力価）を1U/mLと設定してあるので，APS診断分類基準に照合しやすい。

さらに，固相化リン脂質を用いないaβ_2GPIが考案され，現在のAPS診断分類基準改訂版に採用されている。aβ_2GPIはγ線照射処理ELISAプレートにヒト精製β_2GPIを固相化し，緩衝液で希釈した患者血清を添加し，プレート上で構造変化を起こしたβ_2GPIに結合する免疫グロブリンを検出するものである。aβ_2GPIはβ_2GPI分子上の抗体のみを測定でき，APSの臨床病態的に特異性が高いことが示されている。近年，わが国においても専用装置における検査キットが販売されるようになったが，保険収載されておらず一般の検査室には普及していない。

基準値は，測定試薬によって異なるため添付文書を参照していただきたいが，aCL：10 U/mL以下，aCL/β_2GPI：3.5 U/mL以下とされている。

3. 検査の評価

aPLの出現は，脳梗塞，深部静脈血栓症，肺塞栓症などの血栓塞栓性疾患や習慣性流死産など妊娠合併症を引き起こす病因となることが知られており，そのような患者をAPSと定義している。APSは，臨床的に原発性APSと続発性APSに分類される。原発性APSは，既知の膠原病や明らかな基礎疾患・誘因をもたないタイプで，aPLの出現に伴い動・静脈血栓症や原因不明の習慣性流死産が認められる。とくに若年性の脳血管障害や反復性の動・静脈血栓症，さらには3回以上の反復流死産をきたした患者ではaPLの検査が必要である。一方，続発性APSは膠原病に合併するタイプで，基礎疾患としては全身性エリテマトーデス（SLE）が最も代表的であるが，関節リウマチ，強皮症，混合性結合組織病などでも出現する。とくにSLE患者では血栓塞栓性疾患や妊娠合併症の既往がなくともaPLの検査を積極的にすべきである。

検査室ノート　aCLとaCL/β_2GPIの違い

aCLおよびaCL/β_2GPIのELISA測定法は，その測定原理上，β_2GPI依存性aCL（APSの臨床病態に特異性の高い抗体）以外にも固相化CLに直接結合するβ_2GPI非依存性aCL（膠原病や感染症患者に出現する抗体）も混在して測定されている。したがって患者血中に存在する抗体がβ_2GPI依存性aCLであることを特定することが難しい。MESACUP™カルジオリピンテストは反応用緩衝液中にすでにウシ血清由来のβ_2GPIが含有されておりβ_2GPI依存性aCLの特定はできない。一方，抗CL・β_2GPIキットは，固相化カルジオリピンにヒトβ_2GPIを添加した系と添加しない系で測定を実施し，β_2GPI非存在下でのaCLよりも明らかに抗体価が高く，かつ基準値以上の場合を陽性と判定するためβ_2GPI依存性aCLを鑑別できる。

［内藤澄悦］

用語　全身性エリテマトーデス（systemic lupus erythematosus；SLE）

10章 凝固・線溶系

📖 参考文献

1) Collection, Transport, and Processing of Blood Specimens for Testing Plasma-Based Coagulation Assays and Molecular Hemostasis Assays; Approved Guideline, 5th ed, CLSI (H21-A5), vol. 28 No5, 2008

2) Mackie I et al.; "British Committee for Standards in Haematology: Guidelines on the laboratory aspects of assays used in haemostasis and thrombosis", Int J Lab Hematol, 2013; 35: 1-13.

3) 日本検査血液学会標準化委員会凝固検査標準化ワーキンググループ:「凝固検査検体取扱いに関するコンセンサス」, 日本検査血液学会雑誌, 2016; 17: 149-168.

4) 山﨑 哲, 他:「2. APTTの注意点と標準化」, 日本検査血液学会雑誌, 2013; 14: 85-95.

5) 青木延雄, 長谷川淳:「DIC診断基準の「診断のための補助的検査成績, 所見」の項の改訂について」, 厚生省特定血液凝固異常症調査研究班 昭和62年度研究報告書, 37-41, 1988.

6) Talor FB et al.; "Scientific Subcommittee on Disseminated Intravascular Coagulation (DIC) of the International Society on Thrombosis and Haemostasis (ISTH): Toward definition, clinical and laboratory criteria, and a scoring system for disseminated intravascular coagulation", Thromb Haemost, 2001; 86: 1327-1330.

7) Denis CV, Lenting PJ: "von Willebrand factor: at the crossroads of bleeding and thrombosis", Int J Hematol, 2012; 95: 353-361.

8) Verbruggen B et al.: "The type of factor VIII deficient plasma used influences the performance of the Nijmegen modification of the Bethesda assay for factor VIII inhibitors", Thromb Haemost, 2001; 86: 1435-1439.

9) Cid AR et al.: "One-stage and chromogenic FVIII:C assay discrepancy in mild haemophilia A and the relationship with the mutation and bleeding phenotype", Haemophilia, 2008; 14: 1049-1054.

10) 山﨑 哲, 他;「循環抗凝血素を有する症例における凝固因子活性測定」, 日本検査血液学会雑誌, 2006; 7: 270-277.

11) Mikaelsson M et al.:"Measurement of factor VIII activity of B-domain deleted recombinant factor VIII", Semin Hematol, 2001;38(2 Suppl 4): 13-23.

12) International Society on Thrombosis and Haemostasis 2014 Scientific Subcommittee Reports; Factor VIII, Factor IX & Rare Coagulation Disorders, 2014.

13) 森下英理子:「アンチトロンビン, プロテインCおよびプロテインS検査の信頼性」, 日本検査血液学会雑誌, 2014; 15: 117-125.

14) Miyawaki Y et al.: "Thrombosis from a prothrombin mutation conveying antithrombin resistance", N Engl J Med, 2012; 366: 2390-2396.

15) Tsuda T et al.: "New quantitative total protein S-assay system for diagnosing protein S type II deficiency: clinical application of the screening system for protein S type II deficiency", Blood Coagul Fibrinolysis, 2012; 23: 56-63.

16) Nogami K et al.: "Novel FV mutation (W1920R, FVNara) associated with serious deep vein thrombosis and more potent APC resistance relative to FVLeiden", Blood, 2014; 123: 2420-2428.

17) 日本血栓止血学会DIC診断基準作成委員会:「日本血栓止血学会DIC診断基準2017年版」, 日本血栓止血学会誌, 2017; 28: 369-391.

18) 川合陽子:「IV. 血液検査法 3 止血検査 D. 凝固・線溶系の分子マーカー」, スタンダード検査血液学 第3版, 177-181, 日本検査血液学会(編), 医歯薬出版, 2014.

19) 朝倉英策:「TAT, F1+2, 臨床に直結する血栓止血学」, 57-59, 朝倉英策(編著), 中外医学社, 2013.

20) 家子正裕:「循環抗凝血素」, スタンダード検査 血液学 第3版, 173, 日本検査血液学会(編), 医歯薬出版, 2014.

21) 家子正裕:「ループスアンチコアグラントとクロスミキシング試験」, 臨床に直結する血栓止血学, 38-41, 朝倉英策(編著), 中外医学社, 2013.

22) 家子正裕:「ループスアンチコアグラント」, スタンダード検査血液学 第3版, 173-175, 日本検査血液学会(編), 医歯薬出版, 2014.

23) 家子正裕:「抗凝固因子抗体」, スタンダード検査血液学 第3版, 175-176, 日本検査血液学会(編), 医歯薬出版, 2014.

24) 天野景裕:「後天性血友病Aに関する凝血学的検査の注意点」, 臨床病理, 2009; 57: 999-1003.

25) 野上恵嗣, 他:「第VIII因子インヒビター, 第IX因子インヒビター」, 臨床に直結する血栓止血学, 42-43, 朝倉英策(編著), 中外医学社, 2013.

26) 野島順三:「抗カルジオリピン抗体, 抗カルジオリピン-β_2GPI複合体抗体, 抗β_2GPI抗体」, 臨床に直結する血栓止血学, 90-91, 朝倉英策(編著), 中外医学社, 2013.

27) 家子正裕:抗リン脂質抗体症候群の臨床検査, シスメックス株式会社学術本部, 2013.

10.3 凝固異常・血栓性素因の検査評価

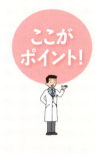

ここがポイント！

- 先天性凝固障害には血友病Aと血友病B，VWDがあり，それぞれ第Ⅷ因子，第Ⅸ因子活性，VWFが低下あるいは欠損する。
- 後天性凝固障害の原因には，凝固因子の消費亢進，産生低下，循環抗凝血素の存在などがあげられる。
- 代表的疾患は，播種性血管内凝固，重症肝障害やVK欠乏症，後天性血友病などがある。
- 先天性の血栓性素因として凝固制御系因子であるAT，PC，PSの欠損症が知られており，これらが疑われる場合は，ワルファリン投与前にAT，PC，PSの活性を測定しスクリーニングする。活性低下があれば抗原量を測定し，欠乏症か分子異常症かを判断する。
- 後天性の血栓性要因である抗リン脂質抗体症候群（APS）は，血中に抗リン脂質抗体（aPL）が証明され動静脈血栓症や妊娠合併症を主症状とする疾患群であり，検査ではELISA法で測定されるaCL，aCL/β_2GPI，aβ_2GPIなどやリン脂質依存性凝固時間の延長として検出されるLAのaPL測定が必須である。

10.3.1 先天性凝固障害

1. はじめに

先天性凝固障害は単一の凝固因子の欠損や異常により引き起こされる。代表的な疾患には血友病A，血友病B，VWDなどがある。スクリーニング検査として血小板数，出血時間，プロトロンビン時間（PT），活性化部分トロンボプラスチン時間（APTT），リストセチン凝集能などを実施する。確定診断には各凝固因子の活性や抗原量を測定する（図10.3.1）。

2. 血友病

血友病には血友病Aと血友病Bがあり，それぞれ第Ⅷ因子，第Ⅸ因子活性が先天性に欠乏している。X連鎖劣性遺伝をすることが知られており，女性ではホモ接合体とならないと発症しないため，患者のほとんどが男性である。出血症状は6か月から2年までの乳幼児期より発現する。皮下出血，鼻出血，口腔内出血，関節内出血，筋肉内出血，消化管出血などが多く見られ，頭蓋内出血では致命的となる。凝固因子活性により重症（＜1％），中等症（1〜5％），軽症（5〜40％）に分類される。治療の基本は第Ⅷ因子（第Ⅸ因子）製剤による補充療法であるが，インヒビター保有患者にはバイパス止血療法もしくはインヒビター中和療法などが行われる。

スクリーニング検査では，通常APTTは延長するが血小板数，出血時間，PTは正常のことが多い。確定診断は血友病Aでは第Ⅷ因子活性が40％未満に低下し，かつVWFのリストセチンコファクター活性（VWF：RCo）および抗原量（VWF：Ag）が正常であることが必須である。一方，血友病Bは第Ⅸ因子活性が40％未満に低下していることで診断される。診断上鑑別を要する他の疾患にはVWD，VK欠乏性出血症，後天性血友病などがある。

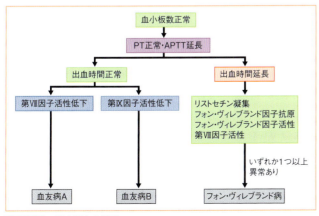

図10.3.1　出血傾向の鑑別

検査室ノート　血友病保因者について

1. 保因者（carrier）の定義
保因者とは遺伝学的には2本のX染色体（対立遺伝子）のうちの1本に血友病の原因となる遺伝子変異を持っている女性。

2. 保因者の数
血友病患者の1.6～5倍といわれており，現在約1～3万人の保因者が存在すると考えられている。

3. 保因者の分類
1) 確定保因者
　①父親が血友病患者の女性
　②2人以上の血友病患者を出産した女性
　③1人以上の血友病患者を出産し母方家系に血友病患者がいる女性
2) 推定保因者
　①1人の血友病患者を出産したが家系に血友病患者がいない女性
　②母方の家系に血友病患者がいるが，血友病患者の出産歴のない女性
　③兄弟が血友病患者の女性

4. 保因者の症状
保因者の約半数で月経過多が認められる。それ以外に青あざ，産後出血，術後出血，鼻出血，抜歯後出血，関節内出血などがある。

5. 保因者診断のための検査
1) 家系調査・家族歴
2) 止血検査
　PT，APTT，第Ⅷ因子活性，VWF抗原量，第Ⅸ因子活性
3) 遺伝学的検査
　PCR-ダイレクトシークエンス法，Long-PCR法，MLPA法

▶参考情報

VWFと第Ⅷ因子の関係
VWFは血管損傷部位の血小板・血小板凝集に関与する高分子の糖蛋白質であるが，同時に第Ⅷ因子のキャリア蛋白質でもある。VWFが減少すると第Ⅷ因子の安定化作用が損なわれ第Ⅷ因子の絶対量が不足するため，APTTが延長する。

APTTと接触因子の関係
APTT試薬の組成は陰性荷電物質である活性化剤とリン脂質および塩化カルシウム溶液である。APTTは接触因子の活性化を起点として反応が始まるため接触因子の活性化剤の影響を受けざるを得ない。接触因子欠乏症である，プレカリクレイン欠乏症および高分子キニノゲン欠乏症では，活性化剤がエラジン酸およびカオリンを用いる試薬は測定時間を延長しがたく，活性化剤がセライトやシリカを用いる試薬は測定時間が延長する傾向にあるとの報告がある。そのため，異なる活性化剤を用いた試薬間でデータを比較すると接触因子欠乏症である可能性を導くことが可能となる。

3. フォン・ヴィレブランド病（VWD）

VWDはVWFが低下あるいは欠如することにより出血症状を呈する。先天性凝固障害では血友病Aについで頻度が多く，男女ともに発症する。VWDの病型は，VWFの量的減少の1型，質的異常の2型，VWF完全欠損の3型に分類される。さらに2型には2A型，2B型，2M型，2N型の亜型がある（表10.3.1）。病型により出血症状の程度が異なり，1型はおおむね軽症，2型（とくに2A型），3型はより重症となる。粘膜出血を特徴とし，鼻出血，口腔内出血，皮下出血，抜歯後，手術後止血困難などを呈する。関節出血，筋肉内出血は稀であるが，おもに3型で見られる。女性では性器出血，とくに初潮時異常出血や流産・分娩時の異常出血が見られる。適切な治療法の選択には，病型診断が重要となる。

各検査では血小板数正常，PT正常，APTT延長，出血時間延長（軽症例では正常のこともあり），リストセチン凝集低下となる。確定診断では第Ⅷ因子活性，VWF:AgおよびVWF:RCoの定量が必須である。さらに1型と2型の鑑別にはVWFマルチマー解析が重要となる。

用語　multiplex ligation-dependent probe amplification：MLPA法

検査室ノート　血友病，VWD以外の先天性凝固障害について

　その他の凝固因子（フィブリノゲン，プロトロンビン，第V因子，第Ⅶ因子，第X因子，第Ⅺ因子，第ⅩⅢ因子）の先天性欠損は，いずれも常染色体劣性遺伝疾患であり男女ともに発症する。症状に軽症，重症の違いはあるが出血性素因となる。出血時には各凝固因子製剤（フィブリノゲン，第Ⅶ因子，第ⅩⅢ因子）や新鮮凍結血漿による補充療法が行われる。一方，第Ⅻ因子，プレカリクレイン，高分子キニノゲンの先天性欠損症では，これら因子が生理的な凝固反応に不要なため，APTTの著明な延長があるにもかかわらず出血症状は起こらない。フィブリノゲンに分子異常のあるものは異常フィブリノゲン血症とよばれ約50％が無症状，約40％が軽症から重症の出血症状が見られ，約10％に血栓症が見られる。

　図10.3.2に先天性凝固障害の鑑別のための検査の進め方を示す。スクリーニング検査には血小板数，PT・APTT，出血時間を実施し，必要に応じて各因子活性を測定する。

▶参考情報

その他の出血性素因について
　出血傾向の原因には血管ないし血小板の異常によるものがあり，関連する検査として出血時間，毛細血管抵抗試験がある。
1. **出血時間が延長する疾患**
   1) 血小板減少症
   2) 先天性血小板機能異常症
      血小板無力症，Bernard-Soulier症候群，storage pool病，VWD，先天性無フィブリノゲン血症など
   3) 後天性血小板機能異常症
      尿毒症，慢性骨髄増殖性腫瘍，異常蛋白血症など
   4) 抗血小板薬服用時など
2. **毛細血管抵抗試験で異常を示す疾患**
   1) 血小板減少症
   2) 血小板機能異常症
   3) 毛細血管のアレルギー性変化
                                     など

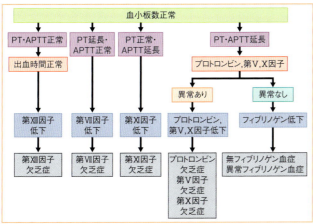

図10.3.2　出血傾向の鑑別

検査室ノート　VWDの病型分類について

VWDの病型分類について表10.3.1に示す。

表10.3.1　VWDの病型分類

VWDの病型分類	
1型	VWFの量的減少症
2型	VWFの質的減少症
2A型	高分子VWFマルチマーの欠損により機能障害をきたす質的異常症
2B型	血小板膜GPⅠbに対する結合能の異常亢進症（リストセチン凝集能が亢進）
2M型	高分子VWFマルチマーの欠損がなく機能低下をきたす質的異常症
2N型	第Ⅷ因子結合能異常症
3型	VWFの完全欠損症

〔高橋芳右：「血栓止血の臨床－研修医のためにⅠ　6. Von Willebrand病の診断と治療」，日本血栓止血学会誌，2007；18：573より〕

10.3.2 後天性凝固障害

1. はじめに

後天性凝固障害は，通常複数の凝固因子活性の低下により出血症状を呈する。その原因には凝固因子の消費亢進，産生低下，循環抗凝血素〔凝固因子インヒビターとループスアンチコアグラント（LA）〕の存在などがあげられる。代表的疾患には，播種性血管内凝固，重症肝障害やVK欠乏症，後天性血友病などがある。スクリーニング検査として血小板数，PT，APTT，フィブリノゲン量，Dダイマー，クロスミキシング試験，生化学検査などを実施する（図10.3.3）。

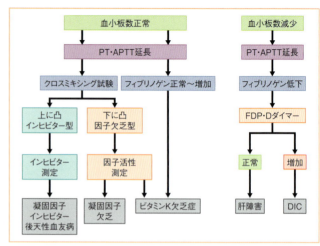

図10.3.3 出血傾向の鑑別

2. 播種性血管内凝固

播種性血管内凝固（DIC）は，種々の基礎疾患により全身性に凝固活性化が起こり，細小血管にフィブリン血栓が形成される。血栓形成時に各凝固因子や血小板が消費され，さらに二次線溶亢進が生じる。これに伴い血栓による全身臓器の循環障害や出血症状を呈し，生体の止血機構に破綻をきたす病態である。治療は基礎疾患の治療が最も有効であるが，抗凝固療法にはヘパリン／ヘパリン類や生理的プロテアーゼ阻害薬などが用いられる。補充療法には濃厚血小板（PC）や新鮮凍結血漿（FFP）の投与がある。

3. 重症肝障害に伴う凝固障害

多くの凝固因子が肝臓で合成されるため，肝臓での蛋白合成障害がある病態では，これら凝固因子の欠乏が起こる。また，肝硬変や劇症肝炎では血小板の減少も伴って出血症状が増大することがある。治療にはFFPの投与による補充療法がある。

4. ビタミンK欠乏症

ビタミンK（VK）欠乏性出血症はおもに新生児，乳児，肝・胆道疾患，重症下痢，抗菌薬の長期投与時に多く見られる。VK依存性凝固因子（プロトロンビン，第VII因子，第IX因子，第X因子）の欠乏状態となり，出血傾向をきたす。VK欠乏を引き起こす原因として，①VK摂取量の不足，②腸内細菌叢の減少あるいはVK非産生菌への移行，③胆汁流出障害や吸収不全によるVK吸収能の低下，④VK還元サイクルの障害（ワルファリン服用など）がある。検査所見ではPT，APTTの延長とPIVKA-IIの増加が特徴的である。VK投与後2〜4時間後にはPT，APTTが短縮し出血傾向は改善する。

5. 循環抗凝血素：後天性血友病

循環抗凝血素とは凝固因子，あるいはその反応を阻害する物質であり，いずれかの凝固因子に対する抗体と考えられる。代表的疾患には第VIII因子インヒビターによる後天性血友病や抗リン脂質抗体の一種であるLAがある。後天性血友病は，生来出血性素因は見られなかったが，広範で重篤な出血症状をきたす後天性出血性疾患である。一方，LAは検査所見からは凝固反応の延長が見られるが，臨床的には血栓性素因となる。PTやAPTTの延長が見られた場合，クロスミキシング試験を実施し，凝固因子欠乏型かインヒビター型か鑑別する必要がある。

用語 濃厚血小板（platelet concentrate；PC），新鮮凍結血漿（fresh frozen plasma；FFP），protein induced by vitamin K absence or antagonist-II；PIVKA-II

検査室ノート　播種性血管内凝固（DIC）の基礎疾患と病型

　DICの基礎疾患となるものには，①固形がん（胃がん，肺がん，胆道系がんなど），②急性白血病（急性前骨髄球性白血病およびその他の急性白血病），③感染症（敗血症，肺炎など），④産科的疾患（常位胎盤早期剥離，羊水塞栓など），⑤その他（肝疾患，手術・外傷後，血管病変など）がある。その中で，線溶抑制型の代表的疾患には感染症，とくに敗血症がある。線溶均衡型には固形がん，線溶亢進型には急性前骨髄球性白血病や大動脈瘤がある。表10.3.2に線溶抑制型DICと線溶亢進型DICの各検査結果の一覧を示す。

表10.3.2　線溶抑制型DICと線溶亢進型DICの各検査結果一覧

項目	線溶抑制型DIC	線溶亢進型DIC
代表的基礎疾患	敗血症	急性前骨髄球性白血病 大動脈瘤　　　など
臨床症状	臓器障害	大出血
血小板数	減少	減少
フィブリノゲン	正常（〜増加）	著減
FDP	軽度増加	著増
Dダイマー	軽度増加	増加
アンチトロンビン	減少	正常
プラスミノゲン	減少	減少
α_2プラスミンインヒビター	正常（〜減少）	著減
トロンビン・アンチトロンビン複合体	増加	増加
可溶性フィブリン	増加	増加
プラスミン・プラスミンインヒビター複合体	軽度増加	著増

〔朝倉英策：「Ⅴ．結果の評価　G．凝固・線溶因子の異常」，スタンダード検査血液学 第3版，370，日本検査血液学会（編），医歯薬出版，2014より改変〕

▶参考情報

DICの発症機序

1. **固形がん，急性白血病**
　腫瘍細胞中の組織因子により外因系凝固機序が活性化されることによりDICが発症すると考えられている。
2. **敗血症**
　リポポリサッカライド（LPS）や炎症性のサイトカインである腫瘍壊死因子（TNF），インターロイキン-1（IL-1）などの作用により単球/マクロファージや血管内皮から大量の組織因子が産生され，著明な凝固活性化が起こる。また，LPSやサイトカインは血管内皮に存在するTMの発現を抑制するため，さらに凝固活性化に拍車がかかる。加えて，LPSやサイトカインは線溶阻止因子であるPAIの発現を著しく亢進させるので，多発した微小血栓は溶解されにくく，微小循環障害による臓器障害をきたす。

検査室ノート　肝臓で合成される凝固・線溶系因子

　肝臓で合成される凝固因子にはフィブリノゲン，プロトロンビン，第Ⅴ因子，第Ⅶ因子〜第Ⅻ因子，血漿プレカリクレイン，高分子キニノゲンがある。凝固阻止物質ではアンチトロンビン，ヘパリンコファクターⅡやPC，PSがある。さらに線溶系物質ではプラスミノゲンやプラスミンインヒビターがある。

検査室ノート　新生児，乳児のビタミンK欠乏症

　出生後VKの予防投与が行われる。新生児へのVK予防投与が行われなかった場合，生後2〜3日目に出血傾向をきたし，大量の消化管出血により黒色便となることがある（新生児メレナ）。一方，生後3週から2か月までの母乳哺育児では頭蓋内出血を起こすことがある。原因としては，母乳にはVKが少ないこと，新生児の肝機能不全，腸内細菌の欠如などが推測される。

用語　播種性血管内凝固（disseminated intravascular coagulation；DIC），リポポリサッカライド（lipopolysaccharide；LPS），腫瘍壊死因子（tumor necrosis factor；TNF），インターロイキン（interleukin；IL），プラスミノゲンアクチベータ・インヒビター（plasminogen activator inhibitor；PAI）

> **検査室ノート　後天性凝固異常症のインヒビター**
>
> 　後天性凝固異常症のインヒビターには，先天性凝固因子欠乏症に対する補充療法や輸血を行った後に発生する同種抗体（代表的疾患：インヒビター陽性血友病A, B）や，突然自然発症する自己抗体〔代表的疾患：後天性血友病，後天性フォン・ヴィレブランド病（後天性VWD），後天性第V因子インヒビターなど〕がある。後天性血友病，後天性VWDの背景には自己免疫性疾患やリンパ・骨髄増殖疾患などの存在がある場合が多い。

［野木岐実子］

10.3.3　血栓性素因

1. はじめに

　血栓性素因は，動脈や静脈に血栓が生じやすい傾向とされ，先天性と後天性に分類される。血栓症は後天的な要因による場合の方が多いが，先天性血栓性素因によるものも少なくなく，血流のうっ滞，血管障害などの後天性の要因が加わって血栓症を発症する。40歳以下の若年者でも，家族歴がある場合や繰り返す静脈血栓症症例では，先天性血栓性素因の存在が疑われる。わが国において頻度が高い先天性の血栓性素因としては，凝固制御因子であるAT，PC，PSの欠損症が知られている。

　一方，後天性の血栓性素因としては，抗リン脂質抗体症候群（APS）などがある。

2. アンチトロンビン欠損症

　アンチトロンビン（AT）は肝臓で産生されるため，肝の未発達な新生児では低値を示す。加齢による変動は，男性では60歳以降低下傾向を示すが，女性ではあまり変化はない。妊娠後期には低下傾向を示す。ヘパリン使用時に採血すると，AT活性が低下しデータの信頼性が落ちるので注意が必要である。

　AT活性の測定では，トロンビン法より活性化第X因子（第Xa因子）法の方がヘパリンコファクターIIの影響を受けないので優れているとされているが，先天性欠損症の中には第Xa因子法ではアミノ酸置換の影響が反映されず活性低下を示さない場合があるので，注意が必要である。

　先天性AT欠損症は，常染色体優性遺伝形式をとり，ホモ接合体は致死的であるので，通常はヘテロ接合体として認められる。血中AT活性は正常の40〜70%程度を示し，表10.3.3のように分類される。

　I型はAT抗原量および活性ともに低下する欠乏症（産生異常）である。II型は抗原量は正常であるが活性低下を示す分子異常症で，さらに3つのサブタイプに分類される。II型-RSは，反応中心部位（RS）に異常を認め，トロンビン，第Xa因子などのプロテアーゼ阻害活性が低下する。II型-HBSは，ヘパリン結合部位（HBS）に異常を認め，ホモ接合体が報告されている。II型-PEは，単一の遺伝的変異が多面的な機能異常（PE）を示すタイプである。

　一方，後天性にAT活性が低下する要因の代表的なものには以下がある。

- 播種性血管内凝固（全身性凝固亢進障害，消費性凝固障害）（DIC）
- 炎症性サイトカインの作用による産生低下
- 炎症（血管透過性亢進）による血管外漏出（敗血症，DICなど）
- 肝予備能低下（肝硬変，劇症肝炎，肝不全）によるAT産生低下
- 肝の未発達な新生児

表10.3.3　先天性アンチトロンビン（AT）欠損症の分類

分類		AT抗原	AT活性	
			プロテアーゼ阻害活性	ヘパリンコファクター活性
I型（産生異常）		低下	低下	低下
II型（分子異常）	RS（反応部位の異常）	正常	低下	正常
	HBS（ヘパリン結合部位の異常）	正常	正常	低下
	PE（多面的な影響）	正常〜低下	低下	低下

用語　反応中心部位（reactive site；RS），ヘパリン結合部位（heparin binding site；HBS），多面的な機能異常（pleiotropic effects；PE）

- 尿中への喪失（ネフローゼ症候群，妊娠中毒症）
- 薬剤（エストロゲン製剤，L-アスパラギナーゼなど）の影響

表10.3.4 先天性プロテインC（PC）欠損症の分類

分類	総PC抗原量	PC活性
Ⅰ型（産生異常）	低下	低下
Ⅱ型（分子異常）	正常	低下

3. プロテインC欠損症

プロテインC（PC）は，トロンビン・トロンボモジュリン複合体により活性化PC（APC）へと変換され，APCは活性化第Ⅴ因子（第Ⅴa因子）と活性化第Ⅷ因子（第Ⅷa因子）を限定分解により不活化し，凝固反応を抑制する凝固制御因子であり，この不活化作用はPSにより増強される。

PC活性低値を示す要因としては，先天性と後天性がある。また，PCおよびPSは，プロトロンビン，第Ⅶ因子，第Ⅸ因子，第Ⅹ因子とともにVK依存性蛋白であり，VK欠乏症やVKの拮抗薬であるワルファリン内服により低下する。PCは肝臓で産生されるため，肝機能障害や肝の未発達な乳幼児では，後天性に血中PC値が低下する。

先天性PC欠損症は，常染色体優性遺伝で，ほとんどの場合ヘテロ接合体として認められるが，ホモ接合体は新生児電撃性紫斑病として発見されることが多い。ヘテロ接合体のPC活性値は，多くの場合，正常の30～60％程度である。2つのタイプに分類される（表10.3.4）。

Ⅰ型は，活性と抗原量が同程度に低下する産生異常であり，Ⅱ型は，抗原量は正常であるが活性値が低下する分子異常である。

現在までに300例以上の報告があるが，Ⅰ型ヘテロ接合体が約8割と多く，Ⅱ型ヘテロ接合体が1割強である。残りがホモ接合体と複合ヘテロ接合体であるが，極めて稀である。

一方，後天性にPC活性が低下する病態・要因には以下のものがある。

- 肝機能障害（肝硬変，劇症肝炎，肝不全）によるPC産生低下
- VK欠乏症：食事摂取量の低下，抗生物質の長期連用，胆道閉塞（閉塞性黄疸），ワルファリン内服など。PCは半減期がたいへん短く，VK欠乏状態や肝予備能低下で速やかに活性が低下する（これは後述するPSとの違いである）
- 消費性凝固障害（DICなど）
- 血管内皮細胞障害に基づく血管外漏出

検査室ノート　血栓性素因検査における注意点

診断をするにあたって，たとえば深部静脈血栓症（DVT）症例にワルファリンを投与してしまってから血栓性素因の精査を行うと先天性欠損症との鑑別は極めて困難となってしまう。したがって，臨床サイドも検査部（室）サイドも，血栓性素因が疑わしい症例ではワルファリン投与前の血漿保存を心がけるべきである。

最近頻用されつつある直接経口抗凝固薬（DOAC）内服下では，薬剤の種類やAT，PC，PS活性の測定方法により，AT，PC，PS活性が偽高値となることがある。そのため先天性欠乏症の診断が見逃される可能性がある。

AT，PC，PS活性の測定原理を十分に把握しておくとともに，DOAC内服下で検査を行う場合は，DOAC血中濃度が低下したタイミングで検体を採取することが重要である。

用語　深部静脈血栓症（deep vein thrombosis；DVT）

4. プロテインS欠損症

プロテインS（PS）は，APCの補酵素として働き，APCの抗凝固作用を高める作用をもつ凝固制御因子である。

PSの約60%は補体制御蛋白の一種であるC4b結合蛋白（C4BP）と結合しており，約40%が遊離型として存在する。APCに対する補酵素活性を有するのは遊離型のみで，その理由はC4BP結合型PSに結合したAPCが第Ⅴa因子や第Ⅷa因子に接近するのをC4BPが立体構造的にブロックするためと考えられている。C4BPは，7個のα鎖からなる分子と，7個のα鎖と1個のβ鎖からなる分子とがあり，β鎖を有するC4BPがPSと結合し，その活性を抑制する。PSはAPC補酵素活性以外に，第Xa因子や第Ⅴa因子に結合してその活性を阻害する（プロトロンビナーゼ複合体）が，第Xa因子阻害活性は遊離型とC4BP結合型の両方に，第Ⅴa因子阻害活性は遊離型のみに存在する。したがってC4BP値の増減が，血中PS活性に影響する。また，感染症など炎症性疾患では，肝臓でのC4BP β鎖の産生増加と血中総C4BP濃度の増加が認められるが，血中C4BPの多くはβ鎖を有する分子であることから，炎症性疾患では向凝固状態にあると考えられている。たとえば新生児ではC4BP値が低値であるため相対的に遊離型PSが増加し，PS活性が高値を示す。

PSも肝臓で産生され合成にVKが必要なため，肝障害やVK欠乏時，ワルファリン使用時にはPCと同様に低下する。また，エストロゲンはPSの産生を制御するため，妊娠中や経口避妊薬使用時にPS活性が低下することに留意する。正常妊婦を対象としてPS活性の変動を検討した報告によると，陣痛発来時には20〜40%にまで著減するが，分娩翌日には30%台に，4日後には40〜70%台に回復するとされている。

以下にPS活性低値を認める代表的疾患と病態を示す。

先天性PS欠損症は，常染色体優性遺伝形式をとり，日本人における発症頻度は先天性血栓性素因の中で最も多い（1.12%）。臨床症状は先天性PC欠乏症と類似しており，検査所見もヘテロ接合体では血中PS活性値は30〜60%程度を示す。PS活性値が低下している場合は，後天性に低下する病態の可能性を考えながら，先天性欠損症の診断とサブタイプの決定を行う（表10.3.5）。

一方，後天性にPS活性値が低下する病態と要因には以下のものがある。

- 肝機能障害（肝硬変，劇症肝炎，肝不全）によるPS産生低下
- VK欠乏症：食事摂取量の低下，抗生物質の長期連用，胆道閉塞（閉塞性黄疸），ワルファリン内服など。しかし，半減期の短いPCほど低下しないことが多い
- 急性炎症性疾患：炎症によるC4BP増加に伴い遊離型PSが低下し，PS活性が低下する
- 妊娠，経口避妊薬使用時
- 全身性エリテマトーデス，APS
- ステロイド内服
- ネフローゼ症候群

表10.3.5 先天性プロテインS（PS）欠損症の分類

分類	PS抗原量		PS活性
	総PS抗原量	遊離型PS抗原量	
Ⅰ型（産生異常）	低下	低下	低下
Ⅱ型（分子異常）	正常	正常	低下
Ⅲ型	正常〜軽度低下	低下	低下

検査室ノート　PS活性測定の問題点とPS欠損症の分類

PS活性測定によるPS欠損症の診断にも限界があることが指摘されており，健常者でもPS活性が低下したり，日本人に多いPS Tokushima変異（196Lys→Glu）のヘテロ接合体ではPS活性が低下しない場合もある。

また，PS欠損症の分類においてⅢ型は，多くがⅠ型と同一家系に認められることから，PS測定の精度が悪いために起こる見かけ上で，Ⅲ型は存在しないとの報告もなされている。しかし，国際的にはいまだ多くのⅢ型欠損症に分類されるPS欠損症の存在が報告されていることから，PSとC4BPとの複合体形成機序の解明を含めた，今後のⅢ型欠損症の発生機序の解明が待たれる。

5. 抗リン脂質抗体症候群

(1) はじめに

抗リン脂質抗体 (aPL) が血中に証明され、動静脈血栓症や妊娠合併症を臨床症状とする患者群を抗リン脂質抗体症候群 (APS) と総称する。APSに関連するaPLは、リン脂質・リン脂質結合蛋白複合体を認識する自己抗体であり、抗カルジオリピン抗体 (aCL)、抗β_2-glycoprotein I 抗体 (aβ_2GPI) およびループスアンチコアグラント (LA) などがある。

APSは、明らかな基礎疾患や誘因がなく、aPLが検出され原因不明の血栓症や妊娠合併症をきたす原発性APSと、おもに全身性エリテマトーデス (SLE) などの基礎疾患に合併してaPLが検出され動静脈血栓症や妊娠合併症をきたす続発性APSに分類される。また、特殊型として急激な経過をとる極めて予後不良な劇症型APSがある。

(2) 抗リン脂質抗体症候群の臨床症状

APSの臨床症状では最も深部静脈血栓症が多く、ついで脳梗塞 (一過性脳虚血発作を含む)、血小板減少症、妊娠合併症である。急性心筋梗塞は比較的少ない。aPL関連心臓弁膜症 (僧帽弁閉鎖不全症など)、aPL関連神経症状 (偏頭痛など)、aPL関連皮膚症状 (網状皮斑など) のaPL関連症状もAPSの臨床症状として考えられる。aPL関連血小板減少症は、aPL陽性ITPとの鑑別が難しく、治療により血小板数が増加すると血栓症をきたすことがあるので注意を要する。

(3) 抗リン脂質抗体症候群の診断

APS診断にはAPS分類基準 (表10.3.6) が用いられる。すなわち、動静脈血栓症や妊娠合併症のいずれか1つ以上が臨床所見として確認され、かつ検査所見としてIgGまたはIgMクラスaCL、IgGまたはIgMクラスaβ_2GPI、およびLAのいずれかが12週間以上離れて2回以上検出されることが条件である。APS分類基準は確定診断のためには極めて有用であるが、最低12週間の経過観察が必要なので、治療開始基準としては不適である。

APSの診断における検査には、酵素免疫測定法 (ELISA法) で測定されるELISA-aPLと、リン脂質依存性凝固時間の延長で検出されるLAがある (検査方法の詳細は10.2.12項、10.2.13項を参照)。

図10.3.4にわが国における保険収載を考慮したaPL測定手順を示すが、APSの診断および治療方針の決定には、aPLの正確な測定が必須である。正確な測定や診断を行う場合には専門の研究機関に依頼するのが望ましい。

(4) 抗リン脂質抗体症候群の診断における結果の評価

APS分類基準でAPSと診断とするためには、ELISA-aPLが中等度以上 (健常者の値の99パーセンタイル以上) であることが条件だが、わが国における基準値が設定されていないため、陽性・陰性で判断される。APS分類基準に記載されている臨床症状を認め、検査所見が一度でも検出された場合にはAPSと判断し治療を考慮する。

また、aCL、aβ_2GPIおよびLAすべてが陽性の場合は、血栓症との相関が著しく強く抗凝固療法の対象となるため、可能な限りaPLはすべて測定する。

表10.3.6 抗リン脂質抗体症候群 (APS) 分類基準

少なくとも1つの臨床所見と1つの検査所見が確認できた場合をAPSと判断する
1. 臨床所見
・血栓症　：画像検査や病理検査で確認できる1つ以上の動静脈血栓症 　　　　　　血管の大小や発生場所は問わないが、血管炎によるものは除外する
・妊娠合併症：1回以上の妊娠10週以降の説明できない胎児死亡 　　　　　　1回以上の妊娠中毒や胎盤不全などによる34週未満の早産 　　　　　　3回以上の妊娠10週未満の自然流産
2. 検査所見
・ループスアンチコアグラント (LA)： 　　　　12週以上離れて2回以上検出されること (LAの測定は国際血栓止血学会のガイドラインに従う)
・抗カルジオリピン抗体 (aCL)： 　　　　中等度以上のIgGまたはIgMクラスaCLが12週間以上の間隔をあけて2回以上検出されること
・抗β_2GPI抗体 (aβ_2GPI)： 　　　　中等度以上のIgGまたはIgMクラスaCLが12週間以上の間隔をあけて2回以上検出されること

臨床所見、検査所見が12週間以内または5年以上の間隔で検出された場合はAPSと判断しない。

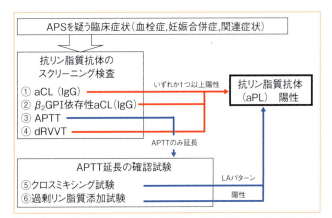

図10.3.4 抗リン脂質抗体症候群 (APS) の診断におけるaPL確認方法
〔家子正裕：「抗リン脂質抗体症候群 (APS)」、臨床に直結する血栓止血学、278、朝倉英策 (編著)、中外医学社、2013より改変〕

用語 抗リン脂質抗体症候群 (antiphospholipid syndrome；APS)、原発性APS (primary APS)、続発性APS (secondary APS)、劇症型APS (catastrophic APS)

> **検査室ノート　ループスアンチコアグラント低プロトロンビン血症症候群（LAHPS）**
>
> 　APS診断における検査で，LA陽性でありながら軽度の出血症状を伴い，血漿プロトロンビン活性が低下している特殊な症例を認めることがある。このような症例では，プロトロンビンに対する抗体（aPT，aPS/PTなど）を認めることが多い。また，複数の凝固因子活性の低下やベセスダ法によるインヒビター陽性となることがあり，後天性血友病との鑑別に注意を要する。
>
> 　これらの症例は，ループスアンチコアグラント低プロトロンビン血症症候群（LAHPS）とよばれ，若い女性（SLE症例が多い）やウイルス感染後の小児期に好発する。後天性血友病との鑑別には，クロスミキシング試験が有用である。

［内藤澄悦］

用語　ループスアンチコアグラント低プロトロンビン血症症候群（lupus anticoagulant hypoprothrombinemia syndrome；LAHPS），抗プロトロンビン抗体（anti-prothrombin antibodies；aPT）

参考文献

1) 家子正裕：「血栓止血の臨床－研修医のためにⅠ 2.出血傾向の鑑別」，日本血栓止血学会誌，2007；18：555-558.
2) 髙橋芳右：「血栓止血の臨床－研修医のためにⅠ 6. Von Willebrand病の診断と治療」，日本血栓止血学会誌，2007；18：572-574.
3) 朝倉英策：「Ⅴ．結果の評価　G.凝固・線溶因子の異常」，スタンダード検査血液学 第3版，368-371，日本検査血液学会（編），医歯薬出版，2014.
4) 篠澤圭子：「特集：血栓止血分野へのゲノム解析・ゲノム編集技術の応用 遺伝子解析による血友病保因者診断の意義」，日本血栓止血学会誌，2015；26：549-556.
5) 嶋　緑倫：「血栓止血の臨床－研修医のためにⅠ 7.後天性血友病・後天性 Von Willebrand病の診断と治療」，日本血栓止血学会誌，2007；18：575-579.
6) 森下英理子：「アンチトロンビン，プロテインC，プロテインS」，臨床に直結する血栓止血学，51-56，朝倉英策（編著），中外医学社，2013.
7) 森下英理子：「先天性アンチトロンビン・プロテインC・プロテインS欠損症」，臨床に直結する血栓止血学，268-274，朝倉英策（編著），中外医学社，2013.
8) 家子正裕：「抗リン脂質抗体症候群」，スタンダード検査血液学 第3版，371-374，日本検査血液学会（編），医歯薬出版，2014.
9) 家子正裕：「抗リン脂質抗体症候群（APS）」，臨床に直結する血栓止血学，275-281，朝倉英策（編著），中外医学社，2013.

10.4 線溶系の基礎知識

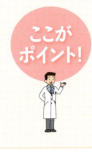

ここがポイント！

- 線溶とは線維素（＝フィブリン）がプラスミンにより分解される反応，いわゆる線維素溶解現象の略であり，フィブリン分解反応を意味する。
- 線溶は固相（フィブリン血栓上）で起こり，液相（血液中）ではほとんど起こらない。
- 一次線溶と二次線溶はフィブリン生成の有無によって区別される。
- 一般的な凝血学的検査がすべて正常で出血傾向が認められる場合は，先天的な線溶制御因子欠乏症も考慮する必要がある。

10.4.1 線溶機序

生体内でさまざまな要因により血管内で凝固反応が活性化され過剰な血栓が形成されると，血流の妨げとなって循環障害による臓器障害をきたすことになる。その不要な血栓を分解，除去することにより，血液の流動性を維持する生体防御システムが線溶である（図10.4.1）。線溶（フィブリン分解反応）の結果，生成される物質が日常検査として測定しているフィブリノゲン・フィブリン分解産物（FDP），Dダイマーである。

生体内での生理的線溶では，血管内皮から分泌された組織型プラスミノゲンアクチベータ（t-PA）によりプラスミノゲンが活性化され，生じたプラスミンがフィブリンを分解し血栓を除去する（図10.4.2）。これらの反応はおもにフィブリン血栓上（固相）で起こる反応であり，脳梗塞の治療などで大量にt-PAを投与した場合などを除けば循環血液中（液相）ではほとんど起こることはない。

なお，もう1つの線溶機序として白血球エラスターゼなどプラスミンを介さない線溶機序があり，プラスミンによる線溶活性を補助していると考えられている。

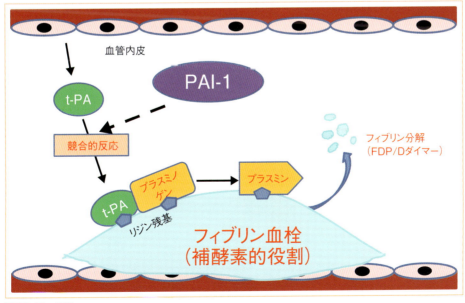

図10.4.1 線溶
〔窪岩清治：「線溶と制御機構」，スタンダード検査血液学 第3版，63，日本血液学会（編），医歯薬出版，2014より改変〕

用語 フィブリノゲン・フィブリン分解産物（fibrinogen and fibrin degradation products；FDP），組織型プラスミノゲンアクチベータ（tissue-type plasminogen activator；t-PA）

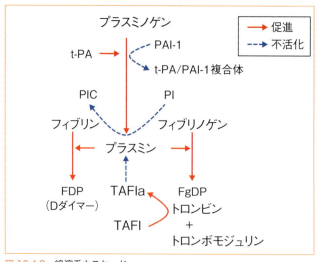

図 10.4.2　線溶系カスケード
FgDP：フィブリノゲン由来分解産物，TAFI：thrombin activatable fibrinolysis inhibitor，TAFIa：活性化 TAFI

10.4.2　線溶因子の産生・機能

1. 組織型プラスミノゲンアクチベータ

組織型プラスミノゲンアクチベータ（t-PA）はおもに血管内皮で産生される分子量約70,000の1本鎖糖蛋白（セリンプロテアーゼ）で血漿中に0.5〜1.0μg/dL存在し，血中半減期は4〜6分であり肝臓で処理される。生理的な線溶では形成された血栓による虚血刺激やトロンビンによって血管内皮細胞から血中へ放出されることにより線溶反応が開始される。

t-PAはフィブリンに対する親和性が高く，t-PAに存在するフィンガードメインとクリングル2ドメインを介してフィブリン血栓上のリジン残基に結合する。フィブリン血栓上ではプラスミノゲンとt-PAが濃縮されるためにプラスミノゲンが効率よく限定分解，活性化され，プラスミンが生成される（二次線溶）。生成されたプラスミンはフィブリン血栓上でフィブリンを分解することにより，フィブリンのC末端側にリジン残基が生じるため，プラスミンによるフィブリン分解がますます進行し，可溶性のフィブリン分解産物（FDP）まで断片化される。

プラスミノゲンアクチベータにはもう1つウロキナーゼ型プラスミノゲンアクチベータ（u-PA）があるが，こちらはフィブリンに対する親和性が低く，おもに血管外組織の修復や炎症，細胞移動に関わっている。

2. プラスミノゲン

プラスミノゲンはおもに肝臓で産生される分子量92,000の1本鎖糖蛋白（セリンプロテアーゼ前駆体）であり，血漿中に10〜20mg/dL存在し，血中半減期は約2日である。

プラスミノゲンはフィブリンに結合すると立体構造を変化させてt-PAやu-PAにより限定分解を受けプラスミンに活性化される。プラスミンおよびプラスミノゲンはt-PAと同様フィブリンに対する親和性が高く，クリングルドメインに存在するリジン結合部位がフィブリン血栓上のリジン残基に結合するため，効率よくフィブリンを分解する。

用語　フィブリノゲン由来分解産物（fibrinogen degradation products；FgDP），トロンビン活性化線溶阻害因子（thrombin activatable fibrinolysis inhibitor；TAFI），ウロキナーゼ型プラスミノゲンアクチベータ（urokinase-type plasminogen activator；u-PA）

10.4.3 線溶の制御機構

線溶は血管損傷部位の修復が不十分なうちに血栓が分解され出血しないように、おもにプラスミノゲンアクチベータ・インヒビター1（PAI-1）およびプラスミンインヒビター（PI）の2つのセルピン（SERPIN）により制御されている。

● 1. プラスミノゲンアクチベータ・インヒビター1

プラスミノゲンアクチベータ・インヒビター1（PAI-1）は血管内皮細胞、平滑筋細胞、脂肪細胞および骨髄巨核球など多くの細胞から産生される分子量約50,000の糖蛋白（SERPIN）であり、血中では血漿中（約2μg/dL）および血小板α顆粒中に存在し、単独での血中半減期は8～10分であるが、ビトロネクチンと結合することにより安定化し、血中半減期は2～4時間となる。t-PAやu-PAを即時的に阻害することにより、線溶を制御している。

血中には通常t-PAの約5～10倍のPAI-1が存在するため、放出されたt-PAの多くがPAI-1と1:1の複合体（t-PA・PAI-1複合体）として存在し速やかに肝臓で処理される。PAI-1には日内変動が見られ、早朝に最も高く午後に低くなる。

また、PAI-1は急性相反応性蛋白であり、敗血症などにおけるDICではエンドトキシンや炎症性サイトカインなどの刺激によりPAI-1産生が亢進し（10倍、ときには100倍になることもある）、線溶活性を抑制するため循環障害による臓器障害が起こる。さらに、強い炎症やメタボリックシンドローム（内臓肥満、高脂血症、高血糖、高血圧）でも上昇し、動脈硬化や血栓傾向を助長する。

● 2. プラスミンインヒビター

プラスミンインヒビター（PI）はおもに肝臓で産生される分子量約67,000の糖蛋白（SERPIN）であり、血漿中に6～7mg/dL存在し、血中半減期は数日である。

PIはプラスミンの主たる生理的中和因子であり、線溶反応の制御機構は以下の3つがあげられる。

- プラスミンと1:1で複合体（PIC）を形成しプラスミン活性を中和する。
- プラスミノゲンのフィブリンへの結合を競合的に阻害する。
- 活性化第XIII因子（第XIIIa因子）によるPIのフィブリンの架橋結合などを介しプラスミン活性を中和する。

Q 線溶異常による出血症状はどのような機序によるものか？

A 急性前骨髄球性白血病では腫瘍細胞表面に発現するアネキシンII（フィブリン生成の関与なしにt-PAによるプラスミノゲン活性化を仲介する）による一次線溶亢進（線溶亢進型DIC）が起こり、重篤な出血症状が現れる。その他、前立腺がんや悪性黒色腫など一部の悪性腫瘍では腫瘍細胞が産生するt-PAやu-PAにより一次線溶が亢進し、出血症状が現れる。

きわめて稀ではあるが、先天性PAI-1欠乏症やPI欠乏症では線溶活性の制御不能により手術や外傷後の再出血（後出血）や歯肉出血、幼児期からの反復出血、月経過多などの症状が認められる。

なお、凝血学的検査において出血時間、血小板数、プロトロンビン時間、活性化部分トロンボプラスチン時間、第XIII因子活性などの検査は正常である。

用語 プラスミノゲンアクチベータ・インヒビター（plasminogen activator inhibitor；PAI），プラスミンインヒビター（plasmin inhibitor；PI），serine protease inhibitor super family；SERPIN，プラスミン・プラスミンインヒビター複合体（plasmin-plasmin inhibitor complex；PIC）

Q 一次線溶と二次線溶の違いは？

A　一般的には一次線溶とはフィブリノゲンが分解されること (fibrinogenolysis), 二次線溶とはフィブリンが分解されること (fibrinolysis) であると記載されている場合が多いが, この表現は正確ではない。

正しくは, 一次線溶とは血栓形成（フィブリン）が関与することなく線溶活性化が起こり, フィブリン分解またはフィブリノゲン分解が起こる反応である。一方, 二次線溶とは血栓形成（フィブリン）に伴い線溶活性化が起こり, おもにフィブリン分解が起こるが, 病態によってはフィブリノゲン分解も起こる。すなわち, 一次線溶であっても二次線溶であってもフィブリン分解, フィブリノゲン分解ともに起こり得る。

また, 実際の臨床の場では一次線溶と二次線溶は同時に起こることも少なくなく, 両反応を厳密に区別することは不可能である。

検査室ノート　著明な二次線溶亢進を伴った産科DIC症例

表10.4.1　症例　30代　女性（妊娠高血圧症候群・全前置胎盤）

	8/19 9:00	8/19 19:00	8/20 00:30	8/20 6:20	8/20 12:30	8/21 1:30
PT（秒）	11.3	11.7	18.1	12.4	11.7	10.6
APTT（秒）	30.6	34.9	45.6	31.1	27.7	29.1
フィブリノゲン (mg/dL)	400	251	44	124	203	283
FDP（μg/mL）	9.8	143.3	689.1	205.2	24.5	5.6
Dダイマー（μg/mL）		66.7	136.4	66.8	14.0	
PIC（μg/mL）		12.5	18.1	3.1	0.6	

妊娠高血圧症候群・全前置胎盤により帝王切開（8/19 16時）施行後, 出血性ショックと凝固異常を認め, DICと診断された症例である（表10.4.1）。フィブリノゲンは一時44mg/dLと著明低値となっているが, この原因は大量出血に加え, このときのPICが異常高値（18.1μg/mL）を示し, FDP/Dダイマー比が5倍以上（FDP 689.1μg/mL Dダイマー 136.4μg/mL）と大きな乖離を認めていることから, 二次線溶亢進によるフィブリノゲン分解が推察された。本症例のように二次線溶反応が異常亢進し, プラスミンの生成速度が速いと, プラスミンはプラスミンインヒビターによる阻害に競合する形で, フィブリンだけでなくフィブリノゲン分解も起こすことがある。

［由木洋一］

参考文献

1) 窓岩清治:「線溶と制御機構」, スタンダード検査血液学 第3版, 62-68, 日本検査血液学会（編）, 医歯薬出版, 2014.
2) 浦野哲盟, 後藤信哉:「血栓形成と凝固・線溶」, 88-104, メディカル・サイエンス・インターナショナル, 2013.

10.5 線溶の検査

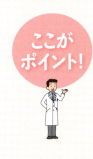

ここがポイント!

- 線維素溶解現象（線溶）は，限定蛋白質分解酵素であるプラスミンによって起こる。しかし，このプラスミンは，通常血中で生成されても速やかにプラスミンインヒビターと複合体を形成して失活するため，半減期が短く直接測定することは困難である。
- 線溶を評価する検査項目として，プラスミノゲン（PLG），プラスミンインヒビター（PI），プラスミン・プラスミンインヒビター複合体（PIC），プラスミノゲンアクチベータ・インヒビター -1（PAI-1）などがある。また線溶（プラスミン）による分解産物であるFDP，Dダイマー（DD）測定も広く用いられている。
- 検査の測定原理では，PI，PLGは免疫学的測定法と発色合成基質法が，FDP，DダイマーやPICは免疫学的測定法がおもに用いられている。

10.5.1 プラスミノゲン

1. はじめに

プラスミノゲン（PLG）は，プラスミンの前駆物質で肝臓において産生される糖蛋白であり，通常血中では，不活性な状態で存在している。このPLGは，組織型プラスミノゲンアクチベータ（t-PA）やウロキナーゼ型プラスミノゲンアクチベータ（u-PA）により活性化され，プラスミンに転換し線溶が起こる（図10.5.1）。

PLG減少は，肝臓での合成能低下か，消費の亢進，つまり，線溶亢進が示唆される。

血漿中のPLG量を測定することにより，生体内での線溶動態の推測，病態把握や治療の指標となる。

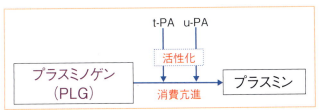

図10.5.1 プラスミノゲン

2. 測定方法

測定方法には，抗原量（蛋白量）を測定する免疫学的測定法と活性を測定する発色合成基質法がある。

3. 基準範囲

PLGの測定基準範囲を表10.5.1に示す。

表10.5.1 PLGの測定法と基準範囲

測定法	測定種別	基準範囲
免疫学的測定法	抗原量	10～30mg/dL
発色合成基質法	活性値	80～130%

4. 低値を示す疾患

先天性PLG欠損症および異常症，肝障害（肝硬変，劇症肝炎など），DIC，血栓溶解療法，その他の線溶亢進状態。

5. 注意点

- 日内変動が見られ夕方から夜間に上昇する。また，妊娠，経口避妊薬の投与，加齢，炎症などでも上昇する。
- 発色合成基質法では，高ビリルビン血症，溶血，乳びなどで測定誤差の要因になることがあるので注意を要する。
- PLG異常症では，抗原量は正常であるが，活性値は低値となる。そのため，発色合成基質法による活性値測定が優れている。
- わが国では，PLG異常症の頻度が高いとされており，Ala601Thr置換のあるプラスミノゲンTochigiのほか，Val355Phe，Asp676Asn，Gly732Arg変異などが報告されている[1,2]。

10.5.2 フィブリノゲン・フィブリン分解産物

1. はじめに

FDPとは，フィブリノゲンおよびフィブリンがプラスミンによって分解された分解産物の総称（広義のFDP）である．つまり，一次線溶と二次線溶の分解物が含まれる．

前節（☞p.238「Q＆A」を参照）にもあるように一次線溶は，血栓形成の関与がなく線溶が活性化した状態であり，二次線溶は血液凝固の活性化によって形成された血栓に伴い線溶の活性化が起こる．そのため，二次線溶はフィブリンの分解が主となる（狭義のFDP）．これら一次線溶と二次線溶を合わせてフィブリノゲン・フィブリン分解産物をtotal FDP（広義のFDP）として測定する（図10.5.2）．

2. 測定方法

旧来，抗フィブリノゲンポリクローナル抗体を用いて，血清検体で測定がされてきたが，近年では，フィブリノゲンと交差しない抗FDPモノクローナル抗体を用いた血漿検体での測定が普及している．

3. 基準範囲

FDPの測定基準範囲を表10.5.2に示す（※ただし，試薬により異なる）．

表10.5.2 FDPの基準範囲

検査材料	基準範囲（μg/mL）
血清	5未満ないし10未満
血漿	5未満

4. 高値を示す疾患

DICおよびその準備状態，深部静脈血栓症（DVT），肺血栓塞栓症（PE），白血病（とくに急性前骨髄球性白血病），悪性腫瘍，血栓溶解療法，大量の腹水・胸水貯留，大動脈瘤，その他の線溶亢進状態．

5. 注意点

通常は，フィブリノゲンよりもフィブリンの方がはるかにプラスミンの作用を受けやすく，FDPの大部分はフィ

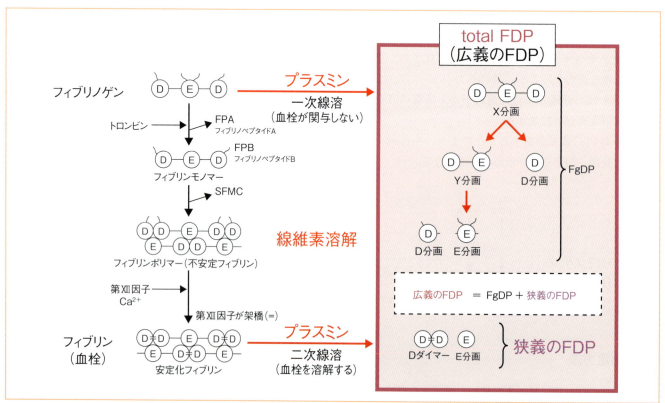

図10.5.2 フィブリノゲン・フィブリン分解産物

用語 フィブリノゲン・フィブリン分解産物（fibrinogen and fibrin degradation products；FDP），深部静脈血栓症（deep vein thrombosis；DVT），肺血栓塞栓症（pulmonary embolism；PE）

ブリンの分解産物である。ただし，線溶系の活性化が高度になるとフィブリノゲンの分解も進むことでFDPは著明に上昇するが，Dダイマーはさほど上昇せず，FDP，Dダイマー間に乖離現象が生じる。

試薬の特性として，モノクローナル抗体の抗原認識部位の違いやFDP分画との反応性の違いにより，測定値が一致しないことがあり注意を要する。また測定範囲（直線性）に関しても確認することが必要である。

血清を検体とし抗フィブリノゲンポリクローナル抗体を用いる場合には，必ず専用の採取容器を用いて，検体を十分に凝固させることが重要である。これが不十分で検体中にフィブリノゲンが残存していると偽高値となる。

尿中FDP測定は，腎炎，腎臓の移植患者，尿路系の腫瘍，妊娠中毒症などの経過観察などに用いられる。

10.5.3　Dダイマー

● 1. はじめに

Dダイマー（DD）とは，安定化フィブリンの分解産物である。そのため，フィブリノゲンや不安定化フィブリンの分解産物は含まれず，二次線溶のみを選択的に測定できる。つまり，フィブリノゲンにトロンビンが作用し，フィブリンポリマー（不安定フィブリン）が生成され，さらに第XIIIa因子によって架橋された安定化フィブリン（血栓）にのみプラスミンが作用した分解産物（D分画が2連になったDDと表記される）である。

DDは，FDPの一分画であり，通常DD値よりもFDP値の方が高値となる（図10.5.3）。そのため，DD/FDP（比）を見ることで，生体内での血液凝固・線溶のバランス状況を推測することもできる。たとえば，線溶系が高度に亢進した病態では，DD/FDP（比）は小さくなるが（図10.5.4a），凝固系の活性化が高度な病態では，フィブリン分解による二次線溶が亢進を示し，DD/FDP（比）は大きくなる（図10.5.4b）。

近年，DVTやPEの診断において，DDが高い陰性的中率を示すことが報告されている。つまり，DDが基準範囲内であればDVTやPEは否定される。ただし，DDが高値だからといってDVTやPEの診断はできないので注意する[3]。

● 2. 基準範囲

0.5未満ないし1.0未満（μg/mL）（※試薬により異なる）。

● 3. 高値を示す疾患

DICおよびその準備状態，DVT，PE，大量の胸水・腹水貯留，大動脈瘤，その他の線溶亢進状態。

● 4. 注意点

・FDP同様，試薬の特性により測定値やカットオフ値が一致しないことに注意を要する。また測定範囲（直線性）に関しても確認することが必要である。
・DD/FDP（比）の評価についてはFDP，DDともに同一メーカーの試薬で測定することが望ましい。それはメーカーが異なると値が大きく変動する可能性があるからである。
・ラテックス凝集反応では，リウマチ因子，高γグロブリン血症，IgM高値検体ではFDP値よりもDD値が高値となる場合がある。また頻度は低いがヒト抗マウス抗体（HAMA）の可能性もある[4]。
・DDのことをXDPとよぶことがある[5]。

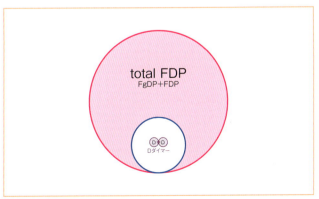

図10.5.3　FDPとDダイマーの関係

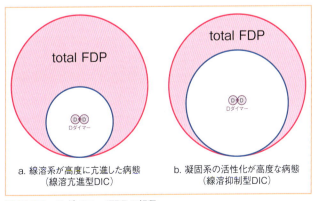

図10.5.4　Dダイマー/FDPの解釈

用語　Dダイマー（D-dimer；DD），ヒト抗マウス抗体（human antimouse antibody；HAMA），XDP（cross-linked fibrin degradation）

10.5.4 プラスミンインヒビター

1. はじめに

プラスミンインヒビター（PI）は，おもに肝臓や腎臓で産生される糖蛋白であり，プラスミンに対する生理的インヒビターである。

プラスミンの血中での半減期は数秒と非常に短いため，直接測定することは困難である。そのためPIを測定し，低値（低下）の場合には，間接的に線溶の亢進状態が推測できる。

2. 測定方法

測定方法には，抗原量（蛋白量）を測定する免疫学的測定法と活性値を測定する発色合成基質法がある。

3. 基準範囲

PIの測定基準範囲を表10.5.3に示す。

表10.5.3 PIの測定法と基準範囲

測定法	測定種別	基準範囲
免疫学的測定法	抗原量	5.5～8.5mg/dL
発色合成基質法	活性値	80～130%

4. 低値を示す疾患

先天性PI欠損症および異常症，肝障害（肝硬変，劇症肝炎），DIC（とくに急性前骨髄球性白血病に合併した線溶亢進型では著明に低下する），血栓溶解療法，その他の線溶亢進状態。

5. 注意点

- PIは生理的に過剰に存在しているが，線溶系の活性化に伴い消費性に低下する。ただし，肝障害においても低値となる。
- ネフローゼ症候群，加齢，急性炎症性疾患，手術や分娩後などでは上昇する。
- 発色合成基質法では，値づけの基準となる標準血漿が標準化されていないため，自施設で基準範囲を設定することが望ましい[4]。また基準範囲内であっても線溶の軽度亢進は否定できない。
- 以前は，α_2-PIやα_2-antiplasnminなどとよばれていたが，1994年に国際血栓止血学会（ISTH），国際臨床化学連合（IFCC），IUPAC合同でplasmin inhibitor（PI）の名称が推奨された[1]。

10.5.5 プラスミン・プラスミンインヒビター複合体

1. はじめに

プラスミン・プラスミンインヒビター複合体（PIC）は，プラスミンとPIが1：1で結合した複合体である。

線溶系の活性化によってPLGにt-PAやu-PAが作用し，プラスミンへと転換すると，PIと速やかに複合体を形成し，プラスミンを失活させる（図10.5.5）。そのため，プラスミンを直接測定することは困難であるが，このPICを測定することで，生体内でのプラスミン量を間接的に評価することができる。つまり，PICが高値であるほど線溶系の活性化が高度なことを意味する。

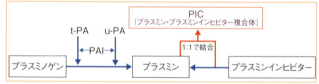

図10.5.5 プラスミン・プラスミンインヒビター複合体

2. 測定方法

一般的に酵素免疫測定法ELISAで測定される。

3. 基準範囲

0.8μg/mL未満。

📝 用語　国際血栓止血学会（International Society on Thrombosis and Haemostasis；ISTH），国際臨床化学連合（International Federation of Clinical Chemistry and Laboratory Medicine；IFCC），International Union of Pure and Applied Chemistry；IUPAC，プラスミン・プラスミンインヒビター複合体（plasmin-plasmin inhibitor complex；PIC），酵素免疫測定法（enzyme-linked immunosorbent assay；ELISA）

4. 高値を示す疾患

DIC（とくに急性前骨髄球性白血病に合併した線溶亢進型では著明に上昇する）およびその準備状態。DVT, PE, その他の線溶亢進状態。

5. 注意点

- PICの半減期は約6時間であるため，採血された時点での線溶亢進状態の評価となる。
- PIC上昇は，一次線溶，二次線溶ともに反映されるため，その鑑別にはDDやトロンビン・アンチトロンビン複合体（TAT）などの測定が必要となる。
- 線溶亢進型DICではPICは著明に上昇するが，重症感染症に合併した線溶抑制型DICではさほど上昇しない。

10.5.6　プラスミノゲンアクチベータ・インヒビター1

1. はじめに

プラスミノゲンアクチベータ・インヒビター（PAI）は，血管内皮細胞，平滑筋細胞，脂肪細胞などでおもに産生され，t-PAやu-PAを即時的に阻害する。このPAIには，PAI-1とPAI-2が存在するが，血管内における線溶の制御はPAI-1が主体である。また，重症感染症（敗血症）で高値を示し，多臓器障害の指標となる[6]。

血中のPAI-1は，遊離型としてt-PAの制御（阻害）作用を有する活性型PAI-1（フリーの活性型），t-PAと結合し複合体（t-PA・PAI-1複合体）を形成するもの，またビトロネクチンと可逆性の結合をし複合体を形成したものや，酸化PAI-1など，さまざまな形で存在している（図10.5.6）。これらのすべてがtotal PAI-1として測定される。

2. 測定方法

測定方法には，抗原量を測定する免疫学的測定法と活性値を測定する発色合成基質法がある。

3. 基準範囲

50ng/mL以下。

4. 高値を示す疾患

心血管障害（心筋梗塞，異型狭心症，肺高血圧症など），DIC（とくに重症感染症による線溶抑制型ではPAI-1が高値を示すほど多臓器不全による死亡率が高いとされている），全身性炎症反応症候群（SIRS），静脈血栓症，インスリン非依存性糖尿病，肥満，高脂血症，悪性腫瘍，妊娠，加齢（とくに女性の閉経後）など。

5. 注意点

- 個人差（年齢，性別など）や日内変動（早朝に高く，午後は低下）が大きい。
- ストレス，運動負荷，妊娠，炎症などで上昇する。
- 採血では，駆血によっても上昇するため，早朝安静時に

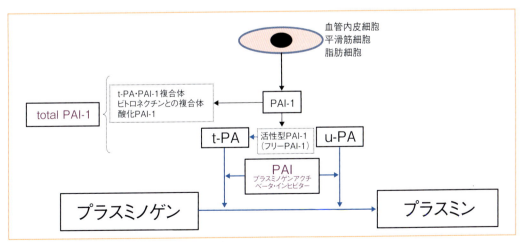

図10.5.6　プラスミノゲンアクチベータ・インヒビター

用語　全身性炎症反応症候群（systemic inflammatory response syndrome；SIRS）

駆血帯をせずに行う。
- 血小板α顆粒にもPAI-1は含まれており，活性化により分泌されるため速やかな採血が肝要である。また血漿分離の際，血小板混入を避ける。
- グラム陰性桿菌による感染症では，とくに著明な上昇を示す。
- 血漿中のPAI-1量は内臓脂肪量と相関するといわれている。とくにメタボリックシンドロームでは脂肪細胞からのPAI-1産生が高まることで血栓症のリスクを高める。
- 低値を示す疾患では，先天性PAI-1欠損症が知られている。
- PAI-2は妊娠で上昇がみられるが，健常者の血中には，ほとんど存在しない。

Q 線溶系の検査をどのように理解したらよいのか？

A 線溶系の検査を理解するには，線溶の機序（メカニズム）と検査項目を関連づけて理解することが必要である（図10.5.7）。

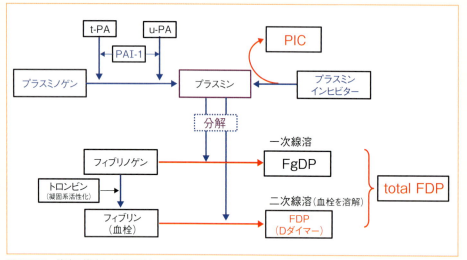

図10.5.7 線溶の機序と検査項目との関連性

▶図10.5.7の補足
- 線溶系に関連した検査項目（インヒビターを含む）は青字に示した。
  →は線溶系の活性化により，消費性に低下する。ただし，PAI-1については急性期反応性蛋白であり，重症感染症等の急性炎症反応状態では著しく上昇することが知られている。
- 線溶系の分子マーカーは赤字に示した。
  →は線溶系の活性化により上昇する。

検査室ノート　FDPとDDの標準化：ハーモナイゼーション（調和化）とは[9]

　フィブリノゲンや安定化フィブリン分解産物は，限定蛋白質分解酵素であるプラスミンの分解産物の総称である。これらの分解産物（検査対象物）は単一物質ではなく，構造的に多様性に富んだ不均一な混合物である。そのため測定上，値づけの基準となる標準物質が得られないことや，使用する試薬間（認識するエピトープや反応性の差異）で測定値に乖離が生じやすく，標準化が困難である。そこで考案されたのがハーモナイゼーション（harmonization：調和化）である。

　ハーモナイゼーションは厳密には標準化ではなく，標準物質の代用品としてプール血漿などを用いることで，「標準的な検体であればすべての検査室でおおむね一致する値を示すこと」（均質化）を目標とするものである。したがって，この方法ではすべて検体の測定値が，どの試薬において一致するわけでなく，あくまでも標準的な検体について測定値がほぼ一致するようになることで，特殊な検体については測定値の乖離は避けられない。これらの現状を十分に理解したうえで検査を行うことが大切である。

現在，わが国で市販されているおもなFDPおよびDダイマー試薬を参考までに表10.5.4に示す。参考測定範囲及び基準範囲については，測定に用いる装置，試料，測定条件，基準個体などさまざまな要因で変動するので注意する。表中の参考測定範囲，参考基準値は各メーカーの添付文書情報データおよびメーカー提供情報から記載したものである。

表10.5.4 FDPおよびDダイマー測定試薬（順不同）

FDP試薬（商品名）	参考測定範囲（μg/mL）	参考基準値（μg/mL）	Dダイマー試薬（商品名）	参考測定範囲（μg/mL）	参考基準値（μg/mL）	発売元
NSオート P-FDP（タイプK）	2〜80	5以下	LATECLE Dダイマー試薬	0.2〜19.2	1.0以下	株式会社カイノス
ラテックステスト KM P-FDP	2.5〜120	5未満	ラテックステスト KM Dダイマー	0.5〜60	1.0未満	協和メデックス株式会社
ランピア ラテックス FDPⅢ（P）	2.5〜80	5未満	ランピア ラテックス Dダイマー	0.5〜20	1.0未満	極東製薬工業株式会社
			FTラテックス Dダイマー	0.5〜40	1.0未満	極東製薬工業株式会社
			ストラタスCS D-ダイマー	38〜804ng/mL[*1]	552ng/mL未満[*1]	シーメンスヘルスケア・ダイアグノスティクス株式会社
リアスオート P-FDP	2.5〜120	5以下	リアスオート・Dダイマー ネオ	0.5〜100	1以下	シスメックス株式会社
			バイダス アッセイキット D-ダイマー2	45〜10,000ng/mL（FEU[*2]）	500ng/mL（FEU[*2]）未満	ビオメリュー・ジャパン株式会社
クイックターボ P-FDP	2.5〜80.0	5.0未満	クイックターボ D-Dダイマー	0.5〜20	1.0未満	株式会社シノテスト
ナノピア P-FDP	2.5〜120	5未満	ナノピア Dダイマー	0.5〜60	1.0以下	積水メディカル株式会社
			ラピッドチップ Dダイマー	0.2〜15	1.0以下	積水メディカル株式会社
			Eテスト「TOSOH」Ⅱ（Dダイマー）	0.02〜16.0	0.5未満	東ソー株式会社
			ラピディア-DdimerⅡ	200ng/mL〜	200ng/mL未満[*3]	富士レビオ株式会社
FDPプラズマ「FR」	2.5〜	5未満	Dダイマー測定用試薬「FR」	0.5〜	0.5未満	富士レビオ株式会社
			STAライアテスト Dダイマー	0.27〜4.00	0.5未満	富士レビオ株式会社
エルピア FDP-P	2.5〜80	5未満	エルピアエース D-DダイマーⅡ	0.5〜48	1.0未満	株式会社LSIメディエンス
			LPIAジェネシス Dダイマー	0.3〜60	1.0未満	株式会社LSIメディエンス
			パスファースト DダイマーH	0.005〜5(FEU[*2])	0.5(FEU[*2])以下	株式会社LSIメディエンス
			D-ダイマー AQTテストキット	0.08〜100	0.620以下	ラジオメーター株式会社
ヘキサメイト P-FDP N	2.5〜100	5.0未満	ヘキサメイト Dダイマー	0.2〜10[*2]	0.5未満[*2]	ロシュ・ダイアグノスティクス株式会社
			ティナクアント Dダイマー（Ⅰ）	0.15〜6.5[*2]	0.5未満[*2]	ロシュ・ダイアグノスティクス株式会社
tシステム ヘキサメイト P-FDP hs	2.5〜100	5.0未満	tシステム ヘキサメイト Dダイマー	0.2〜40[*2]	0.5未満[*2]	ロシュ・ダイアグノスティクス株式会社
ファクターオート P-FDP	2.5〜120	5.0未満	ファクターオート Dダイマー	0.5〜80	1.0未満	株式会社キューメイ研究所

*1) クエン酸加血漿の測定値
*2) フィブリノゲン換算/fibrinogen equivalent units：FEU
*3) おおむね200ng/mL以上であれば陽性

［後藤文彦］

参考文献

1) 小山高敏：「第4章 凝固・線溶系」，臨床検査学講座 血液検査学 第2版，58-64，奈良信雄，他，医歯薬出版，2006.
2) 岡村 孝：「プラスミノゲン，α_2-プラスミンインヒビター」，臨床検査ガイド2009〜2010—これだけは必要な検査のすすめかた・データのよみかた，646-648，Medical Practice 編集委員会，文光堂，2009.
3) 朝倉英策：凝固・線溶系分子マーカーと臨床検査，18-41，シスメックス学術本部，2011.
4) 金地泰典，他：「線溶系分子マーカー（フィブリン/フィブリノゲン分解産物（FDP），プラスミンα_2プラスミンインヒビター複合体（PIC））」，臨床検査ガイド2009〜2010—これだけは必要な検査のすすめかた・データのよみかた，649-657，Medical Practice 編集委員会，文光堂，2009.
5) 新井盛大：「FDPおよびDダイマー，PIC，PAI-1」，スタンダード検査血液学 第3版，181-183，日本検査血液学会，医歯薬出版，2014.
6) 島津千里：「プラスミンインヒビター（PI），プラスミノゲンアクチベータ・インヒビター1（PAI-1）」，スタンダード検査血液学 第3版，176-177，日本検査血液学会，医歯薬出版，2014.
7) 志賀修一，他：「血管内皮分子マーカー（t-PA，t-PA・PAI-1複合体）」，臨床検査ガイド2009〜2010—これだけは必要な検査のすすめかた・データのよみかた，658-661，Medical Practice 編集委員会，文光堂，2009.
8) 財川英紀，他：「凝固・線溶検査の基礎とポイント 4. D-dimer」，Medical Technology，2014；42：713-717.
9) 福武勝幸：「FDP/Ddimerの標準化」，血栓止血誌，2016；27(6)：653-658.

10.6 線溶異常の検査評価

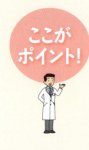

ここがポイント！
- 線溶異常には，先天性と後天性の異常症がある。日常検査において遭遇する可能性が高いのは後天性である。
- 臨床症状では皮膚粘膜部位，深部組織での出血症状や，手術・外傷後の後出血が多い。
- 一般止血検査が正常で出血傾向を認める場合，先天性異常症を考慮する必要がある。その際には家系調査や，遺伝子検査が重要である。
- 線溶を評価する検査項目には，FDP，Dダイマー（DD），プラスミノゲン（PLG），プラスミンインヒビター（PI），プラスミン・プラスミンインヒビター複合体（PIC）などがある。
- 線溶系検査の評価は，基礎疾患や病態により検査値の解釈が異なる。また採血手技や検体取り扱いで影響を受けやすいため，結果の評価（解釈）には十分に注意する。

10.6.1 線溶の異常

線溶異常（線溶系因子の異常）には，
1) 先天性の欠損症（あるいは欠乏症）および異常症
2) 後天性の欠乏症ないし過剰症（あるいは増加症）
が知られている。日常検査で遭遇するのは，そのほとんどが後天性異常である。代表的な線溶系因子の低下を表10.6.1に示す。

表10.6.1 線溶系因子の低下

線溶系因子の異常	病態
先天性の活性低下	・PLG 欠損症および異常症 ・PI 欠損症および異常症 ・PAI-1 欠損症および異常症
後天性の活性低下	・重症肝障害（肝硬変，劇症肝炎など）による合成能低下 ・DICによる線溶亢進（消費性低下） ・血栓溶解療法（t-PA，ウロキナーゼ製剤の投与）など

1. 先天性の線溶異常症

PLG欠損症および異常症（ヘテロ異常症は，日本人で最も頻度が高い），PI欠損症および異常症，t-PA過剰症，PAI-1過剰症，PAI-1欠損症などがある。とくにPAI-1欠損症では遺伝子検査で診断が必要である。

2. 後天性の線溶異常症

DIC（p.247参照）が最も多く，血液凝固の亢進に伴い二次線溶の亢進が起こる。また重症感染症（敗血症）においては，急性期反応性蛋白であるPAI-1が著明に上昇する。

以上の結果から線溶系の働きが低下すると血栓傾向を呈し，逆に亢進すると出血傾向を呈する。

10.6.2 プラスミンインヒビター欠損症

線溶系のインヒビターとして最も重要な血中PI低下は，血栓が未完成のまま溶解されるため出血傾向を呈する。
先天性PI欠損症は，極めて稀な常染色体劣性遺伝性の異常疾患である[1]。この先天性PI欠損症には，欠損症と異常症があり，両者を鑑別するためにはPI抗原量の測定が不可欠である（表10.6.2）。いずれにおいても家系調査が重要となる。

表10.6.2 先天性PI欠損症

Type			結果および評価
TypeⅠ（PI 欠損症）	抗原量	低下	抗原量，活性値ともに同程度に低下していればPI 欠損症を考える
	活性値	低下	
TypeⅡ（PI 異常症）	抗原量	基準範囲	抗原量は基準範囲内であるが，活性値は低下を示し，両者に乖離が見られる場合にはPI異常症を考える
	活性値	低下	

診断には，①特徴的とされる後出血（late or delayed bleeding），②PIの低下，③PICの上昇は認めない，④肝臓での合成能に異常は認めない，⑤第XIII因子に異常を認めない，などの所見が重要である[2]。

● 後天性プラスミンインヒビター欠損症

後天性プラスミンインヒビター(PI)の低下には，重症肝障害（肝硬変，劇症肝炎など）による合成能の低下，血栓溶解療法（t-PAやウロキナーゼ投与時）などが考えられる。またDICでは二次線溶の亢進によって消費性に減少するが，なかでも急性前骨髄球性白血病（APL）に起因したDIC症例においてはPI低下が著明である（🖝p.249上段「検査室ノート」を参照）。

一般にPIが低下すると，安定化フィブリン（血栓）がプラスミンによって溶解される際にその抑制が働かない。そのため，いったん止血した後に，じわじわと滲むように再出血する後出血とよばれるタイプの止血異常が特徴的である。

血管系，血小板系，凝固系スクリーニング検査で異常を認めない出血傾向の場合には，PI活性を測定する必要がある。

10.6.3 その他の線溶の異常——播種性血管内凝固

播種性血管内凝固（DIC）は，さまざまな基礎疾患や病態によって併発する全身性，持続性の血液凝固亢進により，血管内に微小血栓が広範囲に多発する病態である。ちなみに「播種」とは，植物の種子を蒔くことである。つまりDICでは，種を蒔いたように微小血栓が全身に多発することを意味する。おもな基礎疾患は，重症感染症（敗血症），急性白血病，固形がんなどであるが，その他にも外傷，熱傷，熱中症，手術，腹部大動脈瘤，巨大血管腫，膠原病（とくに血管炎合併例），産科合併症（常位胎盤早期剥離，羊水塞栓），劇症肝炎，急性膵炎，ショック，横紋筋融解などさまざまな疾患が知られている。いずれも凝固系の活性化と連動して線溶系の活性化も起こるが，その程度は基礎疾患によって大きく異なる（表10.6.3）[3]。

検査所見では，凝固系分子マーカーのトロンビン・アンチトロンビン複合体（TAT）上昇は高度となるが，線溶系分子マーカーのPIC上昇は基礎疾患や病態により，その程度は異なる。これを利用したDICの病型分類（図10.6.1）も報告されている[3]。また近年，日本血栓止血学会より「DIC診断基準」（表10.6.4）が提唱された[4]。本診断基準では，産科と新生児領域を除くすべての領域で適応され，基本型，造血障害型（血小板数は除外），感染症型（フィブリノゲン値は除外）に分け，より詳細なスコアリングが行われる。

表10.6.3　DICの病型分類

DICの病型	おもな基礎疾患	病態	検査所見, 他		
線溶抑制型	重症感染症（敗血症）	出血症状は軽度であるが，臓器症状は重症である。PAI-1が過剰に産生され著明に上昇するため，線溶が抑制される（血栓が溶解されにくく，血栓が増える。DD/FDPは大きい）。	凝固系活性 (+++)	TAT	↑↑↑
			線溶系活性 (+)	PAI-1	↑↑↑
				PIC	↑
				DD	↑
				FDP	↑
線溶均衡型	固形がん	比較的慢性の経過をたどり，進行例を除くと臓器症状や出血症状は少ない。「線溶抑制型」と「線溶亢進型」の中間的な病態となる。	凝固系活性 (+++)	TAT	↑↑↑
			線溶系活性 (++)	PIC	↑↑
線溶亢進型	急性前骨髄球性白血病（APL）腹部大動脈瘤（AAA）	出血症状は重症であるが，臓器症状はほとんど見られない。線溶が優位に亢進する（DD/FDPは小さい）。	凝固系活性 (+++)	TAT	↑↑↑
			線溶系活性 (+++)	PI	↓↓↓
				PAI-1	↑
				PIC	↑↑↑
				DD	↑～↑↑
				FDP	↑↑↑

用語　播種性血管内凝固（disseminated intravascular coagulations；DIC），急性前骨髄球性白血病（acute promyelocytic leukemia；APL），腹部大動脈瘤（abdominal aortic aneurysm；AAA）

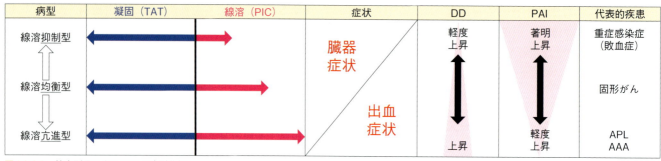

図 10.6.1　検査所見による DIC の病型分類
TAT：トロンビン・アンチトロンビン複合体，PIC：プラスミン・プラスミンインヒビター複合体
APL：急性前骨髄球性白血病，AAA：腹部大動脈瘤

〔朝倉英策：凝固・線溶系分子マーカーと臨床検査，24，シスメックス学術本部，2011 より改変〕

表 10.6.4　日本血栓止血学会　DIC 診断基準

		基本型		造血障害型		感染症型	
一般止血検査	血小板数（×10⁴/μL）	12< 8< ≤12 5< ≤8 ≤5 24 時間以内に 30％以上の減少（※1）	0 点 1 点 2 点 3 点 +1 点			12< 8< ≤12 5< ≤8 ≤5 24 時間以内に 30％以上の減少（※1）	0 点 1 点 2 点 3 点 +1 点
	FDP（μg/mL）	<10 10≤ <20 20≤ <40 40≤	0 点 1 点 2 点 3 点	<10 10≤ <20 20≤ <40 40≤	0 点 1 点 2 点 3 点	<10 10≤ <20 20≤ <40 40≤	0 点 1 点 2 点 3 点
	フィブリノゲン（mg/dL）	150< 100< ≤150 ≤100	0 点 1 点 2 点	150< 100< ≤150 ≤100	0 点 1 点 2 点		
	プロトロンビン時間比	<1.25 1.25≤ <1.67 1.67≤	0 点 1 点 2 点	<1.25 1.25≤ <1.67 1.67≤	0 点 1 点 2 点	<1.25 1.25≤ <1.67 1.67≤	0 点 1 点 2 点
分子マーカー	アンチトロンビン（％）	70< ≤70	0 点 1 点	70< ≤70	0 点 1 点	70< ≤70	0 点 1 点
	TAT，SF または F1＋2	基準範囲上限の 2 倍未満 2 倍以上	0 点 1 点	基準範囲上限の 2 倍未満 2 倍以上	0 点 1 点	基準範囲上限の 2 倍未満 2 倍以上	0 点 1 点
肝不全（※2）		なし あり	0 点 -3 点	なし あり	0 点 -3 点	なし あり	0 点 -3 点
DIC 診断		6 点以上		4 点以上		5 点以上	

注）
- （※1）：血小板数 >5 万 /μL では経時的低下条件を満たせば加点する（血小板数 ≤5 万では加点しない）。血小板数の最高スコアは 3 点までとする。
- FDP を測定していない施設（DD のみ測定の施設）では，DD 基準値上限 2 倍以上への上昇があれば 1 点を加える。ただし，FDP も測定して結果到着後に再評価することを原則とする。
- FDP または DD が正常であれば，上記基準を満たした場合であっても DIC の可能性は低いと考えられる。
- プロトロンビン時間比：ISI が 1.0 に近ければ，INR でもよい（ただし DIC の診断に PT-INR の使用が推奨されるというエビデンスはない）。
- プロトロンビン時間比の上昇が，ビタミン K 欠乏症によると考えられる場合には，上記基準を満たした場合であっても DIC とは限らない。
- トロンビン・アンチトロンビン複合体（TAT），可溶性フィブリン（SF），プロトロンビンフラグメント 1＋2（F1＋2）：採血困難例やルート採血などでは偽高値で上昇することがあるため，FDP や DD の上昇度に比較して，TAT や SF が著増している場合は再検する。即日の結果が間に合わない場合でも確認する。
- 手術直後は DIC の有無とは関係なく，TAT，SF，FDP，DD の上昇，AT の低下など DIC 類似のマーカー変動が見られるため，慎重に判断する。
- （※2）肝不全：ウイルス性，自己免疫性，薬物性，循環障害などが原因となり「正常肝ないし肝機能が正常と考えられる肝に肝障害が生じ，初発症状出現から 8 週以内に，高度の肝機能障害に基づいてプロトロンビン時間活性が 40％以下ないしは INR 値 1.5 以上を示すもの」（急性肝不全）および慢性肝不全「肝硬変の Child-Pugh 分類 B または C（7 点以上）」が相当する。
- DIC が強く疑われるが本診断基準を満たさない症例であっても，医師の判断による抗凝固療法を妨げるものではないが，繰り返しての評価を必要とする。

〔日本血栓止血学会 DIC 診断基準 2017 年度ホームページ（https://www.jsth.org/guideline/dic%E8%A8%BA%E6%96%AD%E5%9F%BA%E6%BA%962017%E5%B9%B4%E5%BA%A6%E7%89%88/）（2019 年 4 月 19 日アクセス））

検査室ノート　線溶異常と検査値による評価（1）

症例
- 40歳代　男性。
  歯肉出血を主訴に口腔外科を受診した。その際の血液検査で異常が認められた。

検査所見および考察
白血球数および血小板数の減少，FDP，DD，PICの著明な上昇を認めた。一方でAT，PAI-1は基準範囲内であることから線溶亢進型DICが考えられた（表10.6.5）。また血液像検査において芽球様細胞の出現を認め，骨髄穿刺が施行された（図10.6.2）。

診断
FAB分類：AML-M3（急性前骨髄球性白血病：APL），WHO分類：*PML-RARA*を有するAML。
DICの基礎疾患と検査所見とは矛盾しない結果であった。

表 10.6.5　検査所見

血算		凝固線溶	
WBC（/L）	2.5×10^9	APTT（秒）	23.5
RBC（/L）	4.48×10^{12}	PT（%）	91
Hb（g/dL）	13.1	Fib（mg/dL）	150
Ht（%）	37.2	FDP（μg/mL）	40.6
MCV（fL）	83	DD（μg/mL）	12.8
MCH（pg）	29.2	AT（%）	125
MCHC（g/dL）	35.2	TAT（μg/L）	14.3
Plt（/L）	21×10^9	PIC（μg/mL）	9.9
芽球様細胞（%）	18	PLG（%）	90
		PI（%）	62
		PAI-1（ng/mL）	< 10

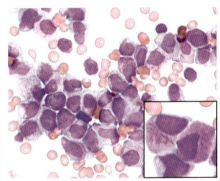

図 10.6.2　骨髄穿刺（骨髄像）

▶参考情報

急性前骨髄球性白血病（APL）について
- p119　5.造血器腫瘍各論（5）急性骨髄性白血病の項を参照。
- p131　症例4　急性前骨髄球性白血病（AML-M3）を参照。

APLによる線溶亢進型DIC発症機序について
腫瘍細胞である異常前骨髄球（図10.6.2）から組織因子が放出されることで凝固系の活性化が起こる。同時に腫瘍細胞表面に発現したアネキシンⅡにt-PAとPLGが結合することで，線溶系が過剰に活性化することにより出血症状を呈する。つまり，血液凝固（血栓形成）を上回る線溶の亢進がみられる。

検査室ノート　線溶異常と検査値による評価（2）

事例
病棟より提出された検体において，前日の検査値と比較してFDPの著明な上昇を認め，担当医へ問い合わせをしたところ臨床的症状と乖離していたため，再採血が行われた。
前日と当日初回（値）および再採血後の検査所見を表10.6.6に示した。

考察
事例は採血不良により採血管内で凝固系および線溶系の亢進が起こったことが，再採血の検査結果から推測された。
APTTやPTのような凝固時間の測定と比較して，感度の高い線溶系分子マーカーであるFDP，DDが著明に上昇を示している（表10.6.6）。この現象は,採血後の混和不足でも起こる可能性が報告されている。本事例のような異常値や急激な検査値の変動を見たとき，検体を再度確認することは重要である。

表 10.6.6　検査所見

検査項目	前日	初回	再採血
APTT（秒）	30.2	29.5	30.5
PT（%）	85	120	93
Fib（mg/dL）	340	240	397
FDP（μg/mL）	28.9	328.5	29.0
DD（μg/mL）	−	110.9	10.6
AT（%）	−	75	89

用語　急性前骨髄球性白血病（acute promyelocytic leukemia（APL）；AML-M3）

10章 凝固・線溶系

検査室ノート　凝固・線溶系の分子マーカーについて

　凝固系・線溶系分子マーカーは，血液凝固・線溶の機序（メカニズム）や半減期をよく理解して結果を評価することが重要である。また採血手技や検体取り扱いによる影響（偽高値）についても十分に考慮する必要がある（p.249下段「検査室ノート」参照）。

表 10.6.7　凝固・線溶系の活性化と分子マーカー

	検査項目	評価	検査値変動	半減期	生体内の反応
凝固系	プロトロンビンフラグメント F1＋2（F1＋2）	亢進状態	上昇	約90分	活性化 → 血栓形成
	トロンビン・アンチトロンビン複合体（TAT）	亢進状態	上昇	約15分	
	可溶性フィブリンモノマー複合体（SFMC）	亢進状態，血栓傾向	上昇	数時間	
血管系	トロンボモジュリン（TM）	凝固系制御	上昇	－	制御
	プラスミノゲンアクベータ・インヒビター1（PAI-1）	線溶系制御	上昇	数時間	
線溶系	プラスミン・プラスミンインヒビター複合体（PIC）	亢進状態	上昇	約6時間	活性化 → 血栓溶解（分解産物）
	フィブリノゲン・フィブリン分解産物（FDP）	一次・二次線溶	上昇	－	
	Dダイマー（DD）	二次線溶（血栓溶解）	上昇	－	

1. F1＋2：血液凝固過程でプロトロンビンがトロンビンに転換する際に，プロトロンビンから遊離するペプチドである。
2. TAT：トロンビンが生成されるとアンチトロンビンと1：1の複合体を形成する。
3. SFMC：トロンビンの作用でフィブリノゲンがフィブリンに転換する過程で複合体を形成する。
4. TM：血管内皮細胞上でトロンビンと1：1結合し，トロンビンを不活性化する。さらにトロンビン・TM複合体はプロテインCを活性化することで抗凝固作用を発揮する。また，血管内皮細胞の傷害で上昇する。
5. PAI-1：ビトロネクチンと結合し，t-PA及びu-PAの作用を阻害することで生体内での線溶を制御している。血中にPAI-1が過剰存在すると線溶が抑制され，血栓形成を促進させる危険性がある。
6. PIC：プラスミンが生成されるとアンチプラスミンと1：1の複合体を形成する。
7. FDP：フィブリノゲン，不安定フィブリンおよび安定化フィブリンの分解産物（総称）である。
8. DD：安定化フィブリンの分解産物である。つまり，血栓をプラスミンが溶解した（二次線溶の）証となる。

［後藤文彦］

参考文献

1) 島津千里：「プラスミンインヒビター(PI)，プラスミノゲンアクチベータ・インヒビター1(PAI-1)」，スタンダード検査血液学 第3版，176-177，日本検査血液学会，医歯薬出版，2014．
2) 坂田洋一，他：「H．線溶の異常症」，血液・造血器疾患4 血小板・凝固・線溶異常（最新内科学大系21），262-272，斎藤英彦，溝口秀昭（編），中山書店，1992．
3) 朝倉英策：凝固・線溶系分子マーカーと臨床検査，18-41，シスメックス学術本部，2011．
4) 朝倉英策：「播種性血管内凝固症候群」，臨床に直結する血栓止血学 第2版，286-299，朝倉英策（編），中外医学社，2018．
5) 日本血栓止血学会 DIC 診断基準 2017 年度版ホームページ（https://www.jsth.org/guideline/dic%E8%A8%BA%E6%96%AD%E5%9F%BA%E6%BA%962017%E5%B9%B4%E5%BA%A6%E7%89%88/）(2019年4月19日アクセス)
6) 金井正光，他：「V 線溶系の検査」，臨床検査法提要 改訂第31版，443-457，金井正光（監），金原出版，1998．
7) 岡村　孝：「プラスミノゲン，α_2-プラスミンインヒビター」，臨床検査ガイド2009〜2010—これだけは必要な検査のすすめかた・データのよみかた，646-648，Medical Practice 編集委員会，文光堂，2009．
8) 金地泰典，他：「線溶系分子マーカー（フィブリン／フィブリノゲン分解産物(FDP)，プラスミンα_2プラスミンインヒビター複合体(PIC)）」，臨床検査ガイド2009〜2010—これだけは必要な検査のすすめかた・データのよみかた，649-657，Medical Practice 編集委員会（編），文光堂，2009．
9) 志賀修一，他：「血管内皮分子マーカー(t-PA，t-PA・PAI-1複合体)」，臨床検査ガイド2009〜2010 これだけは必要な検査のすすめかた・データのよみかた，658-661，Medical Practise 編集委員会，2009．
10) 坂田洋一：「7．線溶異常」，三輪 血液病学 第3版，1753-1758，浅野茂隆，他(監)，文光堂，2006．

11章 血液検査の精度管理

章目次

11.1：自動血球分析装置・染色・鏡検 …………………………………… 252

11.2：自動凝固測定装置 ………………… 256

SUMMARY

　臨床検査における精度管理は検体採取から結果報告まで行われるべきであるが，本章では紙面の都合上，検体分析から結果報告までを扱うことにした。また，ISO 15189の要求事項を満たすことはすべての臨床検査室にとって有益であるのでこれに準じて解説を行った。ISO 15189ではすべての検査工程を"見える化"し"記録すること"を要求している。今までは，阿吽の呼吸で行われてきた精度管理も標準作業書を準備してだれもが同じ工程を行い（見える化），「いつ（When），どこで（Where），だれが（Who），なにを（What），なぜ（Why），どのように（How）」という5W1Hにより情報伝達を記録することが求められる。なぜ，内部精度管理と外部精度管理が必要なのか。内部精度管理もメーカー指定の精度管理血球を測定すれば十分なのか。ISO 15189ではお仕着せの精度管理ではなく，臨床検査技師が精度管理の意味を理解して自らが必要な精度管理を考え実行することが求められる。

11.1 自動血球分析装置・染色・鏡検

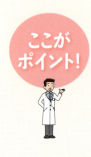

ここがポイント！

- 始業前点検として機器の外観，配管系，電気系統や異常メッセージなどのチェックを行う。チェックは機器の管理や検査前精度保証として記録に残す。
- 測定プロセスは検査手順書として誰もが共有できるように準備する。
- 精度管理の主となるものは内部精度管理となるが，始業前の精度管理血球の測定後は，$\overline{X}$-B管理法などから定期的に機器の精度を管理・記録する。（※）
- 検査結果から，自動分析データと顕微鏡による目視分類データのふるい分けを行うため，検査要員の教育活動と共有化が重要となる。（※）
- 外部精度管理は内部精度管理では，見つけられない正確度のズレなどが統計解析の結果見つかることがあるので積極的に参加し第三者によるデータ保証に努力する。（※検査結果の品質の確保）
- 検査後精度保証（検査結果の報告等）も管理・記録する。

1. はじめに

ISO 15189の要求事項を理解し実行することで，取得を行わない施設にもデータ保証上有益であるので，本稿ではISO 15189の要求事項（表11.1.1）に準じて解説を行う。

2. 自動血球計数機と ISO 15189

ISO 15189の中で，精度管理に関する要求事項として機器の管理，検査精度保証（検査手順書の作成），検査結果の品質確保（精度管理など），結果の報告（緊急異常値報告），検査要員の教育訓練や力量の確保があげられる。

表 11.1.1 ISO 15189 の要求事項

	管理上要求事項	技術的要求事項
1	組織および管理主体責務	要因
2	品質マネジメントシステム	施設および環境条件
3	文書管理	機材の管理
4	サービスの合意事項	検査前精度保証
5	委託検査室による検査	検査精度保証
6	外部からのサービスおよび供給品	検査結果の品質の確保
7	アドバイスサービス	検査後精度保証
8	苦情処理	結果の報告
9	不適合の識別および管理	検査室情報マネジメント
10	是正処理	
11	予防処理	
12	継続的改善	
13	記録の管理	
14	評価および監査	
15	マネジメントレビュー	

本編ではこれらの要求事項のうち，技術的要求事項の精度管理関連事項（赤字）について解説した。

① 機器の管理（検査前精度保証）

年に一度以上の装置製造メーカーによる保守点検や自施設での校正を行う。毎日の測定前点検，測定中の精度管理確認記録，測定後のメンテナンスなどすべて適切に行い，記録に残す。

② 検査精度保証

測定を行ううえでの手順をまとめて作成する。作成した手順に従って測定を行うので，無理がなく合理的な手順の作成が必要である。また，要員全員で共有することが必要

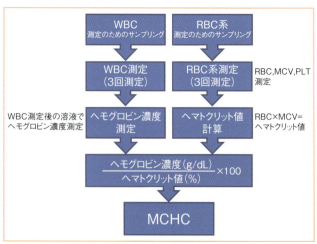

図 11.1.1 MCHC データの測定原理（Beckman Coulter DxH800）
MCHCは別々にサンプリングされたWBC系とRBC系データから合成され，各々が正確にサンプリングされないと一定範囲に入らないことから個々のデータの整合性の確認に用いられる。さらに20件程度の平均値を求めるとそのデータは極めて低い範囲に収まることから（図11.1.2参照）データにトレンドがないことを証明する手段に使われる。Beckman Coulter DxH800ではRBC系・WBC系測定データを3回測定しており，偶発誤差の低減を行っている。

用語 ISO (International Organization for Standardization)，平均赤血球ヘモグロビン濃度（mean corpuscular hemoglobin concentration；MCHC），白血球（white blood cell；WBC），赤血球（red blood cell；RBC）

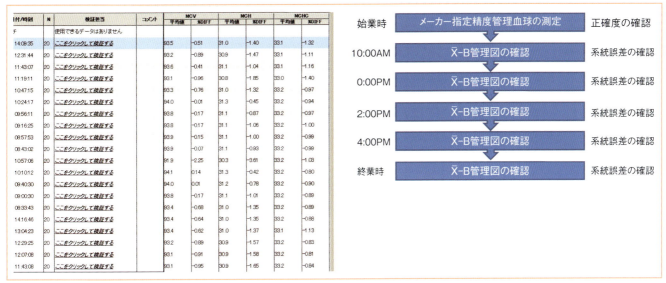

図11.1.2　X̄-B管理法とその運用例
赤血球指数による精度管理例。患者20検体ごとにMCV，MCH，MCHCをリアルタイムで計算している。この例ではMCVは91.9fLから94.1fL，MCHでは30.3pgから31.3pg，MCHCは33.0g/dLから33.2g/dLへと変動しており明らかにMCHCの変動割合が少ない。したがって，MCHCの変動で機器の精度管理を行うのが一般的である。

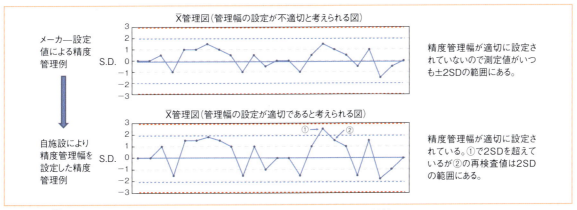

図11.1.3　X̄管理図で管理幅が適切に設定されていないものと適切に設定されている図の比較

③　検査結果の品質保証

・内部精度管理

　始業前に精度管理血球を測定するのはもちろん，定期的に機器の状態を管理する必要がある。精度管理血球は高価であるため，1日に何度も測定することは困難であるのでMCHCを用いた（図11.1.1）精度管理方法（X̄-B管理法と運用，図11.1.2）の一例を示した。個々の測定データはMCHCの計算範囲（例：32.0～35.0など）で行い，系統誤差等を監視するためX̄-B管理法を行う。個々の測定データではMCHCに赤血球形態や大きさによるばらつきが生じるが20検体程度を平均化すると一定の範囲に収まることが知られている。またメーカーの精度管理血球の許容範囲は総じて広い傾向にある。メーカーの許容範囲で，いつも±2SDの範囲にあるようでは精度管理の必要事項を満たしているとは考えづらいので適宜各検査室においてメーカーの管理幅を検証する（およそ20回に1回程度，管理幅を超えるが再測定後のデータが管理幅に収まれば良好な精度管理である）。管理幅の設定は精度管理血球の10ロット単位で自施設の測定結果から±2SDを計算してメーカーの許容範囲と比較を行う。比較の結果，明らかにメーカー設定範囲が広い場合（測定値がいつも±2SDの範囲にある）は自施設で求めた管理幅を設定し内部精度管理の運用を行う（図11.1.3）。

・外部精度管理

　日本臨床衛生検査技師会では年に1回の大規模精度管理を行っており，今では日本で最大級の参加施設があるので必ず参加する。その他，各都道府県単位でも精度管理事業が行われており施設の実情に併せて1つ以上の精度管理に参加して正確性を担保する。その際，精度管理報告書を必ず熟読し報告結果の統計解析の結果，±2SDを超えた項目に関しては是正報告書を作成し，±2SDを超えた理由や問題点を解析して精度の向上に努める。±2SD以内でも中央値に近づけるような努力が精度保証につながると考えられる。

用語　平均赤血球容積（mean corpuscular volume；MCV），平均赤血球ヘモグロビン量（mean corpuscular hemoglobin；MCH），標準偏差（standard deviation）

④ 検査後精度保証（検査結果の報告等）

検査要員，検査件数，インシデント，緊急報告値などの報告状況等を業務日誌としてまとめる（図11.1.4）。とくに緊急報告値は報告手順を作成し，原則として主治医に報告を行い，主治医不在時の報告方法等をあらかじめ決めておく。緊急報告値は，患者生命の維持を困難にするような異常データであり，精度管理委員会・リスクマネジメント委員会等，院内の臨床検査データに関する委員会の承認を得て設定を行うのが理想である。設定後も適宜見直しを行うことが必要である。

血液（血算・形態部門）検査室　日報

日付け	2020	4月	1日	（水 ）	記載者	安藤

	藤巻	常名	池田	後藤	野木	新保	安藤
勤務状	会議	16勤入り	勤務	勤務	勤務	出張	勤務

	血算1	血算2	血算3	血算4	染色1	染色2	表面マーカー
精度管理担当者	良	不良（修理中）	良	良	良	良	良

特記事項	血算2は液漏れのため、本日10時～16時まで修理のため稼働せず
機器トラブル	状況：　血算2は、始業前点検で液漏れを確認 対応：
システムトラブル	状況：　なし 対応：

緊急報告件数	1件
事例 1	内科外来、WBC 0.5×10⁹/L、主治医連絡（Dr、田中　患者ID 1234567）報告時間12：30
事例 2	
事例 3	

測定値変更件数	1件
事例 1	検体 123 CBCデータ、WBC5分画異常なし、作成した末梢血塗抹標本に異常細胞（＋）
事例 2	
事例 3	

	血算	骨髄検査	表面マーカー
検体数	1111件	5件	4件

部長	技師長	副技師長
日臨技太郎	藤巻	常名

図 11.1.4　検査要員，検査件数，インシデント，緊急報告値などの報告状況等をまとめた業務日誌

⑤ 検査要員の教育訓練や力量の確保

血液検査では，報告値の確認（自動分析装置データ or 目視分類）や細胞の分別など他の自動分析装置を扱う部門とは異なる運用がとられている。検査要員の教育訓練や力量の確保が重要となる。報告値の確認は，定期的に症例報告会を院内で設定し，基準となるデータや異常データの検討会を開催して要員の質の担保とデータの共有化をはかる。

3. 細胞分類と精度管理

細胞の分類は，日臨技や都道府県技師会のフォトサーベイを活用し要員全員からの回答案を協議することで力量の平準化や施設内での標準化をはかる。また，末梢血液像や骨髄像で基準となり得る症例からカウントを適宜行い評価を行うことも重要である。可能であれば，日本検査血液学会の認定血液検査技師や骨髄検査技師などの結果から平均値と10回程度のカウント数からSD（評価幅）を算出する。評価幅の範囲以内であれば，合格として業務を行う。年に1～2回程度実施し妥当性の検証を続ける。

4. 染色液の管理

染色液は工業製品としてメーカにより管理が行われているが，不良製品がまれに市場に出荷されることがある。ロット変更時には試染色を行うことが理想ではあるが，少なくともロット管理を行い初めて使用するロット製品については不良品が存在する事を念頭において使用することが重要である。

5. 染色方法の管理

普通染色，特殊染色ともに対照をおいて染色方法を管理する。普通染色においては，当日の患者標本を染色する前に，前日，または当日に作製した検診や術前などで投薬が

表 11.1.2　おもな染色方法のトラブルの原因と解決方法

染色方法	おもな染色トラブル	原因や解決方法
普通染色（MG，WG）	標本全体の赤みまたは青みが強い	緩衝液のトラブル（緩衝液の取り違い，水で希釈等）
	好中性顆粒が見えない	染色時間が十分ではない。
NAP染色	対照標本にてスコアが低い	固定液関連のトラブル（劣化，温度，時間）
	EDTA血の使用	EDTA血でも対応可能だが，スコアは若干低下する。
ペルオキシダーゼ染色	対照標本の染色性が低い，悪い	過酸化水素が古い，適量より多い，少ない。観察標本の判定に苦慮する場合は，複数の基質を用いたり脂肪染色を参考に用いる。
PAS染色	対照標本の染色性が低い，悪い	過ヨウ素酸の反応時間が適切ではない。
	標本全体がピンク色になる	固定後の水洗が十分ではない。
	思うような染色結果が出ない	自作の染色液で染色する。
鉄染色	対照標本の染色性が低い，悪い	試薬調整の確認（調整後すぐに使用する，2%塩酸の濃度確認，フェロシアン化カリウムの劣化：緑色に変化したものは使えない）
	結晶の析出	反応時間が長くて乾燥する。水洗が不十分。

用語　メイ・グリュンワルド・ギムザ（May-Grünwald Giemsa）染色，ライト・ギムザ（Wright-Giemsa；WG）染色，好中球アルカリホスファターゼ（neutrophil alkaline phosphatase；NAP）染色，PAS（Periodic acid-Schiff）染色

なくかつ細胞の異形成が認められない患者標本等を使用して染色性を確認する。特殊染色においても，とくに好中球アルカリホスファターゼ染色，ペルオキシダーゼ染色，鉄染色，PAS染色などはできる限り対照をおいて染色の評価を行ってから患者標本の評価を行うとよい。**表11.1.2**には染色法ごとに評価のチェックポイントを記載した。

検査室ノート　精度管理法の種類

管理試料を用いる精度管理法：L-J管理図法，$\bar{X}$-R管理図法

　管理試料を用いる方法として$\bar{X}$-R管理図法（**図11.1.5**）があるが，自動血球分析装置に内蔵されているのはL-J管理図法が多い。両法はもともと同じものであるが，管理物質を2回測定しその平均値$\bar{X}$および差Rをプロットする方法を$\bar{X}$-R管理図法，1回測定の値Xiのみをプロットする方法をL-J管理図法と一般によんでいる。

　$\bar{X}$はRが大きい場合は正確度とばらつきの双方の影響を受けるが，Rが小さい場合が主として正確度を反映する（試薬や管理物質の変化）。

　Rは偶発的誤差，すなわち精密度を反映する（技術上の異常）。

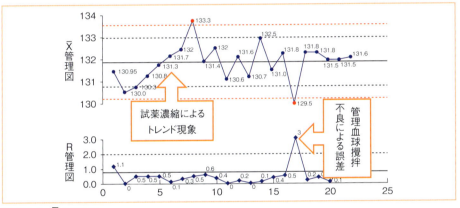

図11.1.5　$\bar{X}$-R管理図
$\bar{X}$管理図：試薬濃縮が原因によるデータの連続上昇，R管理図：攪拌不良による偶発的誤差

患者試料を用いる精度管理法：Bullの加重移動平均値法（$\bar{X}$-B管理法）

　患者試料を用いる方法の代表としてほとんどの自動血球分析装置に組み込まれている。比較的変動の小さい赤血球指数（MCV，MCH，MCHC）に対して適応される精度管理法で，患者データの20検体を1バッチとして加重をかけながら移動平均をとっていくリアルタイム管理法である。赤血球指数を用いる理由として，指数はほぼ正規分布を示し，大・中規模病院では日差変動，週差変動が少なく，さらに貧血などの要因も影響を受けにくいことがあげられる。

機器間の互換性の精度管理法：Ratio Control Chart法

　自動血球分析装置を2台以上使用している場合の機種間の互換性を管理することを目的に開発された方法である。当日測定の患者検体の中からできるだけ新鮮な検体を10検体選び2台の測定装置で各々測定する。2機種について項目ごとの平均値の比（ratio）を求める。

▶参考情報

ratio：管理対象となる装置の平均値／基本となる装置の平均値
管理限界：WBC・PLT 5%，RBC・Hb・Ht 3%，赤血球指数 3%以下。

［安藤秀実］

用語　Levey-Jennings（L-J）管理図法，血小板（platelet；PLT），ヘモグロビン（hemoglobin；Hb），ヘマトクリット（hematocrit；Ht）

参考文献

1) 日本臨床衛生検査技師会（編）：日臨技精度保証教本，日本臨床衛生検査技師会，2010．
2) 鶴田一人，他：検体検査の品質・精度確保の基準の手引き，MEDICAL TECHNOLOGY，2018：1298-1303．

11.2 自動凝固測定装置

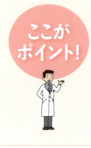

ここがポイント！
- 機器のメンテナンスは機器メーカーが指定するメンテナンス計画に従って行う。
- 精度管理図を確認して，データが管理範囲にあることを確認する。
- 自施設で使用している試薬特性を理解し，他施設とのデータの共有化に努力する。
- 検査前検体取扱いを理解して，日常検査の手技や運用を整備する。

1. はじめに

従来，凝固検査は用手法による検査が主流であり，手技の精度管理に重点が置かれていた。凝固検査機器は凝固時間法のみを測定できる機器が使用され，その後合成基質やラテックス免疫測定法など光学的変化を用いた原理にも対応できる測定機器が開発され，凝固系・線溶分子マーカー項目を1台で測定できるようになった。凝固検査の試薬に関しても動物由来のものからヒト組織因子，リコンビナント（遺伝子組換え）由来のものなど多様化し，試薬自体の精度も向上している。しかし同じ項目名称ながら組成や活性物質などが違い，実際の測定データには差異が生じることもあり，まず自施設で使用している試薬特性を十分理解することが精度管理を行ううえでも重要である。機器や試薬を熟知し，良質なデータをすみやかかつ安定的に報告する運用を構築する必要がある。

2. 検査前精度保証

凝固検査においても血球検査と同様に，検査前の検体取り扱いが極めて重要である。近年，関連学会ではその標準化に尽力している。以下はとくに注意してほしい事項である。

- 採血管は凝固活性化を惹起しないプラスチック製などを使用し，抗凝固剤は3.2%クエン酸ナトリウム溶液が推奨される。採血量の許容範囲は推奨量の±10%以内である。
- 採血は組織液の混入や凝固活性化を避けるため，スムーズに行い，抗凝固剤との混和は泡立てずにきちんと行う。
- 測定や保存までの工程は室温ですみやか（1時間以内）に行い，4時間以内に検査を行う。血漿分離は，1,500gで15分または2,000gで10分以上，室温で行い血小板の残存を避ける。
- 凝固した検体，強黄疸，強溶血，強乳び試料は測定値に誤りを生ずる可能性がある。

試薬の使用方法についても注意が必要である。原則として添付書を厳守するが，自施設で開封・調製後の安定性について検証を行い，使用期限を決定することも必要である。

またAPTTなどは同一試薬においても使用ロットにより測定結果に変動をきたす項目もある。そのため頻回なロット変更を回避するためにも，同一ロットを最低6か月間は使用するなどといった取り決めや，事前に新ロットの検証を行うことも，精度管理上重要である。

管理血漿などの溶解に用いるピペット類や，遠心機を含めた測定装置の点検も重要であり，日常の保守点検やメーカーによる定期点検により精度を保持できる。平成30年12月に施行された医療法の一部改正により，「検体検査の精度確保」に関する基準が設けられ，標準手順書の配備や日誌・台帳による機器のメンテナンスや試薬管理（ロットなど）などの記録が義務となった。臨床検査室の認定規格であるISO 15189の取得，維持にも極めて重要な作業である。

3. 検査結果の保証

検査結果が異常であったり，測定値に異常を知らせる警告があった場合には，結果について評価する必要がある。評価する事項としては

- 内部精度管理に問題がないか

用語 活性化トロンボプラスチン時間（activated partial thromboplastin time；APTT）

- 試料（検体）に問題がないか
- 装置や試薬に問題がないか
- 凝固曲線の異常や非特異的反応がないか
- 患者の臨床経過と合致しているか

などが重要である。測定値が妥当と判断される場合には緊急異常値として報告するなどの対応が必要である。

4. 内部精度管理

(1) 管理血漿を用いた精度管理

管理血漿を用いた精度管理が一般的であり，凝固検査項目用血漿：正常域，異常低値，異常高値，線溶・分子マーカー検査用血漿：正常域，異常高値の4～5種類を用いるのが望ましい。管理血漿およびキャリブレータは機器や試薬ごとに値付けが異なり，とくにキャリブレーション実施時には自施設使用の機器と試薬の組み合わせに注意する。

管理血漿測定のタイミングは機器立ち上げ時，試薬交換時，日々のメンテナンス終了後，測定値に疑問が生じた場合などに測定する。

(2) 統計的精度管理

基本的に自動血球分析装置と同様の管理を行う。測定値にトレンドやシフトなどの異常を認める場合には，機器や試薬の異常を疑う。特にトロンビン時間法（Clauss法）を用いたフィブリノゲンの測定では，緩衝液の劣化により測定値が変動しやすいので注意が必要である。

5. 外部精度管理

日臨技や日本医師会などが実施している精度管理調査への参加が一般的である。日臨技，日本医師会ともに年1回実施され2種類の濃度の管理血漿を使用し試薬別に集計評価を行っている。また試薬メーカーのコントロールサーベイへの参加も推奨する。日臨技や日本医師会の精度管理調査では，PT，APTT，フィブリノゲンの評価を行っているが，試薬メーカーのコントロールサーベイはTT，HPT，DD，FDP，アンチトロンビンなどの項目も評価を行っており，同一試薬における全国レベルでの施設間クロスチェックが可能である。凝固検査は機器や試薬が多種多様であり，標準物質がなく互換性のある検査データを出すことが困難な検査であるため，これら外部精度管理の評価で他施設とのデータの共有化や機器・試薬の管理状態の把握が可能であり，積極的に参加することを推奨する。

検査室ノート　採血管と採血量の標準化

血液凝固検査用採血管にはクエン酸ナトリウム溶液が用いられているが，その濃度には大きく分けて3.2％と3.8％があり，国際止血血栓学会などの国際機関では3.2％（109mmol/L）を推奨している。3.8％クエン酸ナトリウム使用では3.2％使用時に比べ経口抗凝固療法患者でPT延長傾向が認められるという報告もあり，さらにクエン酸濃度が高いと採血量が不足したときにクエン酸濃度が高くなるので，その影響を受けやすくなる。これらのことからも3.2％クエン酸ナトリウム溶液の使用が望ましい。採血量が明確に規定されている理由も同様である。患者のヘマトクリット値が55％以上の場合はクエン酸ナトリウム溶液量を調整する必要がある。血漿量が少ない場合，相対的にクエン酸濃度が過剰となるためである。また，採血量が過剰な場合，クエン酸濃度が不足する可能性がある。凝固検査では血液と抗凝固剤との量との比率が測定値に影響を与えるため注意が必要である。

用語　プロトロンビン時間（prothrombin time；PT），トロンボテスト（thrombo test；TT），ヘパプラスチンテスト（hepaplastin test；HPT），Dダイマー（D-dimer；DD），フィブリノゲン・フィブリン分解産物（fibrinogen and fibrin degradation products；FDP）

検査室ノート　検査室の温度・湿度管理

　検査室で扱う試薬類には2～8℃で管理するものが多く，冷蔵保管時の温度管理が重要な役割を占める。適切な温度で管理されていない試薬はその試薬性能を発揮できず，検査結果の信頼性低下につながる。このことは検査機器でも同様で，機器周囲の温度（室温）が上昇すると光学系受光部の抵抗が増大し電圧の上昇が認められる。吸光度変化から測定値を算出する検査機器には温度，湿度の管理が重要で，機器取扱いマニュアルに適切な検査室の温度，湿度が記載されており（例：周囲温度15～32℃，湿度5～85％），検査室内の温度，湿度を適切に管理することが重要である。

検査室ノート　凝固検査の遠心条件設定と管理

　凝固検査においても遠心分離の条件は重要であり，運用前の設定と維持管理に留意する必要がある。遠心条件の詳細は10.2.2項（p.207検査室ノート「凝固検査の検体処理条件」）をご参照いただきたいが，残存血小板が10,000/μL未満となるように設定しなくてはならない。遠心条件設定には遠心力（g）と遠心時間が重要である。gは回転数（rpm）と回転半径に依存する（p.28検査室ノート「遠心力gと回転数rpmの関係について」）。有効遠心力を得るための回転半径はスイングロータの表示とは異なり，採血管（採血量）により変化するため自施設で使用している採血管に応じた回転数が必要となる。また，遠心温度（室温：18～25℃推奨）も重要で，低温では残存血小板数が増加する。遠心条件設定を運用に組み込む際，それらを認識しなくてはならない。また，ISO 15189の要求事項では，検査の性能仕様に寄与する機材の記録が維持管理される必要があり，遠心機がその性能を維持しているか定期的に確認しなくてはならない。遠心機製造メーカーによる定期点検または遠心機のタコメーター（回転計）を用いた回転数の記録管理，溶媒（水など）を入れた試験管を遠心後，溶媒の温度を記録管理するなど，自施設で管理方法を工夫することも可能である。

［池田千秋］

参考文献

1) 大沼沖雄：「サンプル採取・保存による問題とINRの現状」，日本検査血液学会雑誌，2000；1：137-143.
2) 安藤秀実：「血液凝固検査用採血管統一の提案」，Medical Technology，2012；40：350-351.
3) 吉野一敬：「血液凝固検査用クエン酸ナトリウムの濃度の謎」，検査と技術，2004；32：766-768.
4) 日本検査血液学会（編）：スタンダード検査血液学 第2版，医歯薬出版，2008.
5) 日本臨床衛生検査技師会（編）：臨床検査精度保証教本，日本臨床衛生検査技師会，2010.
6) 日本検査血液学会標準化委員会凝固検査標準化ワーキンググループ：「凝固検査検体取り扱いに関するコンセンサス」，日本検査血液学会雑誌，2016；17：149-168.

付録 基準範囲一覧

表1 共用基準範囲（慣用単位）

項目名称	項目	単位	M/F	下限	上限
白血球数	WBC	$10^3/\mu L$		3.3	8.6
赤血球数	RBC	$10^6/\mu L$	M	4.35	5.55
			F	3.86	4.92
ヘモグロビン	Hb	g/dL	M	13.7	16.8
			F	11.6	14.8
ヘマトクリット	Ht	%	M	40.7	50.1
			F	35.1	44.4
平均赤血球容積	MCV	fL		83.6	98.2
平均赤血球血色素量	MCH	pg		27.5	33.2
平均赤血球血色素濃度	MCHC	g/dL		31.7	35.3
血小板数	PLT	$10^3/\mu L$		158	348
総蛋白	TP	g/dL		6.6	8.1
アルブミン	ALB	g/dL		4.1	5.1
グロブリン	GLB	g/dL		2.2	3.4
アルブミン／グロブリン比	A/G			1.32	2.23
尿素窒素	UN	mg/dL		8	20
クレアチニン	CRE	mg/dL	M	0.65	1.07
			F	0.46	0.79
尿酸	UA	mg/dL	M	3.7	7.8
			F	2.6	5.5
ナトリウム	Na	mmol/L		138	145
カリウム	K	mmol/L		3.6	4.8
クロール	Cl	mmol/L		101	108
カルシウム	Ca	mg/dL		8.8	10.1
無機リン	IP	mg/dL		2.7	4.6
グルコース	GLU	mg/dL		73	109
中性脂肪	TG	mg/dL	M	40	234
			F	30	117
総コレステロール	TC	mg/dL		142	248
HDL-コレステロール	HDL-C	mg/dL	M	38	90
			F	48	103
LDL-コレステロール	LDL-C	mg/dL		65	163
総ビリルビン	TB	mg/dL		0.4	1.5
アスパラギン酸アミノトランスフェラーゼ	AST	U/L		13	30
アラニンアミノトランスフェラーゼ	ALT	U/L	M	10	42
			F	7	23
乳酸脱水素酵素	LD			124	222
アルカリホスファターゼ	ALP			106	322
γ-グルタミルトランスペプチダーゼ	γGT	U/L	M	13	64
			F	9	32
コリンエステラーゼ	ChE	U/L	M	240	486
			F	201	421
アミラーゼ	AMY	U/L		44	132
クレアチンキナーゼ	CK	U/L	M	59	248
			F	41	153
C反応性蛋白	CRP	mg/dL		0.00	0.14
鉄	Fe	$\mu g/dL$		40	188

表2 共用基準範囲（英語，SI単位）

項目	単位	M/F	下限	上限
leukocytes	WBC	$10^9/L$		3.3	8.6
erythrocytes	RBC	$10^{12}/L$	M	4.35	5.55
			F	3.86	4.92
hemoglobin	Hb	g/L	M	137	168
			F	116	148
hematocrit	Ht	L/L	M	0.41	0.50
			F	0.35	0.44
erythrocyte mean corpuscular volume	MCV	fL		83.6	98.2
erythrocyte mean corpuscular hemoglobin	MCH	pg		27.5	33.2
erythrocyte mean corpuscular hemoglobin concentration	MCHC	g/L		317	353
platelets	PLT	$10^9/L$		158	348
total protein	TP	g/L		66	81
albumin	ALB	g/L		41	52
globulin	GLB	g/L		22	34
albumin/globulin ratio	A/G			1.3	2.2
urea nitrogen	UN	mmol/L		2.7	7.1
creatinine	CRE	$\mu mol/L$	M	58	94
			F	41	70
uric acid	UA	$\mu mol/L$	M	220	463
			F	152	328
sodium	Na	mmol/L		138	145
potassium	K	mmol/L		3.6	4.8
chloride	Cl	mmol/L		101	108
calcium	Ca	mmol/L		2.18	2.53
inorganic phosphate	IP	mmol/L		0.9	1.5
glucose	GLU	mmol/L		4.1	6.1
triglyceride	TG	mmol/L	M	0.5	2.6
			F	0.3	1.3
total cholesterol	TC	mmol/L		3.7	6.4
HDL-cholesterol	HDL-C	mmol/L	M	1.0	2.3
			F	1.2	2.7
LDL-cholesterol	LDL-C	mmol/L		1.7	4.2
total bilirubins	TB	$\mu mol/L$		6.8	26.3
aspartate aminotransferase	AST	U/L		13	30
alanine aminotransferase	ALT	U/L	M	10	42
			F	7	23
lactate dehydrogenase	LD	U/L		124	222
alkaline phosphatase	ALP	U/L		106	322
gamma glutamyl transpeptidase	γGT	U/L	M	13	64
			F	9	32
cholinesterase	ChE	U/L	M	240	486
			F	201	421
amylase	AMY	U/L		44	132
creatine kinase	CK	U/L	M	59	248
			F	41	153
C-reactive protein	CRP	mg/dL		0.00	1.39
iron	Fe	$\mu mol/L$		7.2	33.6

付録

項目名称	項目	単位	M/F	下限	上限
免疫グロブリン	IgG	mg/dL		861	1747
免疫グロブリン	IgA	mg/dL		93	393
免疫グロブリン	IgM	mg/dL	M	33	183
			F	50	269
補体蛋白	C3	mg/dL		73	138
補体蛋白	C4	mg/dL		11	31
ヘモグロビン A1c	HbA1c	%（NGSP）		4.9	6.0

測定値標準化は血球計数項目以外の項目は認証標準物質測定により評価した。特記すべきは ALB は改良型 BCP 法による、GLU は解答阻止剤による採血の基準個体を使用した。血球計数項目は認証標準物質による校正が困難なため、国際標準測定操作法による測定値にトレーサブルな表示値を持つ試料（キャリブレータ）を測定し、その結果を用いて測定値の一致性を確認することで対応した。メーカー 6 社の基準分析装置にて新鮮なヒト血液を測定し確認した。
（日本臨床検査標準協議会 基準範囲共用化委員会（編）：「日本における主要な臨床検査項目の共用基準範囲案—解説と利用の手引き—」2019 より転載）

	項目	単位	M/F	下限	上限
IgG	IgG	g/L		8.6	17.4
IgA	IgA	g/L		0.93	3.93
IgM	IgM	g/L	M	0.33	1.83
			F	0.50	2.69
complement C3	C3	g/L		0.73	1.38
complement C4	C4	g/L		0.12	0.31
hemoglobin A1c	HbA1c	mmol/mol		30	42

分子量は以下のようになる。UN（28）、CRE（113）、UA（168）、Ca（40）、GLU（180）、TG（885）、TC、HDL-C、LDL-C（386）、TB（584.7）、Fe（55.85）、HbA1c（10.93 × NGSP% -23.5）
（日本臨床検査標準協議会 基準範囲共用化委員会（編）：「日本における主要な臨床検査項目の共用基準範囲案—解説と利用の手引き—」2019 より転載）

参考　共用基準範囲以外の基準範囲

表3 おもな血液検査項のうち共用基準範囲以外の基準範囲

項目名称				項目	単位		下限	上限	参考文献
末梢血液検査									
	網赤血球数			RET	%		0.8	2.2	1)
	赤血球沈降速度			ESR	mm/hr	男性	2	10	1)
						女性	3	15	1)
血液像（白血球分類）									
	好中球桿状核球			N.band（Band）	%		0.5	6.5	2)
	好中球分葉核球			N.segment（Seg）	%		38.0	74.0	2)
	リンパ球			lymphocyte（Lym）	%		16.5	49.5	2)
	単球			monocyte（Mono）	%		2.0	10.0	2)
	好酸球			eosinophil（Eos）	%		0.0	8.5	2)
	好塩基球			basophil（Baso）	%		0.0	2.5	2)
骨髄像									
	有核細胞数			NCC	$10^4/\mu L$		10	25	3)
	巨核球数			MGK	$/\mu L$		50	150	3)
	M/E 比						2	3	3)
	顆粒球系								
		骨髄芽球			%		0.2	2.9	3)
		好中球							
			前骨髄球		%		1.5	8.4	3)
			骨髄球		%		1	9.7	3)
			後骨髄球		%		3.6	14.6	3)
			桿状核球		%		10.6	24.6	3)
			分葉核球		%		8.5	33.2	3)
		好酸球[*1]							
			前骨髄球		%		0.1	0.8	3)
			骨髄球		%		0.3	0.9	3)
			後骨髄球		%		0.1	1.1	3)
			桿状核球		%		0.1	0.8	3)
			分葉核球		%		0.3	3.1	3)
		好塩基球			%		0	0.8	3)
	赤芽球系								
		前赤芽球			%			0.14	3)
		巨赤芽球						(−)	3)
		大赤芽球							
			好塩基性大赤芽球		%			(−)	3)
			多染性大赤芽球		%			(−)	3)
			正染性大赤芽球		%			(−)	3)
		正赤芽球							
			好塩基性赤芽球		%		0.8	6.7	3)
			多染性赤芽球		%		4.1	29.1	3)
			正染性赤芽球		%		0.1	5.7	3)

[*1] 分化段階を分けずに算定することも可。

項目名称	項目	単位		下限	上限	参考文献
その他						
リンパ芽球		%			(−)	3)
リンパ球		%		5	32.6	3)
単球		%		0.7	6	3)
形質細胞		%		0.2	1.7	3)
細網細胞		%		0	3.9	3)
巨核球数		%		0	0.1	3)
凝固・線溶検査						
出血時間（Duke法）	出血時間 Duke	分		1	3	3)
出血時間（Ivy法）	出血時間 IVY	分		1	5	3)
プロトロンビン時間	PT	秒		11	13	3)
	PT%	%		80	120	3)
プロトロンビン時間 国際標準比	PT-INR			0	1.1	3)
活性化部分トロンボプラスチン時間	APTT	秒		25	40	3)
フィブリノゲン	Fib	mg/dL		200	400	3)
トロンボテスト	TT	%		70	130	3)
ヘパプラスチンテスト	HPT	%		70	130	3)
可溶性フィブリンモノマー複合体	SFMC	μg/mL			6.1 未満	3)
フィブリン/フィブリノゲン分解産物	FDP	μg/mL	total-FDP 血清		10 未満	3)
D-Dダイマー	Dダイマー	μg/mL	LPIA		1.0 以下	3)
			ELISA 法		0.5 以下	3)
アンチトロンビン（活性）	AT	%		80	130	3)
α2-プラスミンインヒビター	α2-PI	%		80	120	3)
プラスミン・α2-プラスミンインヒビター複合体	PIC	μg/mL			<0.8	3)
トロンビン・アンチトロビン複合体	TAT	ng/mL			3.75 以下	3)
臨床化学						
抱合型ビリルビン（直接ビリルビン）	D-bil	mg/dL	成人（酵素法, 比色法）	0.0	0.4	3)
不飽和鉄結合能	UIBC	μg/dL	男性	104	259	3)
			女性	108	325	3)
総鉄結合能	TIBC	μg/dL	男性	253	365	3)
			女性	246	410	3)
フェリチン	FER	ng/mL	男性（CLEIA 法）	39.4	340	3)
			女性（CLEIA 法）	3.6	114	3)
ハプトグロビン	Hp	mg/dL	免疫比濁法	19	170	3)
直接クームス試験					陰性	4)
推算糸球体濾過率	eGFR	mL/分/1.73m²		90 以上		3)
抗ストレプトキナーゼ抗体	ASK	倍			1,280 以下	3)
抗ストレプトリジンO抗体	ASO	単位	成人		166 以下	3)
可溶性IL-2レセプター*²	sIL-2R	U/mL		127	582	5)

*² 値は測定試薬により異なる。

1) 金井正光（監），奥村伸生，他（編）：臨床検査法提要 改訂第34版，金原出版，2015．
2) 山本慶和，他：末梢血液における白血球目視分類の共用基準範囲の設定．医学検査，2015；64：662．
3) 高久史麿（監），黒川 清，他（編）：臨床検査データブック2017-2018．医学書院，2017．
4) 一般社団法人 日本臨床衛生検査技師会（監）：輸血・移植検査技術教本．丸善出版，2016．
5) シーメンスヘルスケア・ダイアグノスティクス株式会社：シーメンス・イムライズ IL-2R II 2000 添付文書〔2015年7月改訂（第5版）〕，2015．

※次ページより，血球形態標準化ワーキンググループによる「血液形態検査における標準化の普及に向けて」を付録として掲載します。

付録

2015年9月1日
日本臨床衛生検査技師会・日本検査血液学会
血球形態標準化ワーキンググループ

血液形態検査における標準化の普及に向けて

　好中球桿状核球と分葉核球の目視分類については，日本臨床衛生検査技師会の「日臨技勧告法」および日本検査血液学会血球形態標準化小委員会の「委員会基準」が提唱され，これら2つの分類基準が併存しているため各施設において少なからず混乱を招いている。日本臨床衛生検査技師会と日本検査血液学会は，この現状を打開すべく血球形態標準化ワーキンググループ（WG）を新たに結成した（2013年12月）。血球形態標準化WGは日本検査血液学会血球形態標準化小委員会より提唱された好中球系細胞の新分類基準（2013年11月）に基づき，健常者を対象にノンパラメトリック法より得られた白血球目視分類の基準範囲を設定した（医学検査64巻6号参照）。すなわち，**好中球桿状核球 0.5〜6.5%，好中球分葉核球 38.0〜74.0%，リンパ球 16.5〜49.5%，単球 2.0〜10.0%，好酸球 0.0〜8.5%，好塩基球 0.0〜2.5%**（以上の値は各分画の絶対数の基準には該当しない）。

好中球系細胞の新分類基準

桿状核球，分葉核球の目視鑑別は，適切な塗抹染色標本を用いて原則として<u>倍率400倍の鏡検で判定する</u>。なお核クロマチンはいずれも粗剛である。

桿状核球：直径12〜15μm，核の長径と短径の比率が3：1以上，かつ，核の最小幅部分が最大幅部分の1/3以上で長い曲がった核を持つ。

分葉核球：直径12〜15μm，核は2〜5個に分葉する。分葉した核の間は核糸でつながるが，核の最小幅部分が十分に狭小化した場合は核糸形成が進行したとみなして分葉核球と判定する。<u>実用上400倍にて，核の最小幅部分が最大幅部分の1/3未満</u>，あるいは，<u>赤血球直径の1/4（約2μm）</u>未満であれば核糸形成とみなす。また，核が重なり合って分葉核球か桿状核球か明確でないときは分葉核球と判定する。

●白血球目視分類の基準範囲設定法

基準個体：健常者は血球形態標準化WG担当者の施設で募集し，全体で939名（男性417名，女性522名），年齢は全体で平均40.8（18〜67）歳，男性では42.1（20〜67）歳，女性では39.8（18〜67）歳であった。

基準個体除外基準：「日本における主要な臨床検査項目の共用基準範囲案」（日本臨床検査標準化協議会；JCCLS）を用いた。1）BMI≧28，2）飲酒量（エタノール換算）≧75g/日（目安としてビール1500mL/日，日本酒3合/日，焼酎330mL/日，ワイン540mL/日），3）喫煙＞20本/日，4）慢性疾患で定期的に服薬，5）妊娠中または分娩後1年以内，6）入院を要する急性疾患回復後あるいは術後2週間以内，7）HBV，HCV，HIVキャリア，これ以外に，8）発熱，9）WBC，RBC，Hb，HtおよびPLT値がJCCLS共用基準範囲のmean±3SDの範囲を超える基準個体を除外した。

採血条件と検査項目および基準個体の妥当性：EDTA-2K採血管（CBC用 2mL）を用い，少なくとも10分間座位安静後に採血した。検査項目はWBC，RBC，Hb，Ht，PLT，網赤血球数，白血球の自動分類と目視分類。健常者の白血球分画を求めるにあたり，CBC値の基準範囲を検証した。その結果，ノンパラメトリック法より得られた基準個体の測定値の中央95％区間は，山本らが共用基準範囲としてJCCLSから報告した値（2013年）とほぼ一致しており今回の基準個体の妥当性を確認した。

●好中球系細胞の標準画像および鏡検者間の精度管理調査

目視分類は各施設内で作製した普通染色塗抹標本を用いて，認定血液検査技師またはその指導のもと血液検査を担当する技師が好中球系細胞の新分類基準に従い400倍視野で200個分類した。目視分類鏡検者には事前に好中球桿状核球（band），分葉核球（seg）について血球形態標準化WG全員よりコンセンサスの得られた標準画像252細胞を配布し，鏡検者間差の是正に努めた。

標準画像に加え鏡検者間差の実態と要因を分析する目的で精度管理調査を行った。方法はband，segについて典型的な細胞および分類が微妙な細胞，合計60細胞画像を鏡検者に配布し，細胞判定結果について統計学的解析を行った。その成績から，明らかなband高値鏡検者には"核の重なり（キノコ状）がみられる細胞をsegに分類する"などの勧告を行った。

白血球目視分類の基準範囲

項目		男女共通			
		n	2.5%	中央値	97.5%
band	%	885	0.5	2.0	6.5
	/μL		20	110	410
seg	%	885	38.0	57.0	74.0
	/μL		1,600	3,220	6,130
lymph	%	885	16.5	32.0	49.5
	/μL		960	1,820	3,100
mono	%	885	2.0	5.0	10.0
	/μL		110	300	600
eosino	%	885	0.0	2.0	8.5
	/μL		0	110	520
baso	%	885	0.0	1.0	2.5
	/μL		0	40	150
neutro	%	885	40.6	59.0	76.4
	/μL		1,700	3,400	6,340

〔山本慶和, 他：末梢血液における白血球目視分類の共用基準範囲の設定, 医学検査, 2015；64：662 より改変〕

参考文献

山本慶和, 他：末梢血液における白血球目視分類の共用基準範囲の設定, 医学検査, 2015；64：655-665.

好中球桿状核球，分葉核球の標準画像

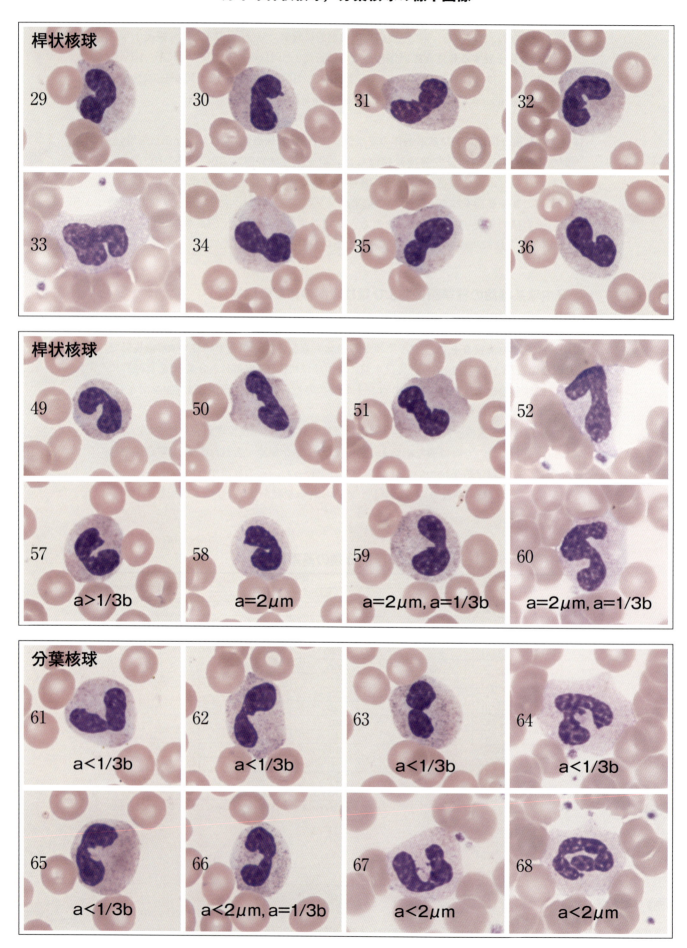

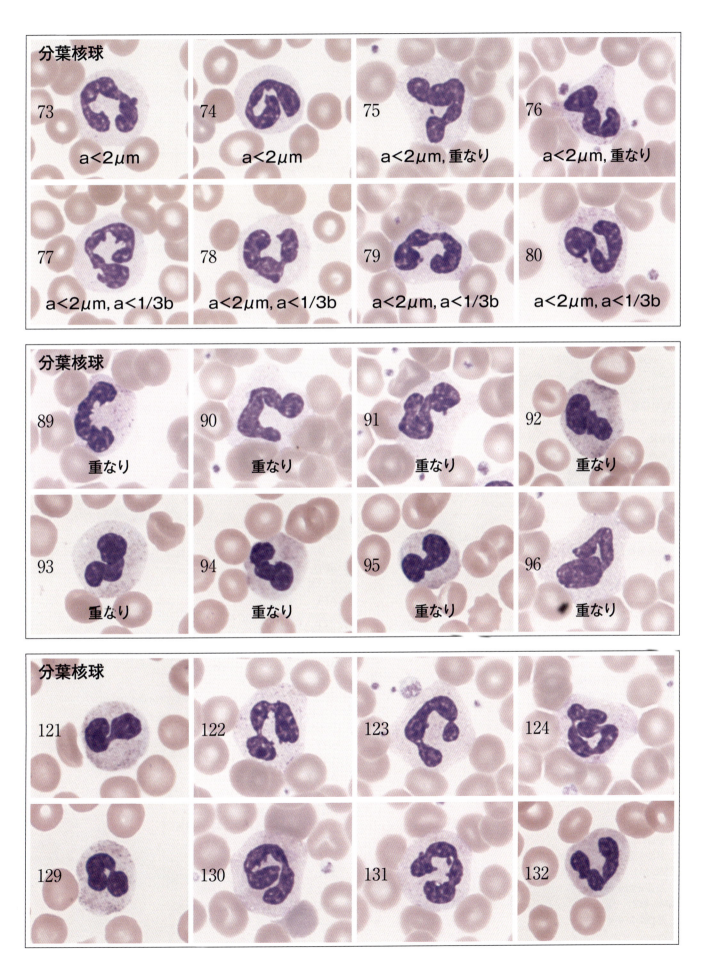

略 語 一 覧

AAA　　abdominal aortic aneurysm
腹部大動脈瘤

7-AAD　　7-amino-actinomycin D
7-アミノ-アクチノマイシンD

AAO法　　Acrylic amine oxide
アクリルアミンオキサイド法

ACD　　anemia of chronic disorders
慢性炎症性疾患の貧血

aCL　　anticardiolipin antibody
抗カルジオリピン抗体

ACP　　acid phosphatase
酸性ホスファターゼ

ADAMTS-13　　a disintegrin-like and metalloprotease with thrombospondin type 1 motifs-13
von Willebrand因子切断酵素

ADP　　adenosine diphosphate
アデノシン二リン酸

AGM領域　　aorta-gonad-mesonephros
大動脈-生殖巣原基-中腎の発生する胚領域

aHUS　　atypical hemolytic uremic syndrome
非典型溶血性尿毒症症候群

AIDS　　acquired immunodeficiency syndrome
後天性免疫不全症候群

AIHA　　autoimmune hemolytic anemia
自己免疫性溶血性貧血

AITL　　angioimmunoblastic T-cell lymphoma
血管免疫芽球性T細胞リンパ腫

ALB　　albumin
アルブミン

ALCL　　anaplastic large cell lymphoma
未分化大細胞リンパ腫

ALK　　anaplastic lymphoma kinase
未分化リンパ腫リン酸化酵素

ALL　　acute lymphoblastic leukemia
急性リンパ性白血病

ALP　　alkaline phosphatase
アルカリホスファターゼ

ALT　　alanine transaminase
アラニンアミノ基転移酵素

AMKL　　acute megakaryoblastic leukemia
急性巨核芽球性白血病

AML　　acute myeloid leukemia
急性骨髄性白血病

AML-M0　　minimally differentiated acute myeloblastic leukemia
急性骨髄芽球性白血病最未分化型

AML-M1　　acute myeloblastic leukemia without maturation
急性骨髄芽球性白血病未分化型

AML-M2　　acute myeloblastic leukemia with maturation
急性骨髄芽球性白血病分化型

AML-M3　　acute promyelocytic leukemia
急性前骨髄球性白血病

AML-M4　　acute myelomonocytic leukemia
急性骨髄単球性白血病

AML-M4Eo　　acute myelomonocytic leukemia with eosinophilia
好酸球増加を伴う急性骨髄単球性白血病

AML-M5　　acute monocytic leukemia
急性単球性白血病

AML-M5a　　acute monoblastic leukemia
急性単球性白血病未分化型

AML-M5b　　acute monocytic leukemia
急性単球性白血病分化型

AML-M6　　erythroleukemia
赤白血病

AML-M7　　acute megakaryoblastic leukemia
急性巨核芽球性白血病

AMML　　acute myelomonocytic leukemia
急性骨髄単球性白血病

ANC　　all nucleated bone marrow cells
骨髄全有核細胞

APC　　activated protein C
活性化プロテインC

APCR　　APC resistance
APC抵抗性

aPE　　anti-phosphatidylethanolamine
抗ホスファチジルエタノラミン抗体

aPL　　antiphospholipid antibody
抗リン脂質抗体

APL　　acute promyelocytic leukemia
急性前骨髄球性白血病

APM-F　　acute panmyelosis with myelofibrosis
骨髄線維化を伴う急性汎骨髄症

APS　　antiphospholipid syndrome
抗リン脂質抗体症候群

aPS/PT　　phosphatidylserine-dependent antiprothrombin antibody
ホスファチジルセリン依存性抗プロトロンビン抗体

aPT　　anti-prothrombin antibody
抗プロトロンビン抗体

APTT　　activated partial thromboplastin time
活性化部分トロンボプラスチン時間

AST　　aspartate aminotransferase
アスパラギン酸アミノ基転移酵素

AT　　antithrombin
アンチトロンビン

ATL　　adult T-cell leukemia/lymphoma
成人T細胞白血病/リンパ腫

BFU-E　　burst-forming unit-erythroid
赤芽球系バースト形成前駆細胞

BL　Burkitt lymphoma
バーキットリンパ腫
BM　bone marrow
骨髄
BPDCN　blastic plasmacytoid dendritic cell neoplasm
芽球形質細胞様樹状細胞腫瘍
BU　Bethesda unit
Bethesda単位
BUN　blood urea nitrogen
血中尿素窒素
C領域　constant region
定常部領域
C1-INH　C1 inhibitor
C1インヒビター
C4BP　C4b binding protein
C4b結合蛋白
CAD　cold agglutinin disease
寒冷凝集素症
cAMP　cyclic AMP
サイクリックAMP
CBC　complete blood count
全血球計算値（血算）
CDA　congenital dyserythropoietic anemia
先天性赤血球系異形成性貧血
cDNA　complementary DNA
相補的DNA
CD分類　cluster of differentiation
CDR　complementarity determining region
超可変領域
CEL, NOS　chronic eosinophilic leukemia, not other specified
慢性好酸球性白血病，非特定型
CFU-Ba　colony-forming unit-basophil
好塩基球前駆細胞
CFU-E　colony-forming unit-erythroid
赤芽球コロニー形成単位
CFU-Eo　colony-forming unit-eosinophil
好酸球前駆細胞
CFU-G　colony-forming unit-granulocyte
好中球前駆細胞
CFU-GM　colony-forming unit-granulocyte-macrophage
顆粒球・マクロファージ前駆細胞
CFU-M　colony-forming unit-monocyte
単球前駆細胞
CFU-Meg　CFU-megakaryocyte
巨核球前駆細胞
CHr　content of reticulocyte hemoglobin
網赤血球ヘモグロビン含量
CHR　complete hematological response
血液学的完全寛解
CLEIA　chemiluminescent enzyme immunoassay
化学発光酵素免疫測定法
CLL　chronic lymphocytic leukemia
慢性リンパ性白血病
CLP　common lymphoid progenitor
リンパ球系共通前駆細胞
CLSI　Clinical and Laboratory Standards Institute
臨床・検査標準協会
CML　chronic myeloid leukemia
慢性骨髄性白血病
CMML　chronic myelomonocytic leukemia
慢性骨髄単球性白血病
CMP　common myeloid progenitor
骨髄系共通前駆細胞
CMPD　chronic myeloproliferative disease
慢性骨髄増殖性疾患
CMV　cytomegalovirus
サイトメガロウイルス
CRE　creatinine
クレアチニン
CRP　C-reactive protein
C反応性蛋白
CSF　cerebrospinal fluid
脳・脊髄液
CVD　cardiovascular disease
心血管疾患
CyR　cytogenetic response
細胞遺伝学的効果
DAB　diaminobenzidine
ジアミノベンチジン
DAMPs　damage-associated molecular patterns
傷害関連物質
DAT　direct antiglobulin test
直接抗グロブリン試験（直接クームス試験）
DD　D-dimer
Dダイマー
DDAVP　desmopressin, 1-deamino-8-D-arginine vasopressin
デスモプレシン
DG　dense granule
濃染顆粒
DIC　disseminated intravascular coagulation
播種性血管内凝固
DLBCL　diffuse large B-cell lymphoma
びまん性大細胞型B細胞リンパ腫
D-L抗体　Donath-Landsteiner抗体
DOAC　direct oral anticoagulant
直接作用型経口抗凝固薬
2,3-DPG　2,3-diphosphoglycerate
2,3-ジホスホグリセリン酸
dRVVT　dilute Russell's viper verom time
希釈ラッセル蛇毒時間
DTS　dense tubular system
暗調小管系
DVT　deep vein thrombosis
深部静脈血栓症
EBウイルス　Epstein-Barr virus
エプスタイン・バーウイルス
ECC　endogenous erythroid colony
内因性赤芽球系コロニー形成
EDTA　ethylenediaminetetraacetic acid
エチレンジアミン四酢酸
EGC　early granulated cell
幼若顆粒球
EGME　ethylene glycol monomethyl ether
エチレングリコールモノメチルエーテル
ELISA法　enzyme-linked immunosorbent assay
酵素免疫測定法
ELISPOT法　enzyme-linked immunospot
EORTC　European Organisation for Research and Treatment of Cancer
EPCR　endothelial protein C receptor
内皮細胞プロテインC受容体

略語一覧

EPO erythropoietin
エリスロポエチン
ER endoplasmic reticulum
小胞体
EST染色 esterase stain
エステラーゼ染色
ET essential thrombocythemia
本態性血小板血症
FAB分類 French-American-British Classification
Fab領域 Fragment, antigen binding
F/C比 fat/cell ratio
脂肪/細胞比
FCM flow cytometry
フローサイトメトリー
Fc領域 Fragment, crystallizable
2,7-FDA 2,7-fluorene-diamine
2,7-ジアミノフルオレン
FDP fibrinogen and fibrin degradation products
フィブリノゲン・フィブリン分解産物
FFP fresh frozen plasma
新鮮凍結血漿
FgDP fibrinogen degradation products
フィブリノゲン由来分解産物
FH factor H
FI factor I
FISH fluorescence in situ hybridization
蛍光 in situ ハイブリダイゼーション
FL follicular lymphoma
濾胞性リンパ腫
FLAER fluorescent-labeled inactive toxin aerolysin
FM fibrin monomer
フィブリンモノマー
FPA fibrinopeptide A
フィブリノペプタイドA
FPB fibrinopeptide B
フィブリノペプタイドB
FSC(FS) forward scatter
前方散乱光
FTCL follicular T-cell lymphoma
濾胞性T細胞性リンパ腫
G-6-PD glucose-6-phosphate dehydrogenase
グルコース-6-リン酸脱水素酵素
G-CSF granulocyte colony stimulating factor
顆粒球コロニー刺激因子
GM-CSF granulocyte monocyte-macrophage colony stimulating factor
顆粒球・単球・マクロファージコロニー刺激因子
GP glycoprotein
糖蛋白
GPI glycosylphosphatidylinositol
グリコシルホスファチジルイノシトール
GST glutathione S-transferase
H鎖 heavy chain
重鎖
Ham試験
酸性化血清溶血試験
HAMA human antimouse antibody
ヒト抗マウス抗体
Hb hemoglobin
ヘモグロビン
HbS hemoglobin S
ヘモグロビンS
HBS heparin binding site
ヘパリン結合部位
HCⅡ heparin cofactor Ⅱ
ヘパリンコファクターⅡ
HCDM human cell differentiation molecules
ヒト細胞の分化抗原
HCL hairy cell leukemia
有毛細胞白血病
HE染色 Hematoxylin-Eosin染色
ヘマトキシリン・エオシン染色
HELLP hemolysis(溶血), elevated liver enzyme(肝酵素の上昇), low platelet(血小板減少)の頭文字
HIT heparin-induced thrombocytopenia
ヘパリン起因性血小板減少症
HIV human immunodeficiency virus
ヒト免疫不全ウイルス
HL Hodgkin lymphoma
ホジキンリンパ腫
HLA-DR human leukocyte antigen-DR
ヒト白血球抗原DR抗体
HMGB1 high mobility group box-1 protein
HMWK high molecular weight kininogen
高分子キニノゲン
HPS hemophagocytic syndrome
血球貪食症候群
HPT hepaplastin test
ヘパプラスチンテスト
HR hematological response
血液学的効果
HS hereditary spherocytosis
遺伝性球状赤血球症
HSC hematopoietic stem cell
造血幹細胞
HS-PG heparan sulfate proteoglycan
ヘパラン硫酸プロテオグリカン
Ht hematocrit
ヘマトクリット
HTLV-I human T-cell leukemia virus type I
ヒトT細胞白血病ウイルスⅠ型
HUS hemolytic uremic syndrome
溶血性尿毒症症候群
IARC International Agency for Research on Cancer
国際がん研究機関
ICA index of circulating anticoagulant
ICD-O International Classification of Diseases for Oncology
ICSH International Council for Standardization Haematology
国際血液学標準化協議会
IF intrinsic factor
内因子
IFCC International Federation of Clinical Chemistry and Laboratory Medicine
国際臨床化学連合
Ig immunoglobulin
免疫グロブリン
IL interleukin
インターロイキン
ILCs innate lymphoid cells
自然リンパ球
INR international normalized ratio

略語一覧

　　　　国際標準化比
IPF　　immature platelet fractions
　　　　幼若血小板比率
IPSS　　International Prognostic Scoring System
　　　　国際予後予測判定システム
IRF　　immature reticulocyte fractions
　　　　未熟網赤血球分画
ISI　　international sensitivity index
　　　　国際感度指数
ISO　　International Organization for Standardization
ISTH　　International Society on Thrombosis and Haemostasis
　　　　国際血栓止血学会
ISTH/SSC　　International Society on Thrombosis and Haemostasis/Scientific Standardization Committee
　　　　国際血栓止血学会／学術標準化委員会
ITP　　idiopathic thrombocytopenic purpura
　　　　特発性血小板減少性紫斑病
IUPAC　　International Union of Pure and Applied Chemistry
IWGM-MDS　　International Working Group on Morphology of myelodysplastic syndrome
JCCLS　　Japanese Committee for Clinical Laboratory Standard
　　　　日本臨床検査標準協議会
JMML　　juvenile myelomonocytic leukemia
　　　　若年性骨髄単球性白血病
L鎖　　light chain
　　　　軽鎖
LA　　lupus anticoagulant
　　　　ループスアンチコアグラント
LAHPS　　lupus anticoagulant hypoprothrombinemia syndrome
　　　　ループスアンチコアグラント低プロトロンビン血症症候群
LAHS　　lymphoma-associated hemophagocytic syndrome
　　　　悪性リンパ腫関連血球貪食症候群
LBL　　lymphoblastic lymphoma
　　　　リンパ芽球性リンパ腫
LCAT　　lecithin cholesterol acyltransferase
　　　　レシチンコレステロールアシルトランスフェラーゼ
LD　　lactate dehydrogenase
　　　　乳酸脱水素酵素
LGL　　large granular lymphocyte
　　　　大型顆粒リンパ球
L-J管理図法　　Levey-Jennings管理図法
LPL　　lymphoplasmacytic lymphoma
　　　　リンパ形質細胞性リンパ腫
LPS　　lipopolysaccharide
　　　　リポポリサッカライド
LT-HSC　　long-term hematopoietic stem cell
　　　　長期自己複製型幹細胞
LUC　　large unstained cell
　　　　大型非染色性細胞
M蛋白　　monoclonal immunoglobulin
MAHA　　microangiopathic hemolytic anemia
　　　　細血管障害性溶血性貧血
MALTリンパ腫　　extranordal mar mucosa-associated lymphoid tissue
　　　　粘液関連リンパ組織型節外性辺縁帯リンパ腫
MBL　　monoclonal B-cell lymphocytosis
　　　　単クローン性B細胞リンパ球増加症
MBP　　major basic protein
　　　　主要塩基性蛋白質
MCH　　mean corpuscular hemoglobin
　　　　平均赤血球ヘモグロビン量

MCHC　　mean corpuscular hemoglobin concentration
　　　　平均赤血球ヘモグロビン濃度
MCL　　mantle cell lymphoma
　　　　マントル細胞リンパ腫
MCP　　membrane cofactor protein
M-CSF　　macrophage colony stimulating factor
　　　　マクロファージコロニー刺激因子
MCV　　mean corpuscular volume
　　　　平均赤血球容積
MCyR　　major cytogenetic response
　　　　細胞遺伝学的大寛解
MDS　　myelodysplastic syndromes
　　　　骨髄異形成症候群
MDS-EB　　MDS-excess blasts
　　　　芽球増加を伴う骨髄異形成症候群
MDS-EB-EP　　MDS with excess blasts and erythroid predominance
　　　　芽球増加と赤芽球優位を伴う骨髄異形成症候群
MDS-MLD　　MDS-multilineage dysplasia
　　　　多血球系統に異形成を伴う骨髄異形成症候群
MDS/MPN　　myelodysplastic/myeloproliferative neoplasms
　　　　骨髄異形成／骨髄増殖性腫瘍
MDS/MPN-RS-T　　MDS/MPN with ring sideroblasts and thrombocytosis
　　　　環状鉄芽球と血小板増加を伴う骨髄異形成／骨髄増殖性腫瘍
MDS/MPN,U　　MDS/MPN, unclassifiable
　　　　骨髄異形成／骨髄増殖性腫瘍，分類不能型
MDS-RS　　MDS with ring sideroblasts
　　　　環状鉄芽球を伴う骨髄異形成症候群
MDS-RS-SLD　　MDS with ring sideroblasts and single lineage dysplasia
　　　　単一血球系統に異形成と環状鉄芽球を伴う骨髄異形成症候群
MDS-RS-MLD　　MDS with ring sideroblasts and multilineage dysplasia
　　　　多血球系統に異形成と環状鉄芽球を伴う骨髄異形成症候群
M/E比　　myeloid/erythroid ratio
　　　　骨髄球系／赤芽球系比
Meg-CSF　　megakaryocyte colony-stimulating factor
Meg-POT　　megakaryocyte potentiator
MG染色　　May-Grünwald Giemsa染色
　　　　メイ・グリュンワルド・ギムザ（メイ・ギムザ）染色
MHC　　major histocompatibility complex
　　　　主要組織適合性抗原
MLPA法　　multiplex ligation-dependent probe amplification
MM　　multiple myeloma
　　　　多発性骨髄腫
MMR　　major molecular response
　　　　分子生物学的大寛解
MP　　microparticle
　　　　マイクロパーティクル
MPC　　mean platelet component
　　　　平均血小板成分濃度
MPL　　myeloproliferative leukemia protein
MPN　　myeloproliferative neoplasms
　　　　骨髄増殖性腫瘍
MPO　　myeloperoxidase
　　　　ミエロペルオキシダーゼ
MPP　　multipotential progenitor
　　　　多能性前駆細胞
MPV　　mean platelet volume
　　　　平均血小板容積

略語一覧

MR　molecular response
分子生物学的効果

MRD　minimal residual disease
微小残存病変

MRD　multidrug resistance glycoprotein
多剤耐性糖蛋白

MTB　microtubular bundle
微小管束

NAP　neutrophil alkaline phosphatase
好中球アルカリホスファターゼ

N/C比　nuclear/cytoplasm ratio
核／細胞質比

NEC　non-erythroid cells
非赤芽球系細胞

NETs　neutrophil extracellular traps
好中球細胞外トラップ

NK細胞　natural killer細胞
ナチュラルキラー細胞

NLPHL　nodular lymphocyte predominant Hodgkin lymphoma
結節性リンパ球優位型ホジキンリンパ腫

NMMHC-ⅡA　nonmuscle myosin heavy chain ⅡA
非筋ミオシン重鎖ⅡA蛋白

NO　nitric oxide
一酸化窒素

NRBC　nucleated red blood cell
有核赤血球

OCS　open canalicular system
開放小管系

P5N　pyrimidine-5'-nucleotidase
ピリミジン-5'-ヌクレオチダーゼ

PAI　plasminogen activator inhibitor
プラスミノゲンアクチベータ・インヒビター

PAIgG　platelet-associated IgG
血小板結合IgG

PAMPs　pathogen-associated molecular patterns
病原微生物由来物質

PAS染色　Periodic acid-Sciff stain
過ヨウ素酸シッフ染色

PB　peripheral blood
末梢血

PBSCH　peripheral blood stem cell harvest
末梢血幹細胞採取

PC　protein C
プロテインC

PC　platelet concentrate
濃厚血小板

PCH　paroxysmal cold hemoglobinuria
発作性寒冷ヘモグロビン尿症

PCI　protein C inhibitor
プロテインCインヒビター

PCM　plasma cell myeloma
形質細胞骨髄腫

PCR　polymerase chain reaction
ポリメラーゼ連鎖反応

PDGF　platelet-derived growth factor
血小板由来増殖因子

PDM　platelet demarcation membrane
血小板分離膜

PE　pleiotropic effects
多面的な機能異常

PE　pulmonary embolism
肺血栓塞栓症

PF1+2　prothrombin fragment 1+2
プロトロンビンフラグメント1+2

PF4　platelet factor 4
血小板第4因子

PG　prostaglandin
プロスタグランジン

PGE$_2$　prostaglandin E$_2$
プロスタグランジンE$_2$

PGI$_2$　prostaglandin I$_2$
プロスタグランジンI$_2$

Ph染色体　Philadelphia chromosome
フィラデルフィア染色体

PI　plasmin inhibitor
プラスミンインヒビター

PIC　plasmin-plasmin inhibitor complex
プラスミン・プラスミンインヒビター複合体

PIVKA　protein induced by vitamin K absence or antagonist

PK　pyruvate kinase
ピルビン酸キナーゼ

PK　prekallikrein
プレカリクレイン

PKC　protein kinase C
プロテインキナーゼC

PL　phospholipid
リン脂質

PLG　plasminogen
プラスミノゲン

PLT　platelet
血小板

PMF　primary myelofibrosis
原発性骨髄線維症

PML　promyelocytic leukemia
前骨髄球性白血病

PNH　paroxysmal nocturnal hemoglobinuria
発作性夜間ヘモグロビン尿症

POD　peroxidase
ペルオキシダーゼ

PPO　platelet peroxidase
血小板ペルオキシダーゼ

PPP　platelet poor plasma
乏血小板血漿

PR　prothrombin ratio
PT比

PRP　platelet rich plasma
多血小板血漿

PS　phosphatidyl serine
ホスファチジルセリン

PS　protein S
プロテインS

PT　prothrombin time
プロトロンビン時間

PTCL　peripheral T-cell lymphoma
末梢性T細胞リンパ腫

PT-INR　international normalized ratio of PT
プロトロンビン時間の国際標準比

PV　polycythemia vera
真性赤血球増加症

RAEB　refractory anemia with excess of blasts
芽球増加を伴う不応性貧血

RAEB-T　RAEB in transformation

略語一覧

移行期の芽球増加を伴う不応性貧血
RARA retinoic acid receptor α
レチノイン酸受容体
RARS refractory anemia with ringed sideroblasts
環状鉄芽球を伴う不応性貧血
RARS-T refractory anemia with ring sideroblasts and thrombocytosis
著明な血小板増加と環状鉄芽球を伴う不応性貧血
RBC red blood cell
赤血球
RCC refractory cytopenia of childhood
RCF relative centrifugal force
相対遠心加速度
RDW red cell distribution width
赤血球分布幅
REAL Reviced European American Lymphoma
RET reticulocyte
網赤血球
rpm round per minit
回転数
RS ring sideroblasts
環状鉄芽球
RT-PCR reverse transcription polymerase chain reaction
逆転写ポリメラーゼ連鎖反応
SBB sudan black B染色
ズダンブラックB染色
SCF stem cell factor
幹細胞因子
SD standard deviation
標準偏差
SEM scanning electron microscope
走査型電子顕微鏡
SERPIN serine protease inhibitor
セリンプロテアーゼインヒビター
SF soluble fibrin
可溶性フィブリン
SFMC soluble fibrin monomer complex
可溶性フィブリンモノマー複合体
SG specific granule
特殊顆粒
sIg surface immunoglobulin
表面免疫グロブリン
sIL-2R soluble interleukin 2 receptor
可溶性インターロイキン2レセプター
SIRS systemic inflammatory response syndrome
全身性炎症反応症候群
SLE systemic lupus erythematosus
全身性エリテマトーデス
SLL small lymphocytic lymphoma
小リンパ球性リンパ腫
SLS sodium lauryl sulfate
ラウリル硫酸ナトリウム
SRA serotonin release assay
セロトニン放出試験
SS Sézary syndrome
セザリー症候群
SSC(SS) side scatter
側方散乱光
STEC Shiga toxin-producing *Escherichia coli*
志賀毒素産生腸管出血性大腸菌
ST-HSC short-term hematopoietic stem cell

短期自己複製型幹細胞
TAFI thrombin activatable fibrinolysis inhibitor
トロンビン活性化線溶阻害因子
TAM transient abnormal myelopoiesis
一過性異常骨髄増殖症
t-AML therapy-related AML
治療関連AML
TAT thrombin-antithrombin complex
トロンビン・アンチトロンビン複合体
TA-TMA transplantation associated thrombotic microangiopathy
移植後血栓性微小血管障害
T-Bil Total bilirubin
総ビリルビン
TCR T-cell receptor
T細胞受容体
TdT terminal deoxynucleotidyl transferase
TEG thromboelastography
トロンボエラストグラフィー
TEM transmission electron microscope
透過型電子顕微鏡
TF tissue factor
組織因子
TFPI tissue factor pathway inhibitor
組織因子経路インヒビター
THRLBCL T-cell/histiocyte rich-large B-cell lymphoma
T細胞/組織球豊富大細胞B細胞リンパ腫
TIBC total iron binding capacity
総鉄結合能
TM thrombomodulin
トロンボモジュリン
TMA thrombotic microangiopathy
血栓性微小血管障害
TMA transcription mediated amplification
TMD transient myeloproliferative disorder
一過性骨髄増殖症
t-MDS therapy-related MDS
治療関連MDS
t-MNs therapy-related neoplasms
治療関連骨髄性腫瘍
TNF tumor necrosis factor
腫瘍壊死因子
TP Total protein
総蛋白
t-PA tissue-type plasminogen activator
組織型プラスミノゲンアクチベータ
TPO thrombopoietin
トロンボポエチン
Treg regulatory T cell
制御性T細胞
TT thrombo test
トロンボテスト
TTP thrombotic thrombocytopenic purpura
血栓性血小板減少性紫斑病
TXA$_2$ thromboxane A$_2$
トロンボキサンA$_2$
UA uric acid
尿酸
UIBC unsaturated iron-binding capacity
不飽和鉄結合能
UL-VWFM unusually large VWF multimers

略語一覧

超高分子量VWF多重体
u-PA　urokinase-type plasminogen activator
　ウロキナーゼ型プラスミノゲンアクチベータ
USS　Upshaw-Shulman症候群
V　vitamin
　ビタミン
V領域　variable region
　可変部領域
VAHS　virus-associated hemophagocytic syndrome
　ウイルス関連血球貪食症候群
VWD　von Willebrand disease
　フォン・ヴィレブランド病
VWF　von Willebrand factor
　フォン・ヴィレブランド因子
VWF：Ag　VWF antigen
　VWF抗原
VWF：RCo　VWF ristocetin cofactor activity
　固定血小板を用いたリストセチンコファクター活性

WBC　white blood cell
　白血球
WG染色　Wright Giemsa染色
　ライト・ギムザ染色
WHO　World Health Organization
　世界保健機関
WPSS　WHO classification-based prognostic scoring system
WVF　WBC viable fraction
　白血球バイアブル指数
XDP　cross-linked fibrin degradation
α-NB　α-naphtyl butylate
　α-ナフチルブチレート
βT-G　β-thromboglobulin
　β-トロンボグロブリン
δ-ALA　δ-amino-levulinic acid
　δ-アミノレブリン酸

査読者一覧

●査読者

安藤　秀実	日本大学病院　臨床検査部	
池田　千秋	国立がん研究センター中央病院　臨床検査科	
榎本　めぐみ	愛知医科大学病院　中央臨床検査部	
大倉　貢	川崎医科大学総合医療センター　中央検査部	
小澤　優	京都保健衛生専門学校　臨床検査学科	
喜納　勝成	順天堂大学医学部附属浦安病院　臨床検査医学科	
志賀　修一	前 京都大学医学部附属病院　検査部	
常名　政弘	東京大学医学部附属病院　検査部	
新保　敬	獨協医科大学病院　臨床検査センター	
田中　秀磨	大阪はびきの医療センター　臨床検査科	
手登根　稔	浦添総合病院　臨床検査部	
徳竹　孝好	長野赤十字病院　輸血部	
西浦　明彦	くまもと森都総合病院　医療技術部	
野木　岐実子	帝京大学医学部附属病院　中央検査部	
藤巻　慎一	東北大学病院　診療技術部検査部門　検査部	
三島　清司	島根大学医学部附属病院　検査部	
牟田　正一	別府医療センター　臨床検査部	

［五十音順，所属は2019年11月現在］

初版 査読者一覧

● 初版（2015年）

浅井　正樹	安藤　秀実	大倉　貢	小河原はつ江
小郷　正則	岸　孝彦	近藤　弘	佐藤　金夫
志賀　修一	常名　政弘	田中　秀磨	鶴田　一人
手登根　稔	徳竹　孝好	西岡　淳二	野木岐実子
野中　恵美	東　克巳	藤巻　慎一	松本恵美子
丸茂　美幸	三浦　玲子	三島　清司	牟田　正一
盛合　亮介			

［五十音順］

索 引

● 英数字

4T's臨床スコアリングシステム……193, 194
(8;21) 染色体転座……130
(9;22) (q34;q11) 染色体相互転座……138
(15;17) (q22;q12) 染色体転座……131

7-AAD……172
abnormal lymphocyte……100
acanthocyte……93
ACD……32
acid phosphatase……77
aCL……222, 233
aCL/β_2GPI……222
ACP染色……77
activated protein C……185
　（→APCも見よ）
acute lymphoblastic leukemia……137
acute megakaryoblastic leukemia……121, 136
acute monoblastic leukemia……134
acute monocytic leukemia……134
acute myeloid leukemia……119
　（→急性骨髄性白血病も見よ）
acute myeloid leukemia, not otherwise specified……120, 121
acute myeloid leukemia with myelodysplasia-related changes……120, 121
acute myeloid leukemia with recurrent genetic abnormalities……120
acute myeloblastic leukemia with maturation……130
acute myeloblastic leukemia without maturation……129
acute myelomonocytic leukemia……132
acute myelomonocytic leukemia with eosinophilia……133
acute promyelocytic leukemia……131
　（→急性前骨髄球性白血病も見よ）
ADAMTS-13……66, 187, 201, 209, 210
ADP……55, 183
adult T-cell leukemia/lymphoma……100, 150（→成人T細胞リンパ腫/白血病も見よ）

AGM領域……5
agranulocytosis……51
aHUS……67
AIDS……169
AIHA……37, 40（→自己免疫性溶血性貧血も見よ）
Alder-Reilly異常……98, 99
ALK……125
alkaline phosphatase……76
ALL……137
all nucleated bone marrow cells……113
ALP活性……82
ALP染色……76, 81
7-amino-actinomycin D……172
AMKL……121
　（→AML-M7も見よ）
AML……119
　（→急性骨髄性白血病も見よ）
AML-M0……128
AML-M1……129
AML-M2……130
AML-M3……131, 249
　（→急性前骨髄球性白血病も見よ）
AML-M4……132
AML-M4Eo……133
AML-M5……134
AML-M5a……134
AML-M5b……134
AML-M6……135
AML-M7……136
　（→AMKLも見よ）
AML/MRC……120, 121
AML, NOS……120, 121
anaplastic lymphoma kinase……125
ANC……113
anemia of chronic disorders……32
anisocytosis……93
anticardiolipin antibody……222
　（→aCLも見よ）
antiphospholipid antibody……221
　（→aPLも見よ）
antiphospholipid syndrome……222
　（→APSも見よ）
antithrombin……184, 201
　（→ATも見よ）

APC……185, 214
APCR……215
APCレジスタンス（抵抗性）……200, 215
APL……131, 249
aPL……221, 222, 223, 233
APS……222, 223, 233
　——分類基準……233
aPS/PT……222
APTT……206
APTT系LA……221
AT……184, 201, 212, 230
ATL……150, 171, 173
　（→成人T細胞白血病/リンパ腫も見よ）
ATP……55
atypical hemolytic uremic syndrome……67
atypical lymphocyte……100
AT活性測定……213
AT欠損症……214
AT製剤……212
Auer body……98
　（→アウエル小体も見よ）
autoimmune hemolytic anemia……37
　（→自己免疫性溶血性貧血も見よ）
aβ_2GPI……222, 233

band form……96
basopenia……51
basophil……96（→好塩基球も見よ）
basophilia……50
basophilic erythroblast……91
　（→好塩基性赤芽球も見よ）
basophilic stippling……94
*BCR-ABL1*キメラ遺伝子……138
Berlin blue染色……77
Bernard-Soulier症候群……69, 103, 104, 190, 196
Bethesda unit……66, 220
Bethesda単位……66, 220
Bethesda法……220
BFU-E……6, 10
BL……148, 171
blood cell……2
blood clot……3
BM……7

索引

body hematocrit……3
Bohr効果……12
bone marrow……7
Brecher法……24
Brecher-Cronkite法……59
BU……66, 220
buffy coat……3, 222
Bullの加重移動平均値法……255
Bürker-Türk計算盤……18, 19, 59
Burkitt lymphoma……148
　（→BLも見よ）
burst-forming unit-erythroid……6, 10
B細胞……6, 45, 47, 168
B細胞性リンパ腫……171
B細胞前駆細胞……6

C1-INH……201
C1インヒビター……201
C4BP……232
C4b結合蛋白……232
Cabot ring……94
　（→カボット環も見よ）
CAD……39
CBC……105, 156
*CBFB-MYH11*キメラ遺伝子
　……120, 133
CD4/CD8比…… 169
CD4陽性T細胞サブセット……172
CD25……150
CD34陽性細胞……170, 172
CD45ゲーティング……173
CD138ゲーティング……173
CDA……94
CD分類……166
cellularity……108
CFU-Ba……5
CFU-E……6, 10
CFU-Eo……5
CFU-G……5
CFU-GM……5
CFU-M……5
CFU-Meg……6
Chédiak-Higashi症候群……52, 98, 99
CHR……180
chronic lymphocytic leukemia……
　144, 149（→CLLも見よ）
chronic myeloid leukemia……138
　（→CMLも見よ）
chronic myelomonocytic leukemia
　……140
circulating blood volume……3
CLL……144, 149, 171
CLL/SLL……171
CLP……6
cluster of differentiation分類……166

CML……68, 138, 179, 180
CMML……140
CMP……5
CMPD……115
codocyte……93
cold agglutination……94
　（→寒冷凝集も見よ）
cold agglutinin disease……39
colony-forming unit-basophil……5
colony-forming unit-eosinophil……5
colony-forming unit-erythroid……6, 10
colony-forming unit-granulocyte……5
colony-forming unit-megakaryocyte
　……6
colony-forming unit-monocyte
　……5
complete hematological response
　……180
congenital dyserythropoietic anemia
　……94
Coombs試験……28
CyR……180
cytogenetic response……180
cytokine……5（→サイトカインも見よ）

DAB法……78
dacryocyte……93
DAMPs……200
DAT……37
Davidson異常……99
DD（D-dimer）……241（→Dダイマーも
　見よ）
DD/FDP（比）……241
decreased granules or agranularity
　……99
deep vein thrombosis……231
dense granule……56
dense tubular system……55, 101
DIC……40, 93, 131, 228, 247
　――診断基準……248
　――の基礎疾患……229
　――の発症機序……229
　――の病型分類……247, 248
　線溶亢進型――……229, 237
　線溶抑制型――……229
diffuse large B-cell lymphoma……147
　（→DLBCLも見よ）
dilute Russell's viper verom time
　……221
dimorphism……32, 93
direct antiglobulin test……37
direct oral anticoagulants……202
discocyte……94
disseminated intravascular coagulation
　……40, 93, 247（→DICも見よ）

DLBCL……147, 171
D-L抗体……39
DNAシーケンス法……179
DOAC……202
Döhle bodies similar inclusions……98
　（→デーレ小体様封入体も見よ）
Döhle body……98
　（→デーレ小体も見よ）
Donath-Landsteiner抗体……39
2,3-DPG……12
drepanocyte……93
drum stick……98
dRVVT……221
dRVVT系LA……221
dry tap……139
DTS……55
Duke法……189
DVT……231（→深部静脈血栓症を見よ）
dysplasia……100
Dダイマー……235, 241, 245

EBウイルス（EBV）……100, 125
EBウイルス感染症……100
echinocyte……93
ECP……96
EDTA……3
EDTA-2K……61, 105
EDTA依存性偽性血小板減少（症）
　……61, 103, 104
ELISPOT法……65
elliptocyte……93
endothelial protein C receptor……214
eosin……48, 74
eosinopenia……51
eosinophil……96（→好酸球も見よ）
eosinophil cationic protein……96
eosinophilia……50
EPCR……214
EPO……5, 7, 10, 33, 42
Epstein-Barr virus……100, 125
erythroblastic island……91
erythroleukemia……135
erythropoietin……5, 10（→EPOも見よ）
essential thrombocythemia……103
　（→ETも見よ）
ET……68, 103, 115
extramedullary hematopoiesis……8

FAB分類……112
faggot cell……98, 131
　（→ファゴット細胞も見よ）
Fanconi貧血……34
FCM……61, 160, 167
F/C比……35
FDP……235, 240, 245

fibrin monomer……215
fibrinopeptide A……215
fibrinopeptide B……215
FISH……176
FL……145, 171
flame cell……99
flow cytometry……167
　（→FCMも見よ）
flower cell……100
fluorescence *in situ* hybridization
　……176
FM……215
foam cell……100
follicular lymphoma……145
　（→FLも見よ）
Fonio法……60
forward scatter……167
FPA……215
FPB……215
FSC（FS）……167
Fuchs-Rosenthal計算盤……49

G-6-PD……14, 93
G-6-PD欠乏症……39
*GATA1*遺伝子変異……121
G-CSF……5, 7
germinal center……8
Giemsa液……75
glucose-6-phosphate dehydrogenase
　……93
glycoprotein……55, 183
GM-CSF……7
GP……55, 183
GPIa/IIa……183
GPIb……183
GPIb/IX/V……56, 183
GPIIb/IIIa……56, 70, 183
GPVI……183
GPIアンカー……38
GPIアンカー型蛋白……38
GPIアンカー型膜蛋白……40
grape cell……99
Gray platelet症候群……103, 104
G分染法……176

hairy cell……100
hairy cell leukemia……100, 151
Ham試験……28, 29, 30
Hb……11（→ヘモグロビンも見よ）
Hb濃度……156
　（→ヘモグロビン濃度も見よ）
HbH小体……94, 95
HbS……93
HbS症……95
HC II……201

HCL……151（→有毛細胞白血病も見よ）
Heinz body……94
　（→ハインツ小体も見よ）
Helicobacter pylori……16, 66
hematogone……111
hematological response……180
hematopoietic stem cell……5
　（→造血幹細胞も見よ）
hemoglobin……11
　（→ヘモグロビンも見よ）
hemoglobin H body……94
hemoglobin S……93
hemolytic uremic syndrome……40, 93
　（→HUSも見よ）
hemophagocytic syndrome……100, 153
heparan sulfate proteoglycan……187
heparin cofactor II……201
heparin-induced thrombocytopenia
　……67, 193（→HITも見よ）
hereditary spherocytosis……29, 38
Hermansky-Pudlak症候群……103, 104
HIT……67, 193, 203
HIT抗体……67, 193
HIV……169
HL……125, 126
HMWK……184, 198
　（→高分子キニノゲンも見よ）
Hodgkin lymphoma……125, 126
Howell-Jolly body……94
HPS……100, 153
HR……180
HS……29, 38
HSC……5（→造血幹細胞も見よ）
HS-PG……187
HTLV-I……150
Ht値……156
　（→ヘマトクリット値も見よ）
human T-cell leukemia virus type I
　……150
Hunter症候群……99
Hurler症候群……99
HUS……40, 67, 93
hypersegmented neutrophil……99
hypochromic cell……93

ICA……219
idiopathic thrombocytopenic purpura
　……64
　（→特発性血小板減少性紫斑病も見よ）
IF……36
Ig……6（→免疫グロブリンも見よ）
IL……5
IL-2……7
IL-3……5, 7
IL-4……7

IL-5……7
IL-6……7
IL-7……7
ILCs……168
immature platelet fraction……65
immature reticulocyte fractions……160
index of circulating anticoagulant
　……219
INR……205
interleukine……5
International Prognostic Scoring
　System……118
intrinsic factor……36
inv（16）（p13q22）……133
IPF……65
IPSS……118
IRF……160
ISI……205
ISO 15189……252, 256, 258
ITP……64
　（→特発性血小板減少性紫斑病も見よ）
Ivy法……189

JAK2 V617F変異……42, 139
*JAK2*遺伝子……68
JMML……116
Job症候群……52
Jordans異常……98

Klinefelter症候群……99
KMT2A-MLLT3……120

LA……218, 221, 228, 233
LAHPS……234
LAHS……100
LBL……122
LCAT……93
lecithin cholesterol acyltransferase
　……93
leptocyte……93
leukocytosis……50
leukoerythroblastosis……96, 139
leukopenia……51
LGL……47
L-J管理図法……255
local SI……205
LPL……144
lupus anticoagulant……221
　（→LAも見よ）
lupus anticoagulant
　hypoprothrombinemia syndrome
　……234
lymphocytosis……51
lymphoma-associated hemophagocytic
　syndrome……100

索引

lymphopenia……51
lymphoplasmacytic lymphoma……144

macrophage……96
　（→マクロファージも見よ）
MAHA……40
major basic protein……96
major cytogenetic response……180
major molecular response……180
mantle cell lymphoma……146
　（→MCLも見よ）
mature granulocyte……96
Maurer's dots……96
May-Grünwald染色液……75
May-Hegglin異常……68,98,103,104
MBL……149
MBP……96
MCH……24,156,160
MCHC……24,156,160
MCL……146,171
M-CSF……7
MCV……24,106,156,159
MCyR……180
MDS
　……40,68,103,112,113,115,116,141
　（→骨髄異形成症候群も見よ）
MDS-EB1……135,142
MDS-excess blasts-1……135,142
MDS/MPN……115,116
MDS-MLD……141
MDS-multilineage dysplasia……141
metamyelocyte……92
　（→後骨髄球も見よ）
methylene azure……74
methylene blue……74
methylene violet……74
micro spherocyte……93
microangiopathic hemolytic anemia
　……40
minimally differentiated acute
　myeloblastic leukemia……128
MM……143
MMR……180
molecular response……180
monoclonal antibody……166
monoclonal B-cell lymphocytosis……149
monocyte……96（→単球も見よ）
monocytopenia……51
monocytosis……50
MP……68
MPN……68,114,115
MPO染色……76,77
MPP……5
MR……180
MRD……176

multiple myeloma……143
MYD88 L265P変異……144
myeloblast……92（→骨髄芽球も見よ）
myelocyte……92（→骨髄球も見よ）
myelodysplastic syndromes……112,141
　（→骨髄異形成症候群も見よ）
myeloid leukemia associated with
　Down syndrome……121
myeloid proliferations associated with
　Down syndrome……120,121
myeloperoxidase……76
myeloproliferative neoplasms……114
MYH9異常症……103,104
*MYH9*遺伝子……68
M蛋白……143

NAP……82
NAP活性……82
NAPスコア……41,51,138
naphthol AS-D chloroacetate……84
NEC……113
NETs……45,200
Neubauer計算盤……18,19
neutropenia……51
neutrophil……96（→好中球も見よ）
neutrophil alkaline phosphatase……82
neutrophil extracellular traps……45
　（→NETsも見よ）
neutrophilia……50
Nijmegen法……220
NK細胞……6,45,47,168
NK細胞前駆細胞……6
NMMHC-ⅡA……68
NO……186,187
non-erythroid cell……113
nucleated red blood cell……94

OCS……55
oil red O染色……77
open canalicular system……55,101
orthochromic erythroblast……91
　（→正染性赤芽球も見よ）

PAI……243
PAI-1……185,237,243,244
PAI-2……244
PAIgG……65
PAMPs……200
Pappenheimer body……32,94
　（→パッペンハイマー小体も見よ）
paroxysmal cold hemoglobinuria……39
paroxysmal nocturnal hemoglobinuria
　……28,38
particle……108
PAS染色……77,85,94

PAS（染色）陽性赤芽球……111
PB……2
PBSCH……172
PC……184,200,214,231
PCH……39
PCI……202
PC inhibitor……202
PCM……143
PCインヒビター……202
PC欠損症……214,215
PDGF……183
PDM……56
Pelger-Huët核異常……98,99
periodic acid Schiff染色……77
peripheral blood……2
peripheral blood stem cell harvest
　……172
PF1+2……217
PF4……55,67,104,193
PG……186
PGE$_2$……186
PGI$_2$……186,187
Philadelphia chromosome……138,180
phosphatidylserine-dependent
　antiprothrombin antibody……222
Ph染色体……138,180
PI……185,237,242,247
PIC……217,237,242
PIVKA……184,202
PK……198
　（→プレカリクレインも見よ）
PKC……183
plasma……2
plasma cell myeloma……143
plasminogen……185（→PLGも見よ）
plasminogen activator inhibitor-1
　……185（→PAI-1も見よ）
plasmin inhibitor……185（→PIも見よ）
plasmin-plasmin inhibitor complex
　……237（→PICも見よ）
platelet demarcation membrane……56
platelet factor 4……55,104,193
　（→PF4も見よ）
platelet poor plasma……191
platelet rich plasma……191
platelet satellitism……104
PLG……185,239
　（→プラスミノゲンも見よ）
PLT　→血小板，血小板数を見よ
PLTヒストグラム……160,161
PMF……68,103,115,139
*PML-RARA*キメラ遺伝子
　……99,120,131
PNH……28,38
PNH血球の検出……29

PNHタイプ血球……40
PNHタイプ血球陽性の骨髄不全症
　……38
polychromasia……93
polychromatic erythroblast……91
　(→多染性赤芽球も見よ)
polycythemia vera……103
　(→真性赤血球増加症も見よ)
PPO染色……77
PPP……191
PR……205
primary myelofibrosis……103,139
　(→PMFも見よ)
proerythroblast……91
　(→前赤芽球も見よ)
promyelocyte……92
　(→前骨髄球も見よ)
protein C……184(→PCも見よ)
protein induced by vitamin K absence
　or antagonists……184,202
protein kinase C……183
protein S……184(→PSも見よ)
prothrombin fragment 1+2……217
PRP……191
PS……184,200,214,232
PS Tokushima変異……214,232
PS欠損症……214
PT……204
PT-INR……202
PT比……205
PV……68,103,115
　(→真性赤血球増加症も見よ)

Q分染法……176

RAEB……112
RAEB in transformation……112
RAEB-T……112
RARS-T……116
Ratio Control Chart法……255
RBC　→赤血球,赤血球数を見よ
RBC ヒストグラム……159,161
RDW……31,95,160
reactive lymphocyte……100
Real-time PCR法……176,178
red blood cell……91
red cell distribution width……31
　(→RDWも見よ)
Reed-Sternberg細胞……126
refractory anemia with excess of blasts
　……112
regulatory T cell……172
RET……156,160
　(→網赤血球も見よ)
reticulocyte……91

　(→網赤血球も見よ)
ringed sideroblast……32,33
　(→環状鉄芽球も見よ)
Romanowsky stain……74
rouleaux formation……94,96
　(→連銭形成も見よ)
RS細胞……126
RT-PCR法……176,178
*RUNX1-RUNX1T1*キメラ遺伝子
　……130
Russell body……98

SBB染色……77
SCF……5,7
schistocyte……93
schizocyte……93
Schüffner's dots……96
segmented form……96
serine protease inhibitor super family
　……237
SERPIN……201,237
serum……3
Sézary syndrome……152
SF……215
SFMC……215
Shiga toxin-producing *Escherichia coli*
　……67(→STECも見よ)
sickle cell……93
side scatter……167
sIg……168
sIgM……6
sIL-2R……100,145
SLL……171
SLS……21
sodium lauryl sulfate……21
soluble fibrin……215
soluble fibrin monomer complex……215
specific granule……56
spectrin……91(→スペクトリンも見よ)
spherocyte……93
spleen……8
SS……152
SSC (SS)……167
starry sky appearance……148
STEC……40,67
stomatocyte……93
storage pool病……190,196
sudan black B染色……77
sugar-water(砂糖水)試験……28,30
surface immunoglobulin……168

TAM……120,121
target cell……93
TAT……213,217
TA-TMA……40

T cell receptor……168
TCR……168
TdT……122
teardrop cell……93
TEG……211
TF……184,198
Tfh細胞……172
TFPI……184,201
Th1細胞……172
Th2細胞……172
Th17細胞……172
therapy-related myeloid neoplasms
　……120,121
thrombin-antithrombin complex……213
　(→TATも見よ)
thromboelastography……211
thrombomodulin……202
　(→TMも見よ)
thrombopoietin……5,54,65
　(→トロンボポエチンも見よ)
thrombotic microangiopathy
　……40,66,93(→TMAも見よ)
thrombotic thrombocytopenic purpura
　……40,93,188,201(→TTPも見よ)
thromboxane A$_2$……183
thymus……8
tissue factor……184,198
tissue factor pathway inhibitor……201
tissue-type plasminogen activator
　……235(→t-PAも見よ)
TM……184,187,202
TMA……40,66,67,93
TMA法……179
TMD……121
t-MNs……121
t-PA……185,187,235,236,239
TPO……5,7,65
　(→トロンボポエチンも見よ)
transient abnormal myelopoiesis
　associated with Down syndrome
　……120,121
transient myeloproliferative disorder
　……121
transplantation associated thrombotic
　microangiopathy……40
Treg……172
TTP……40,66,93,188,201,209
Türk液……48
Turner症候群……99
TXA$_2$……183
type I blast……109,110
type II blast……109,110
T細胞……6,45,47,168
T細胞受容体……168
T細胞性リンパ腫……171

索 引

T細胞前駆細胞……6

UL-VWFM……188, 210
Undritz異常……99
unusually large VWF multimers
　　……188, 210
u-PA……236, 239
urokinase-type plasminogen activator
　　……236（→u-PAも見よ）

VAHS……100
VB$_{12}$……17
VB$_{12}$欠乏性貧血……36
VB$_{12}$や葉酸欠乏症……159
virus-associated hemophagocytic
　　syndrome……100
von Willebrand factor……55, 101, 183
　　（→VWFも見よ）
VWD……190, 196, 209, 225, 226
　　——の病型分類……227
VWD1型……210
VWD2型……209
VWF……55, 101, 183, 187, 201, 209, 226
VWF antigen……209
VWF ristocetin cofactor activity
　　……209
VWF:Ag……209, 210, 225
VWF:RCo……209, 210, 225
VWF抗原……209

Waldenströmマクログロブリン血症
　　……144
WBC　→白血球，白血球数を見よ
WBCヒストグラム……157
Westergren法……26
WHO classification-based prognostic
　　scoring system……118
WHO分類……112, 113
　　——(2008)……110
　　——(2017)……114
Wiscott Aldrich症候群……103
WPSS……118

X̄-B管理図……162
X̄-B管理法……253, 255
X̄-R管理図法……255
X連鎖血小板減少症……103

α-naphtyl butylate（α-NB）……83
α顆粒……183
αスペクトリン……12
α-ナフチルブチレート……83
β$_2$-glycoprotein I-dependent aCL
　　……222
β$_2$-glycoprotein I依存性抗カルジオリ
ピン抗体……222
β-thromboglobulin（βT-G）……104
　　（→β-トロンボグロブリンも見よ）
βスペクトリン……12
β-トロンボグロブリン……55, 104, 183
δ-アミノレブリン酸（δ-ALA）……14

●あ
アウエル小体……98, 99, 111
悪性貧血……36
悪性リンパ腫関連血球貪食症候群
　　……100
悪性リンパ腫の表面マーカー……171
アクチン……101
アシドーシス……4
アスピリン……196
アズールB……75
アズール顆粒……90, 97, 101
アズール好性顆粒……90
圧挫伸展標本……108
アデノシン二リン酸……183
アネキシンⅡ……237
アピキサバン……202
7-アミノ-アクチノマイシンD
　　……172
アラキドン酸……183
アルガトロバン……202, 203
アルカリホスファターゼ染色……76, 81
アルカローシス……4
アルダーレイリー異常……98
アンギオテンシンⅡ……186
アンキリン……12, 95
アンチトロンビン……184, 201, 212, 230
アンチトロンビン欠損症……230
暗調小管系……55, 101
安定化フィブリン……184, 185, 201

異形成……100
異型リンパ球……100
異常好酸球……109
異常前骨髄球……110, 120, 131
異常フィブリノゲン血症……227
異常ヘモグロビン症……38
異常リンパ球……100
移植後血栓性微小血管障害……40
一次血栓……56
一次止血……57, 182, 183, 184
一次性血小板増加症……68
一次線溶……238, 240
一次リンパ濾胞……8
一過性異常骨髄増殖症……120, 121
一過性骨髄増殖症……121
一酸化窒素……186
遺伝子異常……176
遺伝子組換えトロンボモジュリン
　　……202
遺伝性球状赤血球症……29, 38
遺伝性楕円赤血球症……38
イムノフェノタイピング……170
インターロイキン……5
インターロイキン-2……7
インターロイキン-3……5, 7
インターロイキン-4……7
インターロイキン-5……7
インターロイキン-6……7
インターロイキン-7……7
インヒビターパターン……218

ウイルス関連血球貪食症候群……100
ウエッジ法……49, 73, 105
ウニ状赤血球……93, 95
ウロキナーゼ型プラスミノゲンアクチベ
　　ータ……236, 239

エオシン……48, 74
液体成分……2
エステラーゼ二重染色……83
エドキサバン……202
エネルギー代謝……14
エプスタイン・バーウイルス
　　……100, 125
エプスタイン・バーウイルス感染症
　　……100
エリスロポエチン……5, 7, 10, 33
　　（→EPOも見よ）
遠心力……28
エンドセリン……186

オイルレッド染色……77
大型顆粒リンパ球……47
大型～巨大巨核球……103
大型～巨大血小板……104

●か
外因系凝固機序……184
外因系凝固反応……198
外部精度管理……253, 257
開放小管系……55, 101
改良Neubauer計算盤……18, 19
火炎細胞……99
芽球増加を伴う骨髄異形成症候群
　　……135, 142
芽球増加を伴う不応性貧血……112
核……89
核間架橋……111
核クロマチン……92
核周明庭……93
核小体……89
核辺縁不整……111
核崩壊像……111

索引

過剰核突起……99
活性化部分トロンボプラスチン時間
　……206
活性化プロテインC（活性化PC）
　……185, 214
過分葉核巨核球……103
過分葉好中球……99, 111
カボット環……94, 95
鎌状赤血球……93, 95
鎌状赤血球症……39
可溶性インターロイキン-2レセプター
　（可溶性IL-2R）……100, 145
可溶性フィブリン……215
可溶性フィブリンモノマー複合体
　……215
過ヨウ素酸シッフ染色……77
カリクレイン……186
顆粒球コロニー刺激因子……5, 7
顆粒球・単球・マクロファージコロニー
　刺激因子……7
顆粒球・マクロファージ前駆細胞……5
カルシウム……55
幹細胞因子……5, 7
桿状核球……96, 98
環状鉄芽球……32, 110, 111
管理血球……253
管理血漿……256, 257
　――を用いた精度管理……257
寒冷凝集……94, 96
寒冷凝集素……160, 161
寒冷凝集素症……39

偽Chédiak-Higashi顆粒……98, 99, 111
偽Pelger-Huët核異常……98, 110, 111
奇形血小板……104
奇形赤血球……159
希釈ラッセル蛇毒時間……221
希釈ラッセル蛇毒時間系LA……221
偽性血小板減少……61
偽性血小板増加……68, 69
キニノゲン……186
キニン……186
ギムザ液……75
球状赤血球……93, 95
急性巨核芽球性白血病……121, 136
急性骨髄性白血病……103, 119
　骨髄異形成に関連した変化を伴う
　　――……120, 121
　特定の遺伝子異常を伴う――……120
　その他の――……120, 121
急性骨髄芽球性白血病最未分化型
　……128
急性骨髄芽球性白血病分化型……130
急性骨髄芽球性白血病未分化型……129
急性骨髄単球性白血病……132

急性前骨髄球性白血病……131, 237, 249
急性単芽球性白血病……134
急性単球性白血病……134
急性単球性白血病分化型……134
急性リンパ芽球性白血病……122
急性リンパ性白血病……137
凝固一段法……204, 210
凝固因子……200
凝固因子インヒビター……219, 228
凝固因子活性……210
凝固因子欠損パターン……218
凝固系の分子マーカー……250
凝固検査の遠心条件……258
凝固制御因子……200
凝固制御機構……184
凝固反応……198
胸腺……8
巨核芽球……54, 100, 101, 120
巨核球……54, 101
　――の形態……56
巨核球系細胞……102
巨核球前駆細胞……6
巨赤芽球……36
巨赤芽球性貧血……36, 103
巨赤芽球様変化……111
巨大後骨髄球……99
巨大好中球……111
キラーT細胞……47

空胞……99
空胞形成……111
クエン酸ナトリウム溶液
　……205, 206, 257
クームス試験……28
グリコフォリン……12
グルコース-6-リン酸脱水素酵素
　……14, 93
クロスミキシング試験
　……207, 218, 220, 228
クロナリティー検索……173
グロビン……13, 15
クロマチン構造……89
クロマチン濃染凝集……99
4-クロロ-1-ナフトール法……80

蛍光 *in situ* ハイブリダイゼーション
　……176
計算盤……18
形質細胞……45, 90, 96, 97
形質細胞骨髄腫……3, 143
劇症型APS……233
血液pH……12
血液学的完全寛解……180
血液学的効果……180
血液凝固機序……184

血液塗抹標本……73
血液薄層塗抹標本……73
血液量……3
血管……186
　――の異常……196
血管拡張作用……186
血管収縮……186
血管性紫斑病……196
血球……2
　――の個体発生……5
血球貪食細胞……100
血球貪食症候群……100, 153
血球貪食像……153
血算……156
血漿……2, 3
血漿蛋白……4
血小板……54, 100
　――の形態……57, 58
血小板衛星現象……62, 103, 104
血小板活性化……190
血小板顆粒異常……104
血小板機能異常……69, 195, 227
血小板凝集……56, 61, 184, 190
血小板凝集能……191
血小板凝集能検査……195
血小板形成不全巨核球……103
血小板形態……107
血小板結合IgG……65
血小板血栓……56, 57, 183
血小板減少……64
血小板数……156, 160
血小板数算定……59
血小板増加……68
血小板第4因子……55, 67, 104, 193
血小板停滞率……190, 195
血小板粘着……183, 190
血小板粘着能……190
血小板粘着能検査……195
血小板ヒストグラム　→PLTヒストグ
　ラムを見よ
血小板分離膜……56, 100, 101
血小板ペルオキシダーゼ染色……77
血小板無力症……70, 190, 196
血小板由来増殖因子……183
血清……3
血栓性血小板減少性紫斑病
　……40, 66, 93, 103, 188, 201, 209
血栓性素因……230
血栓性微小血管障害……40, 66, 93
　（→TMAも見よ）
血餅……3
血餅収縮……58
血友病……219, 225
血友病A……201, 225
血友病B……200, 225

索引

ゲーティング……167, 168
検査室の温度・湿度管理……258
検査精度保証……252
検査後精度保証……254
検査前精度保証……252, 256
1％ゲンチアナ紫……48
原発性抗リン脂質抗体症候群（原発性APS）……223, 233
原発性骨髄線維症……68, 103, 115, 139

抗HTLV-I抗体……150
高IgE症候群……52
抗β_2-glycoprotein I抗体……222, 233
好塩基球……45, 47, 96, 97
　　――の細胞回転……45
好塩基球減少症……51
好塩基球前駆細胞……5
好塩基球増加症……50
好塩基性顆粒……91
好塩基性赤芽球……10, 91, 92, 93
好塩基性斑点……94, 95
光学的測定法……157
抗カルジオリピン抗体……222, 233
抗凝固剤……3
抗凝固療法……202
抗血栓性……187
後骨髄球……92, 96, 98
好酸球……45, 96
　　――の細胞回転……45
好酸球カチオン性蛋白……96
好酸球減少症……51
好酸球数算定……48
好酸球前駆細胞……5
好酸球増加症……50
好酸球増加を伴う急性骨髄単球性白血病……133
好酸性顆粒……91
膠質浸透圧……4
口唇状赤血球……93, 95
抗第Xa因子作用……202
抗体医薬……168
抗体の基本構造……166
好中球……44, 45, 96
　　――の細胞回転……44
好中球アルカリホスファターゼ……82
好中球アルカリホスファターゼ活性……82
好中球アルカリホスファターゼスコア……41, 51, 138
好中球桿状核球……45
好中球減少症……51
好中球細胞外トラップ……45
好中球前駆細胞……5
好中球増加症……50
好中球分葉核球……45

好中性顆粒……90
後天性凝固異常症のインヒビター……230
後天性凝固障害……228
後天性血小板機能異常症……227
後天性血友病……201, 228
後天性プラスミンインヒビター欠損症……247
後天性免疫不全症候群……169
抗トロンビン作用……202
高分子キニノゲン……184, 198, 199, 201
高分子キニノゲン欠乏血漿……211
抗リン脂質抗体……221, 222, 233
　　（→aPLも見よ）
抗リン脂質抗体症候群……222, 233
　　（→APSも見よ）
小型巨核球…103
小型血小板……103
小型好中球……111
国際感度指数……205
国際標準化比……205
国際予後予測判定システム……118
ゴーシェ病……100
骨髄……7, 108
骨髄異形成／骨髄増殖性腫瘍……115, 116
骨髄異形成症候群……34, 35, 40, 68, 103, 112, 113, 115, 116, 141
　　芽球増加を伴う――……135, 142
　　多血球系統に異形成を伴う――……141
骨髄異形成に関連した変化を伴う急性骨髄性白血病……120, 121
骨髄芽球……92, 96, 97, 109
骨髄球……92, 96, 97
骨髄巨核芽球……100
骨髄系共通前駆細胞……5
骨髄検査の対象疾患……109
骨髄小粒子……108
骨髄全有核細胞……113
骨髄造血密度……35
骨髄増殖性腫瘍……68, 114, 115
骨髄（薄層）塗抹標本……108
コラーゲン……183
コールドアクチベーション……205

● さ
サイクリンD1……146
細血管障害性溶血性貧血……40
採血管……256
　　――と採血量の標準化……257
採血法……18
再生不良性貧血……34, 35, 40
サイトカイン……5, 96
細胞遺伝学的効果……180
細胞遺伝学的大寛解……180

細胞回転……44
　　好塩基球の――……45
　　好酸球の――……45
　　好中球の――……44
　　単球の――……45
　　リンパ球の――……45
細胞外マトリックス……5
細胞化学染色……76
細胞基盤凝固反応モデル……200
細胞系列特異的マーカー……170
細胞質……89
細胞表面マーカー……170
細胞膜……89
細胞密度……108
サザンブロット法……178
殺菌能……45
砂糖水試験……28, 30
佐野，新谷の方法……80
サプレッサーT細胞……47
サラセミア……32, 33, 38
酸・塩基平衡……4
酸性化血清溶血（Ham）試験……28, 30
酸性ホスファターゼ染色……77
酸素の運搬……12
酸素分圧……12

2,7-ジアミノフルオレン法……80
ジアミノベンチジン法……77
シアンメトヘモグロビン法……21
志賀毒素産生腸管出血性大腸菌……40, 67
止血機構……4
重松法……80
自己複製能……5
自己免疫性溶血性貧血……33, 37
　　（→AIHAも見よ）
脂質代謝異常症……100
自然リンパ球……168
ジデオキシ法……179
自動凝固測定装置……256
自動血球分析装置……156, 252
紫斑……196
脂肪染色……85
脂肪と細胞の比率……35
若年性骨髄単球性白血病……116
蛇毒……209
1％シュウ酸アンモニウム溶液……60
酒石酸抵抗性酸性ホスファターゼ染色……151
出血時間……189, 227
出血時間検査……195
シュフナー斑点……96
主要塩基性蛋白……96
循環血液量……3
循環抗凝血素……206, 228

循環プール……44
傷害関連物質……200
小球状赤血球……93,95
小球性低色素性貧血……31,33
小児エプスタイン・バーウイルス
　　……125
小リンパ球性リンパ腫……171
ジョーダン異常……98
シングルプラットフォームメソッド
　　……172
新生児電撃性紫斑病……231
新生児メレナ……229
真性赤血球増加症……3,42,68,103,115
腎性貧血……10
深部静脈血栓症……231,233

髄液……49
髄外造血……8,139
スキャッタープロット……162
ズダンブラックB染色……77
ストレス赤血球増加症……42
ストローマ細胞……5
スピナー法……49,105
スペクトリン……12,91,95

正球性正色素性貧血……33
制御性T細胞……172
成熟B細胞腫瘍……123
成熟T細胞・NK細胞腫瘍
　　……124
成熟顆粒球……96
成熟好酸球……96
成熟好中球……44,96
正常赤血球……94
成人T細胞白血病/リンパ腫
　　……100,150,171,173
正染性赤芽球……11,91,92,93
生体防御……4
精度管理……252
　　――血球……253
　　外部――……253,257
　　管理血漿を用いた――……257
　　統計的――……257
　　内部――……253,257
　　細胞分類と精度管理……254
　　染色液の管理……254
　　染色方法の管理……254
精度保証……252
　　検査――……252
　　検査後――……254
　　検査前――……252,256
赤芽球系バースト形成前駆細胞……10
赤芽球コロニー形成単位……6,10
赤芽球小島……91
赤芽球癆……34

赤白血病……135
セザリー症候群……152
赤血球……91
赤血球凝集……161,163
赤血球系細胞の形態異常……93
赤血球形態……106
赤血球結合IgG……40
赤血球恒数……24
赤血球酵素異常……39
赤血球指数……24
赤血球寿命……11
赤血球数……156,159
赤血球数算定……20
赤血球増加症……41
赤血球大小不同……93,95
赤血球沈降速度……26
赤血球抵抗試験……29,38
赤血球二相性（二相性の赤血球分布）
　　……32,93,95
赤血球ヒストグラム　→RBCヒストグ
　　ラムを見よ
赤血球封入体……95
赤血球分布幅……31,160
赤血球容積粒度分布幅……95
赤血球連銭形成……96
接触因子……198,226
接触相凝固反応……184
絶対的赤血球増加症……42
セリンプロテアーゼ……201
セリンプロテアーゼインヒビター
　　……201
セロトニン……55,183,186
線維素溶解　→線溶を見よ
前巨核球……101
前駆リンパ球性腫瘍……122
全血球計算値……105,156
前骨髄球……92,96,97,109
染色液の管理……254
染色体異常……176
染色方法の管理……254
前赤芽球……10,91,92,93,109
前単球……96,109,120
先天性AT欠損症……230
先天性AT欠乏症……213
先天性PC異常症……215
先天性PC欠損症……231
先天性PI欠損症……246
先天性PS欠損症……215,232
先天性凝固障害……225
先天性血小板機能異常症……192,227
先天性赤血球系異形成性貧血……94
セントラルパーラー……12,93,106
全能性幹細胞……5
前方散乱光……167
線溶……184,235,239,240

――系の分子マーカー……250
――の異常……246,249
――の制御機構……237
一次――……238,240
二次――……238,240
線溶機序……235,244
線溶系カスケード……236
線溶亢進型DIC……229,237
線溶抑制型DIC……229

造血……5
造血因子……5,7
造血幹細胞……5,170
造血器官……7
造血器腫瘍……112,170,176
造血支持細胞……5
造血微小環境……5
相対的赤血球増加症……41,42
続発性抗リン脂質抗体症候群（続発性
　　APS）……223,233
側方散乱光……167
組織因子……184,198
組織因子経路インヒビター……184,201
組織型プラスミノゲンアクチベータ
　　……235,236,239（→t-PAも見よ）
組織球性および樹状細胞腫瘍……125
その他の急性骨髄性白血病……120,121

●た
第V因子……183,200
第V因子ライデン変異……200,215
第Ⅶ因子……184,200
第Ⅷ因子……200,226
第Ⅸ因子……184,200
第Ⅹ因子……184,200
第Ⅹa因子法（Ⅹa法）……213,214
第Ⅺ因子……201
第Ⅻ因子……201
第ⅩⅢ因子……201
大球性正色素性貧血……35
体腔液……49
体腔液検査……49
体ヘマトクリット……3
ダウン症候群に関連した骨髄増殖症
　　……120,121
ダウン症候群に関連した骨髄性白血病
　　……121
楕円赤血球……93,95
多核赤芽球……111
多血球系統に異形成を伴う骨髄異形成症
　　候群……141
多血小板血漿……191
多染性赤芽球……11,91,92,93
多染性赤血球……93,95
ダナパロイド……202

索 引

多能性前駆細胞……5
多発性骨髄腫……3, 143
ダビガトラン……202
多分化能……5
単芽球……96, 120
単球……45, 47, 96, 97, 98
　　──の細胞回転……45
単球減少症……51
単球前駆細胞……5
単球増加症……50
単クローン性B細胞リンパ球増加症
　　……149

チェディアック・東症候群
　　→Chédiak-Higashi症候群を見よ
遅延反応……218
中毒性顆粒……99
チュルク液……48
超高分子量VWF多重体……188, 210
直接クームス試験……28, 37
直接抗グロブリン試験……37
直接作用型経口抗凝固薬……202
貯蔵プール……44
著明な血小板増加を伴い環状鉄芽球を伴う不応性貧血……116
治療関連骨髄性腫瘍……120, 121

低顆粒または無顆粒……99
低顆粒または無顆粒好中球……110, 111
低分子ヘパリン……202
低分葉核巨核球……103, 111
低分葉好中球……111
鉄……16
　　──の吸収・利用・貯蔵……16
鉄芽球性貧血……32, 33
鉄欠乏性貧血……31, 33, 159
鉄染色……86
鉄代謝……16
デュアルプラットフォームメソッド
　　……172
デーレ小体……98, 99, 111
デーレ小体様封入体……68, 98, 99
電気抵抗法……157
電撃性紫斑病……215, 231
電顕血小板ペルオキシダーゼ染色……77
電顕ミエロペルオキシダーゼ染色……77
転座型白血病……176
点状出血……196
伝染性単核症……169

統計的精度管理……257
糖蛋白……55, 183
特殊顆粒……55, 56, 91
特殊染色……76, 87
特定の遺伝子異常を伴う急性骨髄性白血病……120
特発性血小板減少性紫斑病……64, 103
塗抹標本……72
ドラムスティック……98, 99
トランスフェリン……16
トロンビン……184
トロンビン・アンチトロンビン（AT）複合体……213, 217
トロンビン法……213, 214
トロンボエラストグラフィー……211
トロンボキサンA_2……183
トロンボポエチン……5, 7, 54, 65
トロンボモジュリン……184, 202
　　（→TMも見よ）
貪食能……45

● な

内因系凝固機序……184
内因系凝固反応……198
内因子……36
内皮細胞PC受容体……214
内部精度管理……253, 257
ナチュラルキラー細胞
　　→NK細胞を見よ
ナフトールASDクロロアセテート
　　……84
なまけもの白血球症候群……52

二酸化炭素の運搬……13
二次止血……57, 182, 184
二次性血小板増加症……68
二次性赤血球増加症……42
二次性貧血……34
二次線溶……238, 240
　　──亢進……238
二次リンパ濾胞……8
二相性の赤血球分布……32
ニーマン・ピック細胞……100
ニーマン・ピック病……100
乳び……163
ニュートンリング……19

粘着能……45
粘度……3

脳脊髄液……49
濃染顆粒……55, 56
ノルアドレナリン（ノルエピネフリン）
　　……186

● は

胚中心……8
ハインツ小体……38, 39, 94, 95
ハウエル・ジョリー小体……94, 95
バーキットリンパ腫……148, 171
白赤芽球症……96, 139
破砕赤血球……41, 66, 93, 95, 159
播種性血管内凝固
　　……40, 93, 103, 131, 228, 229, 247
　　（→DICも見よ）
バソプレシン……186
白血球……44, 48, 98
白血球5分画……106, 162
白血球機能異常症……52
白血球系細胞の形態異常……98
白血球減少症……51
白血球数……156, 157
白血球数算定……48
白血球増加症……50
白血球粘着不全症……52
白血球ヒストグラム
　　→WBCヒストグラム を見よ
パッペンハイマー小体……32, 94, 96
バトロキソビン……209, 215
ハーモナイゼーション……244
バンド3……11, 12, 95
バンド4.1……12, 95
バンド4.2……12, 95
反応性リンパ球……100

非筋ミオシン重鎖ⅡA蛋白……68
比重……3
微小巨核球……102, 110, 111
微小残存病変……176
非赤芽球系細胞……113
脾臓……8
ビタミンB_6……14
ビタミンB_{12}……17
　　──の代謝……17
ビタミンB_{12}欠乏性貧血……36
ビタミンK依存性因子……184
ビタミンK欠乏症……228, 229
非典型溶血性尿毒症症候群……67
ヒトT細胞白血病ウイルスⅠ型……150
ヒトパルボウイルスB19……34, 35
菲薄赤血球……93, 95
非分葉核巨核球……103
肥満細胞症……115
びまん性大細胞型B細胞リンパ腫
　　……147, 171
病原体処理能力……200
病原微生物由来物質……200
標的赤血球……38, 93, 95
表面免疫グロブリン……168
ピリドキシン……14
ビリルビン……163
ピルビン酸キナーゼ欠乏症……39
ヒンケルマン液……48

ファゴット細胞……98, 99, 131

不安定ヘモグロビン症……39
フィブリノゲン……183,201,208,240
フィブリノゲン・フィブリン分解産物
　……235,240（→FDPも見よ）
フィブリノペプタイドA……215
フィブリノペプタイドB……215
フィブリン血栓……57,184,235
フィブリンモノマー……215
フィラデルフィア染色体……138,180
フェリチン……16
不応性貧血……112
　芽球増加を伴う――……112
　移行期の芽球増加を伴う――……112
フォニオ法……60
フォン・ヴィレブランド因子
　……55,101,183,200,209
　（→VWFも見よ）
フォン・ヴィレブランド病
　……190,209,226（→VWDも見よ）
フォンダパリヌクス……202
普通染色法……74
プラスミノゲン……185,235,236,239
プラスミノゲンアクチベータ……185
プラスミノゲンアクチベータ・インヒビ
　ター……243
プラスミノゲンアクチベータ・インヒビ
　ター1……185,237,243
プラスミン……185,235,239,240
プラスミンインヒビター
　……185,237,242,247
プラスミンインヒビター欠損症……246
プラスミン・プラスミンインヒビター複
　合体……217,237,242
プレカリクレイン……184,198,199,201
ブレッカー・クロンカイト法……59
フローサイトメトリー法……61,160,167
プロスタグランジン……186
プロスタグランジンE_2……186
プロスタグランジンI_2……186
プロテインC……184,200,214,231
プロテインC欠損症……231
プロテインS……184,200,214,232
プロテインS欠損症……232
プロテインキナーゼC……183
プロトロンビン……184,200,201,204
プロトロンビン時間……204
プロトロンビン濃度（活性）……205
プロトロンビンフラグメント1＋2
　……217
分子生物学的効果……180
分子生物学的大寛解……180
分葉核球……96,98
分離多核巨核球……103,111
分裂後プール……44
分裂プール……44

平均赤血球ヘモグロビン濃度
　……24,156,160
平均赤血球ヘモグロビン量
　……24,156,160
平均赤血球容積……24,106,156,159
ヘパラン硫酸プロテオグリカン……187
ヘパリン……67,193,202
ヘパリン起因性血小板減少症
　……67,193,203
ヘパリンコファクターⅡ……201
ヘパリン様物質……187
ヘプシジン……16
ヘマトクリット値……22,156,159
ヘマトゴン……111
ヘム……13,14
ヘモグロビン……4,11,12,13,15,91
　――の合成……14
　――の酸素解離曲線……13
　――の分解……15
ヘモグロビンA……13
ヘモグロビンA1c……15
ヘモグロビンA2……13
ヘモグロビンF……13
ヘモグロビンM症……12
ヘモグロビンS症……95
ヘモグロビン異常症……38
ヘモグロビン濃度……21,156,159,163
ヘモグロビン濃度補正……164
ヘモジデリン……16
ペルオキシダーゼ染色……78
ペルゲル・フェット核異常……98
ヘルパーT細胞……47,172
ベルリン青染色……77
辺縁プール……44

ボーア効果……12
保因者……226
乏血小板血漿……191
ホジキン細胞……126
ホジキンリンパ腫……125,126
星空像……148
ホスファチジルセリン……184
ホスファチジルセリン依存性抗プロト
　ンビン抗体……222
発作性寒冷ヘモグロビン尿症……39
発作性夜間ヘモグロビン尿症……28,38
ポリクローナル抗体……166
本態性血小板血症……68,103,115

●ま

マイクロパーティクル……67,68
マウレル斑点……96
マクログロブリン血症……3
マクロファージ……7,8,45,96,97,153
マクロファージコロニー刺激因子……7

末梢血……2
末梢血液塗抹標本……105
　――の観察……105
末梢血幹細胞採取……172
末梢血リンパ球……168
マラリア原虫……76,94,95
マルチマー解析……209
慢性炎症性疾患……32
　――の貧血……32,33
慢性骨髄性白血病……68,103,138
　（→CMLも見よ）
慢性骨髄増殖性疾患……115
慢性骨髄単球性白血病……140
慢性肉芽腫症……52
慢性リンパ性白血病……144,149,171
慢性リンパ性白血病/小リンパ球性リン
　パ腫……171
マントル細胞リンパ腫……146,171

ミエロペルオキシダーゼ染色……76,77
ミエロペルオキシダーゼ欠損症……52
ミオシン……101
ミクロヘマトクリット法……23
未熟網赤血球分画……160
未分画ヘパリン……202
未分化リンパ腫リン酸化酵素……125

無顆粒球症……51
無顆粒好中球……110,111
無フィブリノゲン血症……190

メイ・グリュンワルド・ギムザ二重染色
　……75
メイ・グリュンワルド染色液……75
メイ・ヘグリン異常……98（→May-
　Hegglin異常も見よ）
メチレン青……74
メチレン青エオシン酸塩……74
メチレンアズール……74
メチレン紫……74
免疫グロブリン……6,47
免疫不全関連リンパ増殖性疾患……125

網血小板……65,102
毛細血管抵抗試験……227
毛細血管透過性……186
網赤血球……11,35,91,93,156,160
網赤血球数算定……24
網赤血球分利……11
モノクローナル抗体……166,168,173

●や

薬剤性血小板機能異常症……70

有核赤血球……94,96

索引

有棘赤血球……93,95
有形成分……2
有口（口唇状）赤血球……93,95
遊走能……45
有毛細胞白血病……100,151

溶血……28,37
溶血性尿毒症症候群……40,67,93
溶血性貧血……11,28,37,159
葉酸……17
　　——の代謝……17
葉酸欠乏症……159
葉酸欠乏性貧血……37
幼若血小板比率……65
幼若好塩基球……109

● ら・わ
ラウリル硫酸ナトリウム……21
ラウリル硫酸ナトリウム法……21

ラッセル小体……98,99
卵黄嚢……5

リストセチンコファクター活性……209
リソソーム顆粒……55
リバーロキサバン……202,213
14％硫酸マグネシウム溶液……60
臨床的PNH……38
リンパ芽球……96
リンパ芽球性リンパ腫……122
リンパ球……44,45,47,96,97,168
　　　——の細胞回転……45
リンパ球系共通前駆細胞……5
リンパ球減少症……51
リンパ球サブセット……167
リンパ球サブセット検査……168
リンパ球増加症……50,51
リンパ形質細胞性リンパ腫……144
リンパ節……7

涙滴赤血球……93,95
類白血病反応……51
ループスアンチコアグラント
　……218,221,228,233
ループスアンチコアグラント低プロトロ
　ンビン血症症候群……234

冷式IgG型自己抗体……39
レシチンコレステロールアシルトランス
　フェラーゼ……93
連銭形成……94,143,144

濾胞性リンパ腫……145,171
ロマノフスキー効果……105
ロマノフスキー染色……10,74

ワルファリン……184,202

JAMT技術教本シリーズ	
血液検査技術教本 第2版	
令和元年12月30日　発　　行	
令和6年12月20日　第3刷発行	

監修者　一般社団法人　日本臨床衛生検査技師会

発行者　池　田　和　博

発行所　丸善出版株式会社
〒101-0051 東京都千代田区神田神保町二丁目17番
編集：電話(03)3512-3261／FAX(03)3512-3272
営業：電話(03)3512-3256／FAX(03)3512-3270
https://www.maruzen-publishing.co.jp

©一般社団法人　日本臨床衛生検査技師会, 2019

レイアウト・有限会社　アロンデザイン
組版印刷・株式会社　加藤文明社／製本・株式会社　松岳社

ISBN 978-4-621-30455-6 C 3347　　　　　Printed in Japan

本書の無断複写は著作権法上での例外を除き禁じられています.